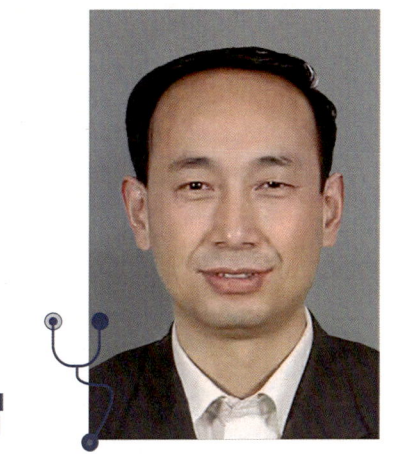

石小智

　　1995年本科毕业于陕西中医学院医疗系中医临床专业，副主任医师，现工作于广州市番禺区中医院脾胃病科。擅长慢性胃炎、胃食管反流性疾病、消化性溃疡、结肠炎、慢性腹泻及其他疑难复杂脾胃病的诊断和治疗。发表论文多篇。

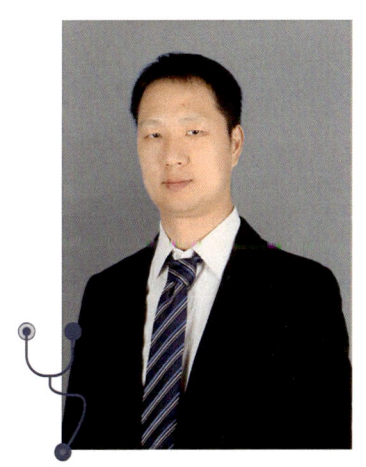

熊申明

　　硕士毕业于郑州大学（重症医学专业）主治医师，现工作于新乡市中心医院 新乡医学院第四临床学院重症医学科。擅长危重症患者的抢救和延续性生命支持、多器官功能障碍患者的治疗和器官功能支持、多脏器功能障碍综合征的防治；擅长重症专业超声应用，应用呼吸机、主动脉内球囊反搏、连续性肾脏替代治疗、体外膜肺氧合等支持技术对重症患者脏器功能进行保护与恢复。现任河南省重症医学医师协会委员，河南省重症医学医院协会委员，新乡市重症医学质控中心秘书。2006至2008年作为西部计划志愿者在新疆建设兵团支援工作，被评为优秀西部志愿者。发表学术论文10篇。

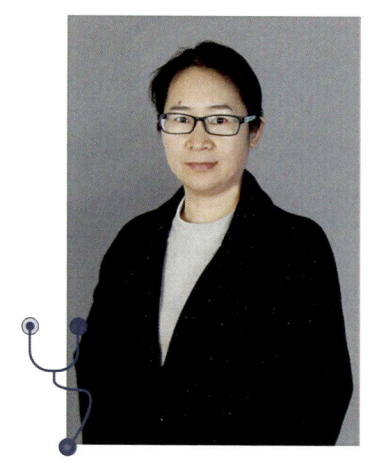

李静静

先后毕业于新乡医学院、郑州大学，2007 年获得郑州大学硕士学位。主治医师，2007 年至今工作于新乡市中心医院 新乡医学院第四临床学院心血管内科。从事心血管内科临床和教研工作 10 余年，2020 年于华中阜外心血管病医院进修深造难治性高血压。熟练掌握冠心病、高血压、心律失常、心力衰竭、瓣膜病等各种心内科常见病、多发病，以及脑梗塞、脑出血等脑血管疾病的诊断与治疗，擅长顽固性高血压、难治性心力衰竭、心律失常等疑难疾病诊治。参编著作 1 部。

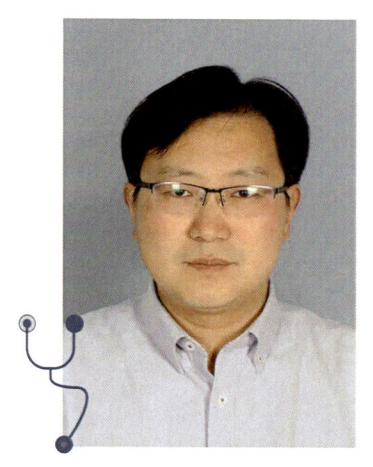

别红军

硕士毕业于安徽中医药大学中西医结合临床专业，主治医师，现工作于南阳医专附属中医院。长期从事消化暨消化内镜工作，擅长运用中西医结合治疗消化及肿瘤系统疾病，倡导五运六气指导经方临床。担任河南省中西医结合消化委员会委员、河南省中西医结合肿瘤委员会委员、河南省经方委员会第一及第二届委员、南阳市消化内镜委员会常务委员，2018 年获得河南省中医药岗位技能竞赛二等奖，发表学术论文 5 篇。

前　言

　　内科学是研究内科疾病起因，发生、发展规律，诊断和防治方法的学科，与各临床学科之间有着密切的联系。为探求疾病预防、诊断、治疗、转归、康复的规律，编者参考大量国内外文献资料，结合国内临床实际情况，编写了本书。

　　本书介绍了内科常见疾病治疗，包括心血管内科疾病治疗、重症医学科疾病治疗、老年心内科疾病治疗、内科疾病的中西医结合治疗及脾胃疾病的中医治疗，并结合临床病例进行分析、讨论。内容力求简明扼要，结构清晰、明确，实用性较强，希望本书的出版有助于临床医师对疾病做出正确的诊断和恰当的处理。

　　本书的编者均是从事本专业工作多年的专家、学者，具有丰富的临床经验和深厚的理论功底。在编写过程中，均付出巨大的努力，对稿件进行了多次修改，力求做到格式统一，内容翔实。但由于写作方式和文笔风格不尽一致，书中难免存在疏漏和不足之处，望广大读者提出宝贵的意见和建议。

编　者

目　录

第一章　心血管内科疾病

第一节　心力衰竭……………………………………………………………1
第二节　不稳定型心绞痛……………………………………………………20
第三节　慢性稳定型心绞痛…………………………………………………31
第四节　急性心肌梗死………………………………………………………39
第五节　扩张型心肌病………………………………………………………50
第六节　难治性高血压………………………………………………………64
病例1　心力衰竭……………………………………………………………74
病例2　不稳定型心绞痛……………………………………………………75
病例3　心绞痛………………………………………………………………77
病例4　急性心肌梗死………………………………………………………78
病例5　冠状动脉粥样硬化性心脏病………………………………………80
病例6　扩张型心肌病………………………………………………………81

第二章　重症医学科疾病

第一节　化脓性脑膜炎………………………………………………………83
第二节　肺脓肿………………………………………………………………85
第三节　重症肺炎……………………………………………………………89
第四节　呼吸衰竭……………………………………………………………96
第五节　重症急性胰腺炎……………………………………………………109
第六节　高渗性非酮症糖尿病昏迷…………………………………………115

第七节	感染性休克	118
第八节	皮肤软组织感染	130
第九节	中暑	140
病例 1	急性化脓性脑膜脑炎（重症）并发脑脊液鼻漏	146
病例 2	重症肺炎、Ⅰ型呼吸衰竭	149
病例 3	肺炎克雷伯菌性肝脓肿	152
病例 4	肺部感染、脓毒性休克	154
病例 5	急性重症胰腺炎	156
病例 6	2型糖尿病合并高渗性昏迷：代谢性酸中毒	158
病例 7	感染性休克	161
病例 8	下肢软组织感染	163
病例 9	热射病	165

第三章　老年心内科疾病

第一节	老年冠心病	168
第二节	老年心律失常	185
第三节	老年瓣膜性心脏病	192
病例 1	亚急性心肌梗死、心力衰竭	201
病例 2	心律失常、三度房室传导阻滞	206
病例 3	冠心病 PCI 术后支架内再狭窄、急性冠状动脉综合征	210
病例 4	风湿性心脏病联合瓣膜病	214
病例 5	心力衰竭	220
病例 6	心律失常、病窦综合征、永久起搏器植入术后	226
病例 7	冠心病、急性前间壁心肌梗死	230
病例 8	冠心病、陈旧性心肌梗死	237
病例 9	先天性心脏病、卵圆孔未闭	242
病例 10	原发性高血压（3级 很高危）	246

第四章 内科疾病的中西医结合治疗

第一节 呕吐 251
第二节 短暂性脑缺血发作 255
第三节 急性上消化道出血 263
第四节 食管癌 274
第五节 消化性溃疡 282
第六节 细菌性肺炎 296
第七节 卵巢癌 308

病例 1 苓桂术甘汤治疗痰饮中阻型神经性呕吐 324
病例 2 四逆散治疗气厥实证型短暂性脑缺血发作 325
病例 3 旋复代赭石汤治疗胃虚痰阻型食管癌 326
病例 4 大黄泻心汤治疗急性上消化道出血 327
病例 5 四逆散合越鞠丸治疗肝气犯胃型十二指肠溃疡 328
病例 6 小青龙汤治疗寒饮犯肺型肺部感染 329
病例 7 大陷胸汤治疗水热互结型急性肺部感染 331
病例 8 抵挡汤合桃红四物汤治疗卵巢癌合并腹腔积液 332
病例 9 脾肾双补丸治疗脾肾亏虚型骨髓增生异常综合征 333
病例 10 半夏白术天麻汤治疗痰湿上犯型美尼尔氏综合征 334

第五章 脾胃疾病的中医治疗

第一节 呕吐 336
第二节 呃逆 342
第三节 噎膈 348
第四节 痞满 353
第五节 反胃 359
第六节 胃痛 364
第七节 胃痞 372

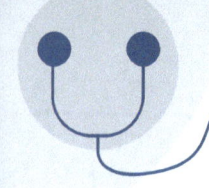

第八节 腹痛	377
第九节 泄泻	384
第十节 积聚	390
第十一节 鼓胀	398
第十二节 便秘	402
第十三节 痢疾	406
第十四节 肠痈	410

参考文献 417

第一章 心血管内科疾病

第一节 心力衰竭

一、概述

心力衰竭是常见的临床综合征,是各种病因引起的心血管疾病的严重或终末阶段。它是指在静脉回流正常的情况下,不同病因引起的心脏舒缩功能障碍,使心排血量绝对或相对减少,不能满足机体组织代谢需要的一种病理生理状态。近10年来,随着对心力衰竭的病理生理、生化和分子生物学的深入研究,心力衰竭的病理概念和临床治疗有所改变。

心力衰竭患者几乎均有器官充血的症状,故又称为充血性心力衰竭。充血性心力衰竭常伴有交感-肾上腺系统和肾素-血管紧张-醛固酮系统的活性增加,有效血容量增加和体液重新再分配。心力衰竭可分为无症状与有症状两个阶段。前者有心室功能障碍的客观证据(如左心室射血分数降低),但无典型充血性心力衰竭的症状,心功能尚属 NYHA I 级,是有症状心力衰竭的前期。据心功能不全发生的缓急,循环系统代偿程度的差别,临床分为急性心功能不全、慢性心功能不全和代偿性心功能不全。

泵衰竭主要是指严重的急性心肌炎、急性心肌梗死等心肌病变所致的心脏泵血功能急剧下降、急性左心衰竭,尤以心源性休克为主要表现。但随着时间的推移,泵衰竭可转变为充血性心力衰竭,后者也可因病情急剧恶化而出现泵衰竭征象。

多数情况下,心力衰竭是心肌收缩功能障碍引起的,故可认为是心肌衰竭。但在心肌功能正常的情况下,由于心脏负荷的突然增加或心室充盈不足,也可产生同样的症状。某些非心脏性原因,如严重贫血、脚气病、甲状腺功能亢进、高原缺氧等,也可以导致循环衰竭症状的出现。

心力衰竭可分为收缩性心力衰竭与舒张性心力衰竭。前者系指因心脏收缩功能障碍致收缩期排空能力减弱而引起的心力衰竭,临床上以心脏扩大、收缩末期容积增大和射血分数降低为特点。后者系由于心室松弛缓慢(主动和被动)导致心室充盈降低,而代表收缩功能的左心室射血分数正常。常见于心肌肥厚心腔大小正常合并心率增快者。

(一) 病因

1. 基本病因

成人充血性心力衰竭的最常见的病因为冠状动脉粥样硬化性心脏病（冠心病）、高血压性心脏病、瓣膜病、心肌病和肺源性心脏病（肺心病）。其他较常见病因有心肌炎和先天性心脏病。较少见的易被忽视的病因有心包疾病、甲状腺功能亢进与减退、贫血、脚气病、动静脉瘘、心房黏液瘤和其他心脏肿瘤、结缔组织疾病、高原病及少见的内分泌病等。上述心力衰竭基本原因，可通过下列机制影响心功能引起心力衰竭。

（1）原发性心肌收缩力受损：包括心肌梗死、心肌炎症、变性或坏死、心肌缺氧或纤维化（如肺心病、心肌病等）、心肌的代谢与中毒性改变等。

（2）心室的压力负荷（后负荷）过重：肺及体循环高压，左、右心室流出道狭窄，主动脉或肺动脉瓣狭窄等，均能使心室收缩时阻力增高、后负荷加重，引起心肌舒缩功能减弱。

（3）心室的容量负荷（前负荷）过重：瓣膜关闭不全、心内或大血管间左至右分流等，使心室舒张期容量增加，前负荷加重。

（4）高动力性循环状态：主要发生于贫血、体循环动静脉瘘、甲状腺功能亢进、脚气病等，由于周围血管阻力降低，心排血量增多，心室容量负荷加重。

（5）心室前负荷不足、二尖瓣狭窄、心脏压塞和限制型心肌病等，引起心室充盈受限，体循环、肺循环充血。

2. 诱发因素

国内临床资料分析，89.8%的心力衰竭发作有诱发因素。常见的诱因如下。

（1）感染。呼吸道感染为最多，其次为风湿热。在儿童风湿热则占首位。女性患者中泌尿道感染常见。亚急性感染性心膜炎也常因损害心瓣膜和心肌诱发心力衰竭。

（2）过度体力活动和情绪激动。

（3）钠盐摄入过多、输液（特别是含钠盐的液体）、输血过快和（或）过多。

（4）心律失常。特别是快速性心律失常，如伴有快速心室率的心房颤动（房颤）、心房扑动（房扑）。

（5）妊娠和分娩。

（6）治疗不当，如洋地黄过量或不足，利尿过度等。

（7）其他诱因，如出血和贫血、肺栓塞、室壁瘤、乳头肌功能不全等。

(二) 发病机制

心力衰竭的病理生理改变比较复杂，涉及心肌丧失、心肌细胞肥大与心室重构，心肌受体功能障碍，自主神经与内分泌系统异常，能量产生与利用障碍，以及收缩蛋白质与调节蛋白质的结构和功能异常等。由于心力衰竭的病因不同，参与其发生、发展的机制亦不尽相同。

1. 心肌收缩障碍

心肌组织是由心肌细胞和非心肌细胞两种成分组成，前者约占心脏结构的75%，后者约占25%。心肌丧失包括心肌细胞死亡和功能丧失两种含义。

（1）心肌细胞死亡：引起心肌细胞死亡有两种原因，一是由于心肌缺血、中毒和炎症等原因所致被动性死亡，另一则是单个细胞自我消化的主动性死亡，即凋亡。前者是在细胞受损后，细胞膜的完整性被破坏，胞质内容物漏出，细胞肿胀，随之细胞溶解、坏死，同时伴有炎症反应，后者主要是细胞内蛋白质降解激活，胞内支架破裂，细胞皱缩，同时出现核 DNA 裂解形成片段，不伴有炎性反应。现证明心肌梗死的中心区细胞是缺血性坏死，而其周围区的细胞则是凋亡。

（2）心肌细胞功能丧失：主要见于以下几种情况。

1）心肌顿抑：当心肌缺血/再灌注后，被挽救的免于死亡的心肌细胞虽然恢复了血液供应，但其舒缩功能尚不能及时恢复，这种处于"无功能状态"的心肌称之为心肌顿抑。心肌顿抑临床上常持续数小时乃至数周，是不稳定性心绞痛、急性心肌梗死早期溶栓、冠状动脉旁路术与心脏移植术恢复心肌血运后仍发生心力衰竭的重要原因之一。现认为心肌顿抑发生与自由基的毒性作用、细胞内钙超负荷及细胞 ATP 缺乏等因素有关。

2）心肌冬眠：心肌在处于低灌注或缺氧的不利情况下其收缩功能降低至接近冬眠状态称之为心肌冬眠。心肌冬眠是心脏对处于低灌注状态的自我适应。这种现象一般是可逆的，即当低灌注纠正后，其功能仍可恢复，但需数月乃至一年以上。临床上心肌冬眠最常见于冠心病伴心力衰竭的患者。心肌冬眠对心功能的影响主要取决于冬眠心肌的量和分布，如量大且分布于心内膜下，则影响严重；量小或分布于心包脏层下时，影响则轻。

心肌丧失是否发生心力衰竭及发生心力衰竭的程度，主要取决于心肌丧失的量、速度及健存心肌的代偿功能等因素。

2. 心脏舒张功能异常

心脏排血功能不仅取决于心脏的正常收缩，还决定于正常的舒张。心肌弛张功能是心肌能否恢复到收缩前（舒张末期）时的长度和张力的功能。功能异常时，左心室等容舒张时压力下降迟缓，舒张早期最大充盈速度减慢。如果患者处于休息状态，即心率不快、工作负荷不大的情况下，不会出现肺充血症状。当运动及某些因素使心率增快时，舒张期短，左心室舒张不充分，左心房排血受阻，左心室平均舒张压上升，患者可出现肺充血症状。临床上心肌的弛张功能以弛张早期最大充盈流速及等容舒张间期来判断。

（1）心包过度约束：心包病变使心包对心室的约束过度，限制左心室的扩张及舒张，使舒张期的压力容量曲线平行上升。

（2）心室扩张：左心室扩张如进行慢，一般不影响心室的僵硬度，但如扩张过度，僵硬度也会增加。扩张型心肌病、主动脉瓣及二尖瓣关闭不全、房室间隔缺损等，都可通过这一机制发生舒张功能衰竭。

（3）心脏负荷及心率对心功能的影响：心脏前负荷是指心室在收缩前所承受的容量负荷，即心室舒张末期容量。它受循环血量、静脉张力、心室顺应性及心房收缩的影响。根据 Frank-Starling 定律，前负荷的增加，致肌纤维过度牵张（>2.2μm），心肌收缩力反而下降，心搏量减少。但最近的电镜研究显示活体衰竭心脏的肌节长度平均在 2.2μm，并不是在 Frank-Starling 曲线的下降支工作，提示心肌收缩力的减退主要在于其内在的缺陷。临床上常用心室舒张末期压（即充盈压）来表示心室前负荷，用心室功能曲线来表示前负荷与心搏量的关系。对左心室而言，舒张末期压在 2.0~2.4 kPa（15~18 mmHg）时，心搏量达峰值。前负荷不足或过度，均可导致心搏量减少。心力衰竭时，心功能曲线向右下移位，心搏量随前负荷增加而增加的幅度明显减小。

心脏后负荷指心室射血时所承受的压力负荷，包括室壁张力和血管阻力。根据 Laplace 定律，室壁张力与心室内压力和心腔半径呈正比，而与室壁厚度呈反比。血管阻力主要取决于周围动脉阻力，也受主动脉压、主动脉壁顺应性、动脉内血容量及血液黏度的影响。后负荷增高时，心室肌收缩的速率降低，心搏量减少。心力衰竭时后负荷增加降低心搏量的作用更为明显。

心率直接影响心排血量。心率加快在一定范围内具有代偿意义，原因如下：

1）一定范围的心率加快，可提高心排血量，尤其当心肌收缩力减弱或急性静脉回心血量减少（如血容量不足）时，加快心率对提高心排血量有一定的代偿作用。

2）心率增快有利于增加冠状动脉血流量。冠状动脉的灌流量主要发生在心脏的舒张期，其灌流量的多少取决于主动脉舒张压的高低和舒张时间的长短，即舒张压-时间指数（DPTI）。DPTI 大时灌流量大；否则，灌流量减少。心率加快虽可使舒张时间缩短，但可使舒张压升高，如后者超过前者，使 DPTI 增大时，则可增加冠状动脉的灌流。心率加快超过一定范围则可由代偿转为失代偿，其原因为：①心率过快，心室充盈不足，直接使心搏量减少；②心力衰竭时心肌刺激效应消失（指随着心率加快而心肌收缩力加强）。正常人这种效应的上限心率达到 180 次/min。而心力衰竭时可降低至 130 次/min；③心率加快，心肌耗氧量加大。每收缩一次约使每 100 g 心肌组织耗氧量增加 5~15 mL，且随着心率的增快，其耗氧量的增加更明显；④心率过快时，可使心脏舒张期的缩短大于舒张压的提高，因 DPTI 减少，使冠状动脉灌流降低。此时应用减慢心率药物，控制心率过快，有助于心功能的改善。

（4）心肌重构：心肌重构包括心室壁厚度、成分、心腔容积、形状，心肌硬度及心肌内冠状动脉结构的变化。透壁急性心肌梗死后，左心室经历复杂的几何形状与室壁结构改变，包括梗死区膨胀，非梗死区心肌肥厚，心肌细胞纵向滑离，心肌纤维拉长。持续心室重构可致心腔进行性增大与心力衰竭。

（5）神经内分泌系统功能改变：近年大量的研究显示在心力衰竭的发生和发展中有神经内分泌系统激活因素参与。起初神经内分泌系统激活，可能短期维持循环与重要器官灌注，长期活性增高则促使心室前、后负荷增高，进一步加重血流动力学紊乱。

1）交感神经-肾上腺系统激活：心搏量下降或低血压通过动脉压力感受器引起的减压反射激活交感神经-肾上腺系统，交感神经输出冲动增强，肾上腺儿茶酚胺分泌增多。心力衰竭时血中儿茶酚胺增加对心脏的有害影响如下。①对心脏的毒性损害。动物实验证明，注入儿茶酚胺可致心肌病，临床上用治疗剂量的儿茶酚胺治疗的患者，心肌出现坏死，这可能与儿茶酚胺导致细胞内钙负荷过重和（或）心脏小血管痉挛有关，也可能是儿茶酚胺代谢产物中的自由基对心脏的毒性作用；②血管收缩加强，心脏后负荷增加。儿茶酚胺通过直接和间接（肾素、血管紧张素Ⅱ生成增多及垂体分泌精氨酸加压素增多）作用，均可使血管阻力增加，加重左心室功能损害；③儿茶酚胺刺激心动过速。心率增快不仅增加心肌耗氧和能量消耗，而且还使心室舒张充盈时间缩短，心室舒张充盈减少，引起心内膜下心肌缺血和损害，导致心功能减损；④有证据表明，血儿茶酚胺直接影响生存时间，这可能与其增加室性心律失常、心肌缺血和损害，激活肾素、血管紧张素系统和血小板聚集有关。

2）β-受体下调：研究表明，重度衰竭心肌β-受体数目较正常减少50%，特别是心室肌β-受体密度降低明显。当左心室衰竭时，右心室β-受体数目减少比左心室更明显。双心室衰竭时，两心室受体下调程度相同。进一步研究发现β-受体下调在整个心壁并非一致，主要是选择性的心内膜下心肌β-受体下调。如分别测定$β_1$和$β_2$受体，则充血性心力衰竭时$β_1$受体下降较明显，$β_2$受体尚可维持正常。$β_2$受体代替$β_1$受体承担正性肌力作用，有可能防止$β_1$受体数量减少所致的影响，从而预防长期$β_2$受体激动剂治疗中效力的减弱。

心力衰竭时除β-受体下调外，循环中淋巴细胞和血小板肾上腺素能$α_2$受体也下调。淋巴细胞β-受体与心肌受体降低程度及心功能减退程度呈正相关，因而测定充血性心力衰竭患者的淋巴细胞β-受体密度可作为心肌β-受体密度分级指标。

3）肾素-血管紧张素-醛固酮系统激活：心搏量下降或低血压使肾小球动脉压力下降，交感神经活动性增高，可刺激球旁细胞合成的肾素释放，水解肝合成的血管紧张素原产生血管紧张素Ⅰ，后者经主要存在于肺微血管内皮细胞表面的血管紧张素转换酶转化为血管紧张素Ⅱ（AngⅡ）。AngⅡ与其受体结合产生下列生理效应：①强有力地收缩血管；②对心肌产生正性肌力作用；③促心肌细胞、心肌成纤维细胞及血管平滑肌细胞生长；④促交感神经末梢释放去甲肾上腺素；⑤促醛固酮和血管升压素分泌；⑥促肾上腺分泌去氧皮质酮；⑦促缓激肽降解。

4）血管升压素增加：心搏量下降或低血压严重影响组织灌注时，血管升压素分泌增多。血管升压素的抗利尿和外周血管收缩作用导致水钠潴留和心室后负荷增高。

5）心房钠尿肽增加：心房钠尿肽又称心房利钠因子（ANF），主要由心房肌合成和分泌，心房压力增高或心房肌牵拉是诱发心房钠尿肽释放的主要机制。最近又发现了心室利钠因子（又称脑钠肽）。无症状左心室功能障碍阶段，心房钠尿肽起主导作用以对抗交感-肾上腺系统激活所致血管收缩和血管内容量增多。但心室功能持续恶化时，血浆心房钠尿肽水平虽进一步增高，其代偿作用最终被前述3种神经激素的收缩血管、水钠潴留作用所抵消。

二、临床表现

（一）收缩性心力衰竭

1. 左侧心力衰竭

左侧心力衰竭可分为左心室衰竭和左心房衰竭。左心室衰竭多见于冠心病、主动脉瓣病变和二尖瓣关闭不全。急性肾小球肾炎和风湿性心脏病是儿童和少年患者左心室衰竭的常见病因。二尖瓣狭窄时，左心房压力明显增高，也有肺充血表现，但非左心室衰竭引起，因而称为左心房衰竭。

（1）症状有以下几点。

1）呼吸困难：是左侧心力衰竭最主要的症状。肺充血时肺组织水肿，呼吸道阻力增加，肺泡弹性降低，吸入少量气体就使肺泡壁张力增高，引起反射性呼气开始，造成呼吸困难。呼吸困难的表现形式如下。①劳力性呼吸困难：开始仅在剧烈活动或体力劳动后出现呼吸急促，如登楼、上坡或平地快走时出现气急；随肺充血程度的加重，可逐渐发展到较轻的活动或体力劳动后，甚至休息时也发生呼吸困难。②端坐呼吸：一种由于平卧时极度呼吸困难而必须采取高枕、半卧或坐位以解除或减轻呼吸困难的状态。程度较轻的，高枕或半卧位时即无呼吸困难；严重的必须端坐；最严重的即使端坐床边、两腿下垂、上身前倾、双手紧握床边、呼吸困难仍不能缓解。③阵发性夜间呼吸困难：又称为心源性哮喘，是左心室衰竭早期的典型表现；典型发作多发生在夜间熟睡1~2 h后，患者因胸闷、气急而突然惊醒，被迫立即坐起，可伴阵咳、喘鸣或泡沫样痰，发作较轻的采取坐位后10 min至1 h呼吸困难缓解，患者又能平卧入睡，次日白天可无异常感觉。严重的可持续发作，咳嗽，咯粉红色泡沫样痰，甚至发展成为急性肺水肿。由于早期呼吸困难多在夜间发作，白天症状不明显，因而并不引起患者注意。即使就医，也常因缺乏心力衰竭的阳性体征而被忽视。发作时伴阵咳或喘鸣的可被误诊为支气管炎或哮喘。④急性肺水肿：是指血浆渗入到肺间质、肺泡内影响气体交换，而引起呼吸困难、咳嗽、泡沫痰等的综合征。由心脏病所致的急性肺水肿，称为心源性肺水肿，它是肺水肿最重要的类型。急性肺水肿是急性左心力衰竭最严重的表现，多见于有劳力性呼吸困难或经常发作阵发性夜间呼吸困难的患者。发作时，患者高度气急，端坐呼吸，极度烦躁不安，面色灰白，口唇发绀，冷汗淋漓，脉搏强而速，阵阵咳嗽，咯出大量白色或粉红色泡沫样痰，严重者泡沫样血痰可从口鼻涌出。听诊时双肺布满泡音。如不及时抢救或持续时间较长（超过 20~30 min），则因严重缺氧和心排血量锐减，导致心源性休克而死亡。急性水肿伴休克，往往是广泛急性心肌梗死的结果。

2）倦怠、乏力：可能为心排血量低下的表现。

3）陈－施呼吸：见于严重心力衰竭，预后不良。呼吸有节律地由暂停逐渐增快、加深，再逐渐减慢、变浅，直到再停，30~60 s 后呼吸再起，如此周而复始。发生机制是心力衰竭时脑部缺血和缺氧，呼吸中枢敏感性降低，二氧化碳潴留到一定量时方能兴奋呼吸中枢，使呼吸增快加深，随着二氧化碳的排出，呼吸中枢又逐渐转入抑制状态，呼吸又减弱直至暂停。脑缺氧严重的患者还可以伴有嗜睡、烦躁、神志错乱等精神症状。

（2）体征：基础心脏病的体征。表现为：

1）左心室增大：心尖冲动向左下移位，心率增快，心尖区舒张期奔马律（在患者心率增快或左侧卧位并作深呼气时更容易听到），因左心室扩大形成相对性二尖瓣关闭不全，可在心尖区听到收缩期杂音。左心衰竭时，因肺循环阻力增加，肺动脉高压，肺动脉瓣区第二心音亢进。

2）交替脉：脉搏强弱交替。轻度交替脉仅能在测血压时发现。

3）肺部啰音：部分左侧心力衰竭患者在肺间质水肿阶段可无肺部啰音，肺充血只能通过 X 线检查发现。两侧肺底细湿啰音是左侧心力衰竭的重要体征之一。阵发性呼吸困难或急性肺水肿时可有粗大湿啰音，满布两肺，并可伴有哮鸣音。

4）胸腔积液：左侧心力衰竭患者中约 25% 有胸腔积液。胸腔积液可局限于肺叶间，也可呈单侧或双侧胸腔积液。胸腔积液蛋白质含量高。心力衰竭好转后胸腔积液消退。

（3）X 线检查：肺静脉充盈期在 X 线检查时仅见肺上叶静脉扩张、下叶静脉较细，肺门血管阴影清晰。在肺间质水肿期可见肺门血管影增粗、模糊不清，肺血管分支扩张增粗，或肺叶间淋巴管扩张。在肺泡水肿阶段，开始可见密度增高的粟粒状阴影。左侧心力衰竭有时还可见到局限性肺叶间、单侧或双侧胸腔积液；慢性左侧心力衰竭患者还可有叶间胸膜增厚，心影可增大（左心室增大）。

2. 右侧心力衰竭

多由左侧心力衰竭引起。出现右侧心力衰竭后，由于右心室排血量减少，肺充血现象常有所减轻，呼吸困难亦随之减轻。单纯右侧心力衰竭多由急性或慢性肺心病引起。

（1）症状：主要由体循环瘀血引起各脏器功能改变所致，如长期消化道瘀血引起食欲

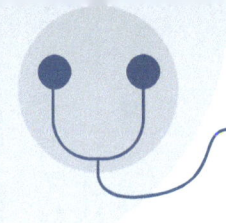

缺乏、恶心、呕吐等；肾脏瘀血引起尿量减少、夜尿多、蛋白尿和肾功能减退；肝瘀血引起上腹饱胀，甚至剧烈腹痛，长期肝瘀血可引起黄疸、心源性肝硬化。

（2）体征：基础心脏病的体征表现如下。

1）心脏增大：以右心室增大为主者可伴有心前区抬举性搏动（胸骨左缘心脏冲动有力且持久）。心率增快，部分患者可在胸骨左缘相当于右心室表面处听到舒张早期奔马律。右心室明显扩大可形成功能性三瓣关闭不全，产生三尖瓣区收缩期杂音，吸气时杂音增强。

2）静脉充盈：颈外静脉充盈为右侧心力衰竭的早期表现。半卧位或坐位时在锁骨上方见到颈外静脉充盈，或颈外静脉充盈最高点距离胸骨角水平 10 cm 以上，都表示静脉压增高（右侧较明显）。严重右侧心力衰竭静脉压显著升高时，手背静脉和其他浅静脉也充盈，并可见静脉搏动。

3）肝大和压痛：出现较早，大多发生于皮下水肿之前。肝大剑突下较肋缘下明显，质地较软，具有充实饱满感，边缘有时扪不清，叩诊剑突下有浊音区，且有压痛。压迫肝脏时可见颈静脉充盈加剧。随着心力衰竭的好转或恶化，肝大可在短时期内减轻或增剧。右心衰突然加重时，肝脏急性瘀血，肝小叶中央细胞坏死，引起肝脏急剧增大，右上腹与剑突下剧痛和明显压痛、黄疸，同时血清谷氨酸转氨酶显著升高，少数人甚至高达 1000 U 以上。一旦心力衰竭改善，肝大和黄疸消退，血清谷氨酸转氨酶也在 1～2 周内恢复常。长期慢性右侧心力衰竭引起心源性肝硬化时，肝扪诊质地较硬，压痛可不明显，常伴黄疸、腹腔积液及慢性肝功能损害。

4）下垂性水肿：右侧心力衰竭早期水肿不明显，常在颈静脉充盈和肝大较明显后才出现。先有皮下水肿，体重增加，到一定程度后才引起凹陷性水肿。水肿最早出现在身体的下垂部位，起床活动者以脚、踝内侧和胫前较明显，仰卧者骶部、侧卧者卧侧肢体水肿显著。病情严重者可发展到全身水肿。

5）胸腔积液和腹腔积液：胸膜静脉回流至上腔静脉、支气管静脉和肺静脉，右侧心力衰竭时静脉压增高，可有双侧或单侧胸腔积液。双侧胸腔积液时，右侧量常较多，单侧胸腔积液也以右侧为多见，其原因不明。大量腹腔积液多见于三尖瓣狭窄、三尖瓣下移和缩窄性多包炎，亦见于晚期心力衰竭和右心房球形血栓堵塞下腔静脉入口时。

6）心包积液：少量心包积液在右侧心力衰竭或全心衰竭时不少见。常于超声心动图或尸检时发现，并不引起心脏压塞症状。

7）发绀：长期右侧心力衰竭患者大多有发绀，表现为面部毛细血管扩张、青紫和色素沉着。发绀是血供不足时组织摄取血氧相对增多，静脉血氧低下所致。

8）晚期患者可有明显营养不良、消瘦，甚至恶病质。

（3）X线检查：心影增大，上腔静脉增宽，右心房、右心室增大，可伴有双侧或单侧胸腔积液。

（二）舒张性心力衰竭

心脏泵血功能有赖于心室收缩排血与收缩后舒张再充盈。舒张性心力衰竭指心室收缩功能正常，但快速再充盈受限，导致心室充盈量减少和（或）充盈压增高，心搏量下降，从而引起的心力衰竭。大多由室壁肥厚和（或）僵硬度增高引起，心室增大可不明显。其主要病因为长期高血压、肥厚型心肌病、左心室流出道梗阻、冠心病、心肌梗死后左心室重构、限制型心肌病等。老年、糖尿病、急性右心室增大限制左心室充盈、心包疾病等也影响心室舒张。

1. 临床表现

舒张性心力衰竭的主要临床表现为肺瘀血。早期可能通过增高心房压和（或）加强心房收缩来代偿，肺瘀血症状不明显。但运动时心室充盈常不能相应加快，可有不同程度的运动耐力降低，严重者可表现为劳力性呼吸困难、阵发性夜间呼吸困难、端坐呼吸，甚至急性肺水肿。心率增快或发生心房颤动等室上性快速心律失常时，肺瘀血表现加重。运动时心搏量过低可致晕厥。

2. X线检查

心影大多不增大，可有不同程度肺瘀血表现。

3. 超声心动图检查

目前大多采用多普勒超声心动图二尖瓣血流频谱间接测定心室舒张功能。观察指标包括等容舒张时间（IVRT）、舒张早期充盈减速时间（DT）、舒张早期和晚期充盈速度及其比值（E、A和E/A）。左心室心肌松弛减慢表现为E峰低，A峰高，E/A下降和IVRT延长。

（三）无症状心力衰竭

无症状心力衰竭又称无症状左心室功能障碍，目前研究较多的是心肌梗死后的无症状左心室收缩功能障碍。无症状左心室舒张功能障碍的资料罕见。无症状左心室功能障碍的定义为无典型充血心力衰竭症状，不需洋地黄或利尿剂治疗的，具有左心室功能障碍的客观证据（如左心室射血分数低于40%或X线提示轻度肺瘀血），心功能属NYHA Ⅰ级。无症状左心室收缩功能障碍是有症状心力衰竭的前期，该阶段的持续时间长短不一，短则数周，长可达数年，受患者年龄、心脏大小、左心室射血分数、初始心肌受损病因的进展等因素影响。血管紧张素转换酶抑制剂（ACEI）治疗能明显减少和推迟有症状心力衰竭的发生。

（四）心功能分级

1. NYAH心功能分级

（1）Ⅰ级：体力活动不受限，一般体力活动不引起过度的乏力、心悸、气悸、气促或心绞痛。

（2）Ⅱ级：轻度体力活动受限，静息时无不适，但日常活动量即致乏力、心悸、气悸、气促或心绞痛。

（3）Ⅲ级：体力活动明显受限，静息时无不适，但低于日常活动量即乏力、心悸、气悸、气促或心绞痛。

（4）Ⅳ级：不能无症状地进行任何体力活动，休息时可有心力衰竭或心绞痛症状，任何体力活动都加重不适。

2. 运动耐量测定和分级

运动耐量测定多采用活动平板或踏车分级运动试验，以症状限制极量或心率限制次极量强度为运动终点。应用心电图、核素心血管造影、超声心动图或连续测定呼吸终末气体的 O_2 和 CO_2 浓度，衡量患者对运动负荷的反应。观察指标包括运动总时间，运动做功量，运动时左心室射血分数增高程度，运动时最大氧摄入量（VO_{2max}）和无氧代谢阈（AT）。评定标准以运动做功量 6～10 METs，运动时 LVEF 增高＞5%，运动时最大氧摄入量为每分钟＞20 mL/kg，和无氧代谢阈每分钟＞14 mL/kg 为正常进行评价。

由于不同病因、不同发展阶段及临床表现各异的心力衰竭患对同一治疗的反应不尽相同，心力衰竭的近代治疗日益重视针对不同亚组、不同心功能状态患者，选择最佳的个体化治疗方案。收缩或舒张功能障碍及心功能状态的判定对决定治疗对象有重要参考价值。

三、诊断

典型的心力衰竭诊断并不困难。左侧心力衰竭的诊断依据为原有心脏病的体征和肺循环充血的表现。右侧心力衰竭的诊断依据为原有心脏病的体征和体循环瘀血的表现，且患者大多有左侧心力衰竭的病史。

值得注意的是心力衰竭的早期诊断。早期心力衰竭患者症状可不明显，常能自由活动，坚持工作，劳力性气促和阵发性夜间呼吸困难是左侧心力衰竭的早期症状，但常不引起注意，并常因白天就诊时缺少阳性体征而被忽视，如不详细询问病史、仔细检查，未发现舒张期奔马律及 X 线典型表现，易被漏诊。颈静脉充盈和肝大是右侧心力衰竭的早期表现，易被忽视。心力衰竭的某些症状和体征也见于其他疾病。如劳力性气促可由阻塞性肺气肿、肺功能不全、肥胖或身体虚弱引起。夜间呼吸困难也可由支气管哮喘发作引起。肺底湿啰音可由慢性支气管炎、支气管扩张或肺炎引起。但心力衰竭引起的湿啰音大多为两侧对称性的，偶见于单侧或仅有哮鸣音。下肢水肿可由静脉曲张、静脉炎、肾脏或肝脏疾病、淋巴水肿等所致，还可在久坐或月经前后、妊娠后期发生。妇女原因不明性下肢水肿亦不少见。心力衰竭时可因长期卧床液体积聚在腰骶部而不发生下肢水肿。肝大可由肝炎、脂肪引起。颈静脉充盈可由肺气肿或纵隔，肿瘤压迫上腔静脉引起。胸腔积液可由胸膜结核、肿瘤和梗死引起；腹腔积液也可由肝硬化、低蛋白血症、腹膜结核、肿瘤引起等。临床上应注意鉴别。

心力衰竭时常伴心脏扩大，但正常大小的心脏也可发生心力衰竭，如急性心肌梗死。

肺气肿时心脏扩大可被掩盖。

可见，为了正确诊断心力衰竭，避免漏诊或误诊，必须详细询问病史，仔细检查，结合心脏病和心力衰竭的病状和体征，进行综合分析。

血流迟缓和长期卧床可导致下肢静脉栓形成，继而发生肺栓塞和肺梗死等并发症。此时可有胸痛、咯血、黄疸、心力衰竭加重甚至休克等表现。左、右心腔内附壁血栓可分别引起体动脉和肺动脉栓塞；体动脉栓塞可致脑、肾、脾、肠系膜梗死及上、下肢坏死。有卵圆孔未闭者，体循环静脉血栓脱落形成的栓子，有可能在到达右房后穿过未闭的卵圆孔到达左房，再经左心室进入体循环，形成所谓反常栓塞。长期卧床尤其是有肺水肿患者极易并发呼吸道感染。

四、治疗

近年来对心力衰竭的防治有重大进展。评价疗效的方法除根据症状、血流动力学效应、运动耐量和生活质量的改善外，还增加了长期治疗的安全性、病死率、生存期、神经激素系统激活程度等指标。在防治的对策上日益强调预防心力衰竭的形成和发展的重要性。对无症状的和轻度有症状的心力衰竭，主张用 ACEI 治疗以改善预后；对重度有症状的心力衰竭宜用 ACEI 联合利尿剂和（或）地高辛治疗，以减轻症状、减少致残和延长生存期。钙拮抗剂可改善整个左心室的舒张功能，尤其是缺血性心脏病的左心室舒张功能。近两年 β-受体阻滞剂治疗心力衰竭的研究愈来愈受到重视。此类药物能改善左心室的舒张功能，降低病死率。具体防治措施包括以下几项。

（一）病因防治

风湿性心瓣膜病在我国仍属慢性心力衰竭的常见病因。择期手术治疗风湿性心瓣膜病，有效地控制高血压及积极防治冠状动脉病变与心肌缺血，消除心力衰竭的诱因，如控制感染、避免体力过劳和精神应激等，可预防心力衰竭的发生。

（二）收缩性心力衰竭的治疗

1. 减轻心脏负荷

包括减少体力活动和精神应激。严重者宜绝对卧床休息，在心功能逐步改善过程中，适当下床活动，以免卧床休息过久并发静脉血栓形成或肺炎。此外，应注意解除精神负担，必要时给予小量镇静剂。

2. 限制钠摄入

限制日常饮食中的钠摄入量，每日量 2～5 g，忌食腌制食物。但应用利尿剂引起大量利尿时，钠盐限制不亦过严，以免发生低钠血症。

3. 利尿剂的应用

利尿剂通过抑制肾小管 Na^+ 重吸收或增加肾小球 Na^+ 滤过，增进水、Na^+ 排出，从而降低心室充盈压，减轻肺循环和（或）体循环瘀血，其疗效肯定，但对心力衰竭整体过程的影响（如生存率等）不明。长期应用利尿剂理论上可能产生下列不良作用：血浆肾素和醛固酮增高，导致低钾血症，降低糖耐量，导致高尿酸血症、高脂血症和室性心律失常。利尿剂属治疗心力衰竭伴水、钠潴留的一线药物，大多与其他治疗药物（如地高辛、ACEI）联合应用。单纯舒张性心力衰竭者利尿剂宜慎用。急性心力衰竭伴肺水肿时，静脉推注襻利尿剂（呋塞米）是首选治疗，其静脉扩张作用可在利尿作用前出现，能迅速减轻前负荷与症状。

轻度钠潴留患者应用噻嗪类利尿剂常可获得满意疗效，中度以上钠潴留患者多需应用襻利尿剂。起始先试小剂量间断治疗。如每周2～3次，利尿效果不满意时，再增加剂量和（或）连续服用，病情减轻后间断给药。定期测量体重，及时发现隐性水肿，以调节利尿剂用量。连续利尿应注意预防低钾血症，可连用保钾利尿剂。重度心力衰竭或伴肾功能不全的患者，宜选用襻利尿剂。注意大量利尿所致并发症。

顽固性水肿大多联合应用利尿剂，如大剂量襻利尿剂和噻嗪类、保钾利尿剂联用。噻嗪类或襻利尿剂与ACEI联用，可减少利尿剂引起低钾血症和肾素-血管紧张素-醛固酮系统激活等副作用，降低耐药性发生率。连用时应密切观察血压、血容量、肾功能与血电解质改变。

4. 正性肌力药物的应用

由于慢性心力衰竭患者心肌收缩性减弱，改善心肌收缩功能曾被认为是心力衰竭的首要治疗。正性肌力药物能使心室功能曲线左上移，增加每搏做功；降低心室充盈压，从而使扩大的心脏缩小。虽然在增加心肌收缩的同时也增加心肌能量消耗，但扩大的心脏缩小后，其心肌氧耗和冠状动脉血供分别较心脏扩大时降低和改善，心肌能量供需的不平衡并不加重，甚至有所减轻。正性肌力药减轻症状、改善运动耐量和心功能分级的效果明显，但多中心随机对照慢性心力衰竭患者长期临床治疗试验结果表明，除洋地黄外，大多具有增高病死率与室性心律失常发生率的倾向。ACEI在减轻症状、改善运动耐量和心功能分级方面效果显著，能降低病死率和病残率。

正性肌力药物有：

（1）洋地黄糖苷类：洋地黄糖苷治疗伴室上性快速心律失常的心力衰竭患者的疗效肯定。但对呈窦性心律、心脏扩大不明显的轻度心力衰竭（心功能Ⅱ级）患者的疗效曾有争议，对洋地黄治疗的安全性也曾提出质疑。20世纪80年代后期，众多前瞻性随机对照的大系列临床治疗试验结果支持地高辛和利尿剂联用，或地高辛、利尿剂和扩血管药物联用有利于改善大多数中、重度和部分轻度慢性心力衰竭患者（包括窦性心律的患者）的症状。地高辛改善运动耐量的效应至少与磷酸二酯酶抑制剂相似，略逊于ACEI。90年代两项前瞻性随机对照的地高辛临床治疗试验结果进一步证实了地高辛治疗心功能Ⅱ～Ⅲ级、呈窦性心律的收缩性心力衰竭患者有效。所用地高辛的治疗剂量为 0.370 ~ 0.375 mg/d，停药前地高辛血清浓度（服地高辛后 24 小时测定）为 1.15 ~ 2.56 nmol/L（0.9 ~ 2.0 ng/mL）。

治疗量洋地黄略降低窦房结自律性，减慢房室传导，降低心房肌的应激性，缩短心房肌不应期而延长房室结不应期。近年来重视洋地黄恢复心力衰竭患者心脏压力感受器对交感中枢传出冲动的抑制作用，从而减轻交感神经系统和肾素-血管紧张-醛固酮系统激活程度，降低血浆去甲肾上腺素与肾素活性，增高心率变异性。

1）合理应用：洋地黄作为首选药物的适应证是呈室上性快速心律失常的中、重度收缩性心力衰竭，包括扩张型心肌病、二尖瓣病变、主动脉瓣病变、陈旧性心肌梗死及高血压性心脏病所致慢性心力衰竭。在利尿剂与 ACEI 联合治疗的基础上加用地高辛可进一步降低心力衰竭恶化率。

2）下列情况慎用洋地黄：①急性心肌梗死早期出现心力衰竭，但不伴室上性快速心律失常；②肺心病伴急性呼吸功能衰竭；洋地黄易致心律失常，对紊乱性房性心动过速的疗效不佳；③严重二尖瓣狭窄伴窦性心律并发肺水肿者，洋地黄不能缓解症状，还可通过增强右心室排血，加重肺瘀血。

3）禁忌证：洋地黄过量或中毒；肥梗阻型心肌病并发心力衰竭（洋地黄不能改善心室舒张功能，其正性心缩作用可使流出道梗阻加重，因而除并发心房颤动或其他房性快速心律失常外，不宜用洋地黄治疗）；房室传导阻滞。部分或完全性房室传导阻滞都属于洋地黄应用的禁忌证，但如并发急性肺水肿，来不及安置人工心脏起搏器治疗时，可在严密观察下试用快速作用的洋地黄制剂。起搏器安置后仍有心力衰竭表现的患者，可以加用洋地黄治疗。室性过期前收缩动和室性心动过速（室速）曾被列洋地黄应用的禁忌证，但由心力衰竭引起的室性过期前收缩动和室性心动过速，以及因室性过期前收缩动和室性心动过速而加重的心力衰竭，如能排除洋地黄过量，则洋地黄治疗可中断上述的恶性循环。

4）预防性用药：已证明对尚能维持代偿功能，但已增大或肥厚的心脏，使用洋地黄也能提高心肌工作效率，因而有主张在特殊条件下用洋地黄预防心力衰竭。如准备进行心脏手术的患者，术前洋地黄预防治疗；缩窄性心包炎、心包剥离术前用洋地黄可预防术后严重力衰竭和心源性休克。

5）给药方法：以往强调首先在短期内给"洋地黄化"或"饱和"量，现已证实洋地黄的疗效与剂量呈线性相关，每日给予小剂量，经过 5 个半衰期（毒毛花苷 4 ~ 5 d，地高辛与毛花苷 C 6 ~ 8 d），血浆浓度也可达到稳定的治疗水平。除急性情况需要在 5 个半衰期以前获得疗效者外，一般每日给予维持量即可。3 d 内用过地高辛的，一般不用负荷量，但如病情需要，可小剂量分次给药，并密切观察疗效及不良反应。对急性左心衰竭和心室率快速的房性快速心律失常（伴或不伴心力衰竭）患者，宜将负荷量一次给予。急性心肌梗死、急性心肌炎、肺心病、黏液性水肿或贫血等引起的心力衰竭，负荷量不宜过大，并应分次给予。肾功能不全者禁用负荷量。负荷量后是否需要继续应用维持量，维持多久，因病情而异。

心电图有助于判断洋地黄过量或不足。心房颤动或心房扑动伴心室率超过100次/min 的，大多表示洋地黄量不足；而心室律规则且增快，如非阵发性交界性心动过速，或心室律规则但减慢，如结性逸搏心律，或有多形室性过期前收缩动呈二联律的，则表示洋地黄中毒；静息时心室率60~70次/min，运动后不超过90次/min的，常表示维持量适当。窦性心律不能很好地反映洋地黄用量，如肺心病、急性心肌炎和甲状腺功能亢进等病变本身可引起窦性心动过速，不能作为洋地黄不足的依据。对病情危重而一时难以判断是用量不足还是过量的患者，可在严密观察下试用毛花甙C 0.2 mg静脉注射，仔细观察用药后反应，1~2小时后用量不足的患者可见疗效，而足量或过量的患者则可能出现中毒反应。

6）常见的洋地黄中毒表现：①胃肠道反应。食欲缺乏、恶心、呕吐，应与心力衰竭本身或药物（如氯化钾、氨茶碱、氨苯蝶啶等）引起的胃肠道反应鉴别。心力衰竭好转时或增加洋地黄剂量过程中出现的胃肠道反应，排除其他药物影响后，应考虑为洋地黄毒性反应。②心律失常。对洋地黄中毒具有诊断价值的特征性心律失常为：多形室性过期前收缩动呈二联律；尤其是发生在心房颤动基础上；心房颤动伴完全性房室传导阻滞与房室交界处心律；心房颤动伴加速的交界处心律呈干扰性房室分离；心房颤动伴频发交界处逸搏或短阵交界处心率；房性心动过速伴房室传导阻滞；双向性心动过速。洋地黄引起的房室和窦房传导阻滞也颇常见，心房颤动和扑动则较少见，而束支传导阻滞则尚未见报道。目前认为并行收缩心律非洋地黄中毒所致。室性过期前收缩动呈二联律虽然常见于洋地黄中毒，但亦常见于其他情况，因而不能以此诊断洋地黄中毒。同样，应用洋地黄过程中由窦性心律转为房性心动过速伴房室传导滞是洋地黄中毒的特征性表现，但以洋地黄制剂治疗房性心动过速引起的房室传导阻滞，则是预期的洋地黄治疗作用，并非中毒表现，应区别对待。③神经系统表现。可有头痛、失眠、忧郁、眩晕，甚至神志错乱。④视觉改变。可出现黄视或绿视。

7）毒性反应的处理：一旦做出毒性反应的诊断，应立即停药，仔细寻找去除中毒的诱因。轻度毒性反应，如胃肠道、神经系统和视觉症状、Ⅰ度房室传导阻滞、窦性心动过缓和偶发室性过期前收缩动等心律失常表现，停药后均可自行缓解。地高辛中毒症状大多在24小时内消失。

8）洋地黄中毒所致心律失常的特殊药物治疗。①苯妥英钠：可能是治疗洋地黄中毒所致各种过期前收缩和快速心律失常的最安全有效的药物。作用快速且副作用较少，因而已取代钾作为洋地黄中毒的主要药物。室性心动过速时苯妥英钠较钾更适用。②钾盐：治疗洋地黄毒性反应引起的各种房性快速心律失常和室性过期前收缩动有效。肾衰竭和高血钾患者禁钾盐治疗。窦性心律伴房室传导阻滞、心房颤动伴交界性逸搏或完全性房室传导阻滞等洋地黄毒性反应所致缓慢心律失常，亦不宜用钾盐治疗。口服氯化钾多用于治疗偶发室性过期前收缩动，静脉滴注氯化钾常用于频发室性过期前收缩运动（尤其是多形性室性过期前收缩动呈二联律）和各种房性心动过速；阿托品静脉注射常用于治疗洋地黄中毒引起的Ⅱ度或Ⅱ度以上的窦房或房室传导阻滞。如心室率慢则宜给予临时心室起搏。异丙肾上腺素在洋地黄中毒时易诱发室性心律失常，因而不适宜于治疗洋地黄中毒所致缓慢心律失常。③洋地黄特异性抗体：地高辛Fab抗体片段对洋地黄中毒所致各种心律失常有特效，作用迅速可靠，已经国内外动物实验和临床应用证实，偶有加重心力衰竭的副作用。

（2）cAMP依赖性正性肌力药：衰竭心肌细胞内cAMP水平低，提高细胞cAMP浓度从而促进Ca^{2+}内流，增强心肌收缩被认为是恢复衰竭心肌收缩功能，治疗心力衰竭的安全有效方法。

1）β-受体激动剂：与心细胞膜上的β-受体结合，通过受体-G蛋白-腺苷环化酶复合体激活腺苷环化酶，催化ATP产生cAMP，后者促使心肌蛋白质和肌质网磷酸受纳蛋白（phospho-lamban）磷酸化，从而使Ca^{2+}通道开放，Ca^{2+}内流多，增强心肌收缩性。除正性肌力作用外，β-受体激动剂还作用于外周血管和冠状循环，并有益于心室舒张。制剂：静脉用β-受体激动剂多巴胺和多巴酚丁胺。多巴胺小剂量激动多巴胺受体，中等剂量激动$β_1$和$β_2$受体，分别扩张肾血管使尿量增多与增强心肌收缩；扩张外周血管，能显著改善心力衰竭患者的血流动力学异常；多巴胺的潜在$α_1$受体激动作用仅在大剂量时出现，对大多数患者可以避免。多巴酚丁胺的致心动过速效应轻，且无或仅有轻微的血管收缩作用。两者均需静脉给药，对低心排血量、高充盈压和低血压的急慢性心力衰竭患者均有显著的效果。连续滴注超过72小时可能出现耐药性，因而大多间歇静滴。有文献报道晚期心力衰竭患者院外长期小剂量间歇静滴多巴酚丁胺，有益于改善症状。口服β-受体激动剂均可产生短期血流动力效应，但长期慢性心力衰竭患者的结果显示其血流动力效应难以持久，可能由于衰竭心肌的$β_1$受体密度降低、$β_2$受体与G蛋白失偶联、G_1增高等特性用β-受体激动剂治疗后，心肌β-受体进一步降低所致。加大剂量以改善临床效果可致震颤、心动过速、胃肠道不适、心肌缺血加重和心律失常等不良副作用。

2）磷酸二酯酶抑制剂：通过抑制磷酸二酯酶而抑制cAMP的裂解，增高细胞内cAMP浓度，增加Ca^{2+}内流，产生正性肌力作用。磷酸二酯酶抑制剂还通过增高血管平滑肌细胞内cAMP含量而具有扩血管作用。各种制剂，如氨力农、米力农和依诺昔酮等短期的血流动力效应，如增加心排血量，降低左心室充盈压效果明显，但长期口服氨力农、米力农、依诺昔酮改善心脏运动耐量的效果令人失望。米力农和大剂量依诺昔酮增高病死率和室性心律失常发生率。

5. 血管扩张药的应用

血管扩张药用于治疗心力衰竭已20余年，近年来完成的多中心随机对照大系列长期临床试验结果对扩血管药治疗慢性心力衰竭的效果有更深理解。扩血管药作为一类药物虽然都具有降低阻力或容量血管张力，减轻心室前和（或）后负荷，改善血流动力学和增加运动耐力的短期效应，但长期治疗对慢性心力衰竭患者病死率与心力衰竭恶化的影响有显著差别。

第一代 Ca^{2+} 通道阻滞剂可能增加心肌梗死后有症状心力衰竭患者的病死率，并致慢性收缩性心力衰竭患者的血流动力学与临床恶化。少数扩血管药降低慢性心力衰竭患者病死率的效应已经证实，如肼屈嗪和硝酸异山梨酯联用（H-N）治疗Ⅱ～Ⅲ级有症状心力衰竭患者，ACEI 单独治疗急性心肌梗死后无症状的左心室收缩功能障碍患者及 ACEI 与常规强心、利尿和其他扩血管药联用长期治疗轻、中、重度慢性心力衰竭患者。H-N 与哌唑嗪比较，后者扩血管作用更明显，但不降低病死率。H-N 与 ACEI 比较，前者血流动力、运动耐力和左心室射血分数改善的效应明显，但降低病死率的作用反不如 ACEI。

上述结果表明 ACEI 的临床应用是心力衰竭治疗的重要进展。从预防和治疗双重角度出发，NYHA 各级心功能的左心室收缩性心力衰竭，不论有无症状均应选用 ACEI 长期治疗，除非有禁忌证（如低血压、肾功能不全）。

血管扩张药可按其作用机制分类：直接作用于血管平滑肌，如硝酸酯、肼屈嗪；肾上腺素能 $α_1$ 受体阻滞剂，如哌唑嗪；ACEI，如卡托普利、依那普利；钙通道阻滞剂，如硝苯地平、维拉帕米。也可按其作用部位分类：作用于容量血管，如硝酸酯；作用于阻力血管，如肼屈嗪、钙通道阻滞剂；均衡作用于容量和阻力血管，如硝普钠、卡托普利、依那普利、哌唑嗪。

（1）作用机制：血管扩张剂降低心室前和（或）后负荷，在保证脑和心脏灌注压的条件下，使心室充盈压和室壁应力降低和（或）心搏量增多，从而改善症状。但长期治疗时大多可激活神经激素系统。

（2）适应证。

1）急性左心衰竭。如平均动脉压在 10 kPa（75 mmHg）以上，硝酸酯（硝酸甘油舌下含化继以硝酸甘油或硝普钠静滴）为首选治疗。

2）二尖瓣狭窄伴咯血的患者，硝酸甘油或硝普钠静滴可迅速中止咯血。

3）慢性心力衰竭患者不论有无症状均宜常规长期应用 ACEI，除非有禁忌证。

4）伴二尖瓣、三尖瓣或主动脉瓣关闭不全的患者，阻力血管扩张药可能减少瓣口反流量，增加有效心搏量。

（3）注意事项。

1）伴低血压的心力衰竭患者慎用血管扩张剂，必要时与多巴胺联用。

2）伴中至重度双侧肾动脉狭窄或孤立性肾动脉狭窄的心力衰竭患者禁用 ACEI 治疗，因易致肾功能持续恶化。

3）持续低血压或低血容量心力衰竭患者 ACEI 治疗后发生肾功能障碍，治疗前应予纠正。

4）注意 ACEI 的首剂低血压反应。宜给小剂量首剂后，动态监测血压反应，血压过低者不宜继续治疗。

近年来发展的血管紧张素 Ⅱ 受体 AT_1 拮抗剂的长期治疗效果尚待进一步评估。

6. β-受体阻滞剂的应用问题

β-受体阻滞剂的负性肌力作用历来被认为能使心力衰竭患者症状恶化。自 1975 年 Waagstein 等首先报道用 β-受体阻滞剂治疗慢性心力衰竭以来，间断有报道在常规强心、利尿治疗后心率仍偏快时，加用小剂量 β-受体阻滞剂，可使部分扩张型心肌病伴慢性心力衰竭患者的临床症状改善；长期治疗还能改善运动耐力、左心室射血分数、减慢心力衰竭恶化进程。

（1）CIBIS Ⅱ 试验结果表明：

1）与安慰剂相比，比索洛尔组 2647 例心功能（NYHA）Ⅱ 或 Ⅳ 级的各种病因慢性心力衰竭患者的病死率下降 32%，猝死率下降 42%，心力衰竭恶化住院率下降 32%。

2）服用比索洛尔有良好的耐受性。MERIT-HF 研究的最新结果显示，选择性 β-受体阻滞剂普萘洛尔控释片能显著提高心力衰竭患者的存活率，并显著降低猝死的发生。美托洛尔治疗扩张型心肌病的前瞻性多中心随机对照结果表明：在常规强心、利尿、扩血管治疗基础上，自极小剂量美托洛尔开始，逐周增加剂量，至第 7 周达 150 mg/d 后继续治疗，平均连续治疗 18 个月，治疗组的心力衰竭恶化住院率较安慰组明显降低。对总死亡率的影响则尚待更大系列临床试验确定。

目前大多数学者认为扩张型心肌病或缺血性心肌病合并慢性心力衰竭的患者，在常规强心、利尿、扩血管治疗基础上可予小剂量 β-受体阻滞剂。如患者耐受良好可缓慢增加剂量，根据患者的血压和心率反应调整剂量长期服用。疗效可能在治疗后 2～3 个月才可观察到。急性心肌梗死后合并心力衰竭的患者也可按上述方法应用 β-受体阻滞剂治疗。风湿性心脏病患者有二尖瓣狭窄（或）关闭不全、心房颤动、心房扑动，虽用足量的洋地黄制剂心室率仍快，加用小剂量 β-受体阻滞剂可使心室率下降，改善心力衰竭症状。

（2）β-受体阻滞剂治疗充血性心力衰竭机制。

1）通过生理反馈调节恢复 β-受体的敏感性，使 β-受体向上调节，增加心脏 $β_1$ 受体密度，恢复交感神经系统对衰竭心脏的支持作用，中断恶性循环。

2）通过阻止或削弱儿茶酚胺对心脏的毒性作用，使心率减慢，减少心脏的能量需求，增加心肌能量贮备，并松弛心肌，改善心脏舒张充盈和顺应性。

3）间接或直接地抑制肾素-血管紧张素-醛固酮系统的活性。扩张周围血管，减轻钠水潴留，降低心脏前后负荷，减少血管紧张素 Ⅱ 对心肌的损害，有利于心力衰竭的纠正和逆转。在药物选择方面，以β₁受体阻滞剂为好，如美托洛尔。而非选择性β体阻剂可致全身血管收缩，使心力衰竭恶化。具有内在交感神经活性的β-受体阻滞剂尽管负性肌力弱，但能抑制β-受体向上调节，故一般不用。

（3）β-受体阻滞剂治疗心力衰竭有待进一步研究的问题。

1）国人起始剂量及增量方法需要摸索。

2）对轻度心力衰竭患者应用效果如何，能否或怎样减缓心功能恶化过程。

3）β-受体阻滞剂改善慢性心力衰竭预后的确切机制。

4）β-受体阻滞剂治疗慢性心力衰竭合理用药经验有待积累。

7. 其他治疗

包括机械辅助循环措施、心脏移植及动力性心肌成形术等。机械辅助循环措施适用于病因可能去除的低排血量综合征，如心脏直视术后的低排血量综合征。心脏移植的适应证，主要为原发性心肌病或缺血性心肌病伴顽固性心力衰竭患者。目前1年生存率约80%，5年生存率约60%。存活者心功能恢复较好。动力性心肌成形术治疗顽固性心力衰竭开展已10多年，对象为原发性扩张型心肌病或缺血性心肌病伴顽固性心力衰竭，又不具备心脏移植条件的患者。大多应用属于骨骼肌Ⅱ型（收缩快但易疲劳）的背阔肌，给予长期低频脉冲刺激训练，使之转变为骨骼肌Ⅰ型（收缩慢但持久，不易疲劳，与心肌相似）。动力性心肌成形术的手术死亡率低，无心脏移植后的排斥反应，也不需长期服用免疫抑制剂，可减轻经济负担，并不受供心来源的限制。术后存活者心脏收缩功能改善，扩大的心脏缩小，运动耐力提高，但长期疗效有待观察。

（三）舒张性心力衰竭的治疗

1. 病因治疗

有舒张功能障碍患者中91%为冠心病，其次为高血压性心脏病，主动脉瓣狭窄，肥厚型心肌病等。冠心病、急性心肌缺血引起的左心室舒张压增高，可被硝酸酯类药物缓解。β-受体阻剂及钙拮抗剂使心肌氧供需趋向平衡、改善舒张功能。对心肌梗死后纤维化所致的心肌及心室腔僵硬，应用ACEI可以减轻左心室负荷，从而防止心室扩张和肥厚。已形成心室肥厚的高血压性心脏病，可应用β-受体阻滞剂及ACEI，而不宜用肼屈嗪等单纯动脉扩张剂。心室肥厚者即使降低血压也难以短时间内改善心室舒张功能和心肌僵硬度。应早期治疗高血压以预防心室肥厚。主动脉瓣狭窄的患者出现呼吸困难时其收缩功能多数正常，行主动脉瓣置换术可改善舒张功能。肥厚型心肌病应用β-受体阻滞剂能改善其舒张功能。钙拮抗剂维拉帕米，硫氮䓬酮等能改善不正常的钙代谢、减少局部心肌的不同步性，也可改善舒张功能，但如有梗阻，应避免使用硝苯地平，以免加重梗阻两端压力梯度。肺毛细血管楔压显著升高的患者也应慎用维拉帕米。

2. 维持心房收缩

已有舒张功能障碍的患者，心房收缩使左心室充盈的量占心排血量的30%~40%，如心房丧失收缩功能，可显著减少心排血量，因此，应尽可能纠正房颤或房扑，转复为窦性心律。

3. 减慢心率

减慢心率可延长舒张期，使心室充分舒张，降低左心室舒张压，尤其对心动过速者，可使用β-受体阻滞剂。一般说，心率宜保持在55~70次/min。

4. 舒张性心力衰竭出现肺水肿的治疗

应用利尿剂及硝酸酯可减少回心血量及左心室容量，降低左心室舒张压及肺毛细管楔压。正性肌力药物对收缩功能正常的舒张性心力衰竭患者无论口服或静脉给药均无益处。

（四）难治性心力衰竭的治疗

症状持续且对各种治疗反应较差的充血性心力衰竭，称为难治性或顽固性心力衰竭。对难治性心力衰竭的治疗，重点应放在重新估价原有心脏病的诊断，明确有无使心力衰竭持续的心外因素和既往治疗是否合理。

1. 原有心脏病的诊断

对充血性心力衰竭的病因诊断重新评价。注意有无须进行外科手术或特殊内科治疗的病因，如严重瓣膜狭窄或关闭不全，心室流出道梗阻、心房内球瓣样血栓或心房黏液瘤、缩窄性心包炎、左至右分流、伴一定程度肺动脉高压的动脉导管未闭、甲状腺功能亢进或减退、乳头肌功能不全、心室壁膨胀瘤、贫血、脚气病、风湿热和感染性心内膜炎等。

2. 引起心力衰竭的病理生理机制

分析影响心功能的四大因素（心肌收缩力、前负荷、后负荷、心率）中哪些因素为主，从而适当调整有关的治疗措施。

3. 使心力衰竭持续的心外因素

包括其他器官或系统的器质性疾病，如反复肺栓塞、慢性支气管和肺部疾病、甲状腺功能亢进或减退、各类贫血、泌尿道感染、肝或肾病、电解质紊乱、药物副作用、过度体力活动。

4. 对既往治疗的评价

对过去减轻心脏负荷、增强心肌收缩力和减轻水钠潴留各方面的治疗措施和效果进行详细分析，其中较重要的是必须分析判断洋地黄剂量是否不足或过量。鉴别困难时可停用洋地黄，代之以其他正性肌力药物或血管扩张剂观察。利尿剂有引起低血容量和低血钾、低血钠的副作用，三者均能影响心力衰竭的治疗效果，应给予适当调整。

（李静静）

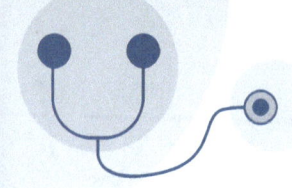

临床内科疾病诊疗案例分析

第二节 不稳定型心绞痛

一、概述

临床上将原来的初发型心绞痛、恶化型心绞痛和各型自发性心绞痛广义地统称为不稳定型心绞痛（UAP）。其特点是疼痛发作频率增加、程度加重、持续时间延长、发作诱因改变，甚至休息时亦出现持续时间较长的心绞痛。含化硝酸甘油效果差，或无效。本型心绞痛介于稳定型心绞痛和急性心肌梗死之间，易发展为心肌梗死，但无心肌梗死的心电图及血清酶学改变。

不稳定型心绞痛是介于稳定型心绞痛和急性心肌梗死之间的一组临床心绞痛综合征。有学者认为除了稳定的劳力性心绞痛为稳定型心绞痛外，其他所有的心绞痛均属于不稳定型心绞痛，包括初发劳力型心绞痛、恶化劳力型心绞痛、卧位型心绞痛、夜间发作的心绞痛、变异型心绞痛、梗死前心绞痛、梗死后心绞痛和混合型心绞痛。如果劳力性和自发性心绞痛同时发生在一个患者身上，则称为混合型心绞痛。

不稳定型心绞痛具有独特的病理生理机制及临床预后，如果得不到恰当及时的治疗，可能发展为急性心肌梗死。

目前认为有五种因素与产生不稳定型心绞痛有关，它们相互关联。

1. 冠状动脉粥样硬化斑块上有非阻塞性血栓

为最常见的发病原因，冠状动脉内粥样硬化斑块破裂诱发血小板聚集及血栓形成，血栓形成和自溶过程的动态不平衡过程，导致冠状动脉发生不稳定的不完全性阻塞。

2. 动力性冠状动脉阻塞

在冠状动脉器质性狭窄基础上，病变局部的冠状动脉发生异常收缩、痉挛导致冠状动脉功能性狭窄，进一步加重心肌缺血，产生不稳定型心绞痛。这种局限性痉挛与内皮细胞功能紊乱、血管收缩反应过度有关，常发生在冠状动脉粥样硬化的斑块部位。

3. 冠状动脉严重狭窄

冠状动脉以斑块导致的固定性狭窄为主，不伴有痉挛或血栓形成，见于某些冠状动脉斑块逐渐增大、管腔狭窄进行性加重的患者，或PCI术后再狭窄的患者。

4. 冠状动脉炎症

近年来研究认为斑块发生破裂与其局部的炎症反应有十分密切的关系。在炎症反应中感染因素可能也起一定作用，其感染物可能是巨细胞病毒和肺炎衣原体。这些患者炎症递质标志物水平检测常有明显增高。

5. 全身疾病加重的不稳定型心绞痛

在原有冠状动脉粥样硬化性狭窄基础上，由于外源性诱发因素影响冠状动脉血管导致心肌氧的供求失衡，心绞痛恶化加重。常见原因有：①心肌需氧增加，如发热、心动过速、甲状腺功能亢进等；②冠状动脉血流减少，如低血压、休克；③心肌氧释放减少，如贫血、低氧血症。

二、临床表现

（一）症状

临床上不稳定型心绞痛可表现为新近发生（1个月内）的劳力型心绞痛，或原有稳定型心绞痛的主要特征近期内发生了变化，如心前区疼痛发作更频繁、程度更严重、时间也延长，轻微活动甚至在休息也发作。少数不稳定型心绞痛患者可无胸部不适表现，仅表现为颌、耳、颈、臂或上胸部发作性疼痛不适，或表现为发作性呼吸困难，其他还可表现为发作性恶心、呕吐、出汗和不能解释的疲乏症状。

（二）体格检查

一般无特异性体征。心肌缺血发作时可发现反常的左室心尖冲动，听诊有心率增快和第一心音减弱，可闻及第三心音、第四心音或二尖瓣反流性杂音。当心绞痛发作时间较长，或心肌缺血较严重时，可发生左室功能不全的表现，如双肺底细小水疱音、甚至急性肺水肿或伴低血压。也可发生各种心律失常。

体检的主要目的是努力寻找诱发不稳定型心绞痛的原因，如难以控制的高血压、低血压、心律失常、梗阻性肥厚型心肌病、贫血、发热、甲状腺功能亢进、肺部疾病等，并确定心绞痛对患者血流动力学的影响，如对生命体征、心功能、乳头肌功能或二尖瓣功能等的影响，这些体征的存在高度提示预后不良。

体检对胸痛患者的鉴别诊断至关重要，有几种疾病状态如得不到及时准确诊断，即可能出现严重后果。如背痛、胸痛、脉搏不整，心脏听诊发现主动脉瓣关不全的杂音，提示主动脉夹层破裂，心包摩擦音提示急性心包炎，而奇脉提示心脏压塞，气胸表现为气管移位、急性呼吸困难、胸膜疼痛和呼吸音改变等。

临床类型：

1. 静息心绞痛

心绞痛发生在休息时，发作时间较长，含服硝酸甘油效果欠佳，病程1个月以内。

2. 初发劳力型心绞痛

新近发生的严重心绞痛（发病时间在1个月以内），CCS分级（加拿大心脏病学会的劳力型心绞痛分级标准），Ⅰ级以上的心绞痛为初发性心绞痛，尤其注意近48 h内有无静息心绞痛发作及其发作频率变化。

加拿大心脏病学会的劳力型心绞痛分级标准：

Ⅰ级：一般日常活动，如走路、登楼不引起心绞痛，心绞痛发生在剧烈、速度快或长时间的体力活动或运动后。

Ⅱ级：日常活动轻度受限，心绞痛发生在快步行走、登楼、餐后行走、冷空气中行走、逆风行走或情绪波动后活动。

Ⅲ级：日常活动明显受限，心绞痛发生在路一般速度行走时。

Ⅳ级：轻微活动即可诱发心绞痛患者不能做任何体力活动，但休息时无心绞痛发作。

3. 恶化劳力型心绞痛

既往诊断的心绞痛，最近发作次数频繁、持续时间延长或痛阈降低（CCS 分级增加Ⅰ级以上或 CCS 分级Ⅲ级以上）。

4. 心肌梗死后心绞痛

急性心肌梗死后 24 h 以后至 1 个月内发生的心绞痛。

5. 变异型心绞痛

休息或一般活动时发生的心绞痛，发作时 ECG 显示暂时性 ST 段抬高。

（三）辅助检查

1. 心电图

不稳定型心绞痛患者中，常有伴随症状而出现的短暂的 ST 段偏移伴或不伴有 T 波倒置，但不是所有不稳定型心绞痛患者都发生这种 ECG 改变。ECG 变化随着胸痛的缓解而常完全或部分恢复。症状缓解后，ST 段抬高或降低、或 T 波倒置不能完全恢复，是预后不良的标志。伴随症状产生的 ST 段、T 波改变持续超过 12 h 者可能提示非 ST 段抬高心肌梗死。此外临床表现拟诊为不稳定型心绞痛的患者，胸导联 T 波呈明显对称性倒置（≥ 0.2 mV），高度提示急性心肌缺血，可能系前降支严重狭窄所致。胸痛患者 ECG 正常也不能排除不稳定型心绞痛可能。若发作时倒置的 T 波呈伪性改变（假正常化），发作后 T 波恢复原倒置状态；或以前心电图正常者近期内出现心前区多导联 T 波深倒，在排除非 Q 波性心肌梗死后结合临床也应考虑不稳定型心绞痛的诊断。

不稳定型心绞痛患者中有 75% ~ 88% 的一过性 ST 段改变不伴有相关症状，为无痛性心肌缺血。动态心电图检查不仅有助于检出上述心肌缺血的动态变化，还可用于不稳定型心绞痛患者常规抗心绞痛药物治疗的评估及是否需要进行冠状动脉造影和血管重建术的参考指标。

2. 心脏生化标志物

心脏肌钙蛋白：肌钙蛋白复合物包括 3 个亚单位，即肌钙蛋白 T（TnT）、肌钙蛋白 I（TnI）和肌钙蛋白 C（TnC），目前只有 TnT 和 TnI 应用临床。约有 35% 不稳定型心绞痛患者显示血清 TnT 水平增高，但其增高的幅度与持续的时间与 AMI 有差别。AMI 患者 TnT >

3.0 ng/mL 者占 88%，非 Q 波心肌梗死中仅占 17%，不稳定型心绞痛中无 TnT > 3.0 ng/mL 者。因此，TnT 升高的幅度和持续时间可作为不稳定型心绞痛与 AMI 的鉴别诊断之参考。

不稳定型心绞痛患者 TnT 和 TnI 升高者较正常者预后差。临床怀疑不稳定型心绞痛者 TnT 定性试验为阳性结果者表明有心肌损伤（相当于 TnT > 0.05 μg/L），但如为阴性结果并不能排除不稳定型心绞痛的可能性。

3. 冠状动脉造影

目前仍是诊断冠心病的金标准。在长期稳定型心绞痛的基础上出现的不稳定型心绞痛常提示为多支脉病变，而新发的静息心绞痛可能为单支冠状动脉病变。冠状动脉造影结果正常提示可能是冠状动脉痉挛、冠状动脉内血栓自发性溶解、微循环系统异常等原因引起，或冠状动脉造影病变漏诊。

不稳定型心绞痛有以下情况时应视为冠状动脉造影强适应证：①近期内心绞痛反复发作，胸痛持续时间较长，药物治疗效果不满意者可考虑及时行冠状动脉造影，以决定是否急诊介入性治疗或急诊冠状动脉旁路移植术（CABG）；②原有劳力性心绞痛近期内突然出现休息时频繁发作者；③近期活动耐量明显减低，特别是低于 Bruce Ⅱ 级或 4 METs 者；④梗死后心绞痛；⑤原有陈旧性心肌梗死，近期出现由非梗死区缺血所致的劳力性心绞痛；⑥严重心律失常、LVEF < 40% 或充血性心力衰竭。

4. 螺旋 CT 血管造影（CTA）

近年来，多层螺旋 CT 尤其是 64 排螺旋 CT 冠状动脉成像（CTA）在冠心病诊断中正在推广应用。CTA 能够清晰显示冠状动脉主干及其分支狭窄、钙化、开口起源异常及桥血管病变。有资料显示，CTA 诊断冠状动脉病变的灵敏度 96.33%、特异度 98.16%，阳性预测值 97.22%，阴性预测值 97.56%。其中对左主干、左前降支病变及大于 75% 的病变灵敏度最高，分别达到 100% 和 94.4%。CTA 对冠状动脉狭窄病变、桥血管、开口畸形、支架管腔、斑块形态均显影良好，对钙化病变诊断率优于冠状动脉造影，阴性者不能排除冠心病，阳性者应进一步行冠状动脉造影检查。另外，CTA 也可以作为冠心病高危人群无创性筛选检查及冠状动脉支架术后随访手段。

5. 其他

其他非创伤性检查包括运动平板试验、运动放射性核素心肌灌注扫描、药物负荷试验、超声心动图等，也有助于诊断。通过非创伤性检查可以帮助决定冠状动脉造影单支临界性病变是否需要做介入性治疗，明确缺血相关血管，为血运重建治疗提供依据。同时可以提供有否存活心肌的证据，也可作为经皮腔内冠状动脉成形术（PTCA）后判断有否再狭窄的重要对比资料。但不稳定型心绞痛急性期应避免做任何形式的负荷试验，这些检查宜放在病情稳定后进行。

三、诊断

（一）诊断依据

对同时具备下述情形者，应诊断不稳定型心绞痛。

（1）临床新出现或恶化的心肌缺血症状表现（心绞痛、急性左心衰竭）或心电图心肌缺血图形。

（2）无或仅有轻度的心肌酶（肌酸激酶同工酶）或 TnT、TnI 增高（未超过 2 倍正常值），且心电图无 ST 段持续抬高。应根据心绞痛发作的性质、特点、发作时体征和发作时心电图改变及冠心病危险因素等，结合临床综合判断，以提高诊断的准确性。心绞痛发作时心电图 ST 段抬高或压低的动态变化或左束支阻滞等具有诊断价值。

（二）危险分层

不稳定型心绞痛的诊断确立后，应进一步进行危险分层，以便于对其进行预后评估和干预措施的选择。

1. 中华医学会心血管分会关于不稳定型心绞痛的危险度分层

根据心绞痛发作情况，发作时 ST 段下移程度及发作时患者的一些特殊体征变化，将不稳定型心绞痛患者分为高、中、低危险组（表 1-1）。

表 1-1　不稳定型心绞痛临床危险度分层

组别	心绞痛类型	发作时 ST 降低幅（mm）	持续时间（min）	肌钙蛋白 T 或 I
低危险组	初发、恶化劳力型，无静息时发作	≤1	<20	正常
中危险组	1 个月内出现的静息心绞痛，但 48 h 内无发作者（多数由劳力型心绞痛进展而来）或梗死后心绞痛	>1	<20	正常或轻度升高
高危险组	48 h 内反复发作静息心绞痛或梗死后心绞痛	>1	>20	升高

注：①陈旧性心肌梗死患者其危险度分层上调一级，若心绞痛是由非梗死区缺血所致时，应视为高危险组；②左心室射血分数（LVEF）< 40%，应视为高危险组；③若心绞痛发作时并发左心功能不全、二尖瓣反流、严重心律失常或低血压［SBP ≤ 12.0 kPa（90 mmHg）］，应视为高危险组；④当横向指标不一致时，按危险度高的指标归类。如：心绞痛类型为低危险组，但心绞痛发作时 ST 段压低 > 1 mm，应归入中危险组

2. 美国 ACC/AHA 关于不稳定型心绞痛/非 ST 段抬高心肌梗死危险分层,见表 1-2。

表 1-2　ACC/AHA 关于不稳定型心绞痛/非 ST 段抬高心肌梗死的危险分层

危险分层	高危(至少有下列特征之一)	中危(无高危特点但有以下特征之一)	低危(无高中危特点但有下列特点之一)
病史	近 48 h 内加重的缺血性胸痛发作	既往 MI、外围血管或脑血管病,或 CABG,曾用过阿司匹林	近 2 周内发生的 CCS 分级Ⅲ级或以上伴有高、中度冠脉病变可能者
胸痛性质	静息心绞痛 > 20 min	静息心绞痛 > 20 min,现已缓解,有高、中度冠脉病变可能性,静息心绞痛 < 20 min,经休息或含服硝酸甘油缓解	无自发性心绞痛 > 20 min 持续发作
临床体征或发现	第三心音、新的或加重的奔马律,左室功能不全(EF < 40%),二尖瓣反流,严重心律失常或低血压[SBP ≤ 2.0 kPa(90 mmHg)]或存在与缺血有关的肺水肿,年龄 > 75 岁	年龄 > 75 岁	
ECG 变化	休息时胸痛发作伴 ST 段变化 > 0.1 mV;新出现 Q 波,束支传导阻滞;持续性室性心动过速	T 波倒置 > 0.2 mV,病理性 Q 波	胸痛期间 ECG 正常或无变化
肌钙蛋白监测	明显增高(TnT 或 TnI > 0.1 μg/mL)	轻度升高(即 TnT > 0.01,但 < 0.1 μg/mL)	正常

(三)鉴别诊断

在确定患者为心绞痛发作后,还应对其是否稳定做出判断。

与稳定型心绞痛相比,不稳定型心绞痛症状特点是短期内疼痛发作频率增加、无规律,程度加重、持续时间延长、发作诱因改变或不明显,甚至休息时亦出现持续时间较长的心绞痛,含化硝酸甘油效果差,或无效,或出现了新的症状,如呼吸困难、头晕甚至晕厥等。不稳定型心绞痛的常见临床类型包括初发劳力型心绞痛、恶化劳力型心绞痛、卧位型心绞痛、夜间发作的心绞痛、变异型心绞痛、梗死前心绞痛、梗死后心绞痛和混合型心绞痛。

临床上,常将不稳定型心绞痛和非 ST 段抬高心肌梗死(NSTEMI)以及 ST 段抬高心肌梗死(STEMI)统称为急性冠状动脉综合征。

不稳定型心绞痛和非 ST 段抬高心肌梗死(NSTEMI)是在病因和临床表现上相似、但严重程度不同而又密切相关的两种临床综合征,其主要区别在于缺血是否严重到导致足够量的心肌损害,以至于能检测到心肌损害的标志物肌钙蛋白(TnI、TnT)或肌酸激酶同工酶(CK-MB)水平升高。如果反映心肌坏死的标志物在正常范围内或仅轻微增高(未超过

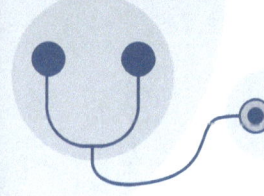

2倍正常值），就诊断为不稳定型心绞痛，而当心肌坏死标志物超过正常值2倍时，则诊断为NSTEMI。

不稳定型心绞痛和ST段抬高心肌梗死（STEMI）的区别，在于后者在胸痛发作的同时出现典型的ST段抬高并具有相应的动态改变过程和心肌酶学改变。

四、治疗

不稳定型心绞痛的治疗目标是控制心肌缺血发作和预防急性心肌梗死。治疗措施包括内科药物治疗、冠状动脉介入治疗（PCI）和外科冠状动脉旁路移植手术（CABG）。

（一）一般治疗

对于符合不稳定型心绞痛诊断的患者应及时收住院治疗（最好收入监护病房），急性期卧床休息1～3 d，吸氧，持续心电监测。对于低危险组患者留观期间未再发生心绞痛，心电图也无缺血改变，无左心衰竭的临床证据，留观12～24 h期间未发现有CK-MB升高，TnT或TnI正常者，可在留观24～48 h后出院。对于中危或高危组的患者特别是TnT或TnI升高者，住院时间相对延长，内科治疗亦应强化。

（二）药物治疗

1. 控制心绞痛发作

（1）硝酸酯类：硝酸甘油主要通过扩张静脉，减轻心脏前负荷来缓解心绞痛发作。心绞痛发作时应舌下含化硝酸甘油，初次含硝酸甘油的患者以先含0.5 mg为宜。对于已有含服经验的患者，心绞痛发作时若含0.5 mg无效，可在3～5 min追加1次，若连续含硝酸甘油1.5～2.0 mg仍不能控制疼痛症状，需应用强镇痛药以缓解疼痛，并随即采用硝酸甘油或硝酸异山梨酯静脉滴注，硝酸甘油的剂量以5 μg/min开始，以后每5～10 min增加5 μg/min，直至症状缓解或收缩压降低1.3 kPa（10 mmHg），最高剂量一般不超过80～100 μg/min，一旦患者出现头痛或血压降低［SBP＜12.0 kPa（90 mmHg）］应迅速减少静脉滴注的剂量。维持静脉滴注的剂量以10～30 μg/min为宜。对于中危和高危险组的患者，硝酸甘油持续静脉滴注24～48 h即可，以免产生耐药性而降低疗效。

常用口服硝酸酯类药物：心绞痛缓解后可改为硝酸酯类口服药物。常用药物有硝酸异山梨酯（消心痛）和5-单硝酸异山梨酯。硝酸异山梨酯作用的持续时间为4～5 h，故以每日3～4次口服为妥，对劳力性心绞痛患者应集中在白天给药。5-单硝酸异山梨酯可采用每日2次给药。若白天和夜间或清晨均有心绞痛发作者，硝酸异山梨酯可每6 h给药1次，但宜短期治疗以避免耐药性。对于频繁发作的不稳定型心绞痛患者口服硝酸异山梨酯短效药物的疗效常优于服用5-单硝类的长效药物。硝酸异山梨酯的使用剂量可以从10 mg/次开始，当症状控制不满意时可逐渐加大剂量，一般不超过40 mg/次，只要患者心绞痛发作时口含硝酸甘油有效，即是增加硝酸异山梨酯剂量的指征，若患者反复口含硝酸甘油不能缓解症状，常提示患者有极为严重的冠状动脉阻塞病变，此时即使加大硝酸异山梨酯剂量也不一定能取得良好效果。

（2）β-受体阻滞药：通过减慢心率、降低血压和抑制心肌收缩力而降低心肌耗氧量，从而缓解心绞痛症状，对改善近、远期预后有益。

对不稳定型心绞痛患者控制心绞痛症状及改善其近、远期预后均有好处，除有禁忌证外，主张常规服用。首选具有心脏选择性的药物，如阿替洛尔、美托洛尔和比索洛尔等。除少数症状严重者可采用静脉推注β-受体阻滞药外，一般主张直接口服给药。剂量应个体化，根据症状、心率及血压情况调整剂量。阿替洛尔常用剂量为12.5～25 mg，每日2次，美托洛尔常用剂量为25～50 mg，每日2～3次，比索洛尔常用剂量为5～10 mg每日1次，不伴有劳力性心绞痛的变异性心绞痛不主张使用。

（3）钙拮抗药：通过扩张外周血管和解除冠状动脉痉挛而缓解心绞痛，也能改善心室舒张功能和心室顺应性。非二氢吡啶类有减慢心率和减慢房室传导作用。常用药物有两类：①二氢吡啶类钙拮抗药，硝苯地平对缓解冠状动脉痉挛有独到的效果，故为变异性心绞痛的首选用药，一般剂量为10～20 mg，每6 h 1次，若仍不能有效控制变异性心绞痛的发作还可与地尔硫䓬合用，以产生更强的解除冠状动脉痉挛的作用，当病情稳定后可改为缓释和控释制剂。对合并原发性高血压者，应与β-受体阻滞药合用；②非二氢吡啶类钙拮抗药，地尔硫䓬有减慢心率、降低心肌收缩力的作用，故较硝苯地平更常用于控制心绞痛发作。一般使用剂量为30～60 mg，每日3～4次。该药可与硝酸酯类合用，亦可与β-受体阻滞药合用，但与后者合用时需密切注意心率和心功能变化。

如心绞痛反复发作，静脉滴注硝酸甘油不能控制时，可试用地尔硫䓬短期静脉滴注，使用方法为5～15 μg/（kg·min），可持续静滴24～48 h，在静滴过程中需密切观察心率、血压的变化，如静息心率低于50次/min，应减少剂量或停用。

钙通道阻滞药用于控制下列患者的进行性缺血或复发性缺血症状：①已经使用足量硝酸酯类和β-受体阻滞药的患者；②不能耐受硝酸酯类和β-受体阻滞药的患者；③变异性心绞痛的患者。因此，对于严重不稳定型心绞痛患者常需联合应用硝酸酯类、β-受体阻滞药和钙拮抗药。

2. 抗血小板治疗

阿司匹林为首选药物。急性期剂量应在150～300 mg/d，可达到快速抑制血小板聚集的作用，3 d后可改为小剂量即50～150 mg/d维持治疗，对于存在阿司匹林禁忌证的患者，可采用氯吡格雷替代治疗，使用时应注意经常检查血象，一旦出现明显白细胞或血小板降低应立即停药。

（1）阿司匹林：阿司匹林对不稳定型心绞痛治疗目的是通过抑制血小板的环氧化酶快速阻断血小板中血栓素A_2的形成。因小剂量阿司匹林（50～75 mg）需数天才能发挥作用。故目前主张：①尽早使用，一般应在急诊室服用第一次；②为尽快达到治疗性血药浓度，第一次应采用咀嚼法，促进药物在口腔颊部黏膜吸收；③剂量300 mg，每日1次，5 d后改为100 mg，每日1次，很可能需终身服用。

（2）氯吡格雷：为第二代抗血小板聚集的药物，通过选择性地与血小板表面腺苷酸环化酶偶联的ADP受体结合而不可逆地抑制血小板的聚集，且不影响阿司匹林阻滞的环氧化酶通道，与阿司匹林合用可明显增加抗凝效果，对阿司匹林过敏者可单独使用。噻氯匹定的最严重副作用是中性粒细胞减少，见于连续治疗2周以上的患者，易出现血小板减少和出血时间延长，亦可引起血栓性血小板减少性紫癜，而氯吡格雷则不明显，目前在临床上已基本取代噻氯匹定。目前对于不稳定型心绞痛患者和接受介入治疗的患者多主张强化血小板治疗，即二联抗血小板治疗，在常规服用阿司匹林的基础上立即给予氯吡格雷治疗至少1个月，亦可延长至9个月。

（3）血小板糖蛋白Ⅱb/Ⅲα-受体抑制药：为第三代血小板抑制药，主要通过占据血小板表面的糖蛋白Ⅱb/Ⅲα-受体，抑制纤维蛋白原结合而防止血小板聚集。但其口服制剂疗效及安全性令人失望。静脉制剂主要有阿昔单抗和非抗体复合物替罗非班等，其在注射停止后数小时作用消失。目前临床常药物有盐酸替罗非班注射液，是一种非肽类的血小板糖蛋白Ⅱb/Ⅲα-受体的可逆性拮抗药，能有效地阻止纤维蛋白原与血小板表面的糖蛋白Ⅱb/Ⅲα-受体结合，从而阻断血小板的交联和聚集。盐酸替罗非班对血小板功能的抑制的时间与药物的血浆浓度相平行，停药后血小板功能迅速恢复到基线水平。在不稳定型心绞痛患者盐酸替罗非班静脉输注可分两步，在肝素和阿司匹林应用条件下，可先给以负荷量0.4 μg/（kg·min）（30 min），而后以0.1 μg/（kg·min）维持静脉点滴48 h。对于高度血栓倾向的冠状动脉血管成形术患者盐酸替罗非班两步输注方案为负荷量10 μg/kg于5 min内静脉推注，然后以0.15 μg/（kg·min）维持16～24 h。

3. 抗凝血酶治疗

目前临床使用的抗凝药物有普通肝素、低分子肝素和水蛭素，其他人工合成或口服的抗凝药正在研究或临床观察中。

（1）普通肝素：是常用的抗凝药，通过激活抗凝血酶而发挥抗栓作用，静脉滴注肝素会迅速产生抗凝作用，但个体差异较大，故临床需化验部分凝血活酶时间（APTT）。一般将APTT延长至60～90 s作为治疗窗口。多数学者认为，在ST段不抬高的急性冠状动脉综合征，治疗时间为3～5 d，具体用法为75 U/kg体重，静脉滴注维持，使APTT在正常的1.5～2倍。

（2）低分子肝素：低分子肝素是由普通肝素裂解制成的小分子复合物，分子量在2500～7000，具有以下特点：抗凝血酶作用弱于肝素，但保持了抗因子Ⅹa的作用，因而抗因子Ⅹa和凝血酶的作用更加均衡；抗凝效果可以预测，不需要检测APTT；与血浆和组织蛋白的亲和力弱，生物利用度高；皮下注射，给药方便；促进更多的组织因子途径抑制物生成，更好地抑制因子Ⅶ和组织因子复合物，从而增加抗凝效果等。许多研究均表明低分子肝素在不稳定型心绞痛和非 ST 段抬高心肌梗死的治疗中起作用至少等同或优于经静脉应用普通肝素。低分子肝素因生产厂家不同而规格各异，一般推荐量按不同厂家产品以千克体重计算皮下注射，连用一周或更长。

（3）水蛭素：是从药用水蛭唾液中分离出来的第一个直接抗凝血酶制药，通过重组技术合成的是重组水蛭素。重组水蛭素理论上优点有：无须通过 AT-Ⅲ激活凝血酶；不被血浆蛋白中和；能抑制凝血块黏附的凝血酶；对某一剂量有相对稳定的 APTT，但主要经肾脏排泄，在肾功能不全者可导致不可预料的蓄积。多数试验证实水蛭素能有效降低死亡与非致死性心肌梗死的发生率，但出血危险有所增加。

（4）抗血栓治疗的联合应用。①阿司匹林 + ADP 受体拮抗药：阿司匹林与 ADP 受体拮抗药的抗血小板作用机制不同，一般认为，联合应用可以提高疗效。CURE 试验表明，与单用阿司匹林相比，氯吡格雷联合使用阿司匹林可使死亡和非致死性心肌梗死降低 20%，减少冠状动脉重建需要和心绞痛复发；②阿司匹林加肝素：RISC 试验结果表明，男性非 ST 段抬高心肌梗死患者使用阿司匹林明显降低死亡或心肌梗死的危险，单独使用肝素没有受益，阿司匹林加普通肝素联合治疗的最初 5 d 事件发生率最低。目前资料显示，普通肝素或低分子肝素与阿司匹林联合使用疗效优于单用阿司匹林；阿司匹林加低分子肝素等同于甚至可能优于阿司匹林加普通肝素；③肝素加血小板 GPⅡb/Ⅲa 抑制药：PUR-SUTT 试验结果显示，与单独应用血小板 GPⅡb/Ⅲa 抑制药相比，未联合使用肝素的患者事件发生率较高。目前多主张联合应用肝素与血小板 GPⅡb/Ⅲa 抑制药。由于两者连用可延长 APTT，肝素剂量应小于推荐剂量；④阿司匹林加肝素加血小板 GPⅡb/Ⅲa 抑制药：目前，合并急性缺血的非 ST 段抬高心肌梗死的高危患者，主张三联抗血栓治疗，是目前最有效的抗血栓治疗方案。持续性或伴有其他高危特征的胸痛患者及准备做早期介入治疗的患者，应给予该方案。

4. 调脂治疗

血脂增高的干预治疗除调整饮食、控制体重、体育锻炼、控制精神紧张、戒烟、控制糖尿病等非药物干预手段外，调脂药物治疗是最重要的环节。近代治疗急性冠状动脉综合征的最大进展之一就是 3-羟基-3甲基戊二酰辅酶 A（HMGCoA）还原酶抑制药（他汀类）药物的开发和应用，该类药物除降低总胆固醇（TC）、低密度脂蛋白胆固醇（LDL-C）、三酰甘油（TG）和升高高密度脂蛋白胆固醇（HDL-C）外，还有缩小斑块内脂质核、加固斑块纤维帽、改善内皮细胞功能、减少斑块炎性细胞数目、防止斑块破裂等作用，从而减少冠状动脉事件，另外还能通过改善内皮功能减弱凝血倾向，防止血栓形成，防止脂蛋白氧化，起到了抗动脉粥样硬化和抗血栓作用。随着长期的大样本的实验结果出现，已经显示他汀类强化降脂治疗和PTCA加常规治疗可同样安全有效地减少缺血事件。所有他汀类药物均有相同的不良反应，即胃肠道功能紊乱、肌痛及肝损害，儿童、孕妇及哺乳期妇女不宜应用。常见他汀类降调脂药剂量见表1-3。

表1-3 常见他汀类降调脂药物剂量

药物	常用剂量（mg）	用法
阿托伐他汀（立普妥）	10～80	每天1次，口服
辛伐他汀（舒将之）	10～80	每天1次，口服
洛伐他汀（美将之）	20～80	每天1次，口服
普伐他汀（普拉固）	20～40	每天1次，口服
氟伐他汀（来适可）	40～80	每天1次，口服

5. 溶血栓治疗

国际多中心大样本的临床试验（TIMI Ⅲ B）业已证明采用AMI的溶栓方法治疗不稳定型心绞痛反而有增加AMI发生率的倾向，故已不主张采用。至于小剂量尿激酶与充分抗血小板和抗凝血酶治疗相结合是否对不稳定型心绞痛有益，仍有待临床进一步研究。

6. 不稳定型心绞痛出院后的治疗

不稳定心绞痛患者出院后仍需定期门诊随诊。低危险组的患者1～2个月随访1次，中、高危险组的患者无论是否行介入性治疗都应1个月随访1次，如果病情无变化，随访半年即可。

UA患者出院后仍需继续服阿司匹林、β-受体阻滞药。阿司匹林宜采用小剂量，每日50～150 mg即可，β-受体阻滞药宜逐渐增量至最大可耐受剂量。在冠心病的二级预防中阿司匹林和降胆固醇治疗是最重要的。降低胆固醇的治疗应参照国内降血脂治疗的建议，即血清胆固醇＞4.68 mmol/L（180 mg/dL）或低密度脂蛋白胆固醇＞2.60 mmol/L（100 mg/dL）均应服他汀类降胆固醇药物，并达到有效治疗的目标。血浆三酰甘油＞2.26 mmol/L（200 mg/dL）的冠心病患者一般也需要服降低三酰甘油的药物。其他二级预防的措施包括向患者宣教治疗高血压和糖尿病、控制危险因素、改变不良的生活方式、合理安排膳食、适度增加活动量、减少体重等。

（三）影响不稳定型心绞痛预后的因素

（1）左心室功能：为最强的独立危险因素，左心室功能越差，预后也越差，因为这些患者的心脏很难耐受进一步的缺血或梗死。

（2）冠状动脉病变的部位和范围：左主干病变和右冠开口病变最具危险性，三支冠状动脉病变的危险性大于双支或单支者，前降支病变危险大于右冠或回旋支病变，近段病变危险性大于远端病变。

（3）年龄：是一个独立的危险因素，主要与老年人的心脏储备功能下降和其他重要器官功能降低有关。

（4）合并其他器质性疾病或危险因素：不稳定型心绞痛患者，如合并肾衰竭、慢性阻塞性肺疾患、糖尿病、高血压、高血脂、脑血管病及恶性肿瘤等，均可影响不稳定型心绞痛患者的预后。其中肾状态还明显与PCI术预后有关。

（李静静）

第三节　慢性稳定型心绞痛

一、概述

慢性稳定型心绞痛是指心绞痛反复发作的临床表现持续在2个月以上，且心绞痛发作性质（如诱因、持续时间、缓解方式等）基本稳定，系因某种因素引起冠状动脉供血不足，发生急剧的暂时的心肌缺血、缺氧，引起阵发性、持续时间短暂、休息或应用硝酸酯制剂后可缓解的以心前区疼痛为主要临床表现的综合征。本病多见于40岁以上的男性，劳累、情绪因素、高血压、吸烟、寒冷、饱餐等为常见诱因。

冠心病危险因素：年龄因素（男性＞45岁、女性＞55岁），高血压、血脂异常、糖尿病、吸烟、冠心病家族史，其他如超重、活动减少、心理社会因素等。

二、临床表现

劳累后胸骨后压榨样闷痛，休息或舌下含服硝酸甘油可以缓解。患者多有典型的胸痛病史，该病可根据典型的病史即可做出明确诊断，因此，认真采集病史对诊断和处理心绞痛是必需的。慢性稳定型心绞痛典型发作时的诱因、部位、性质、持续时间及缓解方式如下。

1. 诱因

劳力性心绞痛发作常由体力活动引起，寒冷、精神紧张、饱餐等也可诱发。

2. 部位

大多数心绞痛位于胸骨后中、上1/3段，可波及心前区，向左肩、左上肢尺侧、下颌放射，也可向腹上区放射。少数患者以放射部位为主要不适部位。

3. 性质

心绞痛是一种钝痛，为压迫、憋闷、堵塞、紧缩等不适感，重者可伴出汗、濒死感。

4. 持续时间

较短暂，一般3～5min，不超过15min。可在数天或数星期发作1次，也可一日内多次发作。

5. 缓解方式

体力活动时发生的心绞痛，如停止活动，休息数分钟即可缓解。舌下含服硝酸甘油后 1～3 min 也可使心绞痛缓解。服硝酸甘油 5～10 min 后症状不缓解，提示可能为非心绞痛或有严重心肌缺血。

三、诊断

（一）常规检查提示心肌缺血

1. 静息心电图

对于慢性稳定型心绞痛患者必须行静息心电图检查。尽管心电图对缺血性心脏病诊断的敏感性低，50% 以上的慢性稳定型心绞痛患者心电图结果正常，但心电图仍可以提供有价值的诊断性信息，比如可见 ST-T 改变、病理 Q 波、传导阻滞及各种心律失常。特别是心绞痛发作时的 ST-T 动态改变：心绞痛时 ST 段水平形或下斜形压低，部分心绞痛发作时仅表现为 T 波倒置，而发作结束后 ST-T 改变明显减轻或恢复，即可做出明确诊断。值得注意的是部分患者原有 T 波倒置，心绞痛发作时 T 波可变为直立（为正常化）。

2. 运动心电图

单用运动试验诊断冠心病敏感性较低（约 75%）。在低发缺血性心脏病的人群中，假阳性率很高，尤其是无症状者。在年轻人和女性患者中假阳性率的发生率更高。运动试验有 2 个主要用途：①缺血性心脏病的诊断和预后的判断。如果使用得当，运动试验是可靠的、操作方便的危险分层方法；②对鉴别高危患者和即将行介入手术的患者特别有用。但在临床上应注意其适应证，以免出现危险。

3. 负荷心肌灌注显像

负荷心肌灌注显像是较运动试验更准确地诊断缺血性心脏病的方法，可显示缺血心肌的范围和部位，其敏感性和特异性较运动试验高。但对运动试验已经诊断明确的高危者，负荷心肌灌注显像并不能提供更多的信息。对怀疑运动试验假阳性或假阴性而静息心电图异常的患者有诊断价值。对考虑行冠状动脉介入治疗的多支血管病变患者，负荷心肌灌注显像有助于确定哪支血管为罪犯血管。对左心室功能障碍的患者，负荷心肌灌注显像可鉴别冬眠心肌，从而通过冠状动脉介入治疗获益。负荷心肌灌注显像的缺血范围与预后成正比。

4. 静息和负荷超声心动图

静息和运动时的左心室功能障碍预示患者预后不良。和负荷心肌灌注显像一样，负荷超声心动图是确诊缺血性心脏病特异性和敏感性较高的方法。负荷超声心动图有助于判断冬眠心肌所致的心功能障碍，而冬眠心肌功能可通过冠状动脉介入术得到改善。

(二) 多层螺旋 CT

近年来应用多层螺旋 CT 增强扫描无创地显示冠状动脉的解剖已逐渐成熟（后简称冠状动脉 CT），目前常用的 64~256 层 CT 其对冠心病的诊断价值已得到国内外医学界的普遍认可。虽然冠状动脉导管造影（后简称冠状动脉造影）目前仍是诊断冠心病的金标准，但在下列方面有其明显不足。

（1）因临床症状和心电图改变而进行的冠状动脉造影阳性率不足 50%（冠状动脉无明显狭窄或闭塞），有些医院甚至不足 20%。

（2）不少患者心存畏惧，不愿住院接受有创的造影，且费用较高。虽然部分患者能够一次完成诊断和治疗的过程，但大多数患者却落得个"院白住，罪白受，钱白花"的结果。

（3）冠状动脉造影不能显示危险的类脂斑块，不能提出预警。这种斑块容易破裂，造成猝死（发病后 1 h 甚至几分钟内死亡），几乎无抢救机会。患者生前从无相关症状，出现的第 1 个"症状"就是猝死。

冠状动脉 CT 目前虽还不能完全代替冠状动脉造影。但冠状动脉 CT 能可靠地显示冠状动脉壁上的类脂斑块，及时应用调脂药可有效地将其消除，从而大大减少或防止心脏性猝死的危险。冠状动脉 CT 还能无创地对冠状动脉支架或搭桥手术后的患者进行复查，相当准确地了解有无再狭窄或闭塞。

冠状动脉重度钙化时判断狭窄程度、对于心律失常患者如何获得好的图像及辐射剂量较大是目前冠状动脉 CT 的最大不足。有资料显示，对 120 例患者的统计，冠状动脉正常或仅有 1~2 处病变的 70 例患者，冠状动脉 CT 对狭窄位置和程度诊断符合率可达 99.2%，仅 0.8% 的患者对狭窄程度的诊断不够准确。但对多发病变（冠状动脉明显狭窄达 5 处以上），诊断的准确率仅 88.4%，11.6% 的病变对狭窄程度的诊断不够准确或严重地钙化导致难以诊断。此类患者多有重度的冠状动脉钙化，临床上也有典型的症状或心肌梗死的病史。

冠状动脉 CT 的技术还在迅速发展，机型几乎年年出新。最新机型使检查过程简化，适应证增宽（无须控制心率），屏气扫描时间缩短至 1~4 s，射线剂量和对比剂用量均远低于冠状动脉造影，在不断提高图像质量。

(三) 冠状动脉造影术

冠状动脉造影是目前诊断冠心病的最可靠方法。适应证为：①临床及无创性检查不能明确诊断者；②临床及无创性检查提示有严重冠心病，进行冠状动脉造影，以选择做血运重建术，改善预后；③心绞痛内科治疗无效者；④需考虑做介入性手术者。尤其近年来多数患者采用经桡动脉途径，避免了患者术后必须卧床的需要，大大减轻了患者的痛苦。

(四) 鉴别诊断

慢性稳定型心绞痛要与以下疾病相鉴别。①急性冠状动脉综合征；②其他疾病引起的心绞痛，如严重的主动脉瓣狭窄或关闭不全、风湿性冠状动脉炎、梅毒性主动脉炎、肥厚型心肌病、心肌桥病变等均可引起心绞痛；③肋间神经痛和肋软骨炎；④心脏神经症；⑤不典型疼痛还需与反流性食管炎等食管疾病、膈疝、消化性溃疡、肠道疾病、颈椎病等相鉴别。

四、治疗

（一）治疗目标与措施

稳定型心绞痛治疗主要有 2 个目标：①预防心肌梗死的发生和延长寿命；②缓解心绞痛症状及减少发作频率以改善生活质量。第一个目标是最终目标。如果有数种策略可供选择，且都能够达到缓解心绞痛的效果，那么能否有效预防死亡将是其选择的主要依据。

对慢性稳定型心绞痛的治疗措施选择包括减少心血管病危险因素的生活方式改变，药物治疗及血运重建 3 个方面。临床医师应根据患者个体情况的差异和伴随疾病的不同，而选择不同的治疗方案。

（二）改变生活方式

生活方式的改变是慢性稳定型心绞痛治疗的重要手段，因为它可以改善症状和预后，并且相对较经济，应该鼓励每个患者持之以恒。

1. 戒烟

吸烟是导致冠心病的主要危险因素，有研究表明，戒烟可使冠心病病死率下降 36%，其作用甚至超过单独应用他汀、阿司匹林的作用。因此，应积极劝诫吸烟患者进行戒烟治疗。

2. 饮食干预

以蔬菜、水果、鱼和家禽作为主食。饮食干预是调脂治疗的有效补充手段，单独低脂饮食就可使血清中的胆固醇成分平均降低 5%。改变饮食习惯（如摄入地中海饮食或鱼油中的高 ω-3 不饱和脂肪酸）能增加其预防心绞痛的作用。

3. 控制体重

肥胖与心血管事件密切相关。目前还没有干预试验显示体重减轻可以减轻心绞痛的程度，但体重的减轻可以减少心绞痛发作频率，且可能改善预后。现今随着肥胖程度的增加（尤其是腹型肥胖），可出现以肥胖、胰岛素抵抗、脂质紊乱、高血压为特征的代谢综合征，后者可导致心血管事件的增加。目前有新的治疗方法可减少肥胖和代谢综合征，大麻素 1 型受体拮抗药联合低热量饮食，可显著减轻体重和减少心血管事件危险因素，但其对冠心病肥胖患者的作用尚待确立。

4. 糖尿病

对所有糖尿病患者必须严格控制血糖，因其可减少长期并发症（包括冠心病）。一级预防试验及心肌梗死后的二级预防试验表明，强化降糖治疗可减少致残率和死亡率，且心肌梗死时血糖控制不佳提示预后不佳。

5. 适度运动

鼓励患者进行可以耐受的体力活动，因为运动可以增加运动耐量，减少症状的发生，运动还可以减轻体重，提高高密度脂蛋白浓度，降低血压、血脂，还有助于促进冠状动脉侧支循环的形成，可改善冠心病患者的预后。值得注意的是，每个患者应该根据自身的具体病情制订符合自身的运动方式和运动量，最好咨询心脏科医生。

（三）药物治疗

以下将根据作用机制不同分述稳定型心绞痛内科治疗的药物。

1. 抗血小板治疗

（1）阿司匹林：乙酰水杨酸（阿司匹林）可以抑制血小板在动脉粥样硬化斑块上的聚集，防止血栓形成，同时通过抑制血栓素 A_2（TXA_2）的形成，抑制 TXA_2 所致的血管痉挛。因此阿司匹林虽不能直接改善心肌氧的供需关系，但能预防冠状动脉内微血栓或血栓形成，有助于预防心脏事件的发生。稳定型心绞痛患者可采用小剂量 75～150 mg/d。不良反应主要有胃肠道反应等。颅内出血少见，在上述剂量情况下发生率＜0.1%/年。在长期应用阿司匹林过程中，应该选择最小的有效剂量，达到治疗目的和胃肠道不良反应方面的平衡。

（2）ADP 受体拮抗药：噻氯匹定 250 mg，1～2次/d，或氯吡格雷首次剂量 300 mg，然后 75 mg/d，通过 ADP 受体抑制血小板内钙离子活性，并抑制血小板之间纤维蛋白原的形成。本类药物与阿司匹林作用机制不同，合用时可明显增强疗效，但合用不作为常规治疗，而趋向于短期使用，如预防支架后急性或亚急性血栓形成，或用于有高凝倾向，近期有频繁休息时心绞痛或反复出现心内膜下梗死者。氯吡格雷是一种可供选择的对胃黏膜没有直接作用的抗血小板药物，可用于不能耐受阿司匹林或对阿司匹林过敏的患者。

（3）肝素或低分子肝素：抗凝治疗主要为抗凝血酶治疗，肝素为最有效的药物之一。近年来，大规模的临床试验表明低分子肝素对降低心绞痛尤其是不稳定型心绞痛患者的急性心肌梗死发生率方面优于静脉普通肝素，故已作为不稳定型心绞痛的常规用药，而不推荐作为抗血小板药物用于稳定型心绞痛患者。

2. 抗心绞痛药物

（1）β-受体阻滞药：β-受体阻滞药通过阻断拟交感胺类的作用，一方面减弱心肌收缩力和降低血压而起到明显降低心肌耗氧量的作用；另一方面减慢心率，增加心脏舒张期时间，增加心肌供血时间，并且能防止心脏猝死。既能缓解症状又能改善预后。因此，β-受体阻滞药是稳定型心绞痛的首选药物。β-受体阻滞药应该从小剂量开始应用，逐渐增加剂量，使安静时心率维持在 55～60次/min，严重心绞痛可降至 50次/min。

普萘洛尔是最早用于临床的 β-受体阻滞药，用法 3～4次/d，每次 10 mg，对治疗

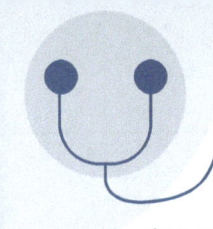

高血压、心绞痛、急性心肌梗死已有30多年的历史，疗效十分肯定。但由于普萘洛尔是非选择性β-受体阻滞药，在治疗心绞痛等方面现已逐步被β-受体选择性阻滞药所取代。目前临床上的常用的制剂有美托洛尔12.5～50 mg，2次/d；阿替洛尔12.5～25 mg，2次/d；醋丁洛尔200～400 mg/d，分2～3次服；比索洛尔2.5～10 mg，1次/d；噻利洛尔200～400 mg，1次/d等。

β-受体阻滞药的禁忌证：心率<50次/min、动脉收缩压<90 mmHg、中重度心力衰竭、二到三度房室传导阻滞、严重慢性阻塞性肺部疾病或哮喘、末梢循环灌注不良、严重抑郁者等。

本药可与硝酸酯类药物合用，但需注意：①本药与硝酸酯类制剂有协同作用，因而起始剂量要偏小，以免引起直立性低血压等不良反应；②停用本药时应逐渐减量，如突然停药有诱发心肌梗死的危险；③剂量应逐渐增加到发挥最大疗效，但应注意个体差异。

我国慢性稳定型心绞痛诊断治疗指南指出，β-受体阻滞药是慢性稳定型心绞痛患者改善心肌缺血的最主要药物，应逐步增加到最大耐受剂量。当不能耐受β-受体阻滞药或疗效不满意时可换用钙拮抗药、长效硝酸酯类或尼可地尔。当单用β-受体阻滞药疗效不满意时也可加用长效二氢吡啶类钙拮抗药或长效硝酸酯类，对于严重心绞痛患者必要时可考虑β-受体阻滞药、长效二氢吡类钙拮抗药及长效硝酸酯类三药合用（需严密观察血压）。

（2）硝酸酯类制剂：硝酸酯类药物能扩张冠状动脉，增加冠状循环的血流量，还通过对周围血管的扩张作用，减轻心脏前后负荷和心肌的需氧，从而缓解心绞痛。

硝酸酯类常见的不良反应是头晕、头痛、脸面潮红、心率加快、血压下降，患者一般可以耐受，尤其是多次给药后。第一次用药时，患者宜平卧片刻，必要时吸氧。轻度的反应可作为药物起效的指标，不影响继续用药。若出现心动过速或血压降低过多，则不利于心肌灌注，甚至使病情恶化，应减量或停药。

静脉点滴长时间用药可能产生耐受性，需增加剂量，或间隔使用，一般在停用10 h以上即可复效。其他途径给药如含服等则不会产生耐受性。

临床上常用的硝酸酯类制剂有：

1）硝酸甘油（NTG），是最常用的药物，一般以舌下含服给药。心绞痛发作时，立即舌下含化0.3～0.6 mg，1～2 min见效，持续15～30 min。对约92%的患者有效，其中76%的患者在3 min内见效。需要注意的是，诊断为稳定型心绞痛者，如果服用的硝酸甘油在10 min以上才起作用，这种心绞痛的缓解可能不是硝酸甘油的作用，或者是硝酸甘油失效。

2）硝酸异山梨酯（消心痛）为长效制剂，3次/d，每次5～20 mg，服药后30 min起作用，持续3～5 h；缓释制剂药效可维持12 h，可用20 mg，2次/d。单硝酸异山梨酯，多为长效制剂，20～50 mg，每天1～2次。患青光眼、颅内压增高、低血压者不宜使用本类药物。

3）戊四硝酯制剂：服用长效片剂，硝酸甘油持续而缓慢释放，口服 30 min 后起作用，持续 8 ~ 12 h，可每 8 h 服 1 次，每次 2.5 mg。用 2% 硝酸甘油油膏或皮肤贴片（含 5 ~ 10 mg）涂或贴在胸前或上臂皮肤而缓慢吸收，适用于预防夜间心绞痛发作。最近还有置于上唇内侧与牙龈之间的缓释制剂。

（3）钙离子拮抗药：钙离子拮抗药（CCB 或称钙拮抗药），通过抑制钙离子进入细胞内，以及抑制心肌细胞兴奋 - 收缩耦联中钙离子的作用，抑制心肌收缩，减少心肌氧耗；扩张冠状动脉，解除冠状动脉痉挛，改善心肌供血；扩张周围血管，降低动脉压，减轻心脏负荷；还降低血液黏滞度，抗血小板聚集，改善心肌微循环。又因其阻滞钙离子的内流而有效防治心肌缺血再灌注损伤，保护心肌。钙离子拮抗药对冠状动脉痉挛引起的变异型心绞痛有很好的疗效，因为它直接抑制冠状动脉平滑肌收缩并使其扩张。

钙离子拮抗药与其他扩血管药物相似，有服药后一面潮红、头痛、头胀等不良反应。一般 1 周左右即可适应，不影响治疗。少数患者发生轻度踝关节水肿或皮疹。部分病例可加重心力衰竭或引起传导阻滞，临床上应予以注意。维拉帕米和地尔硫䓬与 β - 受体阻滞药合用时有过度抑制心脏的危险。因此，临床上不主张非二氢吡啶类钙拮抗药与 β - 受体阻滞药联用。停用本类药物时也应逐渐减量停服，以免发生冠状动脉痉挛。

钙离子拮抗药主要分为二氢吡啶类与非二氢吡啶类。非二氢吡啶类包括地尔硫䓬与维拉帕米，它们在化学结构上并无相同之处。

二氢吡啶类举如下：

1）硝苯地平（心痛定）：有较强的扩血管作用，使外周阻力下降，心排血量增加，反射性引起交感神经兴奋，心率加快，而对心脏传导系统无明显影响，故也无抗心律失常作用。硝苯地平一般用法：10 ~ 20 mg，3 次 / d。舌下含服 3 ~ 5 min 后发挥作用，每次持续 4 ~ 8 h，故为短效制剂。循证医学的证据表明，短效二氢吡啶类钙拮抗药对冠心病的远期预后有不利的影响，故在防治心绞痛的药物治疗中需避免应用。现有缓释制剂 20 ~ 40 mg，1 ~ 2 次 / d，能平稳维持血药浓度。

2）其他常用于治疗心绞痛的二氢吡啶类钙拮抗药有：尼群地平口服每次 10 mg，1 ~ 3 次 / d；尼卡地平口服每次 10 ~ 30 mg，3 ~ 4 次 / d，属短效制剂，现有缓释片口服每次 30 mg，2 次 / d；氨氯地平口服每次 5 mg，每日 1 次，治疗 2 周疗效不理想可增至每日 10 mg。需要长期用药的患者，推荐使用控释、缓释或长效制剂。

非二氢吡啶类举如下：

1）地尔硫䓬（合心爽）：对冠状动脉和周围血管有扩张作用，抑制冠状动脉痉挛，增加缺血心肌的血流量，有改善心肌缺血和降低血压的作用。用法为口服每次 30 ~ 60 mg，3 次 / d。现有缓释胶囊，每粒 90 mg / d。尤其适用于变异型心绞痛。

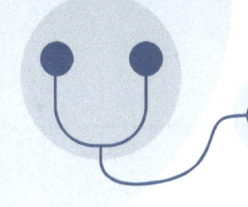

2）维拉帕米：有扩张外周血管及冠状动脉的作用，此外还有抑制窦房结和房室结兴奋性及传导功能，减慢心率，降低血压，从而降低心肌耗氧。口服每次 40 mg，3次/d。现有缓释片，每次 240 mg，每日 1 次。

（4）钾通道激活药：主要通过作用于血管平滑肌细胞和心肌细胞的钾通道，发挥血管扩张、改善心肌供血和增强缺血预适应、保护心肌的作用。尼可地尔是目前临床上唯一使用的此类药物，具有硝酸酯类和钾通道开放的双重作用。但目前尚无证据表明钾通道激活剂优于其他抗心绞痛药物，能明显改善冠心病预后。目前主要用于顽固性心绞痛的综合治疗手段之一。尼可地尔用法：每次口服 5 ~ 10 mg，3次/d。

（5）改善心肌能量代谢：在心肌缺血缺氧状态下，应用曲美他嗪（万爽力）抑制心肌内脂肪酸氧化途径，促使有限的氧供更多地通过葡萄糖氧化产生更多的能量，达到更早地阻止或减少缺血缺氧的病理生理改变，从而缓解临床症状，改善预后。

3. 他汀类药物

近代药物治疗稳定型心绞痛的最大进展之一是他汀类药物的开发和应用。该类药物抑制胆固醇合成，增加低密度脂蛋白胆固醇（LDL-C）受体的肝脏表达，导致循环 LDL-C 清除增加。研究表明他汀类药物可降低 LDL 胆固醇水平 20% ~ 60%。应用他汀类药物后，冠状动脉造影变化所显示的管腔狭窄程度和动脉粥样硬化斑块消退程度相对较少，而患者的临床冠心病事件的危险性降低却十分显著。对此的进一步的解释是他汀类药物除了降低 LDL-C、胆固醇、三酰甘油水平和提高高密度脂蛋白胆固醇（HDL-C）水平外，还可能有其他的有益作用，包括稳定甚至缩小粥样斑块、抗血小板、调整内皮功能、改善冠状动脉内膜反应、抑制粥样硬化处炎症、抗血栓和降低血黏稠度等非调脂效应。

他汀类药物的治疗结果说明，对已确诊为冠心病的患者，经积极调脂后，明显减慢疾病进展并减少以后心血管事件发生。慢性冠心病中许多是稳定型心绞痛患者，他汀类药物减少心血管事件发生超过对冠状动脉造影显示的冠状动脉病变的改善。慢性稳定型心绞痛患者 LDL-C 水平应控制在 2.6 mmol/L 以下。

4. 血管紧张素转化酶抑制药（ACEI）

2007 年中国《慢性稳定型心绞痛诊断与治疗指南》明确了 ACEI 在稳定型心绞痛患者中的治疗地位，将合并糖尿病、心力衰竭、左心室收缩功能不全或高血压的稳定型心绞痛患者应用 ACEI 作为Ⅰ类推荐（证据水平 A），将有明确冠状动脉疾病的所有患者使用 ACEI 作为Ⅱa 类推荐证据水平，并指出："所有冠心病患者均能从 ACEI 治疗中获益。"

（四）血运重建术

目前的两种疗效肯定的血运重建术用于治疗由冠状动脉粥样硬化所致的慢性稳定型心绞痛：经皮冠状动脉介入治疗（PCI）和外科冠状动脉搭桥术（CABG）。对于稳定型心绞痛患者，冠状动脉病变越重，越宜尽早进行介入治疗或外科治疗，能最大程度恢复改善心肌血供和改善预后而优于药物治疗。

根据现有循证医学证据，中国慢性稳定型心绞痛诊断治疗指南指出，严重左主干或等同病变、3支主要血管近端严重狭窄、包括前降支（LAD）近端高度狭窄的1～2支血管病变，且伴有可逆性心肌缺血及左心室功能受损而伴有存活心肌的严重冠心病患者，行血运重建可改善预后（减少死亡及MI）。糖尿病合并3支血管严重狭窄，无LAD近端严重狭窄的单、双支病变心性猝死或持续性室性心动过速复苏存活者，日常活动中频繁发作缺血事件者，血运重建有可能改善预后。对其他类型的病变只是为减轻症状或心肌缺血。因此，对这些患者血运重建应该用于药物治疗不能控制症状者，若其潜在获益大于手术风险，可根据病变特点选择CABG或经皮冠状动脉介入治疗（PCI）。

（五）慢性难治性心绞痛

药物和血运重建治疗，能有效改善大部分患者缺血性心脏病的病情。然而，仍有一部分患者尽管尝试了不同的治疗方法，仍遭受心绞痛的严重困扰。难治性的慢性稳定型心绞痛患者被认为是严重的冠心病引起的心肌缺血所致，在排除引发胸痛的非心脏性因素后，可以考虑其他治疗。慢性难治性心绞痛需要一种有效的最佳治疗方案，前提是各种药物都使用到个体所能耐受的最大剂量。其他可予考虑的治疗方法包括：①增强型体外反搏（EECP）；②神经调节技术（经皮电神经刺激和脊髓刺激）；③胸部硬脊膜外麻醉；④经内镜胸部交感神经阻断术；⑤星形神经节阻断术；⑥心肌激光打孔术；⑦基因治疗；⑧心脏移植；⑨调节新陈代谢的药物。

对慢性稳定型心绞痛一方面要应用药物防止心绞痛再次发作，另一方面还应从阻止或逆转动脉粥样硬化病情进展，预防心肌梗死等方面综合考虑以改善预后。

（李静静）

第四节　急性心肌梗死

一、概述

急性心肌梗死（AMI）是指在冠状动脉病变的基础上，冠状动脉血供突然减少或中断，使相应心肌引起严重而持久的缺血损伤和坏死。临床表现有剧烈而持久的胸骨后疼痛、发热。血白细胞计数增多、血沉增快、血清心肌坏死标志物浓度增高，心电图进行性改变，并可发生严重的心律失常、休克和心力衰竭，甚至猝死。少数患者症状较轻，仅觉胸闷或无任何症状，待发现时已属陈旧性心肌梗死。本病在欧美常见，美国35～84岁人群中年发病率男性为71‰，女性为22‰，最近10年来，AMI死亡率下降至接近30%，50%的死亡发生在发病后1 h内，其原因为心律失常，最常见的原因为心室颤动。

（一）病因与发病机制

绝大多数 AMI 的基本病因为冠状动脉粥样硬化（偶为冠状动脉栓塞、炎症、先天性畸形、痉挛和冠状动脉口阻塞所致）造成一支或是多支血管管腔狭窄和供血不足，而侧支循环未充分建立。在此基础上，一旦血供急剧减少或中断，使心肌严重而持久地缺血达 1 h 以上，即可发生心肌梗死。

大量的研究已证明，绝大多数心肌梗死是由于冠状动脉内不稳定的斑块破裂，继而出血和管腔内血栓形成，而使管腔闭塞，少数情况下粥样斑块内或其下发生出血或持久痉挛也可使冠状动脉完全闭塞。当重体力劳动、情绪过分激动或血压剧升及进食较油腻的食物后，这些因素均可能促使整个斑块破裂出血及血栓形成。

（二）病理

心肌梗死的部位与阻塞的冠状动脉供血区相一致。

（1）左冠状动脉前降支闭塞，引起左心室前壁、心尖部、室间隔、下侧壁、二尖瓣前乳头肌梗死。

（2）右冠状动脉闭塞，引起左心室隔面（右冠状动脉优势型），后间隔和右心室梗死，并可累积窦房结和房室结。

（3）左冠状动脉回旋支闭塞，引起左心室高侧壁，膈面（左冠状动脉优势型）和左心房梗死，可能累及房室结。

（4）右心室和左右心房梗死较少见。AMI 早期，缺血心肌呈现苍白、肿胀，开始有少数坏死，1～2 h 绝大部分心肌呈凝固性坏死，心肌间质水肿、充血，伴有白细胞浸润。以后，坏死的心肌纤维逐渐溶解，形成肌溶灶，随后渐有肉芽组织形成。大块的心肌梗死累及心室壁的全层，心电图上出现坏死型 Q 波（亦称透壁性梗死）。在心腔内压力的作用下，坏死心壁向外膨出，可产生心室游离壁破裂、心室间隔穿孔、乳头肌断裂或形成室壁膨胀瘤。坏死组织 1～2 周后开始吸收，并逐渐纤维化，5～8 周形成瘢痕而愈合，称为陈旧性心肌梗死。而小的梗死多于起病后 3 周痊愈。

二、临床表现

与梗死的大小、部位，侧支循环情况密切相关。

（一）先兆表现

急性心肌梗死可有以下先兆表现：

（1）初发型心绞痛，持续 15～30 min 或更长，硝酸甘油效果不佳或连服两次而不能缓解者。

（2）原为稳定型劳累性心绞痛，而近日疼痛次数、持续时间及疼痛性质均明显加重者。

（3）疼痛伴 ST 段明显抬高或压低，T 波冠状倒置或高尖者。

（4）胸痛伴恶心、呕吐、大汗、头昏、心悸者。

（5）症状发作时伴血压剧增或骤降，或伴有心律失常或左心功能不全者。

（6）确诊为糖尿病及原发性高血压的高龄患者（尤其并冠心病者），原有心力衰竭突然加重或突然出现心衰又无明显诱因；原有高血压突然不明原因地血压下降；突然出现室性心律失常或休克表现；原因不明的晕厥或脑血管意外症状者。

（二）症状

1. 疼痛

疼痛是最先出现的症状，多发生于清晨，部位和性质与心绞痛相同，但多无明显诱因，常发生于安静时。典型者为胸骨后压榨性疼痛，并有窒息或濒死感，可持续数小时或更长，伴焦虑、多汗，休息或含服硝酸甘油无效。部分患者疼痛部位可位于背部、颈部或腹上区等。少数患者无疼痛，一开始即表现为休克或急性心力衰竭。

2. 全身症状

常有发热、头晕、多汗、乏力等。发热多于起病 2～3 d 开始，一般在 38℃左右，约持续 1 周。

3. 胃肠道症状

胸部剧痛时常伴恶心、呕吐、上腹胀痛，与迷走神经受坏死心肌刺激和心排血量降低组织灌注不足有关。梗死后 1 周内常有胃食欲缺乏、腹胀；个别患者可有呃逆。

4. 心律失常

75%～95% 的患者合并心律失常，多发生在 1～2 周，以 24 d 内最多见。心律失常以室性期前收缩最多，出现下列情况为心室颤动先兆：频发性、多源性或成对出现的室性期前收缩、短阵室速，RonT 型室性期前收缩，下壁梗死多合并房室传导阻滞，常能自行恢复，也可出现窦性心动过缓、窦性停搏、窦房传导阻滞；前壁梗死可发生室内阻滞，如发生房室传导阻滞表明梗死范围广泛，病情严重。

5. 低血压与休克

如疼痛缓解而收缩压仍低于 80 mmHg（10.67 kPa），有烦躁多汗、面色苍白、皮肤湿冷、脉细而快、尿量减少（每小时 < 20 mL）、神志迟钝，甚至昏厥者，则系休克表现。休克多在起病后数小时至 1 周内发生，约见于 20% 的患者，主要是心肌广泛（40% 以上）坏死，心排血量急剧下降所致。部分患者尚有血容量不足的因素。神经反射引起的血管扩张属次要。

6. 心力衰竭

主要为急性左心衰，可在起病最初几天内发生，或在疼痛、休克好转阶段出现，为梗死后心脏舒缩力显著减弱或不协调所致。可有呼吸困难、咳嗽、发绀等症状，重者可发生肺水肿。右心室梗死多一开始即表现右心衰伴血压下降。

(三) 体征

1. 心脏体征

心浊音界可轻度至中度扩大，心率增快，少数患者减慢；心尖部 S_1 减弱，提示心肌收缩力减低；可出现 S_4 或 S_4 奔马律，少数可闻及 S_3 奔马律；部分患者在起病第 2～3 天出现心包摩擦音，为反应性纤维心包所致；心尖区可出现粗糙的收缩期杂音或伴收缩中晚期喀喇音，为二尖瓣乳头肌功能失调或断裂所致；可有各种心律失常。

2. 血压

除在剧烈胸痛时，血压可短暂升高外，几乎所有患者都有不同程度的血压降低。病前有高血压者，血压可降至正常，其后可不再恢复到病前的水平。梗死面积较大者则可发生休克。

此外，可有与心律失常、休克或心力衰竭有关的其他体征。

(四) 实验室和其他检查

1. 心电图

(1) 特征性改变：ST 段抬高型心肌梗死其心电图表现为：

1) ST 抬高呈弓背向上型，在面向坏死区周围心肌损伤区的导联上出现。

2) 宽而深的 Q 波（病理性 Q 波），在面向透壁心肌坏死的导联上出现。

3) T 波倒置，在面向损伤区周围的心肌缺血区的导联出现。

在背向心肌梗死区的导联则出现相反的改变，即 R 波增高、ST 段压低和 T 波直立并增高。

非 ST 段抬心肌梗死心电图有两种类型：①无病理性 Q 波，有普遍性 ST 段压低 ≥ 0.1 mV；②无病理性 Q 波，也无 ST 段变化，仅有 T 波倒置变化。

(2) 动态性改变。

1) 超急性损伤期：可尚无异常或出现异常高大两只不对称的 T 波，此期心室颤动发生率高，易猝死。

2) 急性期：高耸的 T 波已下降，出现病理性 Q 波或 QS 波，ST 段呈弓背状抬高，T 波后肢开始倒置并逐渐加深，呈对称的箭头样。坏死型 Q 波、损伤型 ST 段抬高和缺血型 T 波倒置常同时并存。Q 波在 3～4 d 内稳定不变，以后 70%～80% 永久存在。此期持续数日至 2 周，原发性室颤的发生率较前减少。

3) 亚急性期：抬高的 ST 段逐渐回到基线水平，T 波则变得平坦或倒置。

4) 慢性期：起病数周至数月后，T 波对称性倒置，然后逐渐恢复正常。T 波倒置可永久性存在，也可持续数月至数年。此期又称陈旧梗死期。

非 ST 段抬高心肌梗死上述中的类型①先是 ST 段普遍压低（除 aVR 外），继而 T 波倒置加深呈对称型，但始终不出现 Q 波，ST 段和 T 波的改变持续数日或数周后恢复。类型②T波改变在1～6个月内恢复。

（3）梗死定位：ST段抬高心肌梗死定位和定范围可根据出现特征性改变的导联数来判断（见表1-4）。

表1-4 心肌梗死的心电图定位诊断

梗死部位	出现梗死图形的导联
前间壁	$V_1 \sim V_3$
广泛前壁	$V_1 \sim V_6$、Ⅰ、aVL
前壁（局限）	$V_3 \sim V_5$
广泛前壁伴下壁	$V_1 \sim V_6$、Ⅰ、Ⅱ、Ⅲ、aVF、aVL
高侧壁	Ⅰ、aVL
前侧壁	V_5、V_6、Ⅰ、aVL
下壁	Ⅱ、Ⅲ、aVF
下侧壁	Ⅰ、aVL、Ⅱ、Ⅲ、aVF
正后壁	$V_7 \sim V_9$、（V_1、V_2出现间接征象）

2. 心电向量图

主要改变是：① QRS环初始 0.04 s 向量背离梗死区；②平均T向量背离梗死区，大体与QRS环的初始0.04 s 向量的方向平等；③ ST向量指向梗死区；④多数患者QRS终末向量环指向梗死区。

3. 放射性核素心肌显像

如 ^{99m}Tc 焦磷酸盐可选择性地集中在缺血和梗死心肌中，仅梗死区显影，称"热点"成像，^{201}Tl 注入体内后，只有正常心肌显影称"冷点"成像，以单光子发射计算机断层显像，用新的心肌灌注显像剂 ^{99m}Tc-sestamibi 和 ^{99m}Tc-eboroxime 较 ^{201}Tl 的显像质量更好，放射剂量更低；用肌凝蛋白抗体标记的 ^{111}In 九较 ^{99m}Tc-pyp 更易在梗死区浓聚。正电子发射断层技术可研究心肌的脂肪酸、葡萄糖与氨基酸等的代谢情况，对判断心肌的坏死、存活更为可靠。

4. 超声心动图

切面和M型超声心动图有助于了解心室壁的运动和左室功能，诊断室壁瘤和乳头肌功能失调等。

5. 实验室检查

（1）血清心肌坏死标志物含量增高。

1）肌红蛋白在起病后 2 h 内升高，12 h 达高峰，24～48 h 内恢复正常。

2）肌钙蛋白 I（cTnI）或 T（cTnT）起病 4 h 后升高，cTnI 于 11～24 h 达高峰，

7～10 d 降至正常，cTnT 于 24～48 h 达高峰，10～14 d 降至正常。这些心肌结构蛋白含量的增高是诊断心肌梗死的敏感指标。

3）肌酸磷酸激酶同工酶 CK-MB，在起病后 4 h 内升高，16～24 h 达高峰，3～4 d 后恢复正常，其增高的程度能较准确地反映心肌梗死的范围，其高峰出现时间是否提前有助于判断溶栓是否成功。

（2）血象及生化异常：白细胞在发病 24～48 h 开始升高，中性粒细胞增高，嗜酸性粒细胞减少或消失，红细胞沉降率增快，C 反应蛋白（CRP）增高。

三、诊断

根据典型的临床表现，特征性的心电图改变及血清心肌坏死标志物，一般可确立诊断。对于老年患者，突严重心律失常、休克、心力衰竭而原因未明时，应考虑本病，并按 AMI 处理，同时进行心电图和血清心肌坏死标志物、肌钙蛋白检测等以确定诊断。对于心电图处于超急性损伤期或"伪性改善"时，因心肌处在高度不稳定的电生理学状态，极易发生致命性心律失常，应立即按 AMI 治疗。对非 ST 段抬高心肌梗死进行心电图和血清心肌坏死标志物动态观察和肌钙蛋白测定，对诊断帮助更大。

AMI 应与以下疾病鉴别：

1. 心绞痛

心肌梗死时心前区疼痛的性质与心绞痛很相似。但在多数情况下心肌梗死所致的胸痛更为严重、持续时间更长、无明显诱因。心肌梗死常并发心律失常、左心衰、低血压甚至休克。心电图是否有特征性和动态性改变，心肌坏死标志物是否升高，根据以上特征一般不难鉴别。

2. 急性心包炎

本病引起的疼痛可波及整个胸部或局限于胸骨部、腹上区等。但疼痛与发热同时出现。咳嗽、吞咽、深呼吸或身体前倾常使疼痛加剧。早期即有心包摩擦音，全身症状一般不如心肌梗死严重；心电图除 aVR 外 ST 段均呈弓背向下地抬高，但很少超过 5 mm，也不会表现为单向曲线，T 波倒置，无异常 Q 波出现。

3. 急性肺动脉栓塞

可有胸痛、咯血、呼吸困难和休克。伴有右心负荷急剧增加的表现，如发绀、肺动脉瓣区第二心音亢进、颈静脉怒张、肝大、两下肢水肿等。心电图 I 导联 S 波加深，Ⅲ导联 Q 波显著、T 波倒置，胸导联过渡区左移，右胸导联 T 波倒置改变等。

4. 主动脉夹层分离

胸痛一开始即达高峰，呈撕裂样，常放射至背、胸、腹、腰或下肢，两上肢血压和脉搏有明显差别，可有下肢暂时性瘫痪、偏瘫和主动脉瓣关闭不全的表现等。二维超声心动图、X线或磁共振显像多能帮助确诊。

5. 急腹症

多种急腹症均有腹上区疼痛，可伴休克。详细询问病史、体格检查、心电图检查和血清心肌坏死标志物测定可帮助鉴别。

四、治疗

及早发现，及早住院，并加强住院前的就地处理。治疗原则是保护和维持心脏功能，挽救濒死的心肌，缩小心肌缺血范围，防止梗死扩大，改善冠状动脉血供，减低心肌耗氧量，及时处理严重心律失常和各种并发症，防止猝死。

（一）监护和一般治疗

1. 休息和镇静

对血流动力学稳定且无并发症的患者可卧床休息 1~3 d，对病情不稳定或高危患者卧床时间应适当延长的时间，多视病情而定，此间患者的进食、大小便及翻身等应有人协助，并注意身、心（精神上）两方面的休息。患者焦虑、烦躁者，可口服舒乐地西泮 1 mg，3次/d，必要时给地西泮 5~10 mg 肌内注射。

2. 吸氧

最初几日持续或间断通过鼻管面罩吸氧。

3. 心脏监护

连续心电监护，定期监测血压、心率、呼吸、体温等生命指标。有心力衰竭或休克者，宜作漂浮导管进行血流动力学监测。

4. 抗血小板聚集

阿司匹林通过抑制血小板内的环氧化酶使血栓素 TXA_2 合成减少，达到抑制血小板聚集的作用。口服阿司匹林 1~2 h 内血浆浓度达高峰，半衰期随剂量增加而延长。首剂 150~300 mg/d，3 d 后改为小剂量 100 mg 维持。氯吡格雷是新型的 ADP 受体阻滞剂，口服后起效快，不良反应明显低于噻氯匹定，初始剂量 300 mg，以后 75 mg/d 维持。

（二）解除疼痛

剧痛时用吗啡 5~10 mg 或哌替啶 50~100 mg，肌内注射，必要时 1~2 h 后再注射 1 次，以后每 4~6 h 可重复应用，但要注意呼吸功能的抑制。同时静滴硝酸甘油（10~20 μg/min）。疼痛较者可用可待因 0.03~0.06 g，肌内注射或口服。中药苏合香冰片、苏合香丸、冠心苏合丸、保心丸等也可含用或口服。心肌再灌注治疗可有效解除疼痛。

（三）再灌注心肌

起病 3~6 h 内，使闭塞的冠状动脉再通，心肌得到再灌注，濒临坏死的心肌可能得以存活或使坏死范围缩小，预后改善，是近年来 AMI 治疗学上令人注目的一大进展。此法可明显降低急性期死亡率及并发症的发生率，并能提高患者的生存质量。临床有溶栓治疗、经皮穿刺腔内冠状动脉成形术和主动脉 – 冠状动脉旁路移植术。

1. 溶栓疗法

常规描记 18 导联心电图（常规 15 导联加 V_3R、V_4R、V_3R）。检查血常规、血小板、凝血功能、测血心肌坏死标志物、凝血酶原时间、纤维蛋白原。建立静脉通道，给极化液加硝酸甘油 2～4 mg 静脉滴注。口服阿司匹林，氯吡格雷各 0.3 g。

（1）溶栓适应证：①两个或两个以上相邻导联 ST 段抬高（胸导联 ≥ 0.2 mV，肢导联 ≥ 0.1 mV），或病史提示急性心肌梗死伴左束支传导阻滞，起病时间 < 12 h，患者年龄 < 75 岁；②ST 段显著抬高的心肌梗死患者年龄 > 75 岁，经慎重权衡利弊仍可考虑；③ST 段抬高的心肌梗死，发病时间已达 12～24 h，但如有进行性缺血性胸痛，广泛 ST 段抬高者可考虑。

（2）溶栓禁忌证：①既往发生过出性脑卒中，1 年内发生过缺血性脑卒中或脑血管事件；②颅内肿瘤；③近期（2～4 周）有活动性内脏出血；④可疑为主动脉夹层；⑤入院时严重且未控制的高血压（> 180/110 mmHg）或慢性严重原发性高血压史；⑥目前正在使用治疗剂量的抗凝药或已知有出血倾向；⑦近期（2～4 周）创伤史，包括头部创伤、创伤性心肺复苏或较长时间（> 10 min）的心肺复苏；⑧近期（< 3 周）外科大手术；⑨近期（< 2 周）曾有在不能压迫部位的大血管行穿刺术。

（3）溶栓方法。①链激酶用法：皮试阴性后，先肌内注射异丙嗪 25 mg，静脉给地塞米松 3～10 mg，预防变态反应，链激酶一般用 50 万～100 万 U 加生理盐水 100 mL 在 30 min 静脉滴入，或用 50 万 U 加生理盐水 100 mL 在 60 min 静脉滴入；②尿激酶用法：一般用 100 万～150 万 U 溶于 100 mL 生理盐水在 0.5～1 h 内静脉滴入。配合肝素皮下注射 7500～10 000 U，1/12 h，或低分子肝素皮下注射，2 次 / d；③重组组织型纤溶酶原激活剂：由于 rt–PA 的半衰期极为短暂，现主张使用冲击法或静脉抵住法，前者指先从静脉内注射 10 mg，然后将 50 mg 溶于生理盐水 200 mL，1 h 内滴入，其后在 1 h 滴入 40 mg，总量为 100 mg。后者指以 0.75 mg/ kg 体重静脉滴注 90 min 或是用 80～120 mg 加入液体中静滴 3 h。用 rt–PA 前先用肝素 5000 U 静脉推注，用药后续以肝素每小时 700～1000 U 持续静脉滴注 48 h，以后改为皮下注射 7500 U，1/12 h，连用 3～5 d。采用其他溶栓药物后应复查凝血时间，待恢复到正常值的 1.5～2 倍时，用肝素 500～1000 U/ h 静脉滴注，以后调整剂量，使凝血时间保持在正常值的 1.5～2 倍，5 d 后停用。口服阿司匹林每日 300 mg，3 d 后改为每日 75～150 mg，长期服用。

（4）冠状动脉再通指标：在 AMI 溶栓时，及时、准确地判断冠状动脉是否再通对指导下一步的治疗和判断预后都具有十分重要的意义，当前国内外比较一致的冠状动脉再通的指标为：冠状动脉造影评价溶栓治疗效果是目前最客观、最直接、最有意义的指标，当前国际上多采用TIMI分级法判定。

冠状动脉造影直接判断：认为符合下述Ⅱ级（TIMI Ⅱ）以上为再通。

0级：无再灌注或闭塞远端无血流。

Ⅰ级：对比剂部分通过闭塞部位，梗死区供血冠状动脉充盈不完全。

Ⅱ级：部分再灌注或对比剂能完全充盈冠状动脉远端，但对比剂进入和清除的速度较完全正常的冠状动脉为慢。

Ⅲ级：完全再灌注，对比剂在冠状动脉内能迅速充盈及清除。

临床指标间接判断：①胸痛2 h内基本消失；②心电图抬高的ST段于2 h内回降≥50%；③症状缓解同时出现CK-MB峰值时间提前（于发病后14 h内出现）；④2 h内出现特有的再灌注性心律失常，如舒张晚期室性期前收缩、加速性室性自主心律、室性心动过速或心室颤动、严重窦性心动过缓伴血压下降等。

2. 介入治疗（PCI）

（1）直接（急诊PCI）适应证为：①ST段抬高和新出现左束支传导阻滞（影响ST段的分析）的心肌梗死；②ST段抬高的心肌梗死并发心源性休克，心肌梗死发病时间在36 h以内，心源性休克发生在18 h以内，年龄＜75岁；③适合再灌注治疗而有溶栓治疗禁忌证者；④非ST段抬高的心肌梗死，但梗死相关动脉严重狭窄，血流≤TIM Ⅲ级。

应注意：①发病12 h以上不宜施行PCI；②不宜对非梗死相关的动脉施行PCI；③要由有经验者施术，以避免延误时机。有心源性休克者宜先行主动脉内球囊反搏术，待血压稳定后再施术。

（2）补救性PCI：溶栓治疗后仍有明显胸痛，抬高的ST段无明显降低者，即溶栓不成功者应尽快行冠状动脉造影，如显示TIMI 0～Ⅱ级血流，说明相关动脉未再通，宜立即施行补救性PCI。

（3）择期PCI：溶栓治疗成功的患者，如无缺血性复发表现，可在7～10 d后行冠状动脉造影，如残留的狭窄病变适宜于PCI可行PCI治疗。

3. 紧急主动脉-冠状动脉旁路移植术

介入治疗失败或溶栓治疗无效有手术指征者。宜争取6～8 h内施行主动脉-冠状动脉旁路移植术。

（四）心律失常的治疗

心律失常是AMI的常见并发症，亦是心肌梗死早期主要死因之一。因此，必须及时发现和正确处理心律失常。

1. 室性心律失常

（1）室性期前收缩及短阵室性心动过速：对频发、多源、RonT室性期前收缩及短阵室速可严密观察或如下治疗。一般首选利多卡因，立即用利多卡因 50～100 mg 静脉注射，5～10 min 后可重复 1 次，至期前收缩消失或总量已达 300 mg，继以 1～3 mg/min 静脉滴注维持 48～72 h。室性心律失常反复者可用胺碘酮。

（2）加速性室性自身节律：多发生于梗死后 24 h 以内，常见于下壁梗死，可能与窦房结缺血损伤、心室的自律性增高和再灌注心律失常有关。多属良性，一般不需特殊处理。对持续较久者可用阿托品 0.5～1 mg 静脉注射，也可试用利多卡因。

（3）持续性单形性室性心动过速伴心绞痛、肺水肿、低血压时：宜给予同步直流电复律，起始电能量 200 J，如不成功可给 300 J。

（4）持续性单形性室性心动过速：如不伴上述情况可给予利多卡因治疗，剂量同上，亦可用胺碘酮治疗，150 mg 于 10 min 缓慢静脉推注，然后 1 mg/min 静脉滴注 6 h，再 0.5 mg/min 维持滴注。

（5）心室颤动：尽快采用非同步直流电除颤。

2. 传导阻滞

AMI 伴房室传导阻滞多发生于下壁梗死，心率多在 45～60 次/min，QRS 不宽，房室传导阻滞可呈一度、二度 I 型、三度交替出现。高度以上房室传导阻滞患者可用阿托品治疗。

对心率 < 40 次/min，且伴有心衰或心源性休克者，应尽早安装临时起搏器。

3. 室上性快速心律失常

偶发性房性期前收缩，一般不需治疗，但对频发或多源性房性期前收缩，可用维拉帕米。对于阵发性房性心动过速者，若无心衰，可用维拉帕米 5 mg 加葡萄糖溶液 20 mL，缓慢静脉注射 10 min。效果不佳者，10～15 min 后可重复使用。若心率减慢，应立即停注。此药在原有房室传导阻滞、低血压或用过 β-受体阻滞剂者应慎用，并注意不与 β-受体阻滞剂合用。因为，维拉帕米使心率减慢血压下降时反射性地引起交感兴奋，而 β-受体阻滞剂可阻断这一反应，使不良反应加重。心房颤动比心房扑动常见，发作多为暂时性，每次发作持续几分钟至数小时，绝大多数患者在 24 h 内中止。治疗可用洋地黄、普萘洛尔或维拉帕米。伴有明显的血流动力学障碍者，如有指征可行直流电复律。

4. 窦性心动过缓

对缓慢的心律失常可用阿托品（0.5～1 mg）肌内或静脉注射。

（五）心泵衰竭的治疗

AMI 泵衰竭的主要临床表现是急性左心衰竭和心源性休克。坏死心肌超过 40% 者多出现心源性休克。可根据泵衰竭的不同表现采取相应措施。左心衰竭者，除积极治疗 AMI 外，应选用吗啡和利尿剂为主。尽早使用短效 ACEI，小剂量开始。肺水肿合并严重高血压最好选用血管扩张剂硝普钠，小剂量（10 μg/min）开始，减轻左心室的负荷，或用多巴酚丁胺10μg/静脉滴注等治疗。急性肺水肿合并严重低氧血症可行人工机械通气治疗。血压不低者可选硝酸甘油静脉滴注，小剂量（10μg/min）开始。洋地黄制剂可能引起室性心律失常宜慎用。由于最早出现的心力衰竭主要是坏死心肌间质充血、水肿引起顺应性下降所致，而心室舒张末期容量尚不增大，因此在梗死发生后24h内宜尽量避免使用洋地黄制剂。有右心室梗死的患者应慎用利尿剂。

（六）低血压和休克的治疗

1. 补充血容量

估计有血容量不足或中心静脉压和肺动脉楔压低者，用右旋糖酐或5%～10%的葡萄糖补充容量。对广泛大面积心肌梗死或高龄患者应避免过度扩容诱发左心衰竭。

2. 应用升压药

补足血容量后血压仍不升，可用多巴胺3～5μg/min，或去甲肾上腺素2～8μg/min，或多巴酚丁胺3～10μg/（kg·min）静滴。下壁心肌梗死合并右心肌梗死时常见低血压，扩容治疗是关键，若补液1～2h后心排血量仍不增加，可用上述升压药。

3. 应用血管扩张剂

经上述处理后血压仍不升，而肺小动脉楔压增高，心排血量低，或周围血管显著收缩，以至四肢厥冷，并有发绀时，可用硝普钠15μg/min开始，硝酸甘油10～20μg/min开始，每5～10 min增加5～10μg/min，直至左室充盈压下降。

上述措施均无效时，可上主动脉内球囊反搏（IABP），但根本措施是心肌再灌注（溶栓和急诊PCI）。

AMI合并心源性休克时死亡率高达80%，在IABP支持下急诊PCI可大大降低死亡率。

（七）其他疗法

1. β-受体阻滞剂

β-受体阻滞剂可降低心率和心肌收缩性，故可减低心肌耗氧量，防止梗死扩展，预防梗死后室壁膨展；减少急性心肌缺血时儿茶酚胺的释放，防止严重心律失常。梗死后长期应用β-受体阻滞剂可显著减少再梗死和猝死率。主张在没有禁忌证情况下，于AMI起病后尽早给药。适应证：①无并发症的早期AMI患者（发病4h内）；②合并高血压、心率快或有房性期前收缩者；③严重胸痛梗死有扩展者。禁忌证：低血压（收缩压<100 mmHg）、重度心动过缓（心率<50次/min）、心功能不全、房室传导阻滞、支气管哮喘等。药物选择：美托洛尔25～50 mg，2次/d；比索洛尔2.5～5 mg，1次/d；普萘洛尔10 mg，2～3次/d。

2. 血管紧张素转换酶

抑制剂和血管紧张素Ⅱ受体阻滞剂在起病早期应用，从低剂量开始，如卡托普利（起始6.25 mg，然后12.5～25 mg，2次/d）、依那普利（2.5 mg，2次/d）、雷米普利（5～10 mg，

1次/d）、福辛普利（10 mg，1次/d）等，有助于改善恢复期心肌的重塑，降低心力衰竭的发生率，从而降低死亡率。对于前壁心肌梗死伴左心功能不全获益最大。如不能耐受血管紧张素转换酶抑制剂者可选用血管紧张素Ⅱ受体阻滞剂氯沙坦和缬沙坦等。

3. 抗凝治疗

此法可作为溶栓疗法的辅助措施，单独应用者少。适用于梗死范围较广、复发性梗死，或有梗死先兆而又有高凝状态，或 AMI 并发血栓性静脉炎、肺栓塞，心脏明显扩大并有心力衰竭或室壁瘤形成、心源性休克及伴有糖尿病酸中毒的患者。对有出血倾向、严重肝肾功能不全、重度高血压、活动性消化性溃疡、心包炎、高龄和近期手术伤口未愈或有出血史者禁用。一般先用肝素 50～75 mg 加入葡萄糖液中静脉注射，1/6 h，或用 75 mg 皮下注射，1/12 h，共用 2～3 d。使凝血酶原时间维持在正常对照的 2～2.5 倍；或华法林第一天 1.5～2 mg，第二天 5～10 mg，以后每天 2.5～5 mg 维持。抗凝治疗一般至少 2～4 周。治疗过程中一旦发生出血，应立即停止抗凝治疗，并用等量鱼精蛋白静脉注射对抗过量肝素，口服抗凝剂者可用维生素 K_1 静脉注射。

4. 极化液疗法

10% 葡萄糖液 500 mL 加普通胰岛素 8～12 U 和氯化钾 1.5 g，若能加 25% 硫酸镁 20 mL 更好。静脉滴注，每日 1 次，一般 7～14 d 为一疗程。极化液能增加心肌的。能量储备，促进心肌摄取和代谢葡萄糖，使钾离子进入细胞内，恢复细胞膜的极化状态，有利于心脏的正常收缩、防止心律失常的发生和促进梗死面积缩小。

5. 羟甲戊二酸单酰辅酶 A（HMG-CoA）还原酶抑制剂

他汀类降脂药，可以稳定冠状动脉斑块，抗感染，改善内皮细胞功能，应尽早使用。LDL-C 降到 100 mg/L，TC 降到 180 mg/L。

（李静静）

第五节 扩张型心肌病

一、概述

扩张型心肌病（DCM）的主要特征是心肌收缩功能减弱。病变常为弥漫性，累及双侧心室。早期为心肌舒张功能障碍，继之出现收缩功能减弱，现为泵功能不全，射血分数降低，舒张期容量与末期压力升高，心腔扩大射血分数下降，发生充血性心力衰竭，故亦称为充血性心肌病。常伴有心律失常及血栓栓塞并发症。

（一）病因

DCM 病因至今尚不清楚，从流行病学与临床特征推测，看来不是由一种原因引起的，可能与多种因素有关。

1. 病毒感染

病毒族的柯萨奇 B 组病毒的感染被认为是最主要原因。一些实验研究证实 25%DCM 患者与 60% 病毒性心肌炎（VMC）患者血清抗柯萨奇 B 抗体滴定度显著升高。故认为 DCM 是一种亚临床或"被遗忘"了的病毒性心肌炎演变的结果和后遗症。近来许多 VMC 的实验研究了 VMC 发病机制及起始的病毒感染和以后引起心脏损伤的免疫反应之间关系。许多 DNA 和 RNA 病毒可引起儿童和成人的心肌炎，但主要是微小核糖核酸病毒科的柯萨奇 B 和 EC Ⅲ 病毒。当病毒进入细胞 3 h 后，病毒消除宿主蛋白，以尚不清楚的机制合成 RNA、很快所有的代谢活动都转向病毒的合成，子代病毒颗粒通过进入壳内体蛋白的最初聚集进行装配，随着病毒 RNA 进入及壳体蛋白裂解，将基因组入壳内，所以复制过程在细胞质内进行，直到细胞膜破裂，子代病毒颗粒释放出来。干扰素、IgM 病毒中和抗体、自然杀伤（NK）细胞及巨噬细胞共同作用将病毒消除出心脏。而这些介质的任何一种受到抑制，即可引起病毒复制增强和感染的病毒持续存在，可导致慢性心肌炎。试验证明感染柯萨奇病毒的小鼠于感染后 3 h 内从心肌中分离出来，3～4 d 内达高峰，2～3 周很快消失。试验证明 T 淋巴细胞减少的小鼠上述介质功能正常，病毒可顺利清除，但一经考地松处理的小鼠巨噬细胞功能和移动性受损，接受抗 asialoGM，抗体的小鼠自然杀伤细胞活力下降，其心脏病毒浓度明显升高。

病毒性心肌炎发病机制，除病毒直接作用外，免疫反应参与发病日益受到重视。一般认为细胞免疫起重要作用。病毒性心肌炎的炎症细胞浸润是直接损害心脏，还是主要消灭病毒破坏组织呢？Woodruff 用柯萨奇 B3 感染耗竭 T 淋巴细胞的小鼠，发现于小鼠几乎不出现炎症和心脏坏死，原因是免疫缺陷和免疫完备的动物病毒浓度是相同的并同样从心脏被清除掉。结论是感染引导的免疫反应是致病原因，而单病毒作用可能不引起持久性心脏损害，病毒清除不需要 T 淋巴细胞依赖性免疫过程。虽然免疫系统十分复杂，但其中 T 淋巴细胞发挥着中心作用。T 淋巴细胞基本分三种类型：

（1）T 辅助细胞（Th）：它产生各种淋巴激活素，与 B 细胞互相作用产生 T 细胞依赖抗体（IgG、IgA、IgE）或与巨噬细胞互相作用促进迟发超敏反应。

（2）细胞溶解性 T 淋巴细胞（CTL）：它无须补体结合，可直接溶解靶细胞。

（3）T 抑制细胞（TS）：通过防止抗原特异性克隆的扩大来调节体液和细胞免疫反应。

一些报告指出，病毒性感染发生于 DCM 病之前。Matobay、Matsumori 报道在出现流感样症状后发生充血性心力衰竭，经 EMCB 检查确诊为急性病毒性心肌炎，经治疗症状消失。5 个月后再度发生充血性心力衰竭，并证实有心内膜血栓形成，2 个月后死亡，尸检与病理组织形态学检查诊断 DCM。

近期一些在分子水平研究结果提示病毒性心肌炎是 DCM 的基础疾病。Jino 等采用多聚酯链反应基因扩增法（PCR）对临床疑似心肌炎或 DCM 患者的活体组织材料进行 PCR 测试，其中 5 例 PCR 证实为肠道病毒、病理形态学证实为 DCM。4 例 3～12 个月前诊断为心肌炎，PCR 和病理形态学均未得到证实。

近年来在组织形态学、病毒学和免疫学检查相结合对扩张型心肌病进行较为深入研究，从而提出了感染-免疫机制在 DCM 中可能起到重要作用。

2. 营养不良

一些材料证实了生活贫困居民中，DCM 发病率较高，可能是食物中蛋白质与总热量不足，特别是某些必要氨基酸不足与发病有关。但是很多 DCM 也可发生于同地区营养状态良好的病例。但在一定地区与人群中，营养缺乏可能在发病中起到一定条件作用，使得患者易感性与疾病的进程起到有害影响而不是主要环节。

3. 乙醇中毒

据调查，DCM 患者中 66% 有饮酒史，49% 有营养不良，70% 两者兼有。Goodwin 曾指出，乙醇中毒伴有维生素与蛋白质缺乏，可能是 DCM 发病原因之一。乙醇可引起心肌线粒体增生，间盘断裂，心肌间质水肿和纤维化，以及酶学改变。大量长期饮酒可引起乙醇中毒性心肌病是大家公认事实。这些患者中常伴有营养缺乏，加之乙醇对心肌直接损伤作用是引发充血性心力衰竭的结果。戒酒后大多数患者扩大的心脏可回缩，心功能恢复。而于一些患者中无饮酒史，特别于那些虔诚穆斯林教徒中同样有 DCM 发生。因此乙醇引起心肌病与 DCM 不是一个同种病因疾病。但乙醇对 DCM 发生发展上可能起到一定促进作用。

（二）病理解剖

1. DCM 的心肌变化

DCM 在早期心脏有轻到中度扩大，而两侧心室腔明显扩大者均为晚期患者。DCM 患者的心肌质软，外观苍白，心肌切面多数无明显坏死灶与瘢痕。心脏重量明显增加，室壁可有中等程度的肥厚，但与扩大心腔相比而非肥厚。可见纤维瘢痕与附壁血栓。瓣膜无异常或仅有轻微的非特异性增厚。重度扩张患者的二尖瓣与三尖瓣环增大，乳头肌伸张扁平，可发生二尖瓣反流，其前瓣叶边缘呈卷边状增厚。但表面光滑，邻近腱索正常，乳头肌伸张扁平。

2. DCM 光镜下组织形态学变化

DCM 光镜下的心肌组织形态学改变主要包括心肌细胞肥大、细胞大小变异、核改变、畸形核、心肌排列紊乱、心肌细胞变性、间质纤维化与心内膜改变。

（1）心肌细胞肥大：均有不同程度的细胞肥大，其程度与病程长短成正比。肥大与萎缩肌束相间，故有人认为肥大是一种代偿现象。但尸检患者轻于临床失代偿患者。说明肥大的心肌对心功能代偿是有积极意义的。Qakley 认为 DCM 的心肌肥大可能是有益的。

凡死亡较快的病例，往往肥大较轻。Goodwin认为，在DCM时心肌没有达到足够适应性肥大，可能是心功不良、进行性心力衰竭的原因。但过度肥大，可出现一些非特异性退行性变。

（2）细胞大小变异：由于细胞肥大、萎缩的共同存在，构成了细胞平均直径标准差的增大，表现为细胞肥大变异明显。某些DCM患者代偿性肥大心肌细胞可达30μm以上，但由于有较多萎缩细胞的存在，其细胞的平均直径接近20μm。早期DCM患者心肌细胞往往是普遍的轻度肥大、退变、萎缩的细胞较少，故不伴有细胞直径标准差的明显增大，晚期患者与其相反。

（3）核改变与畸核：核改变与畸核是心肌肥大的指标。轻度心肌肥大，核的两端由圆变方、肿大空泡变性与小而浓染等改变。中、重度肥大的心肌细胞核在上述变化基础上又出现各种奇形异状，如呈马蹄形、鹿角形或哑铃形。核改变和畸核与病变阶段密切相关，早期少见，晚期多见，并与心肌肥大程度成正比，心肌细胞的直径越大，核改变与畸核也越多见。但于某些晚期DCM患者，虽有核改变和畸核，但心肌细胞的直径并不增大，甚至小于正常心肌，表明肥大的心肌细胞已进入了Meerson所谓的心肌肥大的第三阶段，即心肌合成蛋白的能力逐渐耗尽，无力更新肌原纤维和线粒体，因而心肌细胞发生萎缩。

（4）心肌纤维化：DCM患者往往以间质纤维化为主，有时可看到与替代性纤维化相伴随，后者常被认为是心肌炎的后遗改变。于一些患者可看到肌纤维之间有纤细纤维束交织成筛孔状，网罗着肥大和萎缩变细的肌细胞或表现为肌束间和血管周围纤维增多，对心肌形成穿插、分隔、包绕。有人认为间质纤维化超过20%，预后不良，其变化多发生晚期与尸检组DCM患者。由于心肌纤维化，被其包裹的心肌细胞失去与邻近细胞的联接，阻断其相互协同与电传导能力，从而严重影响心脏功能。同时也使肌细胞营养交换环境发生障碍，而致心肌细胞萎缩与退变。

间质纤维化有赖于成纤维细胞的活动，间质细胞增加（以纤维细胞、成纤维细胞为主）与纤维化程度相一致，在晚期DCM患者尤为明显。

（5）心肌细胞排列紊乱：于一些DCM患者活体组织形态学常可看到有轻度心肌排列紊乱。有人观察正常尸检心脏材料，证明肉柱、乳头肌及室间隔亦有心肌存在着细胞排列紊乱。因活检易取间隔、乳头肌及肉柱。因此心肌排列紊乱存在与否，不能作为DCM的指标。

（6）心内膜变化：心内膜的主要改变是纤维增生及平滑肌增生与肥大，早期患者多不明显而晚期心内膜明显增厚。

3. DCM的超微结构变化

DCM的超微结构的改变与光镜的病变程度相一致，于DCM患者均可看到不同程度的肌原纤维、线粒体、肌浆网、Z带及核的改变，以及不同程度的脂褐素、糖原、脂滴增加。

（1）肌原纤维：早期患者肌原纤维数量不减少，甚至还有增加，也可见到轻度肌原纤维溶解，晚期患者常看到肌原纤维溶解消失。主要因肌原纤维降解增加；收缩蛋白质合成减少或收缩蛋白由纤维到非纤维形成的解聚作用所致。

肌原纤维变化的同时，往往可看到 Z 带的变化。Z 带的波纹状现象或凝集表明早期肌原纤维的溶解，因为 Z 带的变化往往与肌丝的破坏和丧失并存。Z 带增厚和 Z 带物质在肌膜下积聚，被认为是新生形成征兆，然而 Z 带物质的合成并不出现肌节组装，故其变化提示肌节形成障碍与停止。在同一细胞可见肌节长度不等，横向呈砌砖样排列。有些肌节不对称，表现 Z 带弯曲、歪斜或断裂错位，使 A 带于 M 线两侧不均等，或肌节一侧为明显 I 带，而另一侧为收缩带。在一些肌节，Z 线增粗、不规则或分解、消失，使心肌细胞呈平滑肌样。

（2）线粒体：呈灶状或弥漫性增生，形态上有常态型和新生型两种。前者形态与正常线粒体一致。但有肿胀、嵴丧失或有板层小体形成，个别地含少量 β 型糖原颗粒。新生型线粒体特点是有明显多形性（圆形、纺锤形、棒状、哑铃形）大小不等，有的形成芽状突起和新嵴形成。增生灶内肌丝消失，常散在肌浆网、糖原颗粒和溶酶体（主要是脂褐素颗粒）。

（3）肌浆网：广泛扩张或呈灶状增生，三联体等偶联结构紊乱，增生灶状形如蜂窝组成密集的大小不同的圆形膜性囊泡（直径 0.1～1.0μm）。间有糖原颗粒、溶酶体或特殊颗粒散在。扩张的肌浆网有的明显膨大，直径达 7μm 以上。半薄切片表现为"空泡变性"。

（4）外膜系统：基底膜偶有局部性增厚。肌膜有时呈锯齿状折曲或形成密集的指状突起。横管常增大、弯曲或分支，腔内充满丝状物或颗粒状物。间盘各节段局部性扩张或全长性张裂，间盘双膜分离达 0.1～0.6μm，腔中有伸入的胞质突起，偶见少数圆形微粒。有的细胞出现胞质内间盘或多间盘。

（5）丝状物沉积：于一些患者出现密集的丝状物。单根细丝直径为 7～8 nm 长短不一，相互纠集成团，最大面积可达 5.6μm×2.7μm。其分布于肌原纤维边缘，线粒体增生灶内或横管内。在一些区域，细丝与肌丝相移行。

（6）糖原颗粒：普遍增多，呈灶状堆积或弥漫分布。颗粒为 β 型，沉积于肌原纤维之间与核旁区，但最多见于肌膜下区。肌膜下沉积灶有时密布，可连续伸延 9μm 形成厚 0.7μm 以上的糖原层。部分糖原颗粒被单层或多层单位膜包裹，呈现粒溶作用。

（7）核变形：核增大与明显变形。形成许多不规则突起或深切迹。含 1～2 个大核仁，偶见圆形致密内含物。

（8）其他：脂滴为数不等，特殊颗粒时有增多，高尔基复合体也不同程度肥大，一些患者偶见毛细血管增生，管腔为狭窄的裂隙状。一些毛细血管明显充血，偶见血小板聚集。

4. 活体组织形态学检查

目前为止仍以光镜为主，辅以电镜观察。Olsen 等报道 363 例活检材料证实对临床诊断有帮助达 79%。Konno 等近期描述 DCM 患者的活检材料改变，光镜下可见到心肌变性，心肌细胞肥大及间质纤维化。之后，许多人用半定量方法研究组织形态学变化与心功能和预后相关性。Kukel 等对早与晚期 DCM 活检标本进行半定量分析，其指标有心肌肥大、间质纤维化、核改变、空泡变性、胶原纤维增多。著者先后对 DCM 尸检、晚期及早期 DCM 活体组织检查进行半定量对比分析。其结果表明：心肌细胞肥大、细胞大小变异、核改变、心肌变性及间质纤维化在活检组和尸检组均有较高发生率，各组间无明显差异。畸核和心内膜增厚于尸检组显著高于活检组，排列紊乱活检组明显高于尸检组，其原因前已述。病变程度、心肌肥大在早期活检组显著，其横径在 20 μm 以上，而晚期与尸检组均未超过 20 μm，多为 16～18 μm。核改变：畸核和心肌变性尸检组与晚期 DCM 患者为重，而早期表现较轻，多为核浓缩，大小不等，增大与双核。尸检与晚期组空泡变细胞肿胀、肌原维疏松减少等心肌变性改变差异较小。早期组程度较轻，而心内膜增厚与内膜下平滑肌增生多见于尸检与晚期患者。

组织学半定量分析结果显示：大部分病变指标尸检组比活检组为严重，而活检组早期患者除心肌肥大外，其他各项指标又较晚期患者为重。说明病变程度、记分值与病变发展不同阶段和疾病严重程度是一致的。DCM 的畸核与心内膜增厚为继发性改变，多见于晚期与尸检患者。

早期 DCM 病理变化：100% 有心肌肥大和大小变异。78% 有核改变和间质纤维化。93% 有心肌变性。33% 有轻度内膜增厚，均达到 DCM 记分值。

本病的心肌细胞基本变化限于肥大、萎缩和变性范围。一般不发生液化性或凝固性肌溶解等缺氧性坏死，可作为 DCM 独立单元的一个明显特征。

DCM 患者的心肌细胞膜存在明显的结构和功能异常。但这种膜病变的早期征象和在发病中的意义尚不十分清楚。我们对经临床和活体组织形态学诊断为早期 DCM 与病毒性心肌炎心功能代偿患者进行电子示踪对其心肌细胞膜的通透性变化观察。镧粒子平均直径 4 nm，在细胞膜结构功能正常的情况下，仅定位于细胞外，镧示踪技术可以作为揭示早期膜功能损害的高电子密度"探针"。本实验证实 DCM 患者心肌细胞内镧示踪阳性。经 X 线微量分析证实，细胞内颗粒主要由镧和无机磷酸组成，大多数位于线粒体内邻近嵴或在线粒体外环绕外膜沉积。每个线粒体内为 4～8 个镧盐颗粒，直径 40～60 nm，中心电子密度较低，呈"猫眼状"空心。少数结构破坏较重的线粒体内无机磷酸浓度降低无结合的镧粒子。病毒性心肌炎示踪未显示膜通性改变。在示踪阳性心肌病的心肌细胞肌膜皆无损伤。其线粒体膜结构多保持完整。

本试验提示心肌细胞膜通透性异常，可能是 DCM 的早期病变。结合 DCM 心肌闰盘和肌浆网病变的特点、提示 DCM 心肌膜系统（肌膜、肌浆网及闰盘等）均存在着结构和功能缺陷，在其发病及临床演变中具有重要意义。

5. 组织化学

DCM 活体心肌的组织化学研究：目前主要集中在线粒体和胞质的标志酶的定性分析。Olsen 等的研究证实琥珀酸脱氢酶和酸性磷酸酶活性增高。Richardson 等发现 DCM 患者乳酸脱氢酶、苹果酸脱氢酶、柠檬酸酶、α-羟丁酸脱氢酶活性降低。Pemers 发现 DCM 患者线粒体标志酶活性降低与线粒体某种功能的缺陷有关，其活性降低与有氧氧化受阻、无氧酵解增强有关，而 Ca^{2+}-ATP 酶活性增强与 DCM 患者充血性心力衰竭的发生有关。

有学者通过对活体心肌细胞色素氧化酶的半定量分析，发现 DCM 时该酶活性明显降低，而病毒性心肌炎患者基本正常。

该酶活性可受多种因素影响，但 DCM 心肌细胞膜通透性增强是引起酶构象改变的重要因素。

（三）病理生理

DCM 早期患者的心肌细胞膜通透性的异常导致细胞内环境紊乱，使大分子酶蛋白的丢失及呼吸链复合物功能障碍，引起呼吸链受抑制，有氧氧化受阻，最终导致心肌能量代谢及兴奋-收缩耦联障碍，因此心肌细胞膜通透性增强，在 DCM 发生发展中起到重要作用。

从病理生理角度，DCM 的心肌细胞均有与兴奋-收缩耦联密切相关成分的变化，其中包括闰盘扩张与张裂、横管增大和迂曲、肌浆网紊乱与线粒体变性、糖原颗粒堆积及肌原纤维异常等。闰盘张裂有碍于动作电位传播，并引起细胞间联接的机械力丧失、细胞移位和肌节功能失效，终致心脏呈肌原性扩张。肌浆网和横管变化，必将影响三联体结构，使冲动传导和钙代谢等发生异常，而糖原堆积和线粒体变化则是能量产生不足的反映，在肌纤维变化中，肌节不对称和大小走向不一，表示心肌舒张功能与力向的紊乱及舒缩的非同步性，并处于长度-张力曲线的全程。这种力向变化使一些局部细胞不能产生力，导致其余细胞过渡负荷，从而刺激该部分细胞的肥大。因此兴奋-收缩耦联成分变化是发生心律失常和充血性心力衰竭的基础。

DCM 的心肌病变多呈弥漫性分布。组织形态改变随同疾病的进程而加重。Gaasch-Himta 先后应用顺应性来研究 DCM 舒张功能的变化，发现与正常人比较，左室舒张末期压力增高，扩张指数（dv/dp）和标化了的扩张指数-即顺应性（dv/dpv）减低，左心室硬度系数 K 增大。后来也被 Goodwine 与 Sharma 的研究的一组 DCM 患者所证实，并在其临床治疗过程中观察到充血性心衰的纠正与顺应性改善有关，提示顺应性减低与充血性心力衰竭有关。我们对经活检确定为 DCM 与心肌炎患者应用心肌图与左心室压力（LVP）及压力微分曲线（dp/dt）测试左室主动舒张功能和顺应性，证实 DCM 存在左心室主动舒张功能与顺应性异常，早期 DCM 轻度减低，随着病情进展而加重，失代偿期明显降低，其改变与心肌肥大、大小变异、间质纤维化、肌浆网和闰盘扩张、增生、线粒体肿胀、增生有关。DCM 左室舒张功能改变早于收缩功能的异常。其异常可通过不同的发病机制引起 DCM 患者充血性心力衰竭的发生和发展。随着 DCM 的病理变化的进展，其心肌收缩功能的减弱越来越加重，因而心排血量随之降低，左室舒张末期压力与容积增加，左室搏血量下降、心腔扩张，导致房室环增大与乳头肌功能紊乱，发生二尖瓣反流，导致左房压力升高，左房扩张与肺充血和肺小动脉楔状压升高，继发右心衰竭。晚期患者由于肺动脉压明显升高，以及反复肺动脉栓塞，可使右室衰竭进一步加重。

由于 DCM 病变是弥漫性的，早期出现心肌细胞膜通透性改变，从而可使心肌激动的兴奋性与传导系统异常，加之闰盘扩张间质纤维化可引起激动传导减慢或阻断，而心肌病变程度不同易导致折返激动的发生，故于 DCM 的早期与失代偿期均可发生各部位、各种类型心律失常与传导障碍。

二、临床表现

（一）症状

DCM 起病缓慢，早期患者最常见的症状是负荷时出现气短与乏力，患者常有胸闷与心悸。早期 DCM 因缺乏症状或症状轻微，故一些人在体检和心电图或胸部 X 线检查时提示心肌病。多数 DCM 患者常以心悸气短、负荷时呼吸困难与足背浮肿而就医。虽然常出现肺充血，但急性肺水肿并不多见。原因系弥漫性心肌损伤，不致发生肺小动脉楔嵌压过度增高，而保护了肺血管床所致，但急性肺水肿还是可能发生的，尤其是患者发生呼吸道感染时。

心悸是最常见的症状，反映患者发生心律失常，部分患者可发生晕厥乃至猝死。体循环与肺循环栓塞少见，常发生在严重心律失常与长期卧床患者。

（二）体征

早期患者缺少异常体征，心脏常轻度或中度增大乃至正常，可出现各种心律失常。当出现充血性心力衰竭时，心脏均呈明显扩大，其心音也明显减弱。可听到奔马律与增强的第四心音（S_4 奔马律）。于 75% 患者可听到第三心音（S_3 奔马律）。有时能分瓣出同时存在左、右心室 S_3 奔马律。右室 S_3 奔马律在胸骨左缘下端最清楚，吸气时增强，呼吸时减弱或听不清，虽然 S_3 奔马律的强度随同充血性心力衰竭严重程度有加强或减弱，然而心功能恢复代偿时，仍可听到，即或消失令患者作轻度负荷仍会出现。当患者心率增快时，可听到融合性奔马律（S_3 与 S_4 融合），其性状与二尖瓣狭窄的舒张期杂音相似。二尖瓣区可听到 Ⅲ／Ⅳ 级收缩期杂音，一般认为是功能性的，常与二尖瓣反流有关。当扩张的心脏拉开乳头肌时，使瓣叶排列方位发生紊乱而使二尖瓣关闭不全。当心肌病变累及乳头肌时也有助于二尖瓣反流的发生。三尖瓣反流少见，系因右心室衰竭所致。两者收缩期杂音随同充血性心力衰竭的程度有所增减，加重时增强，好转时减弱或消失。

第二心音无特异变化，肺动脉瓣成分常增强，若合并有束支阻滞，第二心音可发生逆分裂。

部分患者发生充血性心力衰竭时，动脉血压常有升高，为 20～22.7/13.3～14.7 kPa（150～170/100～110 mmHg），在心力衰竭好转后，可恢复正常。

静脉压升高，肝大常伴有压痛，则是右心衰竭的表现，晚期患者多有重度浮肿与腹腔积液，常伴有营养不良体征。

（三）实验室与其他检查

1. 心电图变化

DCM 患者可出现各种各样异常 ECG 改变，不管有无自觉症状，最早发现的客观依据仍然是 ECG 变化。医生常常从一份异常 ECG 中发现心肌病的患者。对 ECG 变化的综合分析，对 DCM 诊断具有提示意义。而某些异常 ECG（如异常 Q 波的出现、传导异常、心房纤颤等）对判定病情与预后也不无帮助。心肌病 ECG 变化虽非特异性的，但对其诊断又是不可缺少的。

（1）ST-T 变化：DCM 主要病变为心肌变性，故 ST-T 改变多为原发性的。由于心肌损伤程度与范围不同，轻到可以出现 T 波低平，到高度 T 波倒置伴有 S-T 段下降。其心肌损害的 ST-T 变化约占 83%。

（2）QRS 波异常：晚期 DCM 患者常出现异常 Q 波、QR 或 Qs 波，易与心肌梗死相混淆，称之为"假性心肌梗死图型"，多见于 Ⅰ、aVL、$V_{5～6}$ 导联。也有出现在 $V_{1～3}$ 导联者。通常由于左室前侧壁纤维化或退行性变。使该部心肌除极面的电活动消失，可以是其成因。发生率各家报道不一，占 6.3%～36%。DCM 患者左室高电压比 HCM 少见，占 8%～12%。发生原因可能与心室显著扩张，出现近接效应有关，因而于肢体导联并无高电压表现。常由于向量衰减，肢体导联出现低电压。

（3）P 波异常：其检出率高达 44.7%，发生原因为左室舒张期容量增加，舒张末期压力升高，使左房负荷过重有关。

（4）心律失常：DCM 在其自然发展病程中，几乎均有不同类型心律失常发生，多样异变是其特点，如能进行心脏电生理检查，常可发现许多患者存在着潜在性心律失常。按其发生频度顺序是：室性期前收缩为 52.5%、心房纤颤 22.2%、Ⅰ～Ⅱ度房室传导阻滞 21%、房性期前收缩 14.3%、室性心动过速 10.7%。

我们对临床与活体组织形态学诊断为 DCM 的 30 例患者，进行心脏电生理检查，术前做体表 12 导联与 24 h 全息记录 ECG，发现潜在性病态窦房结综合征 4 例，其中 3 例同时有 A-H 延长＞140 ms，为双结病变，潜在性房室传导阻滞 9 例。

2. 胸部 X 线检查

心脏阴影多示普遍增大，其横径增宽、心膈面增大，心胸比值常≥0.6。如二尖瓣有反流，增大的左房压迫食管易误诊为二尖瓣病。

心脏冲动减弱是主要特征之一。由于心影呈普大形或球形。因此与心包积液很相似，心脏记波摄影对了解心肌收缩状态和有无心包积液很有帮助。心脏冲动缓慢而有力者，多见于Ⅱ~Ⅲ度房室传导阻滞与窦性心动缓慢患者。

胸片常显示肺静脉高压，有时伴间质水肿，肺瘀血程度与心脏大小无关，使用利尿剂后可迅速消失。

具备上述典型X线改变多为晚期病例，为寻求早期DCM的X线表现，我们对经临床与活体组织形态诊断为DCM患者，进行X线早期观察，其表现为：

（1）某一心室（或右）增大，特别是右室流入道增大，表现为右2弓外突和（或）心膈面延长。

（2）心脏轻度增大：心胸比率0.51~0.55；心脏表面面积15%~35%；心脏容积指数500~650 mL/m²。

（3）记波摄影显示左右心室搏动振幅相等或右＞左。

（4）上肺野血流重新分配。

3. 超声心动图变化

DCM超声心动图变化为非特异性的，对其诊断有意义的改变有：

（1）心腔明显扩大：以左室心腔扩大为主，常呈球形扩大，伴右室心腔，左房扩大，左室流出道明显增宽。

（2）室壁运动幅度弥漫性降低，室间隔运动幅度加左室后壁的运动幅度＜13 mm，舒张期末及收缩期末左室内径几乎不变。

（3）室壁厚度与扩大心腔相比相对较薄，实测不变薄或有轻度增厚。

（4）二尖瓣前后叶极易同时显示，E峰及A峰变窄，分别小于200 ms、80 ms。幅度降低（E峰至室间隔的距离小于5 mm），呈低矮的对称的菱形的运动曲线，谓之"钻石样"改变，为其特征之一。CD段平坦或呈多重反射，二尖瓣口开放面积减少与极度扩张的左室腔相比极不相称，俗称"大心脏小瓣口"改变。A波下行支常有切迹，称B-B'平台现象或称"肩样征"。

（5）心功能减退表现为收缩期室间隔增厚率下降（＜30%）。射血分值降低（＜0.5 g，重者达20%），表明心脏机械效率低，左室周围纤维标准化缩短速度及小轴缩短率（ΔD%）和左室内径平均变化速率等均有降低。分期左室短径平均变速度以收缩中期V_2降低最明显，负荷后其变化更为显著。

DCM的超声心动图改变并无特征性改变，早期DCM患者更是如此，必须与临床和其他检查结果相结合方有意义，特别是对病程、疗效观察和预后，具有重要价值。

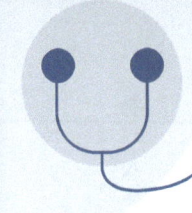

4. 血流动力学检查

（1）心肌图与心阻抗图及基微分波的改变。①PEP/LVET比值：亦称血流动力学比率，是判定心功能的一项敏感指标，它不受心率影响，和每搏量心排血量成反比。左室功能减退时，LVET缩短，PEP/LVET比值增大，其比值>0.44就有临床意义。我们检查正常人100例平均值为0.304，早期DCM42例平均值0.415，失代偿DCM73例平均值0.564（下简称正常组、早期组、失代偿组）。②HI（Ω/S_2）：即Headher指数，是由心阻抗微分图测得的一项反映心肌收缩力大小的指标。它的定义为dz/dtmax/q-z间期的比率。HI指数在心肌收缩力增强时增大，反之则减小。我们测试结果表明，正常组为18.35，早期组11.93、失代偿组8.48。③EF射血分数：是评价左室功能的重要指标，它不受身高、体重、性别等因素影响。我们测试正常组平均值0.745，早期组0.606，失代偿组0.420。表明心脏机械效率降低，但早期组均属正常范围。④肺小动脉嵌入压（PCWP）：阻抗法测定的PCWP文献报道较少。我们按Abdrdla原理计算PCWP（mmHg）：18.8×（q-B）/（A2-0）+1.8。测定100例，健康成人的平均值（15±2.2）mmHg。取95%正常界限（PCWP正常范围为10.7～19.3 mmHg）。结果，正常组平均值14.90，早期组20.74，失代偿组23.97。⑤左心室舒张末期压力LVEDP（mmHg），采用Palomo公式计算，即LVEDP（mmHg）=21.6×（q-B）/（A2-0）+1.1。其结果经上述处理后正常值11.4～21.2 mmHg，早期组、失代偿组分别为22.9 mmHg和26.6 mmHg。⑥每搏量（SV）、每搏输出指数（SVI）、心排血量（CO）、心脏指数（CI）是评价泵功能的重要指示。SV正常组、早期组、失代偿组分别为80.11 mL、63.56 mL、47.72 mL；SVI分别为48.84 mL/m²、38.58 mL/m²、29.63 mL/m²；CO为5.34 L/min、4.17 L/min、3.26 L/min；CI为3.26 L/（min·m²）、2.55 L/（min·m²）、2.05 L/（min·m²）。各组间均有明显差异。

无创性心机械图方法评价心脏功能，因方法简便与创伤性检查有较好相关性，便于重复测试，故在临床上有重要应用价值。创伤性测试方法虽然准确，但受条件与技术限制，不易为患者所接受。因此，还不能作为常规检查。

（2）介入性心功能检查：DCM患者进行介入性心功能检查，对了解疾病不同阶段的血流动力学改变，对其治疗方案选择具有指导意义。对早期DCM与病毒性心肌炎的鉴别也有一定价值。前者左室主动舒张功能与左室顺应性出现异常，而后者无改变。Gaach较早发现DCM的患者LVEDP增多，dv/dp和dv/dpv减低，左心室舒张顺应性降低。后来一些研究和我们工作也证实了这一改变。左心室压力上升的最大速度+dp/dt-max是反映心脏收缩功能的指标，早期DCM患者tdp/dt-max平均值（1791.4286），可病毒性心肌炎+dp/dt-max均值（1666.25），两者无差异。说明早期DCM患者左室收缩功能无明显减弱，而反映主动舒张功能的-dp/dt-max和T值，反映顺应性的指标LVEDDP、$\Delta P/\Delta V$

和 K 值，均有明显异常。说明早期 DCM 患者，虽无明显心脏增大和扩张，心脏舒张功能与顺应性已减低。致使负荷后心回血量不能增加，每搏输出指数不能随心肌耗氧的增加而升高，出现气短。正常人或心肌炎组无舒张功能的明显改变，因而该项检查有助于临床上区分早期 DCM 或是病毒性心肌炎还是正常人。

失代偿期 DCM 患者，除有上述心功以异常外，LVEDP 明显升高，舒张末期容量增加，CO 与 CI 明显降低。左、右房压，肺动脉压与右室均升高，反映心脏收缩功能减弱。因此，除应治疗舒张功能与顺应性外，应改善其收缩功能，减轻前后负荷，才能使血流动力学得到改善，使心脏功能好转或恢复。

晚期患者即或给予全面细致治疗，严重的血流动力学改变也无明显好转，提示患者预后险恶，应择期心脏移植手术治疗。

5. 心内膜-心肌活体组织检查

心内膜-心肌活体组织提供的光镜与电子显微镜的组织形态学变化虽非特异性改变，但其变化的组合对 DCM 诊断有独特性，从而有可能在患者生前做出诊断。特别对早期 DCM 患者的诊断。

三、诊断

扩张型心肌病主要临床特点是心脏增大、充血性心力衰竭、心律失常及栓塞征象。如能除外已知原因的心肌病与特异性心肌病即应想到本病的可能性，但具备这些特点时已属 DCM 晚期阶段。因一些患者只有心悸或心前区不适或疼痛，无劳力性呼吸困难，常有心律失常及（或）传导阻滞与 ST-T 改变，X 线检查部分患者表现为：右二弓外展与流入道增大，左四弓延长及左-右振幅相等。超声心动图多属正常。经心内膜心肌活体组织形态学（光镜与电镜）检查，并经半定量分析，结果表明：活体组织形态学记分值达到 DCM 水平，而且超微结构变化也符合 DCM 的改变者，应疑似早期 DCM。

早期 DCM 尚无统一诊断标准，据一些研究资料认为，具有下述条件者在排除其他心肌病后应疑似早期 DCM。

（1）无明显的临床症状或仅在负荷时有轻度心悸气促及（或）非特异性心前区疼痛。

（2）原因不明的心律失常（室性期前收缩、阵发性或持续性房颤），束支阻滞及（或）ST-T 改变。

（3）X 线及（或）超声心动图有轻度心脏增大。

（4）心功能测试左心室舒张功能低下或顺应性异常者。具有上述改变者，可作为心内膜-心肌活体组织检查的适应证。其活体组织形态学变化达到 DCM 的记分值，可诊断为早期扩张型心肌病。

四、治疗

无特异治疗方法。主要是改善心肌功能，减轻心脏负荷，防止和控制心力衰竭。中晚期患者可进行原位心脏移植。

一旦确诊为 DCM，尤其伴有充血性心力衰竭的患者，应严格卧床休息，其时间长短应视病情而定，通常对心脏增大患者需长期卧床休息。Burch 等要求患者卧床 1～2 年，一些患者明显好转，充血性心力衰竭及心脏增大均告消失。但多数患者均难做到卧床 1～2 年之久。虽然如此，休息仍是至关重要的，这一原则至今仍然必须遵守。休息可减慢心率，减轻心脏负荷，使扩大的心脏回缩。经 6～12 个月休息后约近半数患者回缩，但仍有持续增大或反复出现充血性力衰竭乃至死亡。

DCM 患者应摄取容易消化的、含有丰富维生素和蛋白质的食物，亦应禁酒、戒烟，有充血性心力衰竭时亦需限制盐的摄取。对肥胖或超体重者，应控制总热量以减轻体重，有人提出 DCM 得较好的治疗应包括减轻心脏做功、良好膳食、忌酒、避免妊娠和感染。

（一）改善心脏功能

1. β-受体阻滞剂应用

DCM 早期即存在着左心主动舒张功能和顺应性的减低，从而使左心室不能有效地舒张，使回流受阻，导致房压增高，引起后向性心力衰竭，而充盈减少影响心肌的最适初长度使收缩力减小，心搏量降低，导致前向性心力衰竭。长期小剂量使用 β-受体阻滞剂不仅能降低心率及减轻心脏后负荷，更重要的可改善心肌舒张功能与顺应性，从而可达到改善与保护泵功能的目的。许多成功经验都是应用美托洛尔取得的。应该强调的是初始剂量和长期剂量应维持在小剂量水平。如初始剂量从每日 6.25 mg，递增到每日 12.5～25 mg。β-受体阻滞剂除上述作用外，可直接对抗血浆高儿茶酚胺对心脏的毒性作用，调节 $β_1$ 受体阻滞剂水平，还可作用于肾素-血管紧张素-醛固酮系统，调节慢性心力衰竭的恶性循环。

2. 血管扩张剂的应用

DCM 早期患者，虽然临床症状隐匿，但其心肌组织形态学已发生病理性改变，血流动力学测试表现出异常改变，只是比失代偿患者程度不同而已。故早期投给血管扩张剂对延长心功代偿有重要意义。因此血管扩张剂不仅用于失代偿患者也适用于早期患者。卡托普利是一种较早应用于临床的口服药物，能降低左室充盈压、肺毛楔嵌压、体循环阻力。同时能增加心排血量与降低血浆中儿茶酚胺物质与醛固酮系统。

血管扩张剂长期使用的副作用是由于血管扩张、阻力降低对肾素-血管紧张素的反射激动作用。

(二) 控制充血性心力衰竭，维持泵功能

1. 强心药物应用

洋地黄类药物：以地高辛与毛花苷 C 为主，使用中小剂量为适宜，因心肌病对洋地黄类药物耐受性较差，易发生毒性反应。切勿操之过急，并应维持血钾在正常值的上限为好。

2. 非洋地黄类强心剂

当洋地黄疗效不佳或可疑有中毒样反应时，应改用氨吡酮、安力农或多巴胺与多巴酚丁胺治疗。

3. 血管扩张剂

对有慢性充血性心力衰竭患者可与洋地黄类联合使用。常用药有硝普钠、硝苯地平等静脉点滴。

4. 利尿剂使用

对充血性心力衰竭的治疗，利尿剂是不可缺少的，特别有重度浮肿的患者。但要保持内环境的离子平衡。重症患者可经静脉通道给予呋塞米、硫酸镁、氯化钾及氨茶碱，可提高利尿效果，并可防止利尿的不良反应。长期小剂量或间歇小剂量给药可明显改善临床症状。

(三) 心律失常的治疗

心律失常不仅能加重 DCM 患者的充血性心力衰竭，也是引发致死性心力衰竭的直接原因。故应积极加以控制。

对心房纤颤患者，应控制其心室率，因不规则的快速室率和心房的非同步无效收缩，使左室充盈严重减少，并可导致心房压力升高而加重充血性心力衰竭及（或）肺水肿的发生。洋地黄能减慢心室率。若同时应用胺碘酮，可使室率进一步降低，从而改善左室充盈，提高心搏量。

对出现频发或更复杂的室性异位心律，应给与利多卡因与口服胺碘酮及与其他抗室性心律失常药物联合治疗。对因窦房结功能不全或房室传导阻滞引起的心率缓慢患者，应安置人工心脏起搏器治疗。特别是心脏明显增大、心功能不全或反复发生晕厥的患者。

(四) 免疫抑制剂与改善心肌代谢药物应用

基于多数学者认为 DCM 是病毒性心肌炎后所引起的心肌自身免疫性疾病及 DCM 的基本病理形态学是心肌细胞变性，目前探索性使用干扰素及影响心肌代谢泛醌 10、硒、卡尼汀等治疗，但至今尚无确切疗效报道。

（李静静）

第六节 难治性高血压

一、概述

难治性高血压也称顽固性高血压（RH），是指在改善生活方式的基础上，应用了足量且合理的 3 种降压药物（包括利尿剂）治疗后，血压仍在目标水平之上，或至少需要 4 种药物才能使血压达标。

关于难治性高血压的流行病学资料，文献报道有一定差距。较多的调查显示难治性高血压的患病率为高血压患者中的 5%～10%，而高血压专科就诊患者中比例高达 15%～20%，来自美国的资料显示，在对多达 20 000 例的高血压患者 4 年治疗随访中发现约 21% 患者需 3 种或 3 种以上的抗高血压药物。值得注意的是，难治性高血压的患病率与高血压的患病率同样呈逐渐上升趋势。美国国家健康与营养调查资料显示，在 1988 年至 1994 年间难治高血压的患病率为全美国成人高血压的 5.5%，1999 年至 2004 年为 8.5%，但 2000 年至 2008 年上升至 11.8%。在西班牙进行的 68 000 例患者的调查则发现按 AHA 标准治疗的患者中有 14.8% 为难治性高血压。这是非常严峻的现实问题，我们都知道难治性高血压的患者治疗更困难，心、脑、肾的并发症更多。在临床上遇到血压控制不理想的患者均应进行难治性高血压的筛选。①判断是否为假性难治性高血压：常见为测压方法不当（如测时姿势不正确、上臂较粗者未使用较大的袖带等）、单纯性诊室（白大衣）高血压。结合家庭测量血压、动态血压监测可使血压测定结果更接近真实；②寻找影响血压的病因和并存的疾病因素：包括与药物应用有关的原因，如患者顺应性差（未坚持服药）、降压药物选择使用不当（剂量偏低、联合用药不够合理），以及仍在应用拮抗降压的药物（如口服避孕药、肾上腺甾体类、可卡因、甘草、麻黄素）；未改变不良生活方式或改变失败（体重增加或肥胖、吸烟、酗酒等）；容量负荷过重（利尿剂治疗不充分、高盐摄入、进展性肾功能不全等）；以及伴慢性疼痛和长期焦虑等。患者可能存在 1 种以上可纠正或难以纠正的原因；③排除上述因素后，应启动继发性高血压的筛查。

难治性高血压的原因较多，发现和处理这些问题在临床治疗中十分重要。在排除了假性难治性高血压后还必须关注下列问题：患者服药依从性如何、药物搭配是否合理、是否同时服用其他升高血压的药物、是否并存胰岛素抵抗等相关疾病、是否属于继发性高血压范畴等。难治性高血压常见原因见表 1-5。

表 1-5　难治性高血压常见原因

假性难治性高血压	伴随疾病
上臂围与袖带尺寸不匹配	胰岛素抵抗
依从性欠佳	肾功能不全
白大衣高血压	睡眠呼吸暂停低通气综合征
容量超负荷	继发性高血压
摄入钠过多	肾实质性高血压
糖尿病患者	肾动脉狭窄
药物相关原因	原发性醛固酮增多症
剂量不足	
不合理联合应用	
药物间的相互作用	

1. 假性难治性高血压

（1）血压测量因素：血压测量是高血压诊断的重要技术，也是评价降压疗效的主要手段。因此，血压测量准确与否至关重要。在确认难治性高血压之前，必须排除因血压测量不准确而造成的血压假性升高。如穿着过多（毛线衣）、上臂未裸露，这时需要更高的气囊内压力来克服衣服的阻力，使血压测量值偏高；又如袖带大小不合适、上臂围较粗的患者选用了普通尺寸袖带，由于气囊太窄，使得血压测量值高于实际血压。

（2）依从性欠佳：造成血压难以控制最常见的原因是患者依从性差。常常表现为患者对治疗效果有怀疑而自行频繁更换降压药、因没有不适症状或药价太贵经济上难以支付而不按医嘱服药、有不良反应影响生活质量而不能坚持治疗或血压下降后自行停药等。

（3）白大衣高血压：血压测量值除了与个体本身的血压水平相关外，还受环境和心理因素的影响。白大衣高血压是指有些人在医疗环境中由医生或护士测血压时会不由自主地紧张焦虑，致使血压升高并达到高血压的诊断标准，而在家中自测血压或 24 小时动态血压监测均正常，又称单纯诊所高血压。白大衣高血压是偶发的反应性血压升高，而绝大部分时间的实际血压处于正常水平，故属假性高血压。有些已确诊的高血压患者诊所测压比在家自我测压明显升高，这种现象称为白大衣效应。白大衣效应在高血压患者中发生率可高达 20%，造成血压难以控制的假象。

（4）老年患者假性高血压：一些老年患者由于动脉硬化僵硬而影响袖带气囊对肱动脉的正常压迫，造成血压测量值过高。

2. 容量超负荷

容量超负荷是高血压的主要病因之一，也是难治性高血压的病理基础。因此，伴有慢性肾脏疾病或心功能不全的高血压患者常要合用多种降压药物,其中大多数要加利尿剂。降压药物通常需要在限制钠盐摄入量的前提下才具有更明显的降压效果,而饮食摄入钠盐过多可抵消大部分降压药物的降压作用。老年人和黑种人对容量超负荷较为敏感,容易引起血压波动,尤其是盐敏感性高血压患者。

3. 药物相关原因

(1) 用药方案不合理:包括用药剂量不足、不合理的降压药物组合、未应用利尿剂联合降压是较为常见的原因。这种由于降压用药方案不合理导致血压控制不佳的情况在难治性高血压中占 1/3 ~ 1/2。

(2) 药之间的相互作用:同时服用其他药物而干扰降压药物的疗效是难治性高血压的潜在原因。影响降压药物疗效的药物有:非甾体类消炎镇痛药(NSAIDs)、三环类抗抑郁药物、拟交感类药物等。①NSAIDs 可引起水钠潴留,增强升压激素的缩血管效应,抵消钙离子通道阻滞剂外其他降压药的作用。荟萃分析证实 NSAIDs 使平均动脉压升高 4 ~ 5 mmHg;②三环类抗抑郁药物对交感神经末梢摄取可乐定、利舍平(利血平)等产生竞争性质,影响降压效果;③拟交感类药物包括某些滴鼻液和抑制食欲的减药,具有激动 α 肾上腺能受体活性作用,长期使用可升高血压,临床表现为难治性高血压;④慢性肾衰竭伴贫血患者使用的促红细胞生成素(EPO)直接作用于血管,升高外周血管阻力,在原有高血压的患者中有诱发恶性高血压、高血压脑病甚至脑出血的可能。常见降压药物与其他药物之间的相互作用见表 1-6。

表 1-6 常见降压药物与其他药物之间的相互作用

降压药物	可影响降压效果的药物
利尿剂	NSAIDs、避孕药
β - 受体阻滞剂	西咪替丁、利福平
ACEI	NSAIDs
可乐定	考来烯胺(消胆胺)、三环类抗抑郁药
胍乙啶	三环类抗抑郁药、单胺氧化酶抑制剂、避孕药
所有降压药物	可卡因、去甲麻黄碱、糖皮质激素

4. 伴随疾病

(1) 胰岛素抵抗:胰岛素抵抗是由遗传和环境因素所引起。主要表现为受体后部位对胰岛素的生物反应受损,即胰岛素敏感性降低,引起代偿性高胰岛素血症。胰岛素抵抗是代谢综合征的病理生理基础,与许多代谢异常相关,包括腹型肥胖、血压升高、脂质代谢和糖代谢异常。所有这些异常都已证实为心血管疾病的危险因素。胰岛素抵抗与原发性高血压关系密切,通过以下机制升高血压。①高胰岛素可促进肾脏近曲小管对钠的重吸收,引起水钠潴留，血容量上升；②高胰岛素可增加交感神经活性，使儿茶酚胺浓度上升，增加心排血量、增高外周血管阻力；③降低细胞膜 Ca^{2+}-ATP 酶活性，促进钙离子内流，细胞内钙离子浓度升高，血管平滑肌收缩；④内皮细胞对胰岛素刺激的一氧化氮生成发生障碍，即"非胰岛素靶组织的胰岛素抵抗"，使血管舒张功能失调；⑤高胰岛素可直接作用或通过血管内皮损伤间接刺激内皮素-1（endothelin-1，ET-1）的合成与释放，促使血压进一步升高；⑥高胰岛素使血脂代谢紊乱，高密度脂蛋白（HDL-C）水平下降、低密度（LDL-C）和极低密度脂蛋白（VLDL-C）升高，促进动脉粥样硬化，间接影响血压水平。

（2）肾功能不全：肾脏是高血压的靶器官之一。升高的血压使肾小球处于高压、高灌注和高滤过的"三高"状态，促使肾小球硬化；肾脏缺血激活局部肾素-血管紧张素系统（RAS），刺激肾小球细胞合成细胞外基质，加速肾脏纤维化，最终导致肾功能不全。而肾功能不全又进一步使 RAS 过度激活，血管紧张素Ⅱ和醛固酮进一步从增加血管阻力和水钠潴留两方面加重血压的升高，形成恶性循环。肾功能不全造成难治性高血压的其他原因如下。①肾功能不全者体内的尿毒症毒素可刺激传出性交感神经活性，进一步激活 RAS；②肾脏球旁细胞对血容量增加这一刺激的敏感性下降，使血容量的正常调节机制受到破坏，水钠明显潴留；③肾功能减退限制了降压药物的种类及充足剂量的应用；④晚期需要血液透析的终末期肾脏疾病患者血液透析不完全，尿毒症毒素清除不充分；或者血液透析滤去了血浆蛋白结合率较低的降压药物，如卡托普利、赖诺普利等，削弱了降压药物效果。

（3）阻塞性睡眠呼吸暂停综合征（OSAS）：OSAS 与收缩期高血压的关系已被公认。文献报道 40%～60% 的 OSAS 患者同时伴有高血压，而原发性高血压患者约 1/3 并存 OSAS。随着呼吸睡眠暂停程度的加重，其收缩压变异性也逐渐增大。有研究表明睡眠呼吸障碍程度是晨间收缩压和舒张压升高的独立危险因子。OSAS 引起高血压的主要机制尚不完全清楚，可能与下列因素有关。①反复呼吸暂停引起低氧血症和高碳酸血症，刺激颈动脉体等化学感受器，兴奋交感神经，血中肾上腺素浓度上升，血压升高，并且促使机体重新设定缺氧-化学感受器-交感神经反应链敏感性，以调节心血管系统对呼吸暂停的适应性；②交感神经活性增高后产生的神经体液因子水平增高，使心肌收缩力增强、心排血量增加和周围血管阻力增高，导致夜间睡眠和晨起血压升高。其中尤以前两者增加更明显，故以收缩压升高更为明显；③患者睡眠结构被破坏，交感神经活性持续性增加，致使血压持续升高；④睡眠时低氧应激引起的肿瘤坏死因子及脂联素分泌的动态变化，加速动脉粥样硬化的发生。

5. 继发性高血压

继发性高血压占难治性高血压的 15%～30%。肾实质性高血压是最为常见的原因，占继发性高血压的 40%～50%。近年来在我国由于人口老龄化渐明显，治疗技术不断进展，动脉粥样硬化导致的肾血管性高血压的发病率也有所上升。某些继发性高血压，如原发性醛固酮增多症,由于其临床症状不典型,更多是由于医生对其认识不足,以致不能早期诊断并及时针对病因治疗,使高血压长期得不到控制。此外,一部分诊断明确的继发性高血压患者,由于原发疾病的存在或尚缺乏根治手段,血压也往往难以得到控制。

二、临床表现

(一)症状

与一般高血压患者的临床表现既有相同之点,也有相异之处。除了可具有高血压的头痛、头昏、头胀、面部潮红、胸闷等不适外,难治性高血压的患者症状可以更明显,主诉更多,还可伴有耳鸣、眩晕、胸痛、水肿等靶器官受累的表现。患者常常伴有焦虑、失眠、情绪波动或抱怨治疗效果不理想等。体检除血压升高外还可表现肥胖体型、面色红润、心界扩大、主动脉瓣第二音亢进,也可出现双下肢水肿等。

(二)实验室检查

1. 动态血压监测(ABPM)

ABPM自动测量患者在日常活动中整个24小时的血压,包括睡眠时,能够较诊室血压更客观地反映患者的血压情况。ABPM对于难治性高血压的诊断有较大帮助,也是发现夜间及晨峰现象高血压的唯一方法,并可较好地预测心脑血管的终点事件,如致死和非致死性心梗及脑卒中。

2. 心电图或24小时心电监测

心电图或24小时心电监测虽不具诊断难治性高血压的意义,但可发现左心室的肥厚及劳损、左房的肥大、心律失常的种类及程度,有无心肌缺血等。

3. 超声心动图

超声心动图是检出难治性高血压心脏受累与否最常用的简便方法。通过超声心动图可发现左心房增大、室间隔与左室后壁厚度增加、左室心肌质量指数(LVMI)、左室舒张期收缩功能的改变等。

4. 颈动脉超声

检测动脉壁厚度(如颈动脉内膜厚度 IMI ≥ 0.09 mm)或出现动脉粥样硬化性斑块的超声表现均有助于发现血管受损情况,还可测量血管狭窄的程度。

5. 血生化检查

如血脂、血糖、糖化血红蛋白、肾功能等项指标均可提示不同程度的异常。尤其是血肌酐水平轻度升高提示肾脏受损,应进一步检查予以尽早干预。

6. 尿蛋白测定

若患者尿常规中出现蛋白尿均应进行24小时尿蛋白测定,微量白蛋白尿的出现同样提示该患者肾脏受累,应引起我们的关注,尽早予以相应治疗。

7. 其他

如对部分患者可根据需要进行冠状动脉 CT 或冠状动脉造影检查、眼底检查、头颅 CT 或核磁共振等检查。

三、诊断

难治性高血压的处理应建立在对上述可能原因进行评估的基础上。Gifford 等提出难治性高血压流程图式的思维和评估方法有助于临床医生较全面地寻找和分析原因。

对于难治性高血压的早期发现除了密切随访那些治疗效果不满意的患者并及时调整用药外，还要重视对继发性高血压的筛查。

（一）肾实质性高血压

肾实质性高血压在继发性高血压中占第一位，是难治性高血压十分常见的病因。根据患者的原发性高血压二、临床表现和实验室检查不难发现和诊断。肾实质性高血压的眼底病变更重，心血管并发症更多，更易进展成恶性高血压，其心、脑、肾并发症的预后比原发性高血压差，积极控制血压是延缓肾衰竭的关键。ACEI 是保护肾脏最有效的药物，对具有大量蛋白尿的肾脏病及糖尿病肾病其延缓肾脏损害进展疗效尤为显著。ACEI 通过改善肾小球内"三高"的血流动力学效应和减少肾小球内细胞外基质蓄积的非血流动力学效应而减慢残存肾小球硬化的进展，保护肾功能，但对肾功能严重受损的患者要慎用，可酌情选用血管紧张素 I 受体滞剂（ARB）。二氢吡啶类钙离子通道阻滞剂（CCB）治疗肾实质性高血压时，对肾脏有无直接保护作用取决于能否将系统高血压控制到目标值。研究证明，只要把系统高血压降到目标值，二氢吡啶类 CCB 肯定对肾脏具有保护作用。因为此时该药降低血压的效益已能克服其扩张入球小动脉的弊端，而使肾小球内"三高"得以改善。对 24 小时尿蛋白 > 1 g 的肾实质性高血压患者，其目标血压值为 125/75 mmHg，24 小时尿蛋白 < 1 g 的患者为 130/80 mmHg。对于血压未达标的难治性高血压患者，推荐 ACEI 和二氢吡啶类 CCB 联合应用。其他降压药物，如利尿剂、β-受体阻滞剂、α-受体阻滞剂及中枢降压药都具有血压依赖性肾脏保护作用，可以与 ACEI 和二氢吡啶类 CCB 组合应用。

（二）肾血管性高血压

对有下列临床表现的高血压患者要考虑肾血管性高血压的可能：①年龄 < 20 岁或 > 50 岁的重度血压升高；②降压治疗效果不佳或对 ACEI 或 ARB 的降压效果明显；③平时血压易控制而突然出现难治性高血压的老年患者，尤其是伴有糖尿病等其他危险因素或已经有全身动脉粥样硬化斑块存在时；④腹部或脐周部位闻及血管杂音；⑤B 超双肾体积不一、核素肾图提示两侧肾血流不对称及腹主动脉或肾动脉多普勒有动脉狭窄迹象；⑥应用 ACEI 或 ARB 后血清肌酐明显上升。凡有上述表现者需要进一步做血管造影以明确诊断。

(三)原发性醛固酮增多症

20世纪50年代Conn首先报道了原发性醛固酮增多症并提出其诊断的5项标准：①高血压；②血钾正常或低；③醛固酮分泌增多且不被高钠负荷引起的血容量负荷增加所抑制；④肾素分泌受抑制且不因立位及低钠刺激而激发；⑤尿17-羟皮质甾体水平正常。传统的观点认为，原发性醛固酮增多症的发病率仅为高血压人群的1%，只有在高血压患者出现自发性低钾血症和与之不相称的尿钾增多时才考虑做进一步的检查。因而，许多以难治性高血压为主要临床表现的原发性醛固酮增多症的患者未得到早期的诊断和治疗，从而使血压长期得不到控制而并发严重的心脑肾靶器官损害。

血浆醛固酮与肾素活性比值（ARR）是醛固酮水平相对受抑制的肾素活性不成比例升高的一种指数。近年来，国外应用ARR使原发性醛固酮增多症的检出率增加10倍。目前认为，自发性低钾血症不是原发性醛固酮增多症筛选的必要条件，ARR是在高血压患者中早期筛选原发性醛固酮增多症的一种简便方法。对于难治性高血压患者应该通过ARR进行原发性醛固酮增多症的筛查。然而，ARR的检测受到血钾、饮食、体位和降压药物等许多因素的影响，只有严格控制条件，排除药物干扰，才能使ARR检测结果准确，具有筛查价值。

肾上腺CT是原发性醛固酮增多症定位诊断的主要手段，对一侧肾上腺腺瘤（APA）的诊断价值较高。CT薄层扫描能发现直径5 mm以上的腺瘤，但对于肾上腺小腺瘤（直径<5 mm）或特发性肾上腺皮质增生（IHA），肾上腺CT则难以早期诊断和鉴别诊断。选择性肾上腺静脉采血（AVS）是通过双侧肾上腺静脉导管取血，分别测定醛固酮和可的松水平及其比值，从而确定单侧或双侧肾上腺醛固酮分泌过多，具有定位价值，并可以用于鉴别影像学无法判断的肾上腺腺瘤和双侧肾上腺增生，被认为是确定原发性醛固酮增多症病因的金标准。

四、治疗

处理原则：①此类患者最好转高血压专科治疗；②多与患者沟通，提高长期用药的依从性，并严格限制钠盐摄入；③选用适当的联合方案，先采用3种药的方案例，如ACEI或ARB + CCB + 噻嗪类利尿剂，或由扩血管药、减慢心率药和利尿剂组成的3药联合方案，能够针对血压升高的多种机制，体现平衡的高效降压的特点，往往可以奏效，效果仍不理想者可再加用一种降压药，如螺内酯、β-受体阻滞剂、α-受体阻滞剂或交感神经抑制剂（可乐定）；④调整联合用药方案，在上述努力失败后，可在严密观察下停用现有降压药，重启另一种治疗方案。

（一）增进医患交流与信任，提高降压治疗依从性

增进医生和患者之间的相互交流和信任对难治性高血压的治疗非常重要。医生要耐

心地对患者进行健康宣教，提高其对高血压及其并发症的认识。同时，高血压专科医生应熟知各类降压药物的药理机制和可能出现的不良反应，重视降压药物对患者生活质量的影响，如男性性功能障碍，以期及早发现患者不能坚持服药的原因并调整治疗方案。做到扬长避短、因人而异、个体化治疗，从而提高患者对降压治疗的依从性。

（二）准确测量血压，重视动态血压监测

第一，水银柱血压计必须定期校对以保证准确。水银柱血压计内的水银必须足量，刻度管内的水银凸面在刻度零处。第二，测压的环境（尤其是诊室测压的环境）应尽量安静，温度适宜。第三，患者必须保持平稳状态，吸烟、紧张、疼痛、疲劳、膀胱充盈、坐姿不当都会影响血压测量的准确性。第四，测压方法要规范，做到上臂必须裸露（或者仅有内衣）并且放置与心脏同一水平；凡儿童、妊娠妇女、严重贫血、甲状腺功能亢进、主动脉瓣关闭不全者或压力降到零刻度时柯氏音才消失者，应该以柯氏音第Ⅳ音定位舒张压。第五，气囊的长宽之比至少为 2∶1，并且气囊宽度至少应包裹 80% 的上臂长（一般成人袖带气囊长 30～35 cm，宽 13～15 cm）。相对来说，宽袖带比窄袖带更可取。在儿童、肥胖或臂围粗者及测量下肢血压时，要使用不同规格的袖带。难治性高血压患者中有相当部分的人存在白大衣高血压或仅为白大衣效应。白大衣效应是产生白大衣高血压的基础。白大衣效应主要由对诊所环境的下意识的不安或恐惧造成，交感神经激活使血压升高。对疑有白大衣效应的难治性高血压患者可通过 24 小时动态血压监测加以判断，并通过 24 小时动态血压监测了解患者血压波动规律和昼夜节律变化，有针对性地选择降压药物并调整服药时间，从而更有效地控制血压。

（三）降压药物联合应用

目前降压药物有利尿剂、β-受体阻滞剂、CCB、ACEI、ARB、α-受体阻滞剂六大类。HOT 研究表明，有 2/3 的高血压患者需要联合应用 2 种或 2 种以上降压药物才能使血压达标。难治性高血压患者需要 3 种或 3 种以上的药物联合应用。根据患者血压水平及是否合并有靶器官损害和其他相关疾病，选择不同作用机制的降压药物并合理组合，才能使降压药物在难治性高血压患者的治疗中更具有针对性。

1. 含利尿剂的降压药物组合

利尿剂经过长期实践经验检验和最新临床试验证明为最有价值的抗高血压药物之一。噻嗪类利尿剂是联合用药的基础，β-受体阻滞剂、ACEI、CCB 和保钾利尿剂均可与之配伍。此外，3 种或 3 种以上降压药物合用时，也少不了噻嗪类利尿剂。噻嗪类利尿剂与 ACEI 或 ARB 是常用的有效组合。长期使用利尿剂，血容量减少，可激活 RAS，使血浆肾素活性和醛固酮水平升高，这能部分影响利尿剂的降压作用。ACEI 和 ARB 能抵消上述作用，故合用时降压效果明显增加。黑种人血浆肾素活性较白人低，使用利尿剂激活肾素-血管紧张素-醛固酮系统（RAAS）后能更好地发挥 ACEI 或 ARB 的降压作用。由于联合用药后利尿剂用量减少，有助于减少其在代谢方面的不利影响。ACEI 或 ARB 阻断 RAAS 后，可减弱氢氯噻嗪单用可能引起的低钾血症，还有利于改善大剂量利尿剂带来的胰岛素抵抗等代谢异常。氯沙坦独有的促进尿酸排泄作用，可纠正噻嗪类药物升高尿酸的不良反应。近年来临床多中心研究表明，不论是二氢吡啶类还是非二氢吡啶 CCB，与利尿剂联合应用的降压效果均大于单一用药。Syst-Eur 研究应用尼群地平和氢氯噻嗪或依那普利治疗，经 6 年随访，血压达标率达 75%，并有助于减少脑卒中的发生。利尿剂和 CCB 组合对降低收缩压效果更好．适用于老年单纯收缩期高血压，尤其是盐敏感性高血压者。

2. 不含利尿剂的降压药物组合

高血压常同时合并其他高危因素，如缺血性心脏病、心力衰竭、糖尿病、慢性肾脏疾病、脑血管疾病，除了含利尿剂的降压药物组合外，其他不同种类降压药物之间的合理搭配为临床医生因人而异地制订个体化治疗方案提供了可能。缺血性心脏病是高血压靶器官损害的最常见形式。二氢吡啶类 CCB 与 β-受体阻滞剂是高血压合并稳定型心绞痛患者的合理选择。CCB、ACEI 或 ARB 是当今常用的降压药物，除降压作用外，具有对心、脑、肾靶器官有保护作用和对糖脂代谢无不良影响的优点。CCB 与 ACEI 或 ARB 合用无论在控制血压还是在逆转左室肥厚和重构、抗动脉粥样硬化、保护血管内皮功能、减少尿蛋白等方面，都比任何一种药物单用的效果更好，从提高血压的控制率、改善预后、提高依从性及生活质量的角度而言可能是最佳方案之一。α-受体阻滞剂与 β-受体阻滞剂也是较为经典的降压组合之一。目前临床上应用的拉贝洛尔、阿罗洛尔和卡维地洛兼有 α-受体和 β-受体阻滞作用。这两类药物组合的优点是对糖代谢和脂质代谢无负面影响。这可能是因为适宜的 α-受体和 β-受体阻断作用可以平衡胰岛素、胰高血糖素的分泌，且 α-受体阻断能提高脂蛋白酶的活性，平衡了由于 β-受体阻断作用引起的对脂质代谢的影响。α-受体阻滞剂与 β-受体阻滞剂合用适宜于高血压伴糖尿病或脂质代谢异常的患者。此外，众多的临床试验证明，卡维地洛能针对慢性心力衰竭发生发展过程中的神经体液激素异常起作用，并具有抗氧化、抗增生和抗细胞凋亡的特性，能在 ACEI 等常规治疗的基础上降低不同程度慢性心力衰竭患者的病死率，延缓其进展，减轻症状和提高生活质量。

3. 多种降压药物联合应用

对联合应用 2 种降压药物而血压未达标者，需要 3 种或 3 种以上降压药物联合应用，这对难治性高血压的治疗尤为重要。JNCI 提出 2 种以上降压药物合用应该包括利尿剂，2003 年欧洲心脏病协会（ESC）提出的六角形联合用药配伍中，任意实线相连的三角形或四角形多包含利尿剂，突出利尿剂为联合用药的基础。ESC 推荐的三联用药有：利尿剂＋β-受体阻滞剂＋CCB、利尿剂＋ACEI＋CCB、利尿剂＋ARB＋CCB；四联用药有：利尿剂＋ACEI＋CCB＋β-受体阻滞剂、ACEI＋CCB＋β-受体阻滞剂＋α-受体阻滞剂。2004年英国高血压指南BHSIV提出AB/CD方案（A：ACEI/ARB；B：β-受体阻滞剂；C：CCB；D：噻嗪类利尿剂）。与美国不同的是BHS Ⅳ并不把噻嗪类利尿剂放在最重要的地位，建议对难治性高血压可采取更大范围内的联合用药方案，如A＋B＋C＋D，必要时可加α-受体阻滞剂、螺内酯或其他利尿剂。

（四）综合危险因素控制

1. 纠正脂质代谢异常

临床试验研究结果证实，综合控制多重危险因素可更积极地控制血压，减少心血管事件的发生。联合应用降血压、降胆固醇和抗血小板治疗，可使脑卒中和冠心病减少60%与50%。ASCOT研究提供了协同干预危险因素可增加治疗益处的新证据：约有36%的高血压患者存在高胆固醇血症。高胆固醇血症不仅与冠心病密切相关，同时通过多种生物学机制与高血压的发生和进展相关。研究表明，高血压患者同时接受降压药物与他汀类药物治疗，可增强降低血压的效果，并且改善内皮功能，降低炎症指标（C反应蛋白）水平，减少无症状心肌缺血和降低心血管疾病病死率。因此，降血压和他汀类药物降胆固醇的联合治疗是更为理想的干预治疗对策。

2. 改善胰岛素敏感性

高血压、糖尿病和肥胖是代谢综合征的重要组成部分，胰岛素抵抗是其共同的病理生理基础。这对传统高血压治疗理念无疑是一种挑战，对肥胖高血压患者的降压治疗除生活方式干预和降压药物之外，还应重视对胰岛素敏感性的改善，包括二甲双胍类和噻唑烷二酮类胰岛素增敏剂的应用。已有临床试验提示噻唑烷二酮类胰岛素增敏剂有降压作用。国外为期3～5年的临床试验荟萃分析表明，罗格列酮可使收缩压和舒张压分别降低10～12 mmHg和5～6 mmHg，并使致死性和非致死性脑卒中、心血管事件死亡率和慢性心力衰竭分别下降38%、21%和52%。因此，在具有多种心血管危险因素的难治性高血压患者中，尤其是肥胖患者，改善胰岛素敏感性对控制血压有积极的临床意义。

3. OSAS处理

高血压患者合并肥胖、颈短、睡眠打鼾及白天嗜睡，应考虑OSAS，睡眠呼吸监测可明确诊断。除减轻体重和控制其他危险因素外，经鼻气道持续正压通气（CPAP）是治疗的首选。通过CPAP改善患者的低氧血症，降低交感神经活性，能使血压得到有效的控制。

（李静静）

病例 1　心力衰竭

一、病历摘要

姓名：贾××　　性别：女　　年龄：81 岁

过敏史：无。

主诉：咳嗽、咳痰 2 d，头晕 7 小时。

现病史：2 d 前患者无明显诱因出现咳嗽、咳痰费力，无发热，无胸闷、胸痛，无呼吸困难等，7 小时前患者起床后出现头晕，伴有恶心，乏力，步态不稳，无呕吐，无明显的意识障碍及肢体抽搐等，急至当地医院，行头 CT 提示脑梗死，胸部 CT 提示肺部感染、测体温最高 39℃，伴有咳嗽、黄痰，为求进一步诊给转入我院。

既往史：既往 9 年前有"冠心病"病史，行"冠状动脉支架术""糖尿病"病史 10 余年，有"席汉氏综合征"病史，目前应用药物有"泼尼松、左甲状腺素、硫酸氢氯吡格雷片、琥珀酸美托洛尔缓释片、单硝酸异山梨酯片、阿托伐他汀钙、呋塞米片、螺内酯片、利格列汀片、达格列净片、德谷胰岛素"，1 个月前有肺部感染病史。

二、查体

体格检查：血压 101/58 mmHg，神志清，精神差，双肺呼吸音粗，可闻及哮鸣音，心率 75 次/min，律齐，腹软，肝脾未及。听力下降，反应稍迟钝，双侧额纹及鼻唇沟对称，伸舌居中，四肢肌张力、腱反射正常，四肢肌力Ⅴ级，深浅感觉无异常，双巴氏征阴性，脑膜刺激征阴性。

辅助检查：头 CT 提示脑梗死，胸部 CT 提示肺部感染。

三、诊断

初步诊断：①脑梗死；②肺部感染；③冠心病、冠状动脉支架术后；④2 型糖尿病；⑤席汉氏综合征。

鉴别诊断：①脑出血，中老年患者，急性动态起病，迅速出现局灶性神经功能缺损症状及头痛、呕吐等颅高压症状，CT 检查发现出血灶可鉴别；②脑栓塞，起病急骤，局灶性体征在数秒至数分钟达高峰，常有栓子来源的基础疾病如心脏病、动脉粥样硬化、严重的骨折等病史。

出院诊断：①冠状动脉粥样硬化性心脏病、冠状动脉支架术后、心律失常、心房纤颤、心力衰竭、心功能Ⅳ级（NYHA 分级）；②肺部感染；③脑梗死；④2 型糖尿病；⑤席汉氏综合征。

四、诊疗经过

患者入院后监测生命体征,给予对症治疗,患者头晕症状改善,出现胸闷、呼吸费力、心律失常,经心内科会诊后转入我科治疗。转入后完善相关辅助检查,吸氧、心电监护,给予抗感染、改善心肌供血、抗血小板、控制血压、解痉平喘、预防心室重构及强化降脂、保护胃黏膜等治疗。

五、出院情况

患者病情好转,未再诉胸闷、气喘,咳嗽、咳痰缓解,监测体温正常,一般情况可,查体:血压 125/68 mmHg,神志清,精神尚可,双肺呼吸音清,未闻及干湿性啰音,心率 76 次/min,律齐,腹软,肝脾未及,听力下降,反应稍迟钝,双侧额纹及鼻唇沟对称,伸舌居中,四肢肌张力、腱反射正常,四肢肌力Ⅴ-级,深浅感觉无异常,双巴氏征阴性,脑膜刺激征阴性。

六、讨论

该患者为老年女性患者,既往 9 年前有"冠心病"病史,行"冠状动脉支架术""糖尿病"病史 10 余年,有"席汉氏综合征"病史,目前应用药物有"泼尼松、左甲状腺素、硫酸氢氯吡格雷片、琥珀酸美托洛尔缓释片、单硝酸异山梨酯片、阿托伐他汀钙、呋塞米片、螺内酯片、利格列汀片、达格列净片、德谷胰岛素",1 个月前有肺部感染病史。基础病较多,一般情况差,治疗时需考虑多方因素。患者入院时有肺部感染,可加重患者心脏负担,故应加强抗感染治疗,患者感染好转后,心衰症状亦得到明显缓解。

(李静静)

病例 2 不稳定型心绞痛

一、病历摘要

姓名:赵 ×　　性别:男　　年龄:61 岁

过敏史:无。

主诉:发作性胸闷 7 年,再发伴胸痛 20 d。

现病史:7 年前患者无诱因出现胸闷,无胸痛,无双上肢及肩背部疼痛,无咳嗽、咳痰、恶心、呕吐、大汗等症状,休息后症状持续 2~3 min 可自行缓解,遂于我院按"冠心病"诊治,并行冠状动脉支架植入术治疗(具体不祥),好转后出院,院外长期口服药物治疗。20 d 前上述症状再发伴胸痛,主要表现为压榨样疼痛,多发生于活动后，现为求诊治来我院，门诊以"冠心病"收入科。

既往史：既往"糖尿病"病史、"陈旧性脑梗死"病史。

二、查体

体格检查：血压148/92 mmHg，神志清，精神差，双肺呼吸音粗，未闻及干湿性啰音，心率79次/min，律齐，未闻及病理性杂音，腹软，肝脾未触及，双下肢无水肿。

三、诊断

初步诊断：①冠状动脉粥样硬化心脏病、不稳定型心绞痛、支架植入术后；②2型糖尿病；③陈旧性脑梗死。

鉴别诊断：
①主动脉夹层：患者有胸闷、突发胸痛，呈撕裂样，伴后背部放射，主动脉CTA可鉴别；②肺栓塞，该病可有胸闷、胸痛发作，可伴低氧血症、肺动脉CTA等检查可鉴别。

出院诊断：①冠状动脉粥样硬化心脏病、不稳定型心绞痛、支架植入术后；②2型糖尿病；③陈旧性脑梗死。

四、诊疗经过

患者住院期间完善相关辅助检查，冠状动脉造影术+介入治疗术，并给予抗血小板聚集、强化降脂、改善心肌供血、营养心肌、控制血糖及抑酸、保护胃黏膜等治疗及对症支持治疗。

五、出院情况

患者症状好转，未再出现胸闷、胸痛，一般情况可。查体：血压125/78 mmHg，神志清，精神可，双肺呼吸音粗，未闻及干湿性啰音，心率68次/min，律齐，未闻及病理性杂音，腹软，肝脾未触及，双下肢无水肿。

六、讨论

患者为老年男性，既往有糖尿病、脑梗死病史，7年前有冠状动脉支架植入病史，20前再次发作活动后胸闷、胸痛，入院查心肌酶、肌钙蛋白不高，考虑患者不稳定型心绞痛，给予双联抗血小板、强化降脂、加强扩张冠状动脉、改善心肌供血等治疗，住院期间晚上冠状动脉造影检查提示三支病变累及前降支、回旋支右冠状动脉，原支架通畅，回旋支PCI术成功，患者心脏冠状动脉重度狭窄，住院期间再次行介入治疗，前降支PCI术成功。患者症状逐渐缓解。出院后注意长期规律服药，严格控制血糖，戒烟酒。

（李静静）

病例3 心绞痛

一、病历摘要

姓名：赵×× 性别：男 年龄：53岁

过敏史：无。

主诉：间断胸痛3月。

现病史：3月前患者无明显诱因出现胸痛，多于活动后发作，无明显心慌、胸闷，休息后持续约数分钟缓解，不伴发热、出汗、咳嗽、咳痰、呼吸困难及双下肢浮肿等症状，于消化科按"胃炎"治疗（具体情况不详），效果不佳，上述症状仍间断发作，为进一步诊治来我院，门诊以"胸痛原因待查"收入院。既往有"原发性高血压""胃炎"病史，未规律服药。

二、查体

体格检查：血压145/100 mmHg，神志清，精神差，双肺呼吸音清，未闻及干湿性啰音，心率112次/min，律齐，未闻及病理性杂音，腹软，无压痛、反跳痛，肝脾未触及，双下肢无水肿。

辅助检查：

心电图：窦性心动过速、心肌供血不足、Ⅲ、aVF、异常Q波、胸导联低电压。

三、诊断

初步诊断：①冠状动脉粥样硬化性心脏病、心绞痛、心功能Ⅱ级（NYHA分级）；②胃炎。

鉴别诊断：

急性心肌梗死：胸闷、胸痛剧烈，持续时间长，不易缓解，有濒死感，心电图有ST-T动态演变，心肌酶、肌钙蛋白等标志物升高。

出院诊断：①冠状动脉粥样硬化性心脏病、心绞痛、心功能Ⅱ级（NYHA分级）；②胃炎；③2型糖尿病。

四、诊疗经过

患者入院后，完善相关辅助检查，冠状动脉造影检查提示前降支近段100%闭塞。回旋支，近段管状狭窄50%，远段弥漫狭窄80%，第一钝缘支及其分支近段弥漫狭窄80%，右冠状动脉，近段 100% 闭塞，于前降支病变处及右冠病变处置入支架成功。给予抗血小板聚集、降脂、改善心脏供血、营养心肌、抑酸、保护胃黏膜等治疗，监测血糖偏高，考虑 2 型糖尿病，给予控制血糖治疗。

五、出院情况

患者病情较前好转，胸痛未再发作，一般情况可。查体：BP 130/70 mmHg，神志清，精神可，双肺呼吸音清，未闻及干湿性啰音，心律齐，未闻及病理性杂音，腹软，肝脾未触及，双下肢无水肿。

六、讨论

该患者为中年男性患者，既往有高血压病史，未规律服药，近日出现间断活动后胸痛，休息后持续数分钟缓解，心电图提示有心肌供血不足，根据患者情况，考虑患者为典型冠心病心绞痛发作，住院期间冠状动脉造影检查提示三支病变，于前降支病变处及右冠病变处置入支架成功，术后患者病情相对稳定，胸痛未再发作。患者诊断明确，需长期按冠心病规律服药。

（李静静）

病例 4　急性心肌梗死

一、病历摘要

姓名：王××　　性别：女　　年龄：78 岁

过敏史：无。

主诉：胸闷、呼吸困难 1 小时。

现病史：10 d 前有"脑梗死"病史曾溶栓治疗，住院期间发生急性心肌梗死。1 小时前于出院回家途中出现胸闷、气喘、呼吸困难，不能平躺，伴头晕、出汗、恶心，测体温偏高，无四肢抽搐及大小便失禁，急至我院就诊，自发病来，神志清，精神差，未进食，大小便无异常，体重无明显变化。

既往史：既往"原发性高血压"病史 8 年，最高血压 150/60 mmHg，长期口服降压药物治疗（具体不详），平素监测血压尚可，"冠状动脉粥样硬化性心脏病、心律失常、心功能Ⅲ级"病史 8 年，"双侧膝关节置换术后"病史半年。

二、查体

体格检查：血压 126/654 mmHg，双脑听诊呼吸音粗，可闻及干湿性啰音，心率：119

次/min，律不齐，各瓣膜听诊区未闻及杂音，腹平软，无痛反跳痛，未触及肿块，肝脾肋缘下未触及，双下肢水肿，四肢肌力肌张力正常。

辅助检查：心电图：①心房颤动伴快速心室率；②完全性左束支传导阻滞；③心肌供血不足。

三、诊断

初步诊断：①冠心病、急性心肌梗死、心力衰竭、心功能Ⅳ级（Killip 分级）、心律失常、阵发房颤；②肺部感染；③急性脑梗死、脑梗死溶栓术后；④原发性高血压。

鉴别诊断：

急性心肌梗死：胸闷、胸痛剧烈，持续时间长，不易缓解，有濒死感，心电图有 ST-T 动态演变，心肌酶、肌钙蛋白等标志物升高。

出院诊断：①冠心病、急性心肌梗死、心力衰竭、心功能Ⅳ级（Killip 分级）、心律失常、阵发房颤；②肺部感染；③急性脑梗死、脑梗死溶栓术后；④原发性高血压。

四、诊疗经过

患者住院期间，进一步充善各项相关检查，给予吸氧，心电监护，给予利尿、改善心肌供血、抗血小板、降脂、控制血压、控制心率、解痉平喘、预防心室重构及强化降脂、保护胃黏膜、抗感染等治疗，对症支持治疗。

五、出院情况

患者病情较前好转，未诉心慌、胸闷等不适，一般情况可。查体：血压 103/77 mmHg，神志清，精神可，双肺听诊呼吸音粗，可闻及干湿性啰音，心率：90次/min，律不齐，各膜听诊区未闻及杂音，腹平软，无压痛反跳痛，未触及肿块，肝脾肋缘下未触及，双下肢水肿，四肢肌力肌张力正常。

六、讨论

该患者为老年女性患者，既往"原发性高血压"病史 8 年，最高血压 150/60 mmHg，长期口服降压药物治疗（具体不详），平素监测血压尚可；"冠状动脉粥样硬化性心脏病、心律失常、心功能Ⅲ级"病史 8 年，患者冠心病、急性心肌梗死、心衰诊断明确，建议规律抗血小板、利尿、控制心室率、抑制心肌重构、改善心肌供血等治疗，患者需限制进水量，尽量避免加重心脏负担，同时患者合并房颤，但考虑患者 10 d 前有"脑梗死"病史，并溶栓治疗，暂不宜抗凝治疗。

（李静静）

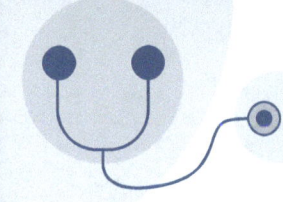

病例 5　冠状动脉粥样硬化性心脏病

一、病历摘要

姓名：洪×× 　性别：男 　年龄：67 岁

过敏史：无。

主诉：间断胸闷、呼吸困难 1 月，加重 3 d。

现病史：1 月前无明显诱因出现胸闷、呼吸困难，多于夜间和劳累后发生，伴有胸痛、大汗，坐起后或休息后症状逐渐缓解，无恶心、呕吐，无头痛、头晕，无四肢抽搐及大小便失禁，于当地医院住院治疗（具体情况不详），症状好转后出院，3 d 前胸闷、呼吸困难加重，伴有咳嗽、咳痰，再次于当地医院住院治疗（具体情况不详），效果不佳，现为求进一步诊治，故来我院，以"胸闷待查"收入院。自发病来，神志清，精神差，饮食差，大小便无异常，体重无明显变化。

既往史：既往有"冠心病心衰""慢性肺气肿"病史。

二、查体

体格检查：血压 158/72 mmHg，神志清，精神差，双肺听诊呼吸音粗，可闻及湿性啰音，心率：90 次/min，律齐，各瓣膜听诊区未闻及杂音，腹平软，无压痛反跳痛，未触及肿块，肝脾肋下未触及，双下肢无水肿。

辅助检查：心电图：窦性心律；完全性右束支传导阻滞；部分导联 ST-T 轻度改变。肺 CT（县人民医院）：慢性支气管炎并肺气肿；左肺下叶炎性改变；左侧胸腔积液；右侧胸膜肥厚、粘连、钙化；冠状动脉钙化。

三、诊断

初步诊断：①冠状动脉粥样硬化性心脏病、心功能不全、心功能Ⅳ级（NYHA 分级）；②慢性支气管炎、肺气肿；③肺部感染。

鉴别诊断：急性心肌梗死：患者胸闷持续较短，程度较轻，且心肌酶谱正常，心电图未见心梗特异性表现，可进一步鉴别。

出院诊断：①冠状动脉粥样硬化性心脏病、心功能不全、心功能Ⅳ级（NYHA 分级）；②慢性支气管炎、肺气肿；③肺部感染。

四、诊疗经过

患者住院期间，进一步完善各项相关检查，吸氧，给予改善心肌供血、抗血小板、利尿、预防心室重构及强化降脂、保护胃黏膜等治疗，对症支持治疗，完善心脏冠状动脉造影检查及介入治疗。

五、出院情况

患者病情相对稳定，胸闷、呼吸困难未再发作，一般情况良好。查体：血压110/60 mmHg，神志清，精神可，双肺听诊呼吸音粗，可闻及湿性啰音，心率65次/min，律齐，各瓣膜听诊区未闻及杂音，腹平软，无压痛反跳痛，未触及肿块，肝脾肋缘下未触及，双下肢无水肿。

六、讨论

该患者为老年男性，既往有"冠心病心衰""慢性肺气肿"病史，入院时有胸闷、呼吸困难，多于夜间和劳累后发生，兼有胸痛、大汗，坐起后或休息后症状逐渐缓解，考虑患者心衰及冠心病、心绞痛症状兼有，住院期间行冠状动脉造影检查提示：三支病变累及前降支、回旋支及右冠，心胸外科会诊后，建议行支架植入或行冠状动脉旁路移植术，患者家属商议后，不同意冠状动脉旁路移植术，要求介入治疗，于住院期间行介入治疗，前降支及右冠PCI术成功。术后规律抗血小板、利尿，预防心室重构及强化降脂、改善心肌供血、保护胃黏膜等治疗，另外患者住院期间监测血红蛋白偏低，消化道等未发现有明显出血，给予补充造血原料、纠正贫血治疗，需严密监测血常规变化，观察患者有无牙龈出血、黑便等出血情况。

（李静静）

病例6 扩张型心肌病

一、病历摘要

姓名：杜×× 性别：男 年龄：36岁

过敏史：无。

主诉：间断胸闷、呼吸困难4 d。

现病史：4 d前无明显诱因出现胸闷，呼吸困难，多于夜间和劳累后发生，伴有胸痛及背部疼痛，伴有牙痛，坐起后或休息后症状逐渐缓解，无出汗、恶心、呕吐、食欲缺乏，无头痛、头晕，无四肢抽搐及大小便失禁，至我院就诊，门诊心电图示窦性心律、心房内传导阻滞ST-T异常，心脏彩超检查示左心增大、心功能减低，二尖瓣少量反流，心脏CTA提示符合冠状动脉硬化表现，给予口服药物治疗（具体情况不详），症状无明显改善，门诊以"扩张型心肌病、心功能不全"收入院。自发病来，神志清，精神差，饮食差，大小便无异常，体重无明显变化。

既往史：既往有"扩张型心肌病心衰""痛风"病史。

二、查体

体格检查：血压 148/76 mmHg，神志清，精神差，双肺听诊呼吸音粗，可闻及湿性啰音，心率：74次/min，律齐，各瓣膜听诊区未闻及杂音，腹平软，无压痛反跳痛，未触及肿块，肝脾肋缘下未触及，双下肢无水肿。

辅助检查：心电图示窦性心律、心房内传导阻滞ST-T异常；心脏彩超检查示左心增大、心功能减低，二尖瓣少量反流；心脏CTA提示符合冠状动脉硬化表现。

三、诊断

初步诊断：①扩张型心肌病、心功能不全、心功能Ⅳ级（NYHA分级）；②冠状动脉粥样硬化性心脏病；③痛风。

鉴别诊断：急性心肌梗死：胸闷、胸痛剧烈，持续时间长，不易缓解，有濒死感，心电图有ST-T动态演变，心肌酶、肌钙蛋白等标志物升高。

出院诊断：①扩张型心肌病、心功能不全、心功能Ⅳ级（NYHA分级）；②冠状动脉粥样硬化性心脏病；③痛风。

四、诊疗经过

患者住院期间，进一步完善各项相关检查，吸氧，改善心肌供血、抗血小板、利尿、预防心室重构及强化降脂、保护胃黏膜等治疗，对症支持治疗。

五、出院情况

患者病情相对稳定，胸闷、呼吸困难明显改善，牙痛减轻，一般情况可。查体：血压 110/60 mmHg，神志清，精神可，双肺听诊呼吸音粗，可闻及湿性啰音，心率：82次/min，律齐，各瓣膜听诊区未闻及杂音，腹平软，无压痛反跳痛、未触及肿块，肝脾肋下未触及，双下肢无水肿。

六、讨论

该患者为青年男性患者，既往有"扩张型心肌病、心衰""痛风"病史，未规律服药，近日出现胸闷，呼吸困难，多于夜间和劳累后发生，伴有胸痛及背部疼痛，伴有牙痛，坐起后或休息后症状逐渐缓解，心电图示窦性心律、心房内传导阻滞ST-T异常；心脏彩超检查示左心增大、心功能减低，射血分数0.27，根据患者情况，给予沙库巴曲缬沙坦口服，改善心功能，需监测血压，根据血压情况调整药物剂量，同时规律服用抗血小板、利尿、控制心室率、改善心肌供血等治疗，患者需限制进水量，尽量避免加重心脏负担。

（李静静）

第二章　重症医学科疾病

第一节　化脓性脑膜炎

一、概述

化脓性脑膜炎指因化脓菌累及软脑膜所致的细菌性炎症，是严重的中枢神经系统感染性疾病。如治疗不当，可致死或遗有严重的后遗症。流行性双球菌性脑膜炎（即流脑）属急性传染病。

最常见的致病菌为肺炎双球菌和流感嗜血杆菌 B 型，其次为金黄色葡萄球菌、链球菌、大肠埃希菌及其他革兰阴性杆菌（变形杆菌、铜绿假单胞菌等）。致病菌通过血行入脑，亦可直接侵入或由邻近器官扩散至脑。

二、临床表现

患者在原有化脓性病灶的基础上，症状突然加重，出现颅内压增高和脑膜刺激征。

（一）症状

出现高热、头痛、呕吐、四肢抽搐。意识障碍为谵妄、嗜睡，甚至昏迷。脑神经损害主要表现为视力减退、复视、面神经瘫痪、耳聋等。

（二）体征

颈强直、Kernig 征、巴宾斯基征等脑膜刺激征阳性，但在婴幼儿、年老或病情严重者，此征不明显。脑神经损害可出现睑下垂、斜视、视力减退、周围性面瘫、耳聋等，如双侧瞳孔不等大，则提示脑疝形成。其他可见偏瘫、失语、病理征。全身性并发症可见肺炎、心内膜炎、肾炎等相应体征。

化脓性脑膜炎并发症为脑脓肿，后遗症为脑和脊髓的蛛网膜粘连、小儿脑积水、脑神经瘫痪等。

(三）实验室与特殊检查

1. 周围血象

白细胞总数明显增高，以中性为主。

2. 脑脊液

压力增高，色混浊，白细胞计数升高（以中性粒细胞为主），蛋白含量增加，糖和氯化物减少。细胞涂片和培养可帮助确诊。

三、诊断

根据发热、头痛、脑膜刺激征，脑脊液中以中性粒细胞增多为主的炎症变化，可予诊断。但需与流行性脑脊髓膜炎相鉴别。

流行性脑脊髓膜炎常在冬、春季节流行。病原菌为脑膜炎双球菌，其脑膜刺激症状更明显，皮肤常有出血点或瘀斑。脑脊液涂片及培养可发现革兰阴性双球菌。

四、治疗

（一）一般治疗

脱水降颅压、降温、止痛、抗惊厥等对症处理。

（二）抗生素

根据致病菌类型选用有效抗生素。用药原则是足量、长程、联合及静脉用药，疗程为6～8周。在用药过程中，应根据治疗效果及时调整及更换抗生素，并注意抗生素的不良反应。

1. 肺炎双球菌脑膜炎

青霉素：首选，成人剂量800万～1200万U/d，分次肌内注射或静滴，2周为一疗程；氨苄西林：成人6～8 g/d，分4～6次肌内注射或静滴。儿童0.1～0.5 g/（kg·d）；氯霉素：对青霉素过敏者可选用，剂量与用法同流行性脑脊髓膜炎；头孢菌素：头孢呋辛、头孢唑肟、头孢噻肟治疗也取得良效。

2. 流感嗜血杆菌

氯霉素、氨苄西林等。

3. 金黄色葡萄球菌

苯唑西林：成人8～12 g/d，儿童150～200 mg/（kg·d），分次静滴，同时口服丙磺舒。万古霉素：适用于对青霉素过敏或耐药者，因其不易透过血-脑脊液屏障，治疗期间配合鞘内注射庆大霉素。万古霉素剂量：成人2 g/d，儿童50 mg/（kg·d）。头孢菌素与氨基糖苷类抗生素也有较好疗效。

4. 大肠埃希菌或变形杆菌脑膜炎

可选用氨基糖苷类，因其不易透过血-脑脊液屏障，可鞘内或脑室内注射。庆大霉素 24 万~32 万 U/d，儿童 4~8 mg/（kg·d），静滴；鞘内注射每次 5~10 mg，隔日 1 次。可与青霉素及头孢菌素配伍。

（熊申明）

第二节 肺脓肿

一、概述

肺脓肿是由于多种病因所引起的肺组织化脓性病变。早期为化脓性炎症，继而坏死形成脓肿。临床特征为高热、咳嗽和咳大量脓臭痰。胸部 X 线显示一个或多个的含有气液平面的空洞，如为多个直径小于 2 cm 的空洞则称为坏死性肺炎。多发生于壮年，男多于女。自抗生素广泛使用以来，本病的发生率已明显降低。

（一）病因与发病机制

急性肺脓肿的感染细菌常为上呼吸道、口腔的定植菌，包括需氧、厌氧和兼性厌氧菌。

90% 的患者合并有厌氧菌感染，毒力较强的厌氧菌在部分患者可单独致病。常见的其他病原体包括金黄色葡萄球菌（金葡菌）、化脓性链球菌、肺炎克雷白杆菌和铜绿假单胞菌。大肠埃希菌和流感嗜血杆菌也可引起坏死性肺炎。根据感染途径，肺脓肿可分为以下类型：

1. 吸入性肺脓肿

病原体经口、鼻咽腔吸入，为肺脓肿发病的最主要原因。扁桃体炎、鼻窦炎、齿槽脓溢或龋齿等脓性分泌物，口腔、鼻、咽部手术后的血块，齿垢或呕吐物等，在酒醉、神志昏迷、全身麻醉等情况下经气管被吸入肺内，造成细支气管阻塞，病原菌即可繁殖致病。有一部分病例未能发现明显的吸入性诱因，可能由于受寒、过度疲劳、全身免疫力低下、熟睡等原因，平时可能不引起致病的少量口腔污染分泌物吸入肺内而发病。本型常为单发性，其发生与解剖结构及体位有关。由于右总支气管较陡直，且管径较粗，吸入性分泌物易吸入右肺，故右肺发病多于左肺。在仰卧时，好发于上叶后段或下叶背段，在坐位时，好发于下叶后基底段。右侧位时，好发于右上叶前段和后段形成的腋亚段。病原体多为厌氧菌。

2. 血源性肺脓肿

皮肤创伤、感染、疖痈、骨髓炎、产后盆腔感染、亚急性细菌性心内膜炎等所致的败血症和脓毒血症，病原菌（多数为金葡菌）、脓毒栓子，经小循环带至肺，引起小血管栓塞、发炎和坏死，形成脓肿。病变常为多发性，无一定分布，常发生于两肺的边缘部。

3. 继发性肺脓肿

在肺部其他疾病基础上，如某些细菌性肺炎（金葡菌、铜绿假单胞菌和肺炎克雷白杆菌等）、支气管扩张、支气管囊肿、空洞性肺结核等产生继发感染而发病。支气管肺癌或误吸异物阻塞支气管，诱发引流支气管远端肺组织感染而形成肺脓肿。亦有肺癌本身迅速增长，以致血供不足，发生中央型坏死伴发感染形成脓肿。肺部邻近器官感染病变，如膈下脓肿、阿米巴肝脓肿扩散蔓延穿破膈肌进入肺部，引起肺脓肿。此外，肾周围脓肿、脊柱旁脓肿、食管穿孔等，穿破至肺亦可形成脓肿。

（二）病理

感染物阻塞细支气管，小血管炎性栓塞，致病菌繁殖引起肺组织化脓性炎症、坏死，形成肺脓肿，继而坏死组织液化破溃到支气管，脓液部分排出，形成有气液平的脓腔，空洞壁表面常见残留坏死组织。病变有向周围扩展的倾向，甚至超越叶间裂波及邻接的肺段。若脓肿靠近胸膜，可发生局限性纤维蛋白性胸膜炎，发生胸膜粘连；如为张力性脓肿，破溃到胸膜腔，则可形成脓胸、脓气胸或支气管胸膜瘘。肺脓肿可完全吸收或仅剩少量纤维瘢痕。如急性肺脓肿治疗不彻底，或支气管引流不畅，导致大量坏死组织残留脓腔，炎症迁延3个月以上则称为慢性肺脓肿。脓腔壁成纤维细胞增生，肉芽组织使脓腔壁增厚，并可累及周围细支气管，致其变形或扩张。

二、临床表现

多数患者可有受凉、口咽部与上呼吸道感染史或其他降低局部、全身抵抗力的诱因。起病急骤，患者畏寒、发热，体温多呈弛张热或（和）稽留热，达39～40℃，全身关节及肌肉酸痛，乏力，胃食欲缺乏。伴咳嗽，随感染加重，痰量则逐渐增加。从干咳转为咳黏液痰或黏液脓痰。如感染不能及时控制，于发病后10 d左右，咳嗽加剧，脓肿溃破入支气管，突然有大量脓痰及脓肿坏死组织咳出，痰量每日可达300～500 mL，或伴有不等量咯血。伴随大量脓痰的咳出，全身中毒症状明显减轻，热度迅速下降。腐臭脓痰提示厌氧菌感染，但无臭痰液亦不能排除厌氧菌。典型肺脓肿痰静置后可分三层，上层为黏液及泡沫，中层为浆液，下层为脓块及坏死组织。如炎症波及局部胸膜可引起胸痛；病变范围较大，可出现气急。血源性肺脓肿多先有原发病灶引起的畏寒、高热等全身脓毒血症的症状，经数日至2周才出现肺部症状，如咳嗽、咳痰等，通常痰量不多，极少咯血。慢性肺脓肿患者有慢性咳嗽、咳脓痰、反复咯血、继发感染和不规则发热等，常呈贫血、消瘦、慢性消耗病态。肺脓肿的体征与肺脓肿的大小和部位有关，病变较小或位于肺脏的深部，可无异常体征；病变较大，脓肿周围有大量炎症，叩诊呈浊音或实音，听诊呼吸音减低，有时可闻湿啰音；血源性肺脓肿体征常阴性；慢性者有杵状指（趾）。

1. 血象

白细胞计数可达 $20 \times 10^9/L$ 以上，中性粒细胞比例 > 0.8 ~ 0.9，核明显左移，常有中毒颗粒。慢性者血细胞无明显改变，但可有轻度贫血。

2. 病原学检查

痰液涂片革兰氏染色检查、痰液培养、包括厌氧菌培养和药敏试验，有助于确定病原菌和选择有效的抗生素。

3. X 线检查

肺脓肿的 X 线表现根据类型、病期、支气管的引流是否通畅及有无胸膜并发症而有所不同。吸入性肺脓肿在早期化脓性炎症阶段，其典型的 X 线征象为大片浓密模糊炎性浸润阴影，边缘不清，分布在一个或数个肺段，与细菌性肺炎相似。脓肿形成后，大片浓密炎性阴影中出现圆形透亮区及液平面。在消散期，脓腔周围炎症逐渐吸收，脓腔缩小而消失，最后残留少许纤维条索阴影。慢性肺脓肿脓腔壁增厚，内壁不规则，周围炎症略消散，但不完全，伴纤维组织显著增生，并有程度不等的肺叶收缩，胸膜增厚。纵隔向患侧移位，其他健肺发生代偿性肺气肿。血源性肺脓肿在一肺或双肺边缘部有多发的散在小片状炎症阴影或边缘较整齐的球形病灶，其中可见脓腔及液平面。炎症吸收后可呈现局灶性纤维化或小气囊。并发脓胸者，患侧胸部呈大片浓密阴影；若伴发气胸则可见液平面。侧位 X 线检查，可明确脓肿在肺脏中的部位及其范围大小。

4. CT 检查

CT 能更准确地定位及区别肺脓肿和有气液平的局限性脓胸、发现体积较小的脓肿和葡萄球菌肺炎引起的肺气囊腔，并有助于做体位引流或外科治疗。

5. 纤维支气管镜检查

应列为常规，可达诊断和治疗双重目的。若为支气管肿瘤，可摘取作活检，考虑外科根治手术；还可取痰液标本行病原学检查。如见到异物可摘（取）出，使引流恢复通畅。亦可借助纤支镜吸引脓液和向病变部注入抗生素，促进支气管引流和脓腔的愈合。

三、诊断

依据口腔手术、昏迷呕吐、异物吸入，急性发作的畏寒、高热、咳嗽和咳大量脓臭痰等病史，结合血象改变和胸部 X 线表现，可做出诊断。血、痰培养，包括厌氧菌培养，分离细菌，有助于做出病原诊断。有皮肤创伤感染，疖、痈等化脓性病灶，发热不退并有咳嗽、咳痰等症状，胸部 X 线检查示有两肺多发性小脓肿，可诊断为血源性肺脓肿。同时，应注意与以下疾病相鉴别：

1. 细菌性肺炎

早期肺脓肿与细菌性肺炎在症状及 X 线表现上很相似。细菌性肺炎中肺炎链球菌肺炎

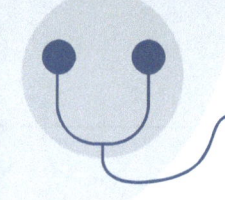

最常见，常有口唇疱疹、铁锈色痰而无大量黄脓痰；X线胸片示肺叶或肺段实变，或呈片状淡薄性病变，边缘模糊不清，但无脓腔形成。其他有化脓性倾向的葡萄球菌肺炎、克雷白杆菌肺炎等，痰或血的细菌培养与分离可做出鉴别。

2. 支气管肺癌

支气管肺癌阻塞支气管常常引起远端肺化脓性感染而形成肺脓肿。支气管肺癌形成肺脓肿的病程相对较长，有一个逐渐阻塞的过程，中毒症状不明显，脓痰量亦较少。

阻塞性感染由于支气管引流不畅，抗菌疗效很难发挥。因此，在40岁以上出现反复肺部感染而抗生素治疗效果不满意的病例，均应考虑到支气管肺癌所致阻塞性肺炎，常规作纤支镜检查，排除支气管肺癌的可能。支气管鳞癌本身亦可发生坏死液化形成癌性空洞，但无急性起病和明显中毒症状，临床多有刺激性咳嗽和咯血，胸部X线片示空洞常呈偏心、壁较厚、内壁凹凸不平，一般无液平面，空洞周围无炎症反应，外壁呈分叶状，有脐样切迹或细小毛刺。由于癌肿经常发生转移，故常见到肺门淋巴结肿大。纤支镜和痰脱落细胞学检查可明确诊断。

3. 空洞性肺结核

发病缓慢，病程长，常伴有结核毒性症状，如午后低热、乏力、盗汗、长期咳嗽、咯血等。病灶多位于肺上部。胸部X线片示空洞壁较厚，其周围可见结核浸润病灶，或伴有斑点、结节状病变，空洞内一般无液平面，有时伴有同侧或对侧的结核播散病灶。痰中可找到结核杆菌。但是一旦并发细菌化脓性感染时，急性感染症状和体征就会非常突出，阳性结核杆菌也可以因化脓性感染细菌的大量繁殖而难以检出，因此，没有过去典型结核病病史或临床表现的病例，极易将结核性空洞继发感染误诊为肺脓肿。如一时不能鉴别，按急性肺脓肿治疗控制急性感染后，胸片即可显示纤维空洞及周围结核病变，痰结核杆菌检查也可能出现阳性。

4. 肺囊肿

继发感染与肺脓肿的临床表现和X线所见很相似。继发感染时，囊肿周围邻近肺组织亦可能有炎症浸润，囊肿内亦可能有液平，但炎症反应相对较轻，中毒性症状亦不如肺脓肿强烈，而且随感染的控制，炎症消散，囊肿壁薄、光洁整齐为其特征。若有感染前的X线片相比较，则更易鉴别。

四、治疗

治疗原则是抗菌药物治疗和脓液引流。

（一）抗菌药物治疗

吸入性肺脓肿多为厌氧菌感染，一般均对青霉素敏感，仅脆弱拟杆菌对青霉素不敏感，但对林可霉素、克林霉素和甲硝唑敏感。可根据病情严重程度决定青霉素剂量，轻度者120万~240万U/d，病情严重者可用1000万U/d分次静脉滴注，以提高坏死组织中的药物浓度。体温一般在治疗3~10 d内降至正常，然后可改为肌内注射。如青霉素疗效不佳，可用林可霉素1.8~3.0 g/d分次静脉滴注，或克林霉素0.6~1.8 g/d，或甲硝唑0.4 g，每日3次口服或静脉滴注。血源性肺脓肿多为葡萄球菌和链球菌感染，可选用耐β-内酰胺酶的青霉素或头孢菌素。如为耐甲氧西林的葡萄球菌，应选用万古霉素或替考拉宁。如为阿米巴原虫感染，则用甲硝唑治疗。如为革兰阴性杆菌，则可选用第二代或第三代头孢菌素、氟喹诺酮类，可联用氨基糖苷类抗菌药物。抗菌药物疗程8~12周，直至X线胸片脓腔和炎症消失，或仅有少量的残留纤维化。

（二）脓液引流

脓液引流是提高疗效的有效措施。痰液稠不易咳出者可用祛痰药或雾化吸入生理盐水、祛痰药或支气管舒张剂以利痰液引流。身体状况较好者可采取体位引流排痰，引流的体位应使脓肿处于最高位，每日2~3次，每次1~15 min。经纤维支气管镜冲洗及吸引也是引流的有效方法。

（三）手术治疗

适应证为：①肺脓肿病程超过3个月，经内科治疗脓腔不缩小，或脓腔过大（5 cm以上）估计不易闭合者；②大咯血经内科治疗无效或危及生命；③伴有支气管胸膜瘘或脓胸经抽吸、引流和冲洗疗效不佳者；④支气管阻塞限制了气道引流，如肺癌。对病情重不能耐受手术者，可经胸壁插入导管到脓腔进行引流。术前应评价患者一般情况和肺功能。

（熊申明）

第三节 重症肺炎

一、概述

肺炎是严重危害人类健康的一种疾病，占感染性疾病中病死率之首，在人类总病死率中排第五、第六位。重症肺炎除具有肺炎常见呼吸系统症状外，尚有呼吸衰竭和其他系统明显受累的表现，既可发生于社区获得性肺炎（CAP），亦可发生于HAP。在HAP中以重症监护病房（ICU）内获得的肺炎、呼机相关肺炎（VAP）和健康护理（医疗）相关性肺炎（HCAP）更为常见。免疫抑制宿主发生的肺炎亦常包括其中。重症肺炎病死率高，在过去的几十年中已成为一个独立的临床综合征，在流行病学、风险因素和结局方面有其独有的特征，需要一个独特的临床处理路径和初始的抗生素治疗。重症肺炎患者可从ICU综合治疗中获益。

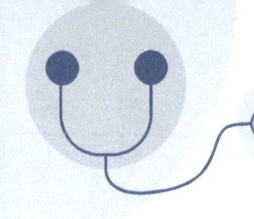

二、临床表现

重症肺炎可急性起病，部分患者除了发热、咳嗽、咳痰、呼吸困难等呼吸系统症状外，可在短时间内出现意识障碍、休克、肾功能不全、肝功能不全等其他系统表现。少部分患者甚至可没有典型的呼吸系统症状，容易引起误诊。也可起病时较轻，病情逐步恶化，最终达到重症肺炎的标准。

1. 影像学检查

影像学检查是诊断肺炎的重要指标，也是判断重症肺炎的重要指标之一。肺炎的影像学表现：片状、斑片状浸润性阴影或间质性改变，伴或不伴胸腔积液。影像学出现多叶或双肺改变，或入院 48 h 内病变扩大 ≥ 50%，提示为重症肺炎。由于表现具有多样性，特异性较差。但影像改变仍对相关病原菌具有一定的提示意义。

2. 血常规和痰液检查

细菌性肺炎血白细胞计数多增高，中性粒细胞多在 80% 以上，并有核左移；年老体弱及免疫力低下者的白细胞计数常不增高，但中性粒细胞的比率仍高。痰呈黄色、黄绿色或黄褐色脓性混浊痰，痰中白细胞显著增多，常成堆存在，多为脓细胞。病毒性肺炎白细胞计数一般正常，也可稍高或偏低。继发细菌感染时白细胞总数和中性粒细胞可增高。痰涂片所见的白细胞以单核细胞为主；痰培养常无致病菌生长；如痰白细胞核内出现包涵体，则提示病毒感染。在重症肺炎时可因骨髓抑制出现白细胞减少症（白细胞计数 $< 4 \times 10^9 / L$）或血小板减少症（血小板计数 $< 100 \times 10^9 / L$）。二者均提示预后不良，是诊断重症肺炎的 2 个次要标准。在感染控制、病程好转后可恢复。

3. 血气分析

肺炎时，由于发热、胸痛或患者焦虑可出现呼吸次数加快，患者可出现呼吸性碱中毒，$PaCO_2$ 降低。重症肺炎时，由于通气 - 血流比例失调、肺内分流增加、弥散功能异常等可出现严重的低氧血症，$PaO_2 < 60$ mmHg，出现 Ⅰ 型呼吸衰竭。痰液过多致气道堵塞、呼吸浅慢或停止、以往有 COPD 时可表现为 Ⅱ 型呼吸衰竭，PaO_2 降低，< 60 mmHg，并伴有 $PaCO_2 > 50$ mmHg。

4. 其他检查

可有红细胞沉降率增快、C- 反应蛋白升高、血清碱性磷酸酶积分改变等提示细菌感染的变化。肾功能不全时，可有尿改变及血清尿素氮、肌酐升高，尿量 < 20 mL/h，或 < 80 mL/4 h，血清肌酐 $> 177 \mu$mol/L，BUN > 1.11 mmol/L 可提示为重症肺炎。另外也可有肝功能异常；由于患者进食差、消耗增加，常可有低蛋白血症存在。心肌损害可有心肌酶的增高及心电图的改变。

三、诊断

1. 诊断方法

包括血培养、痰革兰染色和培养、血清学检查、胸腔积液培养、支气管吸出物培养或肺炎链球菌和军团菌抗原的快速诊断技术。此外，可以考虑侵入性检查，包括经皮肺穿刺活检、经过防污染毛刷（PSB）经过支气管镜检查或支气管肺泡灌洗（BAL）。

（1）血培养：一般在发热初期采集，如已用抗菌药物治疗，则在下次用药前采集。采样以无菌法静脉穿刺，防止污染。成人每次 10～20 mL，婴儿和儿童 0.5～5 mL。血液置于无菌培养瓶中送检。24 h 内采血标本 3 次，并在不同部位采集可提高血培养的阳性率。

在大规模的非选择性的因 CAP 住院的患者中，抗生素治疗前的血细菌培养阳性率为 5%～14%，最常见的结果为肺炎球菌。假阳性的结果，常为凝固酶阴性的葡萄球菌。

抗生素治疗后血培养的阳性率减半，所以血标本应在抗生素应用前采集。但如果有菌血症高危因素存在时，初始抗生素治疗后血培养的阳性率仍高达 15%。因重症肺炎有菌血症高危因素存在，病原菌极可能是金葡菌、铜绿假单胞菌和其他革兰阴性杆菌，这几种细菌培养的阳性率高，重症肺炎时每一位患者都应行血培养，这对指导抗生素的应用有很高的价值。另外，细菌清除能力低的患者（如脾切除的患者）、慢性肝病的患者、白细胞减少的患者也易于有菌血症，也应积极行血培养。

（2）痰液细菌培养：嘱患者先行漱口，并指导或辅助患者深咳嗽，留取脓性痰送检。约 40% 患者无痰，可经气管吸引术或支气管镜吸引获得标本。标本收集在无菌容器中。痰量的要求，普通细菌 > 1 mL，真菌和寄生虫 3～5 mL，分枝杆菌 5～10 mL。标本要尽快送检，≤ 2 h。延迟将减少葡萄球菌、肺炎链球菌及革兰阴性杆菌的检出率。在培养前，必须先挑出脓性部分涂片作革兰染色，低倍镜下观察，判断标本是否合格。镜检鳞状上皮 > 10 个 / 低倍视野就判断为不合格痰，即标本很可能来自口咽部而非下呼吸道。多核细胞数量对判断痰液标本是否合格意义不大，但是纤毛柱状上皮和肺泡巨噬细胞的出现提示来自下呼吸道的可能性大。

痰液细菌培养的阳性率各异，受各种因素的影响很大。痰液培养阳性时，需排除污染和细菌定植。与痰涂片细菌是否一致、定量培养和多次培养有一定价值。在气管插管后立即采取的标本不考虑细菌定植。痰液培养结果阴性也并不意味着无意义：合格的痰标本分离不出金葡菌或革兰阴性杆菌就是排除这些病原菌感染的强有力的证据。革兰氏染色阴性和培养阴性应停止针对金葡菌感染的治疗。

（3）痰涂片染色：痰液涂片革兰氏染色可有助于初始的经验性抗生素治疗，其最大优点是可以在短时间内得到结果根据染色的结果选用针对革兰阳性细菌或阴性细菌的抗生素；涂片细菌阳性时，常常预示着痰培养阳性；涂片细菌与培养出的细菌一致时，可证实随后的痰培养出的细菌为致病菌。结核感染时，抗酸染色阳性。真菌感染时，痰涂片可多次查到霉菌或菌丝。痰液涂片在油镜检查时，见到典型的肺炎链球菌或流感嗜血杆菌有诊断价值。

（4）其他：在军团菌的流行地区或有近期2周旅行的患者，除了常规的培养外，需要用缓冲碳酵母浸膏作军团菌的培养。尿抗原检查可用肺炎球菌和军团菌的检测。对于成人肺炎球菌肺炎的研究表明敏感性50%～80%，特异性90%，不受抗生素使用的影响。对军团菌的检测，在发病的第一天就可阳性，并持续数周，但血清型1以外的血清型引起的感染常被漏诊。快速流感病毒抗原检测阳性可考虑抗病毒治疗。肺活检组织细菌培养、病理及特殊染色是诊断肺炎的金标准。

2. 细菌学监测结果（通常细菌、非典型病原体）诊断意义

（1）确定。①血或胸液培养到病原菌；②经纤维支气管镜或人工气道吸引的标本培养到病原菌浓度 $\geq 10^5$ CFU/mL（半定量培养++）、支气管肺泡灌洗液（BALF）标本 $\geq 10^4$ CFU/mL（半定量培养+～++）、防污染毛刷样本（PSB）或防污染BAL标本 10^3 CFU/mL（半定量培养+）；③呼吸道标本培养到肺炎支原体或血清抗体滴度呈4倍以上提高；④血清肺炎衣原体抗体滴度呈4倍或4倍以上提高；⑤血清中军团菌直接荧光抗体阳性且抗体滴度4倍升高，或尿中抗原检测为阳性可诊断军团菌；⑥从诱生痰液或支气管肺泡灌洗液中发现卡氏肺孢子虫；⑦血清或尿的肺炎链球菌抗原测定阳性；⑧痰中分离出结核分枝杆菌。

（2）有意义。①合格痰标本培养优势菌中度以上生长（$\geq$+++）；②合格痰标本少量生长，但与涂片镜检结果一致（肺炎链球菌、流感杆菌、卡他莫拉菌）；③入院3d内多次培养到相同细菌；④血清肺炎衣原体抗体滴度 $\geq 1:32$；⑤血清中嗜肺军团菌试管凝聚试验抗体滴度一次高达 $1:320$ 或间接荧光试验 $\geq 1:320$ 或4倍增高达 $1:128$。

（3）无意义。①痰培养有上呼吸道正常菌群的细菌（如草绿色链球菌、表皮葡萄球菌、非致病奈瑟菌、类白喉杆菌等）；②痰培养为多种病原菌少量生长。

CAP是指在医院外罹患的感染性肺实质（含肺泡壁即广义上的肺间质）炎症，包括具有明确潜伏期的病原体感染而在入院后平均潜伏期内发病的肺炎。简单地讲，是住院48h以内及住院前出现的肺部炎症。CAP临床诊断依据包括：①新近出现的咳嗽、咳痰，或原有呼吸道疾病症状加重，并出现脓痰；伴或不伴胸痛；②发热；③肺实变体征和（或）湿性啰音；④ $WBC > 10 \times 10^9/L$ 或 $< 4 \times 10^9/L$，伴或不伴核左移；⑤胸部X线检查示片状、斑片状浸润性阴影或间质性改变，伴或不伴胸腔积液。以上①～④项中任何一项加第⑤项，并除外肺结核、肺部肿瘤、非感染性肺间质性疾病、肺水肿、肺不张、肺栓塞、肺嗜酸性粒细胞浸润症、肺血管炎等，建立临床诊断。

重症肺炎通常被认为是需要收入ICU的肺炎。关于重症肺炎尚未有公认的定义。在中华医学会呼吸病学分会公布的CAP诊断和治疗指南中将下列症状列为重症肺炎的表

现：①意识障碍；②呼吸频率>30次/min ③ PaO_2 < 60 mmHg，氧合指数（PaO_2/FiO_2）<300，需行机械通气治疗；④血压<90/60 mmHg；⑤胸片显示双侧或多肺叶受累，或入院48 h内病变扩大≥50%；⑥少尿：尿量<20 mL/h，或<80 mL/4 h，或急性肾衰竭需要透析治疗。

美国胸科学会（ATS）2001年对重症肺炎的诊断标准：主要诊断标准如下：①需要机械通气；②入院48 h内肺部病变扩大≥50%；③少尿（每日<400 mL）或非慢性肾衰患者血清肌酐>177 μmol/L。次要标准：①呼吸频率>30次/min；② PaO_2/FiO_2 < 250；③病变累及双肺或多肺叶；④收缩压<90 mmHg；⑤舒张压<60 mmHg。符合1条主要标准或2条次要标准，即可诊断为重症肺炎。

2007年ATS和美国感染病学会（IDSA）制订了新的《社区获得性肺炎治疗指南》，对重症社区获得性肺炎的诊断标准进行了新的修正。主要标准：①需要创伤性机械通气；②需要应用升压药物的脓毒性血症休克。次要标准包括：①呼吸频率>30次/min；②氧合指数（PaO_2/FiO_2）<250；③多肺叶受累；④意识障碍；⑤尿毒症（BUN>20 mg/dL）；⑥白细胞减少症（白细胞计数<4×10^9/L）；⑦血小板减少症（血小板计数<100×10^9/L）；⑧体温降低（中心体温<36℃）；⑨低血压需要液体复苏。符合1条主要标准或至少3项次要标准，可诊断。

四、治疗

判断病情对治疗极为重要。判断病情的轻重有不同的方法，比较简便有效地是CURB-65评分。有意识障碍、尿素氮升高、呼吸频率加快（respiratory rate>30次/min）、低血压（收缩压<90 mmHg，舒张压<60 mmHg）和年龄大于65岁5条组成，每条评1分。评分为0分、1分、2分时，30 d的病死率分别为0.7%，2.1%，9.2%。当评分为3分、4分、5分时，30 d病死率分别为14.5%，40%，57%。临床符合重症肺炎的标准，也提示病情重，需在ICU病房监护下治疗。一些研究表明，在住院后24～48 h才转到ICU的CAP患者病死率和致残率高于那些直接收住ICU的CAP患者。相反地，不能从ICU治疗中直接获益的患者被收入ICU，资源也常可被不适当地占用。判断CAP的严重程度，确定哪些患者需要入住ICU仍旧是一个问题。但强调应动态评估病情：急性肺炎是病情发展变化较快的疾病，特别是起病的初期和应用抗生素治疗后。应分别在入院时、入院前24 h内、在疾病过程中（24 h后）对病情进行评估。

重症肺炎的治疗包括抗菌药物治疗、呼吸支持、营养支持、加强痰液引流及免疫调节、防治多器官系统功能衰竭等。重症肺炎易出现多器官系统功能衰竭，有效的抗生素初始治疗是治疗的核心，可预防出现多器官系统功能衰竭。

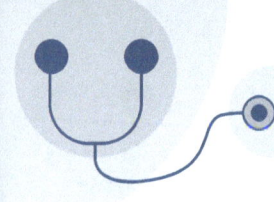

（一）抗生素的治疗

1. 社区获得性肺炎的抗生素治疗

第一次抗生素应在急诊科留取细菌培养标本后尽早给予。制定早期经验性抗生素治疗方案必须根据总的流行病学类型来制定，即基本的抗生素的初始方案应该根据具体患者的风险因素来进行调整，然后再根据微生物学调查结果调整：

（1）在肺炎链球菌的耐药率低的地区，常规抗生素治疗应包括以下联合治疗：二代头孢菌素（如头孢呋辛）或氨基青霉素加 β-内酰胺酶抑制剂加红霉素，或者选用三代头孢菌素（如头孢噻肟或头孢曲松）。

（2）当在特殊合并情况时，这种抗生素的基本方案应做相应调整。

1）对于存在肺脏并发症，如 COPD 或支气管扩张的患者，治疗中应包括 GNEB 或铜绿假单胞菌。四代头孢菌素，如头孢吡肟和头孢匹罗可以覆盖这些病原体，也能覆盖青霉素耐药性肺炎链球菌，而且，联合用红霉素时，是这种情况下的合理选择。如果高度怀疑铜绿假单胞菌感染，应考虑给予抗假单胞菌的联合治疗，如 β-内酰胺类（头孢拉定、头孢吡肟、亚胺培南）和加氨基糖苷类（最好是妥布霉素或阿米卡星）加红霉素或用一种 β-内酰胺类加环丙沙星（或曲伐沙星）。

2）对于长期卧床患者，存在吸入性肺炎的风险，尤其是那些神经系统病变的患者，抗生素治疗应覆盖金黄色葡萄球菌和厌氧菌。此时不应选用二代头孢菌素，而应选择氨基青霉素加 β-内酰胺酶抑制剂或克林霉素。另外，亚胺培南也有效。

（3）2007 年，ATS 建议需 ICU 住院的 CAP 患者的治疗。

1）一种 β-内酰胺类（头孢噻肟，头孢曲松，或氨苄西林/舒巴坦）加阿奇霉素或一种氟喹诺酮。对青霉素过敏的患者，推荐呼吸喹诺酮类和氨曲南。

2）对假单胞菌感染，用一种抗球菌、抗假单胞菌 β-内酰胺类（哌拉西林/他唑巴坦，头孢吡肟，亚胺培南或美罗培南）加环丙沙星或左氧氟沙星（750 mg/d）或以上的 β-内酰胺类加氨基糖苷类和阿奇霉素，或以上的 β-内酰胺类加一种氨基糖苷类和抗肺炎球菌的氟喹诺酮类（对青霉素过敏的患者，可用氨曲南替换以上的 β-内酰胺类）。

3）如果考虑 CA-MRSA 加万古霉素或利奈唑烷。

2. 医院获得性肺炎的抗生素治疗

初始治疗选择抗生素要根据 HAP 患者的分组，一组为住院后早发的、没有 MDR 病原体感染危险因素者，其可能的病原体包括肺炎链球菌、流感嗜血杆菌、甲氧西林敏感金黄色葡萄球菌（MSSA）、敏感的肠杆菌科阴性杆菌（大肠埃希菌、肺炎克雷白杆菌、变形杆菌和沙雷杆菌），可分别选用头孢曲松、左氧沙星（或莫西沙星、环丙沙星）、氨苄西林/舒巴坦、艾他培南治疗；另一组则为晚发的、有 MDR 感染的危险因素者，其可能病原体包括 PA、产超广谱 β-内酰胺酶（ESBLs）的肺炎克雷白杆菌、不动杆菌属、MRSA、军团菌，怀疑为前三者，可选用具有抗绿脓活性的头孢菌素（头孢吡肟、头孢他啶），或具有抗绿脓活性的碳青霉烯类（亚胺培南或美洛培南），或 β-内酰胺类/β-内酰胺酶抑制剂（哌拉西林/他唑巴坦）+具有抗绿脓活性的氟喹诺酮类（环丙沙星或左氧沙星）或氨基糖苷类（丁胺卡那、庆大霉素、妥布霉素）联合治疗，后两者可分别选用利奈唑烷或万古霉素、大环内酯类或氟喹诺酮类治疗。重度 HAP 常见病原体包括铜绿假单胞菌、不动杆菌、肺炎克雷白杆菌、肠杆菌科细菌和 MRSA。怀疑这些病原体感染者，在初始治疗时，应联合用药，具体使用哪一种抗生素，应依据当地或本单位的抗生素敏感性情况、药物的不良反应、患者过去两周内用药情况等因素综合考虑，尽量不选择已经使用过的抗生素。治疗中，要尽可能增加对不同病原体的覆盖，联合应用碳青霉烯类、阿米卡星和万古霉素是覆盖面最广的用药方案。如果要覆盖 ICU 内引起 VAP 最常见两种病原体 PA 和 MRSA，需联合应用万古霉素、一种碳青霉烯类和一种氟喹诺酮类，这种方案可覆盖 90% 以上的病原体。如果患者是在应用抗生素治疗其他部位感染期间发生了 HAP，经验性选药应选择另一种不同类型的抗生素。

3. 对抗生素疗效的评估和处理

如果微生物培养结果证实为耐药菌或是没有预计到的病原体感染，并且患者对治疗没有反应，则应对已选择的抗生素进行调整。如果培养结果与预计的 MDR 病原体不符，也不是铜绿假单胞菌感染，或细菌对更窄谱抗生素敏感，则应降阶梯或选用窄谱抗生素治疗。初始治疗有效时，通常在治疗 48～72 h 后临床有改善，不应调整用药。如治疗没有反应，且病情恶化较快，则要调整抗生素，增加对病原体的覆盖面，等待培养结果和其他诊断数据。治疗 3 d 后临床情况没有改善，可认为治疗无效，应对病情重新评估：对病原体的估计是否错误，是否系耐药病原体，诊断是否有误，是否为非感染因素所致，有无肺外感染的证据（肺不张、肺栓塞、ARDS、肺出血症、基础疾病、肿瘤），是否出现了并发症（肺脓肿、机会菌感染、药物热等）。影像学检查有助于发现治疗失败的原因，侧卧位 X 线胸片、超声、肺 CT 能发现可能的胸腔积液，除外肺脓肿等。对于低血压、需液体复苏的重症 CAP 患者需要警惕隐性肾上腺功能不全。

（二）其他治疗

1. 机械通气

机械通气用于治疗严重低氧血症通过吸氧不能改善者。在需要机械通气的重症肺炎中，严重低氧血症的主要病理生理机制是存在肺内分流和通气-血流比例失调，通气-血流比值降低。轻到中度肺炎的患者分流量达到心排血量的 10% 以上，低通气-血流比值的区域达到血流量的 10% 以上。需要机械通气的患者，肺内分流量和低通气-血流比值的区域都达到心排血量的 50%。无效腔增加到肺泡通气量的 60%。平均肺动脉压可能轻到中度增高（到 35 mmHg）。这些气体交换障碍，部分原因是精氨酸等舒血管性代谢产物的释放，部分地抵消了缺氧性肺血管的收缩。对不需要立即插管的低氧血症或呼吸窘迫患者，可试用 NIV（无创通气）。在 COPD 患者可减少 25% 的插管需要。咳痰无力、痰多限制了 NIV 的应用。在最初的 1~2 h 内，呼吸次数、氧合未改善，$PaCO_2$ 未下降，需及时改用有创通气。对需要插管的患者，延长 NIV 时间会增加不良结局。NIV 对 ARDS 没有益处，而双肺肺泡浸润的 CAP 患者与 ARDS 几乎不能鉴别。对于有严重低氧血症的患者（$PaO_2/FiO_2 < 150$）也不适合 NIV。因此，对 $PaO_2/FiO_2 < 150$、双肺肺泡浸润患者，应及时插管，行有创通气。对双侧弥漫性肺炎和 ARDS 应低潮气量通气（6 mL/kg 理想体重）。经供氧和机械通气仍难以缓解的严重或难治的低氧血症，临床上对于单侧肺炎，调整患者体位到"健侧肺向下"，通过使通气好的区域增加血流量，可以使 PaO_2 平均增加 10~15 mmHg。同样的道理，对于病变主要位于双肺背部的患者可进行俯卧位通气。

2. 抗感染药物

给予抗感染药物，环氧合酶抑制剂，如阿司匹林和吲哚美辛，可以逆转对缺氧性肺血管收缩的部分抵消作用。接受吲哚美辛治疗的患者，有 50% 的患者的 PaO_2 明显改善，但也有研究显示阿司匹林可以轻度改善肺内分流，而动脉氧合作用没有明显变化。因此，这类抗感染药物改善低氧血症的作用仍无定论。

3. 前列腺素雾化吸入

低剂量的前列腺素雾化吸入，可以允许肺内通气-血流比值正常的肺泡区的血管舒张，表明可以减少肺内分流和肺动脉高压，而不会引起心排血量的变化，因此，可以使 PaO_2 平均增加 20 mmHg。

4. 氧化亚氮（NO）

主要在成人呼吸窘迫的患者中研究了吸入少量 NO 的作用。吸入少量 NO 可引起选择性的肺动脉血管扩张，以及通过减少肺内分流，可改善动脉氧合作用。在一项对单侧重症肺炎的初步研究中，NO 表现出良好效果，使 PaO_2 平均增加 20 mmHg。但不论是雾化前列腺素还是雾化 NO，都需要研究更多的例数、远期效应和这种方法对重症肺炎的结局的影响。

（熊申明）

第四节　呼吸衰竭

一、概述

呼吸衰竭是指各种原因引起的肺通气和（或）换气功能严重障碍，以致在静息状态下亦不能维持足够的气体交换，导致低氧血症伴（或不伴）高碳酸血症，进而引起一系列病理生理改变和相应临床表现的综合征。呼吸衰竭是一病理生理学诊断术语，是呼吸生理功能发生障碍，导致缺氧或（和）二氧化碳潴留，从而发生一系列的功能紊乱和代谢障碍的临床综合征，由于病因、病变性质及病程发展阶段的不同，主要病理生理改变和血气特点也不同其临床表现缺乏特异性，明确诊断有赖于动脉血气分析：在海平面、静息状态、呼吸空气条件下，动脉血氧分压（PaO_2）< 60 mmHg，伴或不伴二氧化碳分压（$PaCO_2$）> 50 mmHg，并排除心内解剖分流和原发于心排血量降低等因素，可诊为呼吸衰竭。

（一）病因

呼吸衰竭的病因繁多，凡组成呼吸系统的任何一个部分发生异常，或构成呼吸功能的任何一个环节出现障碍均可导致呼衰。如脑、脊髓、神经肌肉系统、胸廓或胸膜、心血管、上气道、下气道和肺泡等，其中任何器官患病致使功能异常，均可为急性或慢性呼吸衰竭的病因。

1. 气道阻塞性病变

气管-支气管的炎症、痉挛、肿瘤、异物、纤维化瘢痕，如慢性阻塞性肺疾病（COPD）、重症哮喘等引起气道阻塞和肺通气不足，或伴有通气/血流比例失调，导致缺氧和 CO_2 潴留，发生呼吸衰竭。

2. 肺组织病变

各种累及肺泡和（或）肺间质的病变，如肺炎、肺气肿、严重肺结核、弥漫性肺纤维化、肺水肿、硅沉着病等，均致肺泡减少、有效弥散面积减少、肺顺应性减低、通气/血流比例失调，导致缺氧或合并 CO_2 潴留。

3. 肺血管病变

肺栓塞、肺血管炎等可引起通气/血流比例失调，或部分静脉血未经过氧合直接流入肺静脉，导致呼吸衰竭。

4. 胸廓与胸膜病变

胸部外伤造成连枷胸、严重的自发性或外伤性气胸、脊柱畸形、大量胸腔积液或伴有胸膜肥厚与粘连、强直性脊柱炎、类风湿性脊柱炎等，均可影响胸廓活动和肺脏扩张，造成通气减少及吸入气体分布不均，导致呼吸衰竭。

5. 神经肌肉疾病

脑血管疾病、颅脑外伤、脑炎及镇静催眠剂中毒，可直接或间接抑制呼吸中枢。脊髓颈段或高位胸段损伤（肿瘤或外伤）、脊髓灰质炎、多发性神经炎、重症肌无力、有机磷中毒、破伤风及严重的钾代谢紊乱，均可累及呼吸肌，造成呼吸肌无力、疲劳、麻痹，导致呼吸动力下降而引起肺通气不足。

（二）分类

在临床实践中，通常按动脉血气分析、发病急缓及病理生理的改变进行分类。

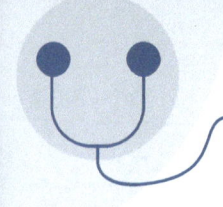

1. 按照动脉血气分析分类

（1）Ⅰ型呼吸衰竭：即缺氧性呼吸衰竭，血气分析特点是 $PaO_2 < 60$ mmHg，$PaCO_2$ 降低或正常。主要见于肺换气障碍（通气/血流比例失调、弥散功能损害和肺动-静脉分流）疾病，如严重肺部感染性疾病、间质性肺疾病、急性肺栓塞等。

（2）Ⅱ型呼吸衰竭：即高碳酸性呼吸衰竭，血气分析特点是 $PaO_2 < 60$ mmHg，同时伴有 $PaCO_2 > 50$ mmHg。系肺泡通气不足所致。单纯通气不足，低氧血症和高碳酸血症的程度是平行的，若伴有换气功能障碍，则低氧血症更为严重，如 COPD。

2. 按照发病急缓分类

（1）急性呼吸衰竭：由于某些突发的致病因素，如严重肺疾患、创伤、休克、电击、急性气道阻塞等，使肺通气和（或）换气功能迅速出现严重障碍，在短时间内引起呼吸衰竭。因机体不能很快代偿，若不及时抢救，会危及患者生命。

（2）慢性呼吸衰竭：指一些慢性疾病，如 COPD、肺结核、间质性肺疾病、神经肌肉病变等，其中以 COPD 最常见，造成呼吸功能的损害逐渐加重，经过较长时间发展为呼吸衰竭。早期虽有低氧血症或伴高碳酸血症，但机体通过代偿适应，生理功能障碍和代谢紊乱较轻，仍保持一定的生活活动能力，动脉血气分析 pH 在正常范围（7.35～7.45）。另一种临床较常见的情况是在慢性呼吸衰竭的基础上，因合并呼吸系统感染、气道痉挛或并发气胸等情况，病情急性加重，在短时间内出现 PaO_2 显著下降和 $PaCO_2$ 显著升高，称为慢性呼吸衰竭急性加重，其病理生理学改变和临床情况兼有急性呼吸衰竭的特点。

（3）按照发病机制分类：可分为通气性呼吸衰竭和换气性呼吸衰竭，也可分为泵衰竭和肺衰竭。驱动或制约呼吸运动的中枢神经系统、外周神经系统、神经肌肉组织（包括神经-肌肉接头和呼吸肌）以及胸廓统称为呼吸泵，这些部位的功能障碍引起的呼吸衰竭称为泵衰竭。通常泵衰竭主要引起通气功能障碍，表现为Ⅱ型呼吸衰竭，肺组织、气道阻塞和肺血管病变造成的呼吸衰竭，称为肺衰竭。肺组织和肺血管病变常引起换气功能障碍，表现为Ⅰ型呼吸衰竭。严重的气道阻塞性疾病（如 COPD）影响通气功能，造成Ⅱ型呼吸衰竭。

（三）呼吸衰竭的基础病理生理变化

1. 低氧血症和高碳酸血症的发生机制

（1）肺通气不足指单位时间内进入肺泡的新鲜气体量减少，导致体内二氧化碳潴留和低氧血症的发生。因为 $PaCO_2$ 和肺泡每分通气量（VA）呈线性相关关系。当 VA 下降，导致 $PaCO_2$ 升高后，必然引起相应的 PaO_2 下降，单纯因 VA 下降引起 $PaCO_2$ 升高，若不存在影响气体交换的肺实质疾病的因素，则肺泡-动脉氧分压差（$PA\text{-}aO_2$）在正常范围（约为 1.6 kPa 或 12 mmHg）时，$PaO_2 + PaCO_2 = 16.0$ kPa 或 120 mmHg（$PAO_2 + PACO_2 \approx 18.7$ kPa 或 140 mmHg），因此 $PaCO_2$ 的上升几乎总伴有 PaO_2 的下降，如 $PaCO_2$ 为 10.7 kPa 或 80 mmHg 时，所测 PaO_2 应在 5.3 kPa 或 40 mmHg 左右。

（2）弥散障碍：气体交换是通过肺泡-毛细血管膜的弥散来进行的，若气体的弥散面积减小，肺泡膜的厚度增加，气体与血液接触时间缩短，气体的弥散能力减低或气血界面两侧的气体分压差减小等，均可使气体弥散量减少。因为氧的弥散力仅为二氧化碳的1/20，故弥散障碍主要影响氧的交换，导致低氧血症。

（3）通气/血流比例失调，要进行有效的气体交换，必须有肺泡通气和血流灌注比例的协调。正常肺泡通气约为4 L/min，心排血量约为5 L/min，通气/血流灌注比例约为0.8（4/5），达到此比例，肺脏才能达到最大换气效率。若V/Q < 0.8，则病变局部的肺泡通气减少而血流灌注正常，肺动脉血未经充分氧合即进入肺静脉，从而导致静-动脉血分流。若V/Q > 0.8，则病变局部的肺泡通气良好而血流灌注减少，肺泡内的气体不能与肺泡毛血管血中气体充分交换，形成无效腔通气。V/Q比例失调的后果主要是缺氧，而$PaCO_2$上升不明显甚至下降。

（4）氧耗量增加：因发热、寒战、呼吸困难、抽搐等均增加机体的氧耗量，氧耗量增加是呼吸功能不全时加重缺氧的原因之一，发热、寒战、呼吸困难和抽搐均增加氧耗量。寒战时耗氧量可达500 mL/min；严重哮喘时，随着呼吸功的增加，用于呼吸的氧耗量可达到正常的十几倍。氧耗量增加，肺泡氧分压下降，正常人借助增加通气量以防止缺氧。故氧耗量增加的患者，若同时伴有通气功能障碍，则会出现严重的低氧血症。

2. 低氧血症和高碳酸血症的危害

呼吸衰竭时发生的低氧血症和高碳酸血症，能够影响全身各系统器官的代谢、功能甚至使组织结构发生变化。通常先引起各系统器官的功能和代谢发生一系列代偿适应反应，以改善组织的供氧，调节酸碱平衡和适应改变了的内环境。当呼吸衰竭进入严重阶段时，则出现代偿不全，表现为各系统器官严重的功能和代谢紊乱直至衰竭。

（1）对中枢神经系统的影响：脑组织对缺氧特别敏感，耐受性很差。在体温37℃时循环停止3~4 min，脑组织就可能遭到不可逆的损害。脑组织各部分对缺氧的耐受性各不相同，大脑皮质的耐受性最差，脑干最好。中度缺氧时患者即可主诉疲劳、表情忧郁、淡漠、嗜睡等抑制症状，或出现欣快多语、哭笑无常、语无伦次等精神症状，还可发生视力模糊、发音困难、共济失调，甚至引起脑水肿、颅内压增高，患者昏迷，终至脑细胞死亡。

CO_2潴留使脑脊液H^+浓度增加，影响脑细胞代谢，降低脑细胞兴奋性，抑制皮质活动；但轻度的CO_2增加，对皮质下层刺激加强，间接引起皮质兴奋。CO_2潴留可引起头痛、头晕、烦躁不安、言语不清、精神错乱、扑翼样震颤、嗜睡、昏迷、抽搐和呼吸抑制，这种由缺氧和CO_2潴留导致的神经精神障碍症候群称为肺性脑病（pulmonary encephalopathy），又称CO_2麻醉。肺性脑病早期，往往有失眠、兴奋、烦躁不安等症状。除上述神经精神症状外，患者还可表现出木僵、视力障碍、球结膜水肿及发绀等。肺性脑病的发病机制尚未完全阐明，但目前认为低氧血症、CO_2潴留和酸中毒三个因素共同损伤脑血管和脑细胞是最根本的发病机制。

缺氧和 CO_2 潴留均会使脑血管扩张，血流阻力降低，血流量增加以代偿脑缺氧。缺氧和酸中毒还能损伤血管内皮细胞使其通透性增高，导致脑间质水肿；缺氧使红细胞 ATP 生成减少，造成 Na^+-K^+ 泵功能障碍，引起细胞内 Na^+ 及水增多，形成脑细胞水肿。以上情况均可引起脑组织充血、水肿和颅内压增高，压迫脑血管，进一步加重脑缺血、缺氧，形成恶性循环，严重时出现脑疝。另外，神经细胞内的酸中毒可引起抑制性神经递质 γ-氨基丁酸生成增多，加重中枢神经系统的功能和代谢障碍，也成为肺性脑病及缺氧、休克等病理生理改变难以恢复的原因。

（2）对心脏的影响：心肌的耗氧量最大，也对缺血、缺氧最敏感，轻度缺氧可反射性地刺激心脏，使心率增快，排血量增加，血压升高。严重缺氧又可使心肌内乳酸积聚，心肌收缩力受抑制，心率减慢，血压下降，排血量减少。原有冠状动脉病变者缺氧后的心肌变性、组织坏死和局灶出血会迅速发生和加重。心脏传导系统缺氧后的功能紊乱常导致心律失常，容易诱发洋地黄类药物及利尿剂的毒性反应。极严重者可出现室性心动过速、心室颤动或心脏停搏。

（3）对呼吸系统的影响：急性缺氧时可刺激主动脉体、颈动脉体化学感受器使呼吸增快加深。极严重的缺氧可抑制呼吸中枢，引起周期性呼吸，呼吸运动减弱，甚至呼吸停止。缺氧损害血管内皮细胞可使肺毛细血管通透性增加，严重时导致肺水肿。缺氧减少 I 型肺泡细胞分泌表面活性物质，导致肺不张和肺内分流的加重。缺氧还可使支气管黏膜上的肥大细胞增多，生物活性介质，如五羟色胺、前列腺素、组胺、白细胞三烯的分泌亦增多，引起支气管平滑肌的痉挛。缺氧还可使肺血管收缩，肺动脉压升高，长期的肺动脉高压必然导致右心室肥厚和肺源性心脏病。

（4）对肝肾功能的影响：急性严重缺氧，可引起肝细胞水肿、变性和坏死，使转氨酶、乳酸脱氢酶升高。慢性严重缺氧，可诱发肝纤维化，使肝脏缩小，肝功障碍。缺氧使血管收缩，肾血流量减少，肾小球滤过率降低，致使尿量减少与氮质血症发生。肾脏缺氧时，肾小管上皮细胞出现细胞肿胀、水样变性，重者发生肾小管上皮细胞坏死而导致急性肾功能不全。慢性缺氧还可通过肾球旁细胞产生促细胞生成素因子，刺激骨髓引起继发性红细胞增多。

（5）对其他方面的影响：缺氧时细胞内线粒体的氧分压降低，氧化过程发生障碍，无氧糖酵解过程增强，致使大量的乳酸、酮体和无机磷积蓄引起代谢性酸中毒。在无氧代谢情况下，ATP 减少，使细胞钠泵失灵，使 Na^+、H^+ 进入细胞内增加，K^+ 从细胞内释出，导致细胞内水肿和细胞外血钾升高。缺氧还可使体内儿茶酚胺增加，继发性醛固酮增多，导致血容量增加。

二、临床表现

1. 导致呼衰的基础疾病的表现

依基础疾病的不同而有不同的表现，如脑血管意外，可有头痛、头晕、昏迷、偏瘫、呕吐、瞳孔改变和病理征等。细菌性肺炎则有寒战、发热、咳脓性痰或铁锈色痰、胸痛、呼吸困难，听诊可闻湿性啰音或肺实变体征等。基础疾病的表现是多种多样的，需要强调的是，不要被基础疾病的某些严重表现转移了对呼吸衰竭的注意，从而延误对呼衰的诊断和治疗。

2. 低氧血症的表现

低氧血症所致症状的严重程度取决于缺氧的程度、发生的速度和持续时间。轻度缺氧患者症状不明显，或有活动后气短、心悸、血压升高等。轻度缺氧对中枢神经系统的影响可仅有注意力不集中、智力减退及定向力障碍，随着缺氧的加重，患者可出现呼吸困难、明显发绀、心率增快、出冷汗、头痛、烦躁不安、神志恍惚、谵妄，甚至昏迷。进而呼吸表浅、节律不规则或减慢，心搏减弱，血压下降，直至呼吸心脏停搏，患者死亡。

3. 高碳酸血症表现

早期表现为睡眠习惯改变，晚上失眠，白天嗜睡。头痛，晚上加重。多汗，小组肌肉不自主地抽动或震颤，或出现扑击样震颤；若 CO_2 继续增高时，患者可出现表情淡漠、意识混浊、昏睡、神志恍惚或狂躁多动，有寻衣摸床动作。眼结膜充血、水肿，瞳孔缩小或忽大忽小，皮肤潮红，肢端多温暖红润，可掩盖循环衰竭的真相，严重 CO_2 潴留时，患者进入半昏迷或深昏迷，部分患者出现惊厥、抽搐，以及其他多种神经症状。因呼衰二氧化碳潴留，酸中毒所致精神神经症状，无论轻重均称为"肺性脑病"。

4. 呼衰所致并发症的表现

呼吸衰竭可引起心、脑、肝、肾、胃肠、血液、营养、代谢等多个系统或器官的功能异常，从而发生相应的临床表现，如心律失常、心力衰竭、酸碱紊乱、电解质失衡、弥散性血管内凝血（DIC）、上消化道出血、黄疸、食欲减退、营养障碍等。出现呼衰并发症的临床表现时，应及时检查相应器官的功能，发现异常应及时治疗，以避免多脏器功能衰竭的发生。

三、诊断

本病主要诊断依据，急性的如溺水、电击、外伤、药物中毒、严重感染、休克；慢性的多继发于慢性呼吸系统疾病，如慢性阻塞性肺疾病等。结合临床表现、血气分析有助于诊断。

四、治疗

呼吸衰竭总的治疗原则是：加强呼吸支持，包括保持呼吸道通畅、纠正缺氧和改善通气等；呼吸衰竭病因和诱发因素的治疗；加强一般支持治疗和对其他重要脏器功能的监测与支持。

（一）支持性治疗

1. 保持呼吸道通畅

对任何类型的呼吸衰竭，保持呼吸道通畅是最基本、最重要的治疗措施。气道不畅使呼吸阻力增加，呼吸功消耗增多，会加重呼吸肌疲劳；气道阻塞致分泌物排出困难将加重感染，同时也可能发生肺不张，使气体交换面积减少；气道如发生急性完全阻塞，会发生窒息，在短时间内导致患者死亡。

保持气道通畅的方法主要有：①若患者昏迷应使其处于仰卧位，头后仰，托起下颌并将口打开；②清除气道内分泌物及异物；③若以上方法不能奏效，必要时应建立人工气道。人工气道的建立一般有三种方法，即简便人工气道、气管插管及气管切开，后二者属气管内导管。简便人工气道主要有口咽通气道、鼻咽通气道和喉罩，是气管内导管的临时替代方式，在病情危重不具备插管条件时应用，待病情允许后再行气管插管或切开。气管内导管是重建呼吸通道最可靠的方法。

若患者有支气管痉挛，需积极使用支气管扩张药物，可选用 β_2 肾上腺素受体激动剂、抗胆碱药、糖皮质激素或茶碱类药物等。在急性呼吸衰竭时，主要经静脉给药。

2. 合理氧疗，改善通气

通过增加吸氧浓度来纠正患者缺氧状态的治疗方法即为氧疗。

（1）吸氧浓度：确定吸氧浓度的原则是保证 PaO_2 迅速提高到 60 mmHg 或脉搏容积血氧饱和度（SpO_2）达 90% 以上的前提下，尽量减低吸氧浓度。Ⅰ型呼吸衰竭的主要问题为氧合功能障碍而通气功能基本正常，较高浓度（＞35%）给氧可以迅速缓解低氧血症而不会引起 CO_2 潴留。对于伴有高碳酸血症的急性呼吸衰竭，往往需要低浓度给氧。

（2）吸氧装置。

1）鼻导管或鼻塞：主要优点为简单、方便；不影响患者咳痰、进食。缺点为氧浓度不恒定，易受患者呼吸的影响；高流量时对局部黏膜有刺激，氧流量不能大于 7 L/min。吸入氧浓度与氧流量的关系：吸入氧浓度（%）= 21 + 4 × 氧流量（L/min）。

2）面罩：主要包括简单面罩、带储气囊无重复呼吸面罩和文丘里（Venturi）面罩，主要优点为吸氧浓度相对稳定，可按需调节，该方法对于鼻黏膜刺激小，缺点为在一定程度上影响患者咳痰、进食。

3. 呼吸兴奋剂的应用

呼吸兴奋剂的使用原则：必须保持气道通畅，否则会促发呼吸肌疲劳，并进而加重 CO_2 潴留；脑缺氧、水肿未纠正而出现频繁抽搐者慎用；患者的呼吸肌功能基本正常；不可突然停药。主要适用于以中枢抑制为主、通气量不足引起的呼吸衰竭，如睡眠呼吸暂停综合征，特发性肺泡低通气综合征，药物中毒性呼吸中枢麻醉等；对以肺换气功能障碍为主所导致的呼吸衰竭患者，不宜使用；常用的药物有尼可刹米和洛贝林，用量过大可引起不良反应。

4. 呼吸支持技术

当机体出现严重的通气和（或）换气功能障碍时，以人工辅助通气装置（呼吸机）来改善通气和（或）换气功能。呼吸衰竭时应用机械通气能维持必要的肺泡通气量，降低 $PaCO_2$；改善肺的气体交换效能；使呼吸肌得以休息，有利于恢复呼吸肌功能。

气管插管的指征因病而异。急性呼吸衰竭患者昏迷逐渐加深，呼吸不规则或出现暂停呼吸道分泌物增多，咳嗽和吞咽反射明显减弱或消失时，应行气管插管使用机械通气。机械通气过程中应根据血气分析和临床资料调整呼吸机参数。机械通气的主要并发症为通气增强，造成呼吸性碱中毒；通气不足，加重原有的呼吸性酸中毒和低氧血症；出现血压下降、心排血量下降、脉搏增快等循环功能障碍；气道压力过高或潮气量过大可致气压伤，如气胸、纵隔气肿或间质性肺气肿；人工气道长期存在，可并发呼吸机相关肺炎（VAP）。

近年来，无创正压通气（NIPPV）用于急性呼吸衰竭的治疗已取得了良好效果。经鼻/面罩行无创正压通气，无须建立有创人工气道，简便易行，与机械通气相关的严重并发症的发生率低。但患者应具备以下基本条件：①清醒能够合作；②血流动力学稳定；③不需要气管插管保护（即患者无误吸、严重消化道出血、气道分泌物过多且排痰不利等情况）；④无影响使用鼻/面罩的面部创伤；⑤能够耐受鼻/面罩。

5. 营养支持

由于 COPD 等慢性基础肺疾病的长期消耗，或急性严重肺疾病（如严重肺感染等）的高代谢状态，都可使呼吸衰竭患者出现营养不良。营养不良可使呼吸肌萎缩、收缩力下降、耐力减低。营养不良时肺的防御功能减退，表面活性物质减少，使肺泡易于萎陷，严重营养不良时还可使呼吸中枢对缺氧和高碳酸血症的反应性减低，这些影响均可使呼吸衰竭容易发生而难以纠正和康复。机械通气者可使撤机发生困难，因此营养治疗是呼吸衰竭患者综合治疗的重要方面。

凡患者胃肠道消化和吸收功能尚好者，应首先推荐经口胃肠道营养，这较符合生理要求，口腔咀嚼可促进唾液和消化腺的分泌，减少应激性溃疡和胃肠道出血的发生，不能经口进食者可采用鼻饲。胃肠道营养补充不足时，可由外周静脉补充，但需注意输入的内容及其效价。近十多年来，人们试图应用重组人生长激素（rHGH）以改善氮潴留和蛋

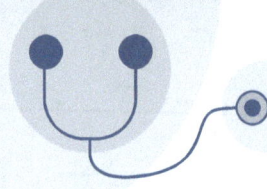

白质合成,增加肌肉质量,特别是呼吸肌。通常在接受营养支持治疗的同时或1周后应用rHGH,对于不能从消化道正常进食或自身胃肠功能极差者,可经穿刺锁骨下静脉或颈内静脉,插入硅胶管或聚氨酯管至上腔静脉输入高浓度的液体,最好用输液泵控制输液速度及液量。

(二) 基础疾病的治疗

1. 针对呼吸衰竭病因的治疗

在进行支持性治疗的同时,应根据呼吸衰竭的不同原因采取不同的治疗。只有去除呼吸衰竭的病因,才能使呼吸衰竭得到有效的纠正。

2. 抗感染的治疗

根据各种不同严重感染和可能的致病菌,开始时经验性选药,抗生素的选用应遵循"联合、足量、交替"原则,在有培养结果后,根据细菌培养和药敏试验结果及初始的临床治疗效果调整抗菌药物。行气管插管或气管切开,机械通气者,吸痰应严格无菌操作,管道及时消毒,以防止发生呼吸机相关性肺炎。

3. 解除支气管痉挛

促进排痰存在支气管痉挛时应给予有效的支气管舒张药物。目前支气管舒张药物主要有两种。①抗胆碱能药物:主要有异丙托品、溴化异丙托品(爱全乐气雾剂、爱全乐雾化吸入剂、可必特),它阻断气道副交感神经节、节后纤维及平滑肌 M_1、M_2、M_3 受体,使气道扩张及气道分泌物减少。气雾吸入作用时间比 $β_2$ 受体激动剂稍慢,可持续 4~6 小时。目前有选择性作用于 M_1、M_3 受体异丙托溴铵,疗效更好;② $β_2$ 受体激动剂主要有沙丁胺醇、特布他林等制剂,$β_2$ 受体激动剂被认为是目前最有效的支气管扩张剂,作用快而强,吸入数分钟可见效,15~30 min 达到峰值,持续疗效 4~5 小时。其长效制剂或控释片口服对夜间与清晨症状缓解有效。但 COPD 患者年龄较大,$β_2$ 受体敏感性下降,应注意对心脏的副作用,大剂量应用可致低钾血症。

祛痰药按作用方式可分为三类。①恶心性和刺激性祛痰药:如氯化铵、愈创甘油醚属恶心性祛痰药,口服后可刺激胃黏膜,引起轻度恶心,反射性地促进呼吸道腺体的分泌增加,从而使黏痰稀释便于咳出;刺激性祛痰药是一些挥发性物质,如桉叶油、安息香酊等,加入沸水中,其蒸气挥发也可刺激呼吸道黏膜,增加分泌,使痰稀释便于咳出;②痰液溶解剂:如乙酰半胱氨酸,可分解痰液中的黏性成分,使痰液液化,黏滞性降低而易咳出;③黏液调节剂:如盐酸溴乙新和羧甲司坦,作用于气管和支气管的黏液产生细胞,使分泌物黏滞性降低,痰液变稀而易咳出。

(三) 并发症的治疗

1. 消化系统

(1) 应激性溃疡及胃肠道出血:应激性溃疡的病理学改变是浅表黏膜的糜烂,可达肌层黏膜。这些多发的浅表糜烂主要累及胃，常发生于胃底部，少数在胃窦部。多因一种或数种胃防御机制的受损或暂时性衰竭导致。胃黏膜完整性的维持是一动态过程，依赖于机体组织的功能和体液因素。正常的胃血流、机体的酸碱平衡和正常的黏膜分泌功能是防止黏膜受破坏和溃疡所必需的，因胃血流减少而引起的黏膜缺血是诱发应激性溃疡的最重要因素。缺血减少了黏膜中和进入组织的酸的能力，氢离子的积聚，引起黏膜的酸化和溃疡，缺血也能影响胃的能量代谢。在应激性溃疡的发生机制中，胃酸和胃蛋白酶的作用是重要的，但并不是因为氢离子浓度的增加，与中枢神经系统疾病有关的应激性溃疡不同，并没有发现危重患者的胃酸或胃蛋白酶浓度增加。应激性溃疡的发生需要胃酸和胃蛋白酶的参与，但其发生的主要机制是组织酸中毒或缺血，这导致黏膜处理氢离子的功能受损。

根据呕血、黑便，鼻胃管中抽吸出鲜血或咖啡色胃液，或出现低血容量休克体征，可确定或疑及上消化道出血的临床诊断。鼻胃管吸出物潜血试验阳性，在缺乏急性失血的其他体征时，并不是十分可靠的上消化道出血的证据。绝大部分危重患者可以发现应激性溃疡，然而，不是所有的溃疡都引起上消化道出血。上消化道出血的发生率文献报道不一，与所用的诊断方法和研究的患者情况不同有关。ICU 患者严重胃肠大出血的发生率约 5%，发生胃肠道出血的危险因素包括严重创伤、任何原因的休克、脓毒症、肾功衰竭、黄疸和急性呼吸衰竭。ARDS 的胃肠道出血发生率比其他原因引起的急性呼吸衰竭更高。急性呼吸衰竭患者行机械通气者比未行通气者的胃肠道出血发生率要高。有一组报告，机械通气者胃肠道出血的发生率是 30%，而未机械通气者是 3%。延长机械通气时间（>5 d）也与增加出血的危险性相关。凝血功能障碍增加胃肠道出血概率。机械通气患者伴发血小板减少，凝血酶原时间或部分促凝血酶原激酶时间延长，出血发生率达 75%。弥散性血管内凝血（DIC）也和显著的胃肠道出血相关。大多数研究表明，随着危险因素的增多，或出现其他多系统衰竭的表现，尤其是肾衰竭和黄疸，胃肠道出血的危险性增加。并发胃肠道出血后必然加重病情，延长机械通气和住 ICU 所需时间，增加肺感染的机会，也必然增加死亡率。

治疗应激性溃疡应首先纠正应激性溃疡的各种诱因，如纠正缺氧、低血压，休克或酸中毒等。只要这些诱因能早期给予纠正，应激性溃疡的发生率可显著降低。然而，有时这些情况是并不可能很快消除或纠正的，这时就应采取各种预防措施。常用的预防措施有：用制酸剂中和胃酸，应用组胺受体阻断剂（如西咪替丁或雷尼替丁）减少胃酸的分泌，硫糖铝不减少胃酸但可保护胃黏膜。已有研究证明，制酸剂和 H_2 受体阻断剂在预防或治疗应激性溃疡方面几乎有相同的作用。但制酸剂引起的并发症（氢氧化铝可以在胃内引起血块结团）已明显降低了以前积极预防用药的热情，且应用制酸剂后还需定时（1~2 h）测定胃内 pH，这也比较耗时费事、长期应用制酸剂和 H_2 体阻断剂，可引起胃内 pH 的碱化而致胃内细菌的寄生，胃内细菌通过反流，误吸等播散至呼吸道，成为医院内肺炎的重要感染来源。而硫糖铝可能减少这种并发症。加强营养疗法对于预防应激性溃疡是有效的。

严重的上消化道大出血并不常见，主要发生于延长机械通气和伴有凝血功能障碍的患者。危重患者发生上消化道大出血可能是多器官受累的另一标志。对有些患者预防用药并不能阻止应激性溃疡和上消化道大出血的发生。也不是所有危重患者都需要预用药。但如果机械通气患者伴凝血功能障碍，或既往有消化性溃疡，上消化道大出血病史，或具有其他危险因素如脓毒症、休克、肾功能衰竭等，那么采取预防用药的利可能大于并发症的弊。

（2）肝脏功能损害：严重呼吸衰竭患者由于严重缺氧、酸中毒、心衰，机械通气，呼气末正压等因素，易发生肝脏功能损害。有报道，呼吸衰竭患者有44%血清AST、ALT、LDH升高，其中25%来自肝脏。先是LDH升高，随之AST、ALT升高。血胆红素升高的也不少见，但大多为不显性黄疸，胆红素少于34 pmol/L（2 mg/dL）。因低氧血症引起者，PaO_2 越低，持续时间越长，酶学改变越明显。随着低氧血症的改善，酶学改变可在7～14 d恢复正常。肝酶的异常也与右心衰竭有关，若中心静脉压增高，即使轻度低氧血症，酶学也可异常。肝脏的供氧主要来自门静脉，门静脉是低压力系统，当中心静脉压升高时，肝脏的血流灌注减少，加之低氧血症使肝细胞严重缺氧，肝脏瘀血又使肝窦扩张，扩张的肝窦对周围的机械性压迫，可导致肝细胞损伤。病理改变有肝小叶中心瘀血及肝细胞的变性坏死。

呼吸衰竭治疗过程中应用各种药物，如某些抗生素、甾体激素、抗结核药、过多输注蛋白等也可致肝功能损害。呼衰患者也可因输血等合并病毒性肝炎。临床上应注意鉴别。呼吸衰竭合并肝功能损害时的治疗，主要是去除诱因，如纠正严重缺氧、心衰，改善循环状况，纠正酸中毒，避免应用具有肝功损害的药物。对症处理可适当应用保肝药物，如肝太乐，每次0.2 g，一日3次。维生素C每次0.2～0.3 g，一日3次；联苯双酯，降低转氨酶效果明显，能增强肝脏解毒功能，减轻肝脏的病理损伤，促进肝细胞增生并保护肝细胞，从而改善肝功能。本药缺点为远期疗效较差，停药后肝酶易于反跳。用法：口服片剂，一日量75～150 mg，常用每次25～50 mg，一日3次。

2. 心血管系统

急性呼吸衰竭的心血管并发症有心脏血管的血流动力学改变（如肺动脉高压）、左心室功能改变、心排血量降低、低血压，以及心律失常和心肌缺血。这些并发症可以是由基础肺疾病引起，也可以由治疗措施，如机械通气、PEEP、血管内置管监护或药物等使用引起。

（1）心律失常：低氧血症、酸碱失衡（酸中毒或碱中毒）均可引起心律失常，有报道在高碳酸血症型呼衰中心律失常发生率可高达50%，以室上性心律失常较常见。代谢紊乱和电解质异常（低血钾或高血钾、低血钙、低血镁）也是发生心律失常的常见原因。因此，当患者发生持续性或复杂性房性或室性快速心律失常，或有证据提示潜在代谢异常（如 QT 间期延长、宽大 U 波、T 波尖耸）时，应测定血清电解质。这也有助于判断心律失常发生时患者的情况和决定治疗措施。若在气道吸引或患者移动时发生慢速型心律失常，则提示缺氧或迷走神经张力过高。

药物的作用也常是急性呼吸衰竭危重患者发生房性或室性心律失常的原因。儿茶酚胺类药物注射常引起（或加重）窦性心动过速、室性期前收缩或室性心动过速。非卧床患者吸入儿茶酚胺类药物后罕有引起症状性心律失常的。但在危重型哮喘患者，多次频繁地应用此类药物则偶可引起心率和异位心律的变化。茶碱过是房性和室性快速心律失常的常见原因，需要较大剂量应用茶碱类药物时，应定期监测患者的血茶碱浓度。

（2）心肌缺血：危重患者常发生心肌缺血，但由于患者神志或知觉的改变或表现不典型，临床上往往被疏漏。心肌缺血可引起典型的胸痛，但也可以没有典型的心绞痛而仅有其他临床表现。怀疑心肌缺血时，应常规作心电图和血清酶学检查。心电图出现异常并不是缺血性心脏病的特异性诊断，如电解质紊乱、药物（强心药物）、机械通气等均可引起。在这种情况下，详细地分析临床情况，对心电图的动态观察和心电监护常可发现细微的变化和区别不同原因。必要时进行超声心动图检查也可能有所帮助。若超声心动图显示：短暂性局部心肌壁运动常提示局部心肌缺血。所有 40 岁以上或患有缺血性心脏病者在发生严重呼吸衰竭期间，应定期进行心电图检查或心电示波监护。

心肌缺血的治疗：①去除引起心肌缺血的原因，如纠正低血压、心律失常、严重缺氧、贫血等；②酌情应用扩张冠状动脉药物，如口服硝酸异山梨酯、硝苯地平，静脉滴注硝酸甘油等（同时监测血压）。

（3）心脏血管功能异常：慢性或急性呼吸衰竭，由于长期缺氧、高碳酸血症、呼吸性酸中毒及合并电解质紊乱，因而并发心血管功能异常十分常见。最常见的是肺动脉高压，随后导致右心扩大、心肌肥厚和心功能不全。

长期呼衰对左心室功能也会产生不利影响，尸检材料证明，肺心病中约 61.5% 的患者有不同程度的左室肥厚，虽然其中部分老年患者可能合并有高血压或冠心病，但长期呼衰使左心功能受损的问题已逐渐被人们所重视。近年对呼吸衰竭引起心血管功能异常的研究发现，很多神经调节因素和血管活性介质，如肾上腺素、胆碱能物质、前列腺素、内皮素心房钠尿肽，生物调节肽如 VIP 等，均参与其过程。

预防和治疗方面，应用血管扩张药如钙通道阻滞剂，长期持续的低浓度氧疗，氧化亚氮吸入疗法均已应用于临床，对降低肺动脉高压、改善心功能具有一定的疗效。急性呼吸衰竭合并心力衰竭时尚可酌情应用强心利尿和扩血管药物。由于心肌缺氧，对洋地黄的毒性比较敏感，故洋地黄的剂量宜偏小，如口服地高辛每日 0.125～0.25 mg 或病情紧急时用毛花苷 C 0.2～0.4 mg 静注，每日 2 次。利尿剂可用氢氯噻嗪 25 mg 加氨苯蝶啶 50～100 mg 均每日或隔日一次。有时用螺内酯 20 mg 取代氨苯蝶啶可达较好疗效。急性心衰或水肿严重时可注射呋塞米或丁脲胺，但应注意追随电解质的改变。利尿过多时应及时补充液体，以避免脱水、有效血容量不足或痰液黏滞。扩血管药物常用硝酸甘油，生理盐水 200 mL 加硝酸甘油 2～4 mg，滴速 20～40 滴/min，注意观察血压改变。

（4）低血压：急性呼吸衰竭合并低血压的原因很多，如因入量不足致低血容量，以及严重感染或出血致感染性或失血性休克、合并肺栓塞、电解质紊乱及药物影响等，均可诱发或加重低血压。应用正压通气，尤其是加用较高水平的 PEEP，吸气时间或吸气后暂停时间过长等也可致低血压。患者出现低血压后，应迅速根据临床情况查清原因，并根据不同原因分别予以处置。原因不能很快纠正时，可酌情在输液中加用血管活性药物，如多巴胺、多巴酚丁胺、间羟胺等，浓度和滴速根据需要调整，维持患者血压 11.3～12/6.67～8 kPa（85～95/50～60 mmHg）水平。过低的血压不能保证人体重要脏器，如心、脑、肝、肾等的血流灌注，易导致重要脏器功能的损害或衰竭。

3. 肾脏

呼吸衰竭危重患者发生的肾脏并发症包括急性肾衰竭和水、钠排泄的异常。酸碱和电解质失衡可因肾脏并发症的发生而加重或复杂化。泌尿系统可以是脓毒症的来源。急性呼吸衰竭并发肾衰竭往往是预后不良的征兆，死亡率可达 80%。

（1）急性肾衰竭：并发急性肾衰竭的最常见原因是肾血流灌注减少引起的肾前性氮质血症、严重缺氧和急性肾小管坏死，或应用肾毒性药物。ICU 患者发生肾血流灌注减少的常见原因是低血压、心力衰竭、任何原因的血容量不足和脓毒症。抗生素，尤其是氨基糖甙类是肾毒性诱发肾衰竭的最常见原因，某些 β-内酰胺类抗生素，如头孢他啶，若应用剂量过大或时间过长，尤其是老年患者，也可导致肾功不全。

此外，某些药物，如西咪替丁、放射线造影对比剂、抗癌化疗药物等也可导致肾衰竭。因此，在应用肾毒性药物时应严密监测肾功指标，如尿量、尿常规和比重、血肌酐、尿素氮，必要时检查肾小球和肾小管功能，以便发现问题及时停药。并发肾衰竭时的主要临床表现是少尿、无尿及氮质血症。患者 24 小时尿量少于 400 mL 称为少尿，少于 50 mL 称为无尿。少尿或无尿时，因代谢产物不能完全排出，血中尿素氮、肌酐升高，患者出现水肿、畏食、恶心、呕吐、口腔炎及结肠炎等症状。肾功受损后机体对酸碱平衡的调节能力下降，故常发生代谢性酸中毒及高钾血症。血压随之升高，严重者发生急性左心衰竭。在诊断每一位危重患者肾衰竭时必须排除阻塞性肾病（肾后性氮质血症）。

急性肾衰竭的治疗，首先要努力纠正导致肾衰竭的原因，补充血容量，纠正休克，缓解尿路的阻塞，对于改善肾前或肾后性氮质血症均有好处。对于急性肾小管坏死，至今缺乏特殊有效的治疗，故治疗的重点在于防止其发生，缩短其病程或增加尿量。急性肾衰竭的一般治疗包括预防感染和出血、维持水和电解质的平衡、提供适当的营养、酌情应用利尿剂（如呋塞米、丁脲胺等），必要时也可进行血液透析、血液灌流或腹膜透析等治疗。

发生肾衰竭后，一些主要经肾排泄的药物，如多种抗生素、茶碱类药物、强心药等均应根据肾功减退的程度相应减量，具有肾毒性的药物应禁用或慎用。

（2）水钠潴留：急性呼吸衰竭患者发生肾血流动力学和肾小管功能的改变，往往是缺氧、酸中毒、机械通气、应用过高 PEEP 等所致。其不良后果包括体内水的潴留（正平衡）、水肿、低钠血症，可能因此增加死亡率。其发生机制涉及体内激素和非激素因素的影响。研究表明，呼吸衰竭患者在发生低氧血症和高碳酸血症时，几乎有一半患者的抗利尿激素水平增加。水钠潴留不仅增加心脏负担，也使呼吸衰竭患者的气体交换更趋恶化。水钠潴留的处理，需纠正其原因，适当限制液体和钠的入量。也可酌情应用利尿剂（如氢氯噻嗪、螺内酯、呋塞米等）。

（熊申明）

第五节 重症急性胰腺炎

一、概述

急性胰腺炎是指多种病因导致胰酶在胰腺内被激活后引起胰腺自身消化的炎症反应。临床上以急性腹痛及血、尿淀粉酶的升高为特点，病情轻重不等。按临床表现和病理改变，可分为轻症急性胰腺炎（MAP）和重症急性胰腺炎（SAP）。前者多见，临床上占急性胰腺炎的 90%，预后良好；后者病情严重，常并发感染、腹膜炎和休克等，死亡率高。

病因和发病机制如下：

1. 胆管疾病

胆石、蛔虫或感染致使壶腹部出口处梗阻，使胆汁排出障碍，当胆管内压超过胰管内压时，胆汁、胆红素和溶血磷脂酰胆碱及细菌毒素可逆流入胰管，或通过胆胰间淋巴系统扩散至胰腺，损害胰管黏膜屏障，进而激活胰酶引起胰腺自身消化。

2. 二指肠疾病与十二指肠液反流

一些伴有十二指肠内压增高的疾病，如肠系膜上动脉压迫、环状胰腺、胃肠吻合术后输入段梗阻、邻近十二指肠乳头的憩室炎等，常有十二指肠内容物反流入胰管，激活胰酶，引起胰腺炎。

3. 大量饮酒和暴饮暴食

可增加胆汁和胰液分泌、引起十二指肠乳头水肿和 Oddi 括约肌痉挛；乙醇还可使胰液形成蛋白"栓子"，使胰液排泄受阻，引发胰腺炎。

4. 胰管梗阻

胰管结石或蛔虫、狭窄、肿瘤、胰腺分裂症等均可引起胰管阻塞，管内压力增高，胰液渗入间质，导致急性胰腺炎。

5. 手术与外伤

腹部手术可能直接损伤胰腺或影响其血供。ERCP检查时可因重复注射对比剂或注射压力过高，引起急性胰腺炎（约3%）。腹部钝挫伤可直接挤压胰腺组织引起胰腺炎。

6. 内分泌与代谢障碍

甲状旁腺功能亢进症、甲状旁腺肿瘤、维生素D过量等均可引起高钙血症，产生胰管钙化、结石形成，进而刺激胰液分泌和促进胰蛋白酶原激活而引起急性胰腺炎。高脂血症可使胰液内脂质沉着，引起血管的微血栓或损坏微血管壁而伴发胰腺炎。

7. 感染

腮腺炎病毒、柯萨奇病毒B、埃可病毒、肝炎病毒感染均可伴急性胰腺炎，特别是急性重型肝炎患者可并发急性胰腺炎。

8. 药物

与胰腺炎有关的药物有硫唑嘌呤、肾上腺糖皮质激素、噻嗪类利尿药、四环素、磺胺类、甲硝唑、阿糖胞苷等，使胰液分泌或黏稠度增加。

另外，有5%～25%的急性胰腺炎病因不明，称之为特发性胰腺炎。

急性胰腺炎的发病机制尚未完全阐明。相同的病理生理过程是胰腺消化酶被激活而造成胰腺自身消化。胰腺分泌的消化酶有两种形式：一种是有活性的酶，如淀粉酶、脂肪酶等；另一种是以前体或酶原形式存在的无活性酶，如胰蛋白酶原、糜蛋白酶原、弹性蛋白酶原、磷脂酶A、激肽酶原等。胰液进入十二指肠后被肠酶激活，使胰蛋白酶原转变为胰蛋白酶，胰蛋白酶又引起一连串其他酶原的激活，将磷脂酶原A、弹性蛋白酶原、激肽酶原分别激活为磷脂酶A、弹性蛋白酶、激肽酶。磷脂酶A使磷脂酰胆碱转变为溶血磷脂酰胆碱，破坏胰腺细胞和红细胞膜磷脂层，使胰腺组织坏死与溶血；弹性蛋白酶溶解血管壁弹性纤维而致出血；激肽酶将血中激肽原分解为激肽和缓激肽，从而使血管扩张和通透性增加，引起水肿和休克。脂肪酶分解中性脂肪引起脂肪坏死。激活的胰酶并可通过血行与淋巴途径到达全身，引起全身多脏器（如肺、肾、脑、心、肝）损害和出血坏死性胰腺炎。研究提示，胰腺组织损伤过程中一系列炎性介质（如氧自由基、血小板活化因子、前列腺素、白三烯、补体、肿瘤坏死因子等）起着重要介导作用，促进急性胰腺炎的发生和发展。

二、临床表现

（一）症状

1. 腹痛

为本病最主要表现。95%急性胰腺炎患者腹痛是首发症状，常在大量饮酒或饱餐后突然发作，程度轻重不一，可以是钝痛、钻顶或刀割样痛，呈持续性，也可阵发性加剧，不能为一般解痉药所缓解。多数位于腹上区、脐区，也可位于左右腹上区，并向腰背部放射。弯腰或起坐前倾位可减轻疼痛。轻症者在 3～5 d 即缓解；重症腹痛剧烈且持续时间长。由于腹腔渗液扩散，可弥漫呈全腹痛。

2. 恶心、呕吐

大多数起病后即伴恶心、呕吐，呕吐常较频繁。呕吐出食物或胆汁，呕吐后腹痛不能缓解。

3. 发热

大多数为中等度以上发热。一般持续 3～5 d，如发热持续不退或逐日升高，则提示为出血坏死性胰腺炎或继发感染。

4. 黄疸

常于起病后 1～2 d 出现，多为胆管结石或感染所致，随着炎症消退逐渐消失，如病后 5～7 d 出现黄疸，应考虑并发胰腺假性囊肿压迫胆总管的可能，或由于肝损害而引起肝细胞性黄疸。

5. 低血压或休克

重症常发生低血压或休克，患者烦躁不安、皮肤苍白湿冷、脉搏细弱、血压下降，极少数可突然发生休克，甚至猝死。

（二）体征

轻症急性胰腺炎腹部体征较轻，上腹有中度压痛，无或轻度腹肌紧张和反跳痛，均有腹胀，一般无移动性浊音。

重症急性胰腺炎上腹压痛明显，并有腹肌紧张及反跳痛，出现腹膜炎时则全腹明显压痛、腹肌紧张，重者有板样强直。伴肠麻痹者有明显腹胀、肠鸣音减弱或消失，可叩出移动性浊音。腹腔积液为少量至中等量，常为血性渗液。少数重症患者两侧胁腹部皮肤出现蓝-棕色瘀斑，称为 Grey-Turner 征；脐周皮肤呈蓝-棕色瘀斑，称为 Cullen 征，系因血液、胰酶、坏死组织穿过筋膜和肌层进入皮下组织所致。起病 2～4 周后因假性囊肿或胰及其周围脓肿，于上腹可扪及包块。

（三）并发症

1. 局部并发症

（1）胰腺脓肿：一般在起病后 2～3 周，因胰腺或胰周坏死组织继发细菌感染而形成脓肿。

（2）假性囊肿：多在起病后 3～4 周形成。由于胰液和坏死组织在胰腺本身或胰周围被包裹而形成囊肿，囊壁无上皮，仅为坏死、肉芽、纤维组织。囊肿常位于胰腺体、尾部，数目不等、大小不一。

2. 全身并发症

重症急性胰腺炎常并发不同程度的多脏器功能衰竭（MOF）。

（1）急性呼吸衰竭（呼吸窘迫综合征）：呼吸衰竭可在胰腺炎发病48 h即出现。早期表现为呼吸急促，过度换气，可呈呼吸性碱中毒。动脉血氧饱和度下降，即使高流量吸氧，呼吸困难及缺氧也不易改善，乳酸血症逐渐加重。晚期CO_2排出受阻，呈呼吸性及代谢性酸中毒。

（2）急性肾衰竭：少尿、无尿、尿素氮增高，可迅速发展成为急性肾衰竭，多发生于病程的前5 d，常伴有高尿酸血症。

（3）心律失常与心功能不全：胰腺坏死可释放心肌抑制因子，抑制心肌收缩，降低血压，导致心力衰竭。心电图可有各种改变，如ST-T改变、传导阻滞、期前收缩、心房颤动或心室颤动等。

（4）脑病：表现为意识障碍、定向力丧失、幻觉、躁动、抽搐等，多在起病后3～5 d出现。若有精神症状者，预后差，死亡率高。

（5）其他：如弥散性血管内凝血（DIC）、糖尿病、败血症及真菌感染、消化道出血、血栓性静脉炎等。

（四）辅助检查

1. 白细胞计数

多有白细胞增多及中性粒细胞核左移。

2. 淀粉酶测定

淀粉酶升高对诊断急性胰腺炎有价值，但无助于水肿型和出血坏死性胰腺炎的鉴别。

（1）血淀粉酶：在起病后6～12 h开始升高，24 h达高峰，常超过正常值3倍，维持48～72 h后逐渐下降。若淀粉酶反复升高，提示复发；若持续升高，提示有并发症可能。需注意：淀粉酶升高程度与病情严重性并不一致。在重症急性胰腺炎，如腺泡破坏过甚，血清淀粉酶可不高，甚或明显下降。某些胰外疾病也可引起淀粉酶升高，如胆囊炎、胆石症、溃疡穿孔、腹部创伤、急性阑尾炎、肾功能不全、急性妇科疾病、肠梗阻或肠系膜血管栓塞等，均可有轻度淀粉酶升高。

（2）尿淀粉酶：尿淀粉酶升高较血淀粉酶稍迟，发病后12～24 h开始升高，下降缓慢，可持续1～2周，急性胰腺炎并发肾衰竭者尿中可测不到淀粉酶。

3. 血清脂肪酶测定

急性胰腺炎时，血清脂肪酶的增高较晚于血清淀粉酶，于起病后24～72 h开始升高，持续7～10 d，对起病后就诊较晚的急性胰腺炎患者有诊断价值，而且特异性也较高。

4. 血钙测定

急性胰腺炎时常发生低钙血症。低血钙程度和临床病情严重程度相平行。若血钙低于

1.75 mmol/L，仅见于重症胰腺炎患者，为预后不良征兆。

5. 其他生化检查

急性胰腺炎时，暂时性血糖升高常见，与胰岛素释放减少和胰高糖素释放增加有关。持久性的血糖升高（＞10 mmol/L）反映胰腺坏死。部分患者可出现高三酰甘油血症、高胆红素血症。胸腔积液或腹腔积液中淀粉酶可明显升高。如出现低氧血症、低蛋白血症、血尿素氮升高等，均提示预后不良。

6. 影像学检查

超声与CT显像对急性胰腺炎及其局部并发症有重要的诊断价值。急性胰腺炎时，超声与CT检查可见胰腺弥漫性增大，其轮廓及其与周围边界模糊不清，胰腺实质不均，坏死区呈低回声或低密度图像，并清晰显示胰内、外组织坏死的范围与扩展方向，对并发腹膜炎、胰腺囊肿或脓肿诊断也有帮助。肾衰竭或因过敏而不能接受对比剂者可行磁共振检查。

X线胸片可显示与胰腺炎有关的肺部表现，如胸腔积液、肺不张、急性肺水肿等。腹部平片可发现肠麻痹或麻痹性肠梗阻征象。

三、诊断

急性上腹痛，血、尿淀粉酶显著升高时，应想到急性胰腺炎的可能，但重症胰腺炎淀粉酶可能正常，故诊断必须结合临床表现、必要的实验室检查和影像检查结果，并排除其他急腹症者方能确立诊断。具有以下临床表现者有助于重症胰腺炎的诊断。①症状：烦躁不安、四肢厥冷、皮肤呈斑点状等休克征象；②腹肌强直，腹膜刺激征阳性，Grey-Turner征或Cullen征出现；③实验室检查：血钙降至2 mmol/L以下，空腹血糖＞11.2 mmol/L（无糖尿病史），血尿淀粉酶突然下降；④腹腔穿刺有高淀粉酶活性的腹腔积液。

前已述及，胰腺外疾病也可出现淀粉酶升高，许多胸腹部疾病也会出现腹痛，故在诊断急性胰腺炎时，应结合病史、体征、心电图、有关的实验室检查和影像学检查加以鉴别。

四、治疗

（一）一般处理

1. 监护

严密观察体温、脉搏、呼吸、血压与尿量。密切观察腹部体征变化，不定期检测血、尿淀粉酶和电解质（K^+、Na^+、Cl^-、Ca^{2+}）、血气分析、肾功能等。

2. 维持血容量及水、电解质平衡

因呕吐、禁食、胃肠减压而丢失大量水分和电解质，需给予补充。尤其是重症急性胰腺炎，胰周大量渗出，有效血容量下降将导致低血容量性休克。每天补充3000～4000 mL

液体，包括晶体溶液和胶体溶液，如输新鲜血、血浆或白蛋白，注意电解质与酸碱平衡，尤其要注意低钾和酸中毒。

3. 营养支持

对重症胰腺炎尤为重要。早期给予全胃肠外营养（TPN），如无肠梗阻，应尽早进行空肠插管，过渡到肠内营养（EN）。可增强肠道黏膜屏障，防止肠内细菌移位。

4. 止痛

可用哌替啶 50～100 mg 肌内注射，必要时可 6～8 h 重复注射。禁用吗啡，因吗啡对 Oddi 括约肌有收缩作用。

（二）抑制或减少胰液分泌

1. 禁食和胃肠减压

以减少胃酸和胰液的分泌，减轻呕吐与腹胀。

2. 抗胆碱能药物

如阿托品 0.5 mg，每 6 h 肌内注射 1 次，能抑制胰液分泌，并改善胰腺微循环，有肠麻痹者不宜使用。

3. 制酸药

如 H_2 受体拮抗药法莫替丁静脉滴注，或质子泵抑制剂奥美拉唑 20～40 mg 静脉注射，可以减少胃酸分泌以间接减少胰液分泌。

4. 生长抑素及其类似物奥曲肽

可抑制缩胆囊素、促胰液素和促胃液素释放，减少胰酶分泌，并抑制胰酶和磷脂酶活性。

（三）抑制胰酶活性

可抑制胰酶分泌及已释放的胰酶活性，适用于重症胰腺炎早期治疗。

1. 抑肽酶

抑制胰蛋白酶；抑制纤溶酶和纤溶酶原的激活因子，从而阻止纤溶酶原的活化，可以防治纤维蛋白溶解引起的出血。

2. 加贝酯

加贝酯是一种合成胰酶抑制药，具有强力抑制胰蛋白酶、激肽酶、纤溶酶、凝血酶等活性作用，从而阻止胰酶对胰腺的自身消化作用。

（四）抗生素

因胆管感染、急性胰腺炎继发感染及肠道细菌移位，故可给予广谱抗生素。

（五）并发症的处理

急性呼吸窘迫综合征除用地塞米松、利尿药外，还应做气管切开，并使用呼吸终末正压人工呼吸器。有高血糖或糖尿病时，使用胰岛素治疗；有急性肾衰竭者采用透析治疗。

（六）内镜下 Oddi 括约肌切开术（EST）

适用于胆源性胰腺炎合并胆管梗阻或胆管感染者，行 Oddi 括约肌切开术和（或）放置鼻胆管引流。

（七）手术治疗

适应证有：①急性胰腺炎诊断尚未肯定，而又不能排除内脏穿孔、肠梗阻等急腹症时，应进行剖腹探查；②合并腹膜炎经抗生素治疗无好转者；③胆源性胰腺炎处于急性状态，需外科手术解除梗阻；④并发胰腺脓肿、感染性假性囊肿或结肠坏死，应及时手术。

（熊申明）

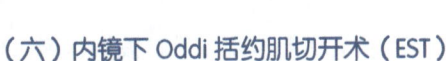

第六节　高渗性非酮症糖尿病昏迷

一、概述

非酮症性高血糖高渗性糖尿病昏迷（NKHDC）是糖尿病的严重急性并发症。特点是血糖极高，没有明显的酮症酸中毒，因高血糖引起血浆高渗性脱水和进行性意识障碍的临床综合征。

诱发因素常见的有：大量口服或静脉输注糖液，使用糖皮质激素、利尿剂（如呋塞米、噻嗪类、山梨醇）、免疫抑制剂、氯丙嗪、苯妥英钠、普萘洛尔等药物，急性感染，手术，以及脑血管意外、急性心肌梗死、心力衰竭等应激状态，腹膜透析和血液透析等。详细的发病机制还有待于进一步阐明。可能由于本病患者体内仍有一定数量的胰岛素，虽然由于各种不同原因而使其生物效应不足，但其数量足以抑制脂肪细胞脂肪分解，而不能抑制肝糖原分解和糖原异生，肝脏产生葡萄糖增加释入血流，同时葡萄糖因胰岛素不足不能透过细胞膜而为脂肪、肌肉摄取与利用，导致血糖上升。脂肪分解受抑制，游离脂肪酸增加不多，使肝脏没有足够的底物形成较多的酮体。加以本病患者抗胰岛素激素（如生长激素、糖皮质激素等）水平虽然升高，但其出现时间较酮症酸中毒患者为迟，且其上升程度不足以引起生酮作用。血糖升高，大量尿糖从肾排出，引起高渗性利尿，从而导致脱水和血容量减少。

二、临床表现

（一）前驱期表现

NKHDC 起病多隐蔽，在出现神经系统症状和进入昏迷前常有一段过程，即前驱期，表现为糖尿病症状，如口渴、多尿和倦怠、无力等症状的加重，反应迟钝，表情淡漠，引起这些症状的基本原因是渗透性利尿失水。这一期可由几天到数周不等，发展比糖尿病酮症酸中毒慢，如能对 NKHDC 提高警惕，在前驱期及时发现并诊断，则对患者的治疗和预后大有好处，但可惜往往由于前驱期症状不明显，一则易被患者本人和医生所忽视，再者常易被其他并发症症状所掩盖和混淆，而使诊断困难和延误。

（二）典型期的临床表现

如前驱期得不到及时治疗，则病情继续发展，由于严重的失水引起血浆高渗和血容量减少，患者主要表现为严重的脱水和神经系统两组症状和体征，我们观察的全部患者都有明显的脱水表现，外观患者的唇舌干裂、眼窝塌陷、皮肤失去弹性，由于血容量不足，大部分患者有血压减低、心跳加速，少数患者呈休克状态，有的于严重脱水而无尿，神经系统方则表现为不同程度的意识障碍，从意识模糊、嗜睡直至昏迷，可以有一过性偏瘫。病理反射和癫痫样发作，出现神经系统症状常是促使患者前来就诊的原因，因此常误诊为一般脑血管意外而导致误诊、误治，后果严重。和酮酸中毒不一样，NKHDC 没有典型的酸中毒呼吸，如患者出现中枢性过度换气现象时，则应考虑是否合并有败血症和脑血管意外。

（三）实验室及其他检查

（1）血常规。由于脱水血液浓缩，血红蛋白增高，白细胞计数多 $> 10 \times 10^9 / L$。

（2）血糖极高 > 33.3 mmol/L（多数 > 44.4 mmol/L）。

（3）血电解质改变不明显。

（4）尿糖强阳性，尿酮体阴性或弱阳性。

其他血肌酐和尿素氮多增高，原因可由于肾脏本身因素，但大部分患者是由于高度脱水肾前因素所致，因而血肌酐和尿素氮一般随急性期补液治疗后而下降，如仍不下降或特别高者预后不良。

所有的 NKHDC 患者均为危重患者，但有下列表现者大多预后不良。①昏迷持续 48 h 尚未恢复者；②高血浆渗透压于 48 h 内未能纠正者；③昏迷伴癫痫样抽搐和病理反射征阳性者；④血肌酐和尿素氮增高而持续不降低者；⑤患者合并有革兰阴性细菌性感染者。

三、诊断

NKHDC 的死亡率极高，能否及时诊断直接关系到患者的治疗和预后。从上述 NKHDC 的临床表现看，对本症的诊断并不困难，关键是所有的临床医生要提高对本症的警惕和认识，特别是对中、老年患者有以下临床症状者，无论有无糖尿病历史，均提示有 NKHDC 的可能，应立即作实验室检查：①进行性意识障碍和明显脱水表现者；②中枢神经系统症状和体征，如癫痫样抽搐和病理反射征阳性者；③合并感染、心肌梗死、手术等应激情况下出现多尿者；④大量摄糖，静脉输糖或应用激素、苯妥英钠、普萘洛尔等可致血糖增高的药物时出现多尿和意识改变者；⑤水入量不足、失水和用利尿药、脱水治疗与透析治疗等。

实验室检查和诊断指标：对上述可疑 NKHDC 者应立即取血查血糖、血电解质（钠、钾、氯）、尿素氮和肌酐、CO_2CP，有条件做血酮和血气分析，查尿糖和酮体，做心电图。NKHDC 实验室诊断指标：①血糖＞33.3 mmol/L；②有效血浆渗透压＞320 mOsm/L，有效血浆渗透压指不计算血尿素氮提供的渗透压；③尿糖强阳性，尿酮体阴性或弱阳性。

鉴别诊断需与非糖尿病脑血管意外患者相鉴别，这种患者血糖多不高，或有轻度应激性血糖增高，但不可能＞33.3 mmol/L。需与其他原因的糖尿病性昏迷相鉴别。

四、治疗

尽快补液以恢复血容量，纠正脱水及高渗状态，降低血糖，纠正代谢紊乱，积极查询并清除诱因，治疗各种并发症，降低死亡率。

（一）补液

迅速补液，扩充血容量，纠正血浆高渗状态，是本症治疗中的关键。

1. 补液的种类和浓度

具体用法可按以下3种情况。①有低血容量休克者，应先静脉滴注等渗盐水，以较快地提高血容量，升高血压，但因其含钠高，有时可造成血钠及血浆渗透压进一步升高而加重昏迷，故应在血容量恢复，血压回升至正常且稳定而血浆渗透压仍高时，改用低张液（4.5 g/L 氯化钠或 6 g/L 氯化钠）；②血压正常，血钠＞150 mmol/L，应首先静脉滴注 4.5～6 g/L 氯化钠溶液，使血浆渗透压迅速下降。因其含钠量低，输入后可有 1/3 进入细胞内，大量使用易发生溶血或导致继发性脑水肿及低血容量休克危险，故当血浆渗透压降至 330 mmol/L 以下，血钠在 140～150 mmol/L 时，应改输等渗氯化钠溶液。若血糖降至 13.8～16.5 mmol/时，改用 50 g/L 有葡萄糖液或葡萄糖盐水；③休克患者或收缩压持续＞10.6 kPa 者，除补等渗液外，应间断输血浆或全血。

2. 补液量估计

补液总量可按体重的 10% 估算。

3. 补液速度

一般按先快后慢的原则，前 4 h 补总量的 1/3，1.5～2 L，前 8、12 h 补总量的 1/2 加尿量，其余在 24～48 h 内补足。但在估计输液量及速度时，应根据病情随时调整仔细观察并记录尿量，血压和脉率，应注意监测中心静脉压和心电图等。

4. 鼻饲管内补给部分液体

可减少静脉补液量，减轻心肺负荷，对部分无胃肠道症状患者可试用，但不能以此代替输液，以防失去抢救良机。

(二)胰岛素治疗

本症患者一般对胰岛素较敏感,有的患者尚能分泌一定量的胰岛素,故患者对胰岛素的需要量比酮症酸中毒者少。目前多采用小剂量静脉滴注,一般 5~6 U/h 与补液同时进行,大多数患者在 4~8 h 后血糖降至 14 mmol/L 左右时,改用 50 g/L 葡萄糖液或葡萄糖盐水静脉注射,病情稳定后改为皮下注射胰岛素。应 1~2 h 监测血糖 1 次,对胰岛素有抵抗者,在治疗 2~4 h 内血糖下降不到 30% 者应加大剂量。

(三)补钾

尿量充分,宜早期补钾。用量根据尿量、血钾值、心电监护灵活掌握。

(四)碱剂

无须补充碱剂。

(五)治疗各种诱因与并发症

1. 控制感染

感染是本症最常见的诱因,也是引起患者后期死亡的主要因素,必须积极控制各种感染并发症。强调诊断一经确立,即应选用强有力抗生素。

2. 维持重要脏器功能

合并心脏疾患者,如心力衰竭,应控制输液量及速度;避免引起低血钾和高血钾;保持血渗透压,血糖下降速度,以免引起脑水肿;加强支持疗法等。

(熊申明)

第七节 感染性休克

一、概述

感染性休克也称败血症性休克或脓毒性休克,是指侵入血液循环的病原微生物及其毒素等激活宿主的细胞和体液免疫系统,产生各种细胞因子和内源性炎症介质,引起全身炎症反应综合征,进而作用于机体各个器官、系统,造成组织缺氧、细胞损害及代谢和功能障碍、甚至多器官功能衰竭,导致以休克为突出表现的危重综合征。感染性休克是微生物因子和机体防御机制间相互作用的结果,微生物的毒力和数量及机体的内环境与应答是决定感染性休克发生、发展的重要因素。

(一)病原学

1. 致病微生物

感染性休克的常见致病菌为革兰阴性细菌,如肠杆菌科细菌(大肠埃希菌、克雷伯菌、肠杆菌等)、非发酵菌(假单胞菌属、不动杆菌属等)、脑膜炎球菌、类杆菌等。革兰阳性细菌（如葡萄球菌、链球菌、肺炎链球菌）、艰难梭菌及真菌等也可引起休克。某些病毒性疾病，如肾综合征出血热，其病程中也易发生休克。临床上常见的引起感染性休克的疾病有革兰阴性细菌败血症、暴发性流脑、中毒性肺炎、化脓性胆管炎、腹腔感染、中毒性菌痢等。

2. 宿主因素

原有慢性基础疾病（如肝硬化、糖尿病、恶性肿瘤、白血病、烧伤、器官移植等）及长期接受糖皮质激素等免疫抑制剂、抗代谢药物、细胞毒类药物和放射治疗，或留置导尿管或静脉导管等患者，在继发细菌感染后易并发感染性休克。因此，感染性休克也常见于医院感染患者，老年人、婴幼儿、分娩妇女、大手术后免疫功能受损者更易发生。

（二）发病机制与病理

感染性休克的发病机制复杂，其发生、发展是多种因素相互作用、互为因果的综合结果。20世纪60年代提出的微循环障碍学说，为明确休克的发病机制奠定了基础。目前的研究已深入到细胞和分子水平，为进一步阐明感染性休克的发病机制提供了可能。

1. 微循环障碍

在休克发生、发展过程中，微血管经历痉挛、扩张和麻痹3个阶段：

（1）初期-缺血缺氧期：通过神经反射、病因的直接作用等引起体内多种缩血管的体液因子增加，其中有儿茶酚胺、肾素-血管紧张素-醛固酮系统的激活、血栓素A_2（TXA_2）和血小板活化因子（PAF）、花生四烯酸代谢产物白三烯（LT）及内皮素等，上述因子的共同作用使由α-受体支配的微血管（主要有皮肤、骨骼肌、肾、肺、肝、胃肠道等）强烈收缩，引起外周阻力增高；同时由β-受体支配的动-静脉短路开放，造成毛细血管网灌注不足，导致缺血、缺氧。

（2）中期-瘀血缺氧期：随着休克的发展，微循环血液灌注减少、组织缺血缺氧、无氧代谢酸性产物（乳酸）增加、肥大细胞释放组胺、缓激肽形成增多，致微动脉对儿茶酚胺的敏感性降低而舒张，毛细血管开放；而微静脉端仍持续收缩，加上白细胞附壁黏着、嵌塞，致流出道阻力增大，微循环内血液淤滞，毛细血管流体静压增加，其通透性增加，血浆外渗，造成组织水肿，血液浓缩，有效循环血量减少，回心血量进一步降低，血压明显下降。此期缺氧和酸中毒更明显，氧自由基生成增多，引起广泛的细胞损伤。

（3）晚期-微循环衰竭期：血液进一步浓缩、血细胞聚集、血液黏滞度增高，加之因血管内皮损伤等原因致凝血系统激活而引发DIC，导致组织细胞严重缺氧、大量坏死，出现多器官功能衰竭。

2. 细胞和分子水平的发病机制

微循环障碍在休克的发病机制中固然重要，但现在认为细胞损伤可能发生在血流动力学改变之前。细胞代谢障碍可为原发性，由病原微生物及其产物直接引起。炎症失控学说认为感染性休克是脓毒症发生、发展过程中的并发症，是严重感染引起的全身炎症反应综合征（SIRS）的一部分。SIRS 的本质是在病原体及其产物刺激下机体发生失控的、自我持续放大和自我破坏的炎症反应，表现为播散性炎症细胞活化。TNF-α、IL-1、IL-6、IL-8、IL-12 等炎症介质大量产生和释放，形成级联反应导致"细胞因子风暴"。目前已知，革兰阴性菌的内毒素、蛋白酶，革兰阳性菌的外毒素、肠毒素，及病毒及其产物等均可激活全身炎症级联反应。大量的炎症介质释放，一方面对控制病原体感染有一定的作用，另一方面引起宿主过度的炎症反应，导致组织细胞功能受损，如血管内皮细胞受损导致微循环障碍、组织缺血缺氧，最终引发各种组织、器官功能衰竭。

休克发生时细胞膜功能的障碍出现最早，胞膜损伤使细胞膜上的 Na^+，K^+-ATP 酶运转失灵，致细胞内 Na^+ 增多、K^+ 降低，细胞出现水肿。休克时细胞内最先发生变化的是线粒体，包括：①呼吸链功能发生障碍，造成代谢紊乱；②氧化磷酸化功能降低，致三羧酸循环不能正常运行，ATP 生成减少，乳酸积聚；③胞膜上的离子泵发生障碍，K^+ 和 Ca^{2+} 从线粒体丢失，胞质内 Ca^{2+} 增多。此外，胞膜上的磷脂酶 A_2 被激活，使胞膜磷脂分解，造成胞膜损伤，通透性增高，Na^+ 和水进入线粒体，使之肿胀、结构破坏。溶酶体含多种酶，休克时溶酶体膜通透性增高，溶酶释出，造成细胞自溶死亡。

近年来感染性休克分子水平发病机制的研究成为热点。研究发现人体通过一系列的模式识别受体来识别病原微生物的保守结构，即病原相关分子模式，这种先天性模式识别受体包括 Toll 样受体（TLRs）、核苷酸结合寡聚化结构域（NOD）、蛋白质和解旋酶中的维 A 酸诱导基因 1（RIG-1），广泛参与细胞内病原微生物的识别和介导信号转导，其中 Toll 样受体研究最为深入。已知革兰阴性菌脂多糖（LPS）能和血清中一种糖蛋白 LBP 形成 LPS-LBP 复合物，与效应细胞（吞噬细胞、内皮细胞、中性粒细胞）细胞膜上的 LPS-LBP 受体 CD14 结合后，在接头分子 MyD88 的参与下，被 TLRs 所识别。TLR4 主要识别革兰阴性菌，TLR2 主要识别革兰阳性菌，由此将 LPS 信号从细胞膜转导入细胞内，激活酪氨酸激酶（TK）、蛋白激酶 C 及丝裂原活化蛋白激酶（MAPK）等信号通路，进一步使 NF-KB 转录因子激活和核易位，从而启动各种炎症反应蛋白 mRNA，如 TNF-α、IL-2、IL-6、IL-8 等的合成与分泌，从而在转录和翻译水平上调控细胞因子的表达。转录因子 NF-KB 的激活与信号转导所起作用最重要，大多数炎症反应的诱导是由肿瘤坏死因子（TNF）依赖的 NF-kB 活化而产生。

（三）休克时的代谢改变

在休克应激情况下，糖原和脂肪代谢亢进，初期血糖、脂肪酸、三酰甘油增加；随着休克的进展，出现糖源耗竭、血糖降低、胰岛素分泌减少、胰高糖素分泌增多。休克早期，由于细菌毒素对呼吸中枢的直接刺激或有效循环血量降低的反射性刺激，引起呼吸增快、换气过度，导致呼吸性碱中毒；继而因脏器氧合血液不足，生物氧化过程障碍，线粒体三羧酸循环受抑制，ATP生成减少，乳酸形成增多，导致代谢性酸中毒，呼吸深大而快。休克后期，可因肺、脑等脏器功能损害，导致混合性酸中毒，可出现呼吸幅度和节律的改变。ATP生成不足使细胞膜上钠泵运转失灵，细胞内外离子分布失常，Na^+内流（带入水），造成细胞水肿、线粒体明显肿胀，基质改变；Ca^{2+}内流，胞质内钙超载，激活磷脂酶，水解胞膜磷脂产生花生四烯酸，进而经环氧化酶和脂氧化酶途径生成前列腺素、前列环素（PGI_2）、TXA_2及白三烯等炎症介质，引发一系列病理生理变化，使休克向纵深发展。

（四）主要脏器的病理变化

1. 肺

休克时肺的微循环灌注不足，肺表面活性物质减少，使大、小肺泡不能维持一定张力，从而发生肺萎陷。当肺部发生DIC时，微血栓形成致肺组织瘀血、出血，间质水肿，肺泡有透明膜形成，进而发展为肺实变。

2. 心

休克时心肌纤维变性、坏死或断裂，间质水肿，心肌收缩力减弱，冠状动脉灌注不足，心肌缺血缺氧。亚细胞结构发生改变，肌浆网摄Ca^{2+}能力减弱，Na^+、K^+-ATP酶失活，代谢紊乱、酸中毒等均可影响心肌功能。

3. 肾

休克时为保证心脑的血供，血液重新分配而致肾小动脉收缩，使肾灌注量减少。因此在休克早期就可出现少尿甚至间歇性无尿。在严重而持续性休克时，可造成肾小管坏死、间质水肿，导致急性肾衰竭。并发DIC时，肾小球血管丛有广泛血栓形成，导致肾皮质坏死。

4. 脑

脑组织需氧量很高，但其糖原含量甚低，主要依靠血流不断供给。休克时脑灌注不足，星形细胞发生肿胀而压迫血管，血管内皮细胞亦肿胀，造成微循环障碍而加重脑缺氧，引起脑水肿。

5. 肝和胃肠

休克时易致缺氧，持久的缺氧使肝脏代谢氨基酸和蛋白质分解产物的功能受损，糖源耗竭。肝小叶中央区出现肝细胞变性、坏死。胃肠黏膜在休克各期也同样存在微循环的变化，缺血的黏膜损伤可以形成溃疡。

二、临床表现

（一）全身炎症反应综合征

严重感染可引起SIRS，临床明辨SIRS有助于感染性休克的早期预警。1991年美国胸科学会和急救医学会制定的 SIRS 临床诊断依据为：①体温 > 38℃或 < 36℃；②心率 > 90 次/min；③呼吸急促，呼吸频率 > 20 次/min；或通气增强，$PaCO_2$ < 4.27 kPa（32 mmHg）；④外周血白细胞计数 > 12×10^9/L 或 < 4×10^9/L；或白细胞总数虽然正常，但未成熟中性粒细胞 ≥ 10%。在除外运动、贫血、失血等生理和病理生理因素影响下，由损伤因子导致上述 ≥ 2 项指标，临床即可诊断 SIRS。该标准有助于及早诊断、减少漏诊，但特异性差。

（二）感染性休克的临床分期

1. 休克早期

机体应激产生大量儿茶酚胺，除少数高排低阻型休克（暖休克）病例外，患者大多有交感神经兴奋症状。患者神志尚清，但烦躁、焦虑，面色和皮肤苍白，口唇和甲床轻度发绀，肢端湿冷；可有恶心、呕吐、心率增快、呼吸深而快，此期患者血压尚正常或偏低、脉压小，尿量减少。眼底和甲皱微循环检查可见动脉痉挛。

2. 休克中期

随着休克的发展，患者出现低血压，收缩压下降至 80 mmHg 以下，脉压小；心率增快，心音低钝，脉搏细速，按压稍重即消失，表浅静脉萎陷；呼吸表浅且快，发绀；皮肤湿冷可见花斑；烦躁不安或嗜睡或意识不清；尿量进一步减少，甚或无尿。

3. 休克晚期

发生 DIC，患者有顽固性低血压和广泛出血（皮肤黏膜、内脏、腔道出血等），并出现多器官功能衰竭，主要包括以下几点：

（1）急性肾功能不全：尿量明显减少或无尿，血尿素氮、肌酐和血钾增高。

（2）急性心功能不全：患者常有呼吸突然增快、发绀、心率加速、心音低钝，可有奔马律等心律失常，亦有患者心率不快或呈相对缓脉，面色灰暗，中心静脉压和（或）肺动脉楔嵌压升高。心电图可示心肌损害、心内膜下心肌缺血、心律失常等改变。

（3）急性呼吸窘迫综合征（ARDS）：表现为进行性呼吸困难和发绀，吸氧亦不能使之缓解，无呼吸节律不整。肺底可闻及细湿啰音或呼吸音减低。X 线胸片示散在小片状浸润阴影，逐渐扩展、融合。血气分析示 PaO_2 < 60 mmHg，重者 < 50 mmHg，或 PaO_2:FiO_2 ≤ 200 mmHg。

（4）脑功能障碍：患者可出现昏迷、一过性抽搐、肢体瘫痪及瞳孔、呼吸改变等表现。

（5）其他：肝功能衰竭患者出现昏迷、黄疸等症状。胃肠道功能紊乱可表现为肠胀气、消化道出血等。

（三）感染性休克的特殊类型

中毒性休克综合征（TSS）包括金葡菌 TSS 和链球菌 TSS，是由金黄色葡萄球菌或链球菌等某些特殊菌株产生的外毒素引起的一种少见的急性综合征。

1. 金葡菌中毒性休克综合征

金葡菌中毒性休克综合征是由非侵袭性金黄色葡萄球菌产生的外毒素引起,主要见于欧美等国。在 1980 年前后多见于经期妇女,因其使用高吸湿性卫生栓导致金黄色葡萄球菌在阴道局部大量繁殖并分泌中毒性休克综合征毒素。后随着阴道栓的改进,金葡菌 TSS 发病率已明显下降,而非经期 TSS 增多,其感染灶以皮肤和皮下组织、伤口感染居多,次为上呼吸道感染等。国内所见病例几乎均属非经期 TSS。主要临床表现为急起高热,伴有恶心、呕吐、腹痛、腹泻、肌痛、咽痛和头痛等症状。患者常有烦躁不安和意识不清,但无局灶性神经体征或脑膜刺激征。严重低血压或直立性头晕。病程前 2 d 可发生猩红热样皮疹,1 ~ 2 周后皮肤脱屑(足底尤为显著)。经期 TSS 患者阴道常有脓性分泌物排出,宫颈充血、糜烂,附件可有压痛。

2. 链球菌中毒性休克综合征

亦称链球菌 TSS 样综合征,是由 A 组链球菌所致的中毒性休克综合征,主要致病物质为致热性外毒素 A。本病潜伏期较短,起病急骤,常有畏寒、发热、头痛、咽痛、呕吐、腹泻等前驱症状。全身中毒症状严重,近半数患者有不同程度低血压,甚至出现昏迷,少数患者有多器官功能损害。发热第二天可出现猩红热样皮疹,恢复期皮肤出现脱屑。

(四)实验室检查

1. 血常规

白细胞计数大多增高,在(10 ~ 30)× 10^9/ L;中性粒细胞增多,可见中毒颗粒和核左移现象。血细胞比容和血红蛋白增高为血液浓缩的标志。在休克晚期血小板计数下降且进行性减少,出凝血时间延长,提示 DIC 的发生。

2. 病原学检查

为明确病因,在应用抗菌药物前留取血、骨髓、脑脊液、尿液、大便及化脓性病灶渗出物等标本进行细菌培养(包括厌氧培养)和药敏试验。

3. 鲎溶解试验

鲎溶解试验(LLT)有助于微量内毒素的检测,对于革兰阴性细菌感染有一定的辅助诊断价值。

4. 尿常规和肾功能检查

尿常规可见少量蛋白、红细胞和管型。发生急性肾衰竭时,尿比重由初期的偏高转为固定(1.010 左右),尿/血肌酐比值< 15,尿渗透压降低,尿/血毫渗量比值< 1.5,尿钠排泄量> 40 mmol/ L 等,有助于与肾前性肾功能不全的鉴别。

5. 血生化检查

血清电解质测定血钠多偏低,血钾高低不一,取决于肾功能情况。血清丙氨酸氨基转移酶（ALT）、肌酸磷酸激酶（CPK）和乳酸脱氢酶（LDH）等酶学检查可升高，反映组织、脏器的损害情况。肝功能重度损伤者可出现高胆红素血症。血乳酸水平的动态监测患者组织缺氧程度及预后评估有着重要的临床价值。

6. 血气分析

休克早期主要表现为动脉血 pH 偏高、氧分压降低（PaO_2）、剩余碱（BE）不变。休克发展至晚期则转为 pH 偏低、PCO_2 降低、BE 负值增大。

7. 血液流变学和 DIC 相关检查

休克时血液黏度增高，初期呈高凝状态，其后纤溶亢进转为低凝。发生 DIC 时，血小板计数进行性降低，凝血酶原时间及凝血活酶时间延长，纤维蛋白原减少、纤维蛋白降解产物增多，血浆鱼精蛋白副凝试验（3P 试验）阳性。有条件时可快速检测纤维蛋白溶解产物（FDP），如超过正常则反映存在血管内溶血（继发性纤溶）。

8. 其他

心电图、B 超和 X 线等检查可根据临床需要进行。

三、诊断

感染性休克的诊断必须具备感染和休克综合征两个条件。

（一）感染依据

大多数患者可找到感染病灶。重症肺炎、暴发性流脑、中毒型菌痢及重症肝病并发自发性腹膜炎等均有其特殊的临床表现。个别患者不易找到明确的感染部位，应注意与其他原因引起的休克相鉴别。

（二）休克的诊断

临床上出现血压下降，脉压缩小，心率加快，呼吸急促，面色苍白，皮肤湿冷或花斑，唇指发绀，尿量减少，烦躁不安或意识障碍时可以诊断为休克综合征。休克晚期可见皮肤瘀斑、出血、昏迷、抽搐等症状。对易于诱发休克的感染性疾病患者应密切观察病情变化，下列征象的出现预示休克发生的可能：

1. 体温骤升或骤降

突然高热寒战，体温≥40.5℃；唇指发绀；或大汗淋漓，体温不升（＜36℃）者。

2. 意识的改变

非神经系统感染而出现意识改变，经过初期的躁动不安后转为抑郁而淡漠、迟钝或嗜睡，大小便失禁。

3. 外周微循环灌注不足的表现

皮肤苍白、湿冷发绀或出现花斑，肢端与躯干皮肤温差增大。可见甲皱毛细血管数减少，往往痉挛、缩短、呈现断线状，血流迟缓失去均匀性。眼底可见小动脉痉挛，体外周血管收缩，微循环灌流不足。呼吸加快伴低氧血症，和（或）出现代谢性酸中毒，而胸部影像学无异常发现。

4. 血压变化

血压低于 80/50 mmHg，心率明显增快（与体温升高不平行）或出现心律失常。休克早期可能血压正常，仅脉压减小，也有血压下降等症状出现在呼吸衰竭及中毒性脑病之后。

对严重感染的老年或儿童要密切观察临床症状的变化，不能仅凭血压下降与否来诊断感染性休克。

实验室检查可发现血小板和白细胞（主要为中性粒细胞）减少、血清乳酸值增高、不明原因的肝肾功能损害等。休克晚期除临床有瘀斑、出血倾向外，3P 试验等检查亦有助于 DIC 的诊断。

鉴别诊断：

感染性休克的鉴别诊断主要包括早期与诱发 SIRS 的非感染性疾病鉴别及中晚期与不同类型休克相鉴别。

1. 与导致 SIRS 的感染性疾病鉴别

在感染性休克的诊断中，必然涉及 SIRS，需与急性重症胰腺炎、严重创伤、重症自身免疫性疾病及体外循环、大型外科手术等疾病所致的 SIRS 相鉴别。

2. 不同类型休克的鉴别诊断

感染性休克应与低血容量性休克、心源性休克、过敏性休克、神经源性休克等鉴别。低血容量性休克多因大量出血（内出血或外出血）、失水（如呕吐、腹泻、肠梗阻等）、失血浆（如大面积烧伤等）等使血容量突然减少所致。心源性休克系心脏搏血功能低下所致，常继发于急性心肌梗死、急性心脏压塞、严重心律失常、各种心肌炎和心肌病等。过敏性休克是机体对某些药物（如青霉素等）或生物制品发生变态反应所致。神经源性休克可由外伤、剧痛、脑脊髓损伤、麻醉意外等引起，因神经作用使外周血管扩张、有效血容量相对减少所致。

四、治疗

感染性休克的治疗是综合性的，成功的救治需遵循全面评估、早期干预、多元施救与整体管理的原则，其关键环节包括抗感染和抗休克治疗两方面。

（一）抗感染治疗

在病原体未明确前，可根据宿主免疫状况、原发病等线索推断最可能的致病病原体，并进行积极的经验性治疗。经验性用药应注意早期选用强力的、抗菌谱广的、足量的杀菌剂进行治疗。后期待致病病原体明确后，则可根据药敏结果调整用药方案进行目标性治疗。抗菌药物的早期合理使用能显著提高患者存活率，但不同类型的广谱抗菌药物在抗菌活性方面存在差异、不同的抗菌药物介导的细菌内毒素释放亦不同，因此应根据药物的适应证、抗菌活性、耐药性变迁及致内毒素释放量等因素来选用抗菌药物。

在使用强有力抗菌治疗的同时，局部感染灶（原发感染灶和迁徙性病灶）的寻找和处理，如留置导管的更换、脓肿的外科引流、感染坏死组织的清除等，亦是彻底清除病原菌的重要环节。

（二）抗休克治疗

应积极建立静脉通路，针对休克的血流动力学变化予以补充血容量、纠正酸中毒、调整血管收缩功能、维护重要脏器功能等措施。

1. 早期复苏

一旦临床诊断为感染性休克，应尽快进行积极的液体复苏。在复苏的最初 6 h 内应达到目标：中心静脉压（CVP）8～12 mmHg（机械通气患者 12 mmHg）；平均动脉压（MAP）≥65 mmHg；尿量＞0.5 mL/（kg·h）；中心静脉血氧饱和度（$ScvO_2$）或混合静脉血氧饱和度（SvO_2）分别＞70% 或 65%。如果感染性休克患者经补液 20～40 mL/kg 后仍呈低血压状态，或不论血压水平如何而血乳酸升高＞4 mmol/L，即应开始早期目标导向性治疗（EGDT）。EGDT 是指在做出感染性休克诊断后最初 6 h 内达到血流动力学最适化并解决全身组织缺氧，通过纠正前负荷、后负荷、氧含量达到组织氧供需平衡的目标。

2. 补充血容量

感染性休克时由于缺氧及毒素的影响，致使患者血管床容量扩大及毛细血管通透性增高，患者均有不同程度的血容量不足。有效循环血量的不足是感染性休克的突出矛盾，补充血容量是治疗抢救休克最基本而重要的手段之一。选用液体应包括胶体和晶体的合理组合。

（1）胶体液。①低分子右旋糖酐（相对分子质 2 万～4 万）：可防止红细胞、血小板的相互聚集作用、抑制血栓形成和改善血流；提高血浆胶体渗透压，拮抗血浆外渗，从而达到扩充血容量的目的；稀释血液，降低血液黏稠度，加快血液流速，防止 DIC 的发生；其分子量小，易从肾脏排泄，且肾小管不重吸收，具有一定的渗透性利尿作用。低分子右旋糖酐每日用量为 500～1500 mL，有出血倾向和心、肾功能不全者慎用，偶可引起变态反应。②血浆、清蛋白：适用于低蛋白血症患者，如肝硬化、慢性肾炎、急性胰腺炎等。无贫血者不必输血，已发生 DIC 者输血亦应审慎。红细胞比容以维持在 35%～40% 为宜。③其他：羟乙基淀粉（代血浆）亦可提高胶体渗透压。

（2）晶体液：碳酸氢钠或乳酸钠林格液等平衡盐液所含离子浓度接近于生理水平，应用后可提高功能性细胞外液容量，并可纠正酸中毒，对有明显肝功能损害者以碳酸氢钠为宜。5%～10% 葡萄糖液主要供给水分和能量，减少蛋白和脂肪的分解。25%～50% 葡萄糖液尚有短暂扩容和渗透性利尿作用，休克早期不宜应用。

输液宜先快后慢，先多后少，力争在短时间内逆转休克状态。对可疑低血容量患者可行补液试验，开始30 min内至少输入1000 mL晶体液或300～500 mL胶体液，只要血流动力学（即动脉压、心率、尿量）持续改善就继续补液。当心脏充盈压（CVP或肺动脉球楔压）升高而血流动力学没有同时改善时，应减慢补液速度。扩容治疗要求做到：①组织灌注良好，神清、口唇红润、肢端温暖、发绀消失；②收缩压＞90 mmHg，脉压＞30 mmHg；③脉率＜120次/min；④尿量＞0.5 mL/（kg·h）；⑤血红蛋白恢复至基础水平，血液浓缩现象消失。

3. 纠正酸中毒

纠正酸中毒可增强心肌收缩力，恢复血管对血管活性药物的反应性，并防止DIC的发生。一般认为动脉血pH＜7.0时可使用，首剂为5%碳酸氢钠100～250 mL，补充1～4 h后应复查动脉血气分析和电解质浓度，根据结果再决定是否需要继续输注及输液量。缓冲碱主要起治标作用，在纠正酸中毒的同时必须改善微循环的灌注，否则代谢产物不能被清除，无法改善酸中毒。

4. 血管活性药物的应用

危及生命的低血压状态需要升压药治疗维持生命和组织灌注；当血压低于某一MAP时各种血管床的自动调节能力丧失，而灌注对压力呈线性依赖，因此部分患者需要升压药治疗以维持最低限度的灌注压和足够的血流量。

（1）缩血管药物：通过其较强的α-受体兴奋作用，缩小血管管径，提高MAP而改善组织灌注。在下列情况下可考虑应用：①血压骤降，血容量未能及时补足，可短期内应用小剂量以提高血压，加强心肌收缩力，保证心脑的血液供应；②与α-受体阻滞剂或其他扩血管药物联合应用，以消除其α-受体兴奋作用而保留其β-受体兴奋作用，并可对抗α-受体阻滞剂的降压作用，尤其适用于伴有心功能不全的休克患者。感染性休克时推荐用去甲肾上腺素2～20 μg/（kg·min）或多巴胺5～20 μg/（kg·min）作为一线升压药，但一定要在充分补充血容量的基础上使用，尽量经中心静脉导管给药。两者的主要差异是通过对心脏指数和外周血管阻力不同的影响升高MAP。多巴胺主要通过增加心脏指数升高MAP，对血管阻力影响较小，多巴胺达到10 μg/（kg·min）时具有α和β肾上腺素能受体兴奋作用，当患者需要联合升压药和正性肌力药时可备选，应避免用于心动过速（心率＞120次/min）的患者。去甲肾上腺素主要通过增加血管阻力而增加MAP，对心脏指数影响较小，升压作用更显著并可避免多巴胺引起的心动过速。

（2）扩血管药：适用于低排高阻型休克（冷休克），应在充分扩容的基础上使用。常用者有：①α-受体阻滞剂，可解除去甲肾上腺素引起的微血管痉挛和微循环淤滞；可使肺循环内血液流向体循环而防止肺水肿。酚妥拉明作用快而短，易于控制。剂量为0.1～0.5 mg/kg，加入100 mL葡萄糖液中静脉滴注，情况紧急时可1～5 mg稀释后静脉缓注，余量静滴。不宜用于心肌梗死、心力衰竭者，必要时应与等量去甲肾上腺素同时滴注,以防血压急剧下降而造成不良后果;②抗胆碱能药有阿托品、东莨菪碱、山莨菪碱等。本组药物具有解除血管痉挛、阻断 M 受体、维持细胞内 cAMP/ cGMP 的比值;兴奋呼吸中枢、解除支气管痉挛、保持通气良好;调节迷走神经、提高窦性心律、降低心脏后负荷、改善微循环;稳定溶酶体膜、抑制血小板和中性粒细胞聚集等作用。剂量和用法:东莨菪碱每次 0.01 ~ 0.03 mg/ kg,每次 10 ~ 30 min 静脉注射 1 次,东莨菪碱不良反应轻、毒性低,可作为首选;山莨菪碱每次 0.3 ~ 0.5 mg/ kg(儿童剂量可酌减);阿托品每次 0.03 ~ 0.05 mg/ kg。病情好转后延长给药间隔,连续用药 10 次而无效者可改用或加用其他药物。不良反应有口干、皮肤潮红、散瞳、兴奋、心率增快等。青光眼患者忌用;③多巴胺,具有兴奋 α、β 和多巴胺受体的作用。当剂量较小时(每分钟 2 ~ 5μg/ kg),主要是兴奋多巴胺受体,使内脏血管扩张,尿量增加;中等剂量时(每分钟 6 ~ 15μg/ kg),主要是兴奋 β-受体,使心肌收缩力增强,心排血量增加,但对心率的影响较少,也较少引起心律失常;当剂量过大时(每分钟大于 20μg/ kg),则主要兴奋 α-受体,肾血管收缩。多巴胺为目前应用较多的抗休克药物,对伴有心收缩力减弱、尿量较少、而血容量已补足的患者疗效较好,常用剂量为每分钟 2 ~ 5μg/ kg。多巴酚丁胺是 β-受体兴奋剂,具有增强心肌收缩力,增加心排血量的作用,剂量为每分钟 2 ~ 20μg/ kg,一般与其他药物合用。

5. 糖皮质激素的应用

对于感染性休克中糖皮质激素的应用意见尚不一致。现多推荐应用小剂量糖皮质激素,用于经积极液体复苏及血管活性药物治疗后仍不能有效改善血流动力学状况的患者;一般选用氢化可的松 200 ~ 300 mg/ d 静脉滴注,当患者不再需要应用血管活性药时,则应停用糖皮质激素治疗。但新近一项大规模、多中心、随机对照研究结果表明,尽管有助于早期血压的恢复与稳定、减少血管活性药物的剂量,但并未降低病死率,而且还易导致继发感染、血糖升高、休克的再次发生等不良反应,所以糖皮质激素的应用仍需进一步的临床研究去明确。

6. 维护重要脏器功能

(1)心功能不全的防治:顽固性休克与心力衰竭有密切关系。重症休克和休克后期常并发心功能不全,其发生的原因主要是心肌缺血、缺氧、酸中毒、细菌毒素、电解质紊乱、心肌抑制因子、肺血管痉挛,导致肺动脉高压和肺水肿,增加心脏前负荷,及输液不当等引起。老年人和幼儿尤易发生,应及时纠正上述诱发因素。出现心功能不全征象时,应严格控制输液速度和总量;给予强心药物,如毛花苷 C 或毒毛花苷 K 以降低心脏前后负荷外,可给多巴胺等血管活性药物,或血管解痉剂(需与去甲肾上腺素同时使用),大剂量肾上腺皮质激素等,以防患者血压下降;同时给氧、纠正酸中毒和电解质紊乱及输注能量合剂纠正细胞代谢的失衡状态。纳洛酮是抗休克的理想药物,它可使心搏出量增加,血压上升,并有稳定溶酶体膜、降低心肌抑制因子的作用。

（2）肺功能的维护与防治：肺为休克的主要靶器官之一。顽固性休克者常并发肺功能衰竭,引起急性肺损伤/急性呼吸窘迫综合征,同时脑缺氧、脑水肿等亦可导致呼吸衰竭。因而凡休克患者必须立即鼻导管或面罩间歇加压吸氧,保持气道通畅,必要时考虑气管插管或切开行辅助呼吸（间歇正压）,清除气道分泌物以防治继发感染；如仍不能使 PaO_2 达到 ≥ 60 mmHg 水平,应及早给予呼气末加压呼吸（PEEP）。血管解痉剂（酚妥拉明、山莨菪碱等）可降低肺循环阻力。控制输入液体量,尽量少用晶体液,输注清蛋白和呋塞米可减轻肺水肿。大剂量肾上腺皮质激素可促进肺水肿消退,尤适用于幼儿。

（3）肾功能的维护与防治：休克患者易出现少尿、无尿、氮质血症等肾功能不全的表现,其发生主要原因是有效循环血容量降低、肾血流量不足所致。肾损伤的严重程度与休克发生严重程度、持续时间、抢救措施密切相关。积极采取抗休克综合措施,维持足够的有效循环量,是保护肾功能的关键。如血容量已补足,血压亦已基本稳定,而尿量仍少时,应快速给予20%甘露醇或呋塞米静脉注射,以上处理仍无效时,应按急性肾衰竭处理。

（4）脑水肿的防治：脑组织需机体约20%的基础氧耗量,且对低氧非常敏感,易致脑水肿。临床上可出现意识改变、一过性抽搐和颅内压增高征象,甚至发生脑疝。处理上应及时采取头部降温,及早给予山莨菪碱等脑血管解痉剂,使用渗透性脱水剂,如甘露醇、呋塞米及大剂量的肾上腺糖皮质激素以防脑水肿的发生和发展。

（5）DIC 的防治：DIC 为感染性休克的严重并发症,是难治性休克重要的死亡原因。DIC 的诊断一旦确立后,应在去除病灶的基础上积极抗休克、改善微循环及迅速有效地控制感染并酌情给予肝素治疗。肝素剂量为 0.5 ~ 1 mg/kg（首次一般用 1.0 mg）,以后每 4 ~ 6 小时静滴 1 次,使凝血时间延长至正常 2 ~ 3 倍。根据休克逆转程度及 DIC 控制与否来决定用药时间。如凝血时间过于延长或出血加重者可用等量的鱼精蛋白对抗；同时可使用双嘧达莫（潘生丁）、丹参注射液及抑肽酶作为辅助治疗。

7. 其他

感染病灶未涉及消化道者应尽量提供肠内营养,可维持肠道黏膜的完整性、减少肠道菌群移位、刺激消化液分泌及减少胆汁淤积。积极应用质子泵抑制剂或 H_2 受体阻滞剂预防应激性溃疡的发生。应用胰岛素控制高血糖有益于提高救治存活率,但不宜控制过低（8.3 mmol/L 以下即可）,以免发生严重低血糖。新鲜冷冻血浆输注可提高纤维连接蛋白水平,有助于增强机体的免疫防御功能和保持血管壁的完整性。给予小剂量肝素或低分子肝素可预防深静脉血栓的形成,但应注意其引起出血的不良反应和禁忌证。国外研究显示基因重组人活化蛋白 C 的补充可以降低感染性休克的病死率,且已被批准临床使用,但多项临床研究显示该药仅适用于治疗有高度死亡危险的患者。

（熊申明）

第八节 皮肤软组织感染

皮肤及软组织感染又称皮肤及皮肤结构感染，是化脓性致病菌侵犯表皮、真皮和皮下组织引起的炎症性疾病。皮肤及软组织感染包括毛囊炎、疖、痈、淋巴管炎、急性蜂窝织炎、烧伤创面感染、手术后切口感染及压力性损伤感染等。

毛囊炎、疖、痈及创面感染的最常见病原菌为金葡菌；淋巴管炎及急性蜂窝织炎主要由化脓性链球菌引起；压力性损伤感染常为需氧菌与厌氧菌的混合感染。皮肤、软组织感染病灶广泛并伴发热等全身症状，或有并发症者，属复杂性皮肤、软组织感染；不伴以上情况者为单纯性皮肤、软组织感染。

当病原微生物入侵时，机体免疫系统被激活，固有免疫发挥效应，同时启动获得性免疫反应，最大限度地清除病原微生物。尽管有时局部感染较严重，只要进入血液循环的致病菌数量不多，免疫系统能够有效发挥防御作用，一般均能将其迅速消灭，保护机体的内环境稳定，不致引起败血症。但是如果免疫反应过度，也会对机体造成损伤。在致病菌繁殖快、毒力强大，超过了身体的抵抗力或者在身体抵抗力降低，如年老体衰、婴儿幼童、长期消耗性疾病、营养不良、贫血时，致病菌才容易在血中生长繁殖，产生毒素，引起败血症和脓毒血症。局部感染灶处理不当，如脓肿不及时引流，伤口清创不彻底，留有异物或无效腔，亦可引起全身性感染。长期应用肾上腺皮质激素、抗癌药或其他免疫抑制剂等，能削弱正常的防御功能；广谱抗生素能改变原有的细菌共生状态，使某些非致病菌过分生长繁殖，亦同样是利于败血症发生的因素。

在败血症和脓毒血症中，人体各组织、器官的病理改变随致病菌的种类、病程和原发感染灶的情况而不同。因毒素的作用，心、肝、肾等可出现混浊肿胀、灶性坏死和脂肪变性；肺泡内出现出血和肺水肿，甚至肺泡内出现透明膜；毛细血管受损引起出血点和皮疹。致病菌本身可特别集中于某些组织，造成脑膜炎、心内膜炎、肺炎、肝脓肿、关节炎等。单核-吞噬细胞系统和骨髓反应性增生，致脾大和周围血液中白细胞计数增多。感染严重而病程较长的患者，肺、肾、皮下组织和肌肉等可发生转移性脓肿或血管感染性栓塞。人体代谢的严重紊乱又能引起水、电解质代谢失调、酸中毒和氮质血症等。微循环受到影响，则导致感染性休克。

发生感染性休克时，免疫细胞释放、分泌细胞因子或炎性介质，启动凝血级联反应，导致全身炎症反应综合征（SIRS）；炎症反应加重的同时，抗感染反应也随之加强，机体启动代偿性抗感染反应综合征（CARS），部分患者呈现免疫麻痹或免疫无应答，甚至出现混合拮抗反应综合征（MARS）。

SIRS/CARS造成的组织器官功能障碍反过来影响炎症反应的过程。感染性休克可以不依赖于细菌和毒素的持续存在而发生和发展。细菌和毒素仅起到触发急性全身感染的作用，其发展与否及轻重程度则完全取决于机体的反应性。

SIRS/CARS 的发生发展过程存在个体差异，不完全遵循免疫激活到免疫抑制的先后顺序，且机体的促炎反应和抗感染反应在疾病早期即可同时存在。部分个体在疾病早期表现为过度 SIRS 反应，炎症介质过量产生，在清除异物抗原及组织碎片的同时造成正常脏器组织的损伤，从而导致器官功能障碍，甚至衰竭；部分个体在疾病初期即可表现为明显的免疫抑制状态，出现免疫细胞大量凋亡和免疫器官功能障碍，形成免疫麻痹状态，导致继发感染，最终造成组织器官损伤。

2013 年，Nature 系列杂志上发表的文章新观点认为：急性全身感染时过度炎症反应和免疫抑制同时发生，而固有免疫表达上调，同时获得性免疫功能下降。因此，在治疗感染性休克时，应正确评价个体的免疫状态，为进一步治疗提供依据。患者的免疫反应状态受多种因素影响：包括病原菌的毒力、病原菌的数量、合并的其他疾病、营养状态、年龄，以及细胞因子的基因多态性或其他免疫调节因子及其受体。

分级分类诊断是制定皮肤及软组织感染处理流程的基础。通常按病情严重程度将皮肤及软组织感染分为 4 级：

1 级——患者无发热，一般情况良好，已排除蜂窝织炎诊断。

2 级——患者有发热，一般情况稍差，但无不稳定并发症。

3 级——患者有严重中毒症状或至少 1 个并发症，或有肢残危险。

4 级——脓毒症或危及生命的感染。

按病情复杂程度，可将皮肤、软组织感染分为非复杂皮肤软组织感染、复杂皮肤软组织感染、坏死性筋膜炎和坏死性肌炎等。

应重视皮肤、软组织感染特别是复杂性皮肤软组织感染的致病细菌鉴定，对病程迁延、反复发作或抗菌药物治疗无效的患者更应作细菌学检查。可取溃疡或创面分泌物、活检或穿刺组织、血液等标本，根据病情可同时取创面和血标本，并做药敏试验。标本采集的原则是确保分离鉴定的细菌是真正致病菌。对于复杂皮肤、软组织感染，应尽早获得细菌鉴定结果。

应正确分析临床微生物检测结果及其意义，如取材时是否发生来自皮肤正常菌群的污染，分离菌株是污染菌、定植菌还是致病菌，分离菌株与皮肤感染发生发展是否存在必然联系，药敏试验提示的敏感抗菌药物能否在感染局部发挥作用等。

（一）疖

1. 概述

疖是一种化脓性毛囊及毛囊深部周围组织的感染。

2. 病因

金黄色葡萄球菌是最常见的致病菌。肛门生殖器部位的复发性疖可继发于厌氧菌感染。5%为无菌性，由异物反应所致，如囊肿破裂。青少年易发。易感因素包括长期携带金黄色葡萄球菌、糖尿病、肥胖、不良的卫生习惯及免疫缺陷状态。

3. 临床表现

最初，局部出现红、肿、痛的小结节，以后逐渐肿大，呈锥形隆起。数日后，结节中央因组织坏死而变软，出现黄白色小脓栓；红、肿、痛范围扩大。在数日后，脓栓脱落，排出脓液，炎症便逐渐消失而愈。一般无明显的全身症状。但若发生在血液丰富的部位，全身抵抗力减弱时，可引起不适、畏寒、发热、头痛和畏食等毒血症状。面部，特别是所谓"危险三角区"的上唇周围和鼻部疖，如被挤压或挑破，感染容易沿内眦静脉和眼静脉进入颅内的海绵状静脉窦，引起化脓性海绵状静脉窦炎，出现延及眼部及其周围组织的进行性红肿和硬结，伴疼痛和压痛，并有头痛、寒战、高热甚至昏迷等，病情十分严重，死亡率很高。

4. 诊断

主要根据临床表现诊断。皮损处革兰染色和细菌培养可支持诊断。广泛的疖血常规化验中白细胞计数增高。

5. 治疗

对炎症结节可用热敷或物理疗法（透热、红外线或超短波），也可外敷抗生素软膏，如莫匹罗星软膏。已有脓头时，可在其顶部点涂苯酚。有波动时，应及早切开引流。对未成熟的疖，不应挤压，以免引起感染扩散。

以下四种情况应系统用抗生素：①毛囊炎位于鼻周、鼻腔或外耳道内；②大的或复发性疖；③皮损周围有蜂窝织炎；④皮损局部治疗无反应。应给予青霉素、头孢类、大环内酯类和克林霉素等对致病菌敏感的药物。

（二）痈

1. 概述

本病是由金黄色葡萄球菌感染引起的多个临近毛囊的深部感染。常发生于抵抗力低下者，如糖尿病、肥胖、不良卫生习惯及免疫缺陷状态等。好发颈部、背部、肩部，临床表现为大片浸润性紫红斑，可见化脓、组织坏死。本病伴有发热、畏寒、头痛、食欲缺乏等全身症状，严重者可继发毒血症、败血症导致死亡。

2. 临床表现

本病多发生于抵抗力低下的成人，多发生于皮肤较厚的颈项、背部和大腿，大小可达10厘米或更大，初为弥漫性浸润性紫红斑，表面紧张发亮，触痛明显，之后局部出现多个脓头，有较多脓栓和血性分泌物排出，伴有组织坏死和溃疡形成，可见窦道、局部淋巴结肿大。临床上患者自觉搏动性疼痛，可伴有发热、畏寒、头痛、食欲缺乏等全身症状，严重者可继发毒血症、败血症导致死亡。本病愈合缓慢，伴有瘢痕形成。

3. 检查

（1）血常规检查：可见白细胞总数明显增高，中性粒细胞增加。

（2）组织细菌涂片：可见革兰阳性球菌，血液及组织的细菌培养金黄色葡萄球菌阳性。

（3）组织病理：表现为多个相邻毛囊、毛囊周围组织及皮下组织密集的中性粒细胞浸润，可见组织坏死和脓肿形成。

4. 诊断

主要根据临床表现。广泛的痈血中白细胞计数增高。

5. 治疗

（1）积极治疗原发病，增强机体抵抗力，注意休息，保持个人卫生。

（2）全身应用有效抗生素。

（3）局部可采用溶液湿敷疗法，脓肿明显者应切开引流。

（三）淋巴管炎

1. 概述

淋巴管炎多数是通过局部创口或溃疡感染细菌所致，也有一些患者没有明确的细菌侵入口，感染从淋巴管传播到局部的淋巴结所致。本病多见于四肢，往往有一条或数条红线向近侧延伸，沿行程有压痛，所属淋巴结可肿大、疼痛，严重者常伴有发热、头痛、全身不适、食欲缺乏及白细胞计数增多，故早诊断、早治疗是关键。

2. 病因

多数是由于溶血性链球菌引起，可能来源于口咽炎症、足部真菌感染、皮肤损伤及前述的各种皮肤、皮下化脓性感染。其主要病理变化为淋巴管壁和周围组织充血、水肿、增厚，淋巴管腔内充满细菌，凝固的淋巴液及脱落的内皮细胞。

3. 临床表现

感染病灶近侧皮肤沿淋巴管走行可见一条或数条红线，并向近心端延伸，局部较硬，有压痛。所属淋巴结可肿大、疼痛，严重者常伴有发热、头痛、全身不适、食欲缺乏。严重者伴发冷、发热症状。

4. 检查

可行血常规和生化检查。

5. 诊断

根据临床表现和相关检查，不难得出诊断。

6. 治疗

（1）一般治疗：①除急性期或炎症严重外，一般鼓励经常活动；②平常应防止脚气感染及丝虫病感染，一旦感染，要及早治疗。

（2）药物治疗：①抗生素治疗，给予抗生素控制感染；②中药治疗。

（3）局部治疗：①局部热敷，抬高患肢，促进静脉和淋巴回流；②为防止淋巴水肿，患肢给予压力包扎阻止淋巴滞留；③局部感染形成脓肿，应及时切开引流。

（四）急性蜂窝织炎

1. 概述

急性蜂窝织炎是皮下、筋膜下、肌间隙或深部疏松结缔组织的急性、弥漫性、化脓性感染。常见致病菌为金黄色葡萄球菌，有时为溶血性链球菌，少数由厌氧菌和大肠埃希菌引起。近年随着微生物学的发展和检测手段的提高，厌氧菌感染和混合感染受到广泛的重视。

2. 病因

多因皮肤、黏膜损伤后，皮下疏松结缔组织受病菌感染所致。也可由局部化脓性感染直接扩散或经淋巴、血液传播而发生。病菌多为金黄色葡萄球菌，有时为溶血性链球菌，也可为厌氧菌、大肠埃希菌感染或混合性感染。在免疫缺陷患者中，偶见革兰阴性菌引起的蜂窝织炎。

3. 临床表现

（1）局部症状：病变局部红、肿、热、痛，并向周围迅速扩大。红肿的皮肤与周围正常组织无明显的界限，中央部颜色较深，周围颜色较浅。感染部位较浅、组织较松弛者，肿胀明显且呈弥漫性，疼痛较轻；感染位置较深或组织较致密时，则肿胀不明显，但疼痛剧烈。

（2）全身症状：患者多伴有程度不同的全身症状，如畏寒、发热、头痛、乏力和白细胞计数增高等。一般深部蜂窝织炎、厌氧菌和产气菌引起的捻发性蜂窝织炎，全身症状多较明显，可有畏寒、高热、惊厥、谵妄等严重症状。口底、颌下和颈部的急性蜂窝织炎，可发生喉头水肿和压迫气管，引起呼吸困难，甚至窒息。有时炎症还可以蔓延到纵隔，引起纵隔炎及纵隔脓肿。

（3）体征：病变局部红肿，有明显的压痛。病灶较深者局部红肿多不明显，常只有局部水肿和深部压痛。捻发性蜂窝织炎多发生在会阴部、腹部伤口处，查体时可检出捻发音；疏松结缔组织和筋膜坏死，水肿严重并伴有进行性皮肤坏死，脓液有恶臭。

4. 检查

（1）实验室检查。

1）外周血象：一般白细胞计数常 $> 10 \times 10^9/L$，白细胞计数升高常伴有中性粒细胞升高。若白细胞计数＞（20～30）×10^9/L，或＜4×10^9/L，或未成熟白细胞＞0.1%，或出现毒性颗粒时，应警惕并发感染性休克和脓毒血症。

2）细菌学检查：对多发、反复感染者，可由脓肿直接抽取脓液进行细菌培养，阳性结果有助于诊断。在脓液细菌培养的同时，行药物敏感性试验可为临床药物治疗提供科学依据。

3）动脉血气与pH有助于了解机体代谢状况，及时发现酸碱失衡。

（2）影像学检查。

1）超声：病灶局部组织结构紊乱，中心部呈不均匀中低回声影，周围组织水肿明显，边界不清。

2）X线：口底、颌下、颈部蜂窝织炎蔓延引起纵隔脓肿时，可见纵隔增宽的高密度影像。

3）CT检查：周围组织水肿，中心部液化。捻发性蜂窝织炎可见有不同程度的皮下积气及深部软组织气肿。纵隔脓肿时，可见纵隔增宽的高密度影像。

5. 诊断

（1）临床表现和体征：根据典型的局部和全身表现及体征可做出诊断。

（2）实验室检查：白细胞计数升高，脓液的细胞学检查有助于诊断。

（3）影像学检查：对感染程度及病原菌判断有帮助。

6. 鉴别诊断

（1）丹毒：溶血性链球菌侵入皮肤及网状淋巴管引起的感染。局部表现为绛红色斑块，指压后褪色，皮肤轻度水肿，边缘稍隆起，界线清楚。感染蔓延迅速，但不化脓，很少有组织坏死，易反复发作。下肢反复发作者可有皮下淋巴管阻塞。

（2）坏死性筋膜炎：常为需氧菌和厌氧菌混合感染。发病急，全身症状重，而局部症状不明显。感染沿筋膜迅速蔓延，筋膜与皮下组织大量坏死。患者常有贫血、中毒性休克。皮肤可见溃疡、脓液稀薄，脓培养可有多种菌生长。

（3）气性坏疽：产气性蜂窝织炎应与气性坏疽鉴别，后者病前创伤较重，常深及肌肉，伴有伤肢或躯体功能障碍；伤口分泌物有某种腥味。脓液涂片检查可大致区分病菌形态。

7. 并发症

（1）中毒性休克：可出现全身炎症反应综合征，表现为高热或体温不升，心率＞90次/min，呼吸急促或过度通气，WBC 12×10^9/L或＜4×10^9/L，或未成熟的白细胞＞0.1%等。

（2）脓毒血症：骤起寒战，继以高热，可达40～41℃，或低温。神志异常，脉细速，肝脾可肿大，严重者出现黄疸或皮下出血。

8. 治疗

（1）局部治疗。

1）药物涂布：早期局部无波动时，可用 50% 硫酸镁做局部湿热敷，或用金黄散外敷。

2）物理治疗：早期应用紫外线、红外线，可促进脓肿局限，消炎；脓液排出后可选择透热法，如超短波、微波等，促进局部血液循环和肉芽组织生长，加快创口愈合。

3）切开引流：一旦脓肿形成，应切开引流。对于口底及颌下的蜂窝织炎，经短期积极抗感染治疗无效时，应及早切开减压，以防喉头水肿压迫气管造成窒息。手指部的蜂窝织炎，亦应早期切开减压，防止指骨坏死。对于捻发性蜂窝织炎，应作广泛切开引流，切除坏死组织，用 3% 过氧化氢溶液冲洗伤口。若有大量皮下组织坏死时，待坏死组织脱落后可植皮以促愈合。

（2）全身治疗。

1）抗休克治疗：对感染性休克患者应给予积极的补液扩容，改善微循环状态及相应的对症治疗，密切注意患者的尿量、血压、心率及末梢循环情况。对低血压者选用多巴胺静脉滴注效果好。

2）全身支持疗法：保证患者充分休息。感染严重者应适当加强营养，补充热量及蛋白质，适量输入新鲜血或血浆。人血丙种球蛋白可增强患者抗感染能力。

3）应用抗生素：抗生素是治疗蜂窝织炎的最重要措施之一。使用原则是根据细菌培养及药敏试验结果选用有针对性、敏感的药物。药敏结果出来前，可根据脓液涂片检查选择相对有针对性的广谱抗生素。对金黄色葡萄球菌、链球菌感染，首选青霉素和磺胺甲噁唑。严重者选用头孢菌素类药物；对革兰阴性菌采用阿米卡星，因其耐药菌株少，临床效果也好；对厌氧菌感染者，甲硝唑列为治疗厌氧菌感染的首选药物。

9. 预后

若无严重并发症，经积极、规范治疗后，预后较好。机体免疫力低下者、糖尿病患者等有再发的可能。

（五）烧伤创面感染

1. 概述

烧伤后，皮肤作为人体抵御微生物入侵的天然屏障被破坏而出现细菌感染。常见细菌为金黄色葡萄球菌、铜绿假单胞菌、弗氏枸橼酸杆菌、硝酸盐阴性杆菌及其他肠道阴性杆菌，严重烧伤还可能出现毒菌，感染厌氧菌和病毒感染。

2. 病因

（1）烧伤创面途径：烧伤创面由于存在大量的坏死与变性组织，细菌定植不可避免，当细菌局限于表面渗出液或液化的坏死组织时，对全身的影响较小；但如果侵入到邻近活组织且达到一定细菌数量时，就会出现全身症状，一般称为"烧伤创面侵袭性感染"或称"烧伤创面脓毒症"。

（2）呼吸道感染：吸入性损伤引起不同程度的呼吸道充血、水肿，以及气管内膜的坏死脱落，导致呼吸道感染与扩散成为感染源。此外，由于胸部焦痂的限制，长期卧床痰液坠积而引起呼吸道感染，特别是小儿及老年患者更易发生。

（3）肠源性感染：肠源性感染的发病机制复杂，可由多种因素相互作用而诱发，如肠黏膜屏障损伤、肠道菌群失调、免疫功能下降等。国内外学者已形成共识，即严重烧伤后细菌、内毒素通过肠黏膜移位至肠黏膜淋巴结、门静脉，且可激活腹腔内巨噬细胞、Kupffer细胞。过去人们将这些细胞视为单纯清除异物、抵御感染的清道夫，而实际上它们是一类多功能的分泌细胞，被激活后可以释放一系列具有直接细胞毒性或有很强生物活性的物质。它们或是直接攻击靶细胞，或是进一步调节免疫物质，释放影响各种生理活动，如体温、代谢等。总的结果是造成机体剧烈的炎症反应，并可表现为高热、高动力型循环、高代谢等脓毒症的临床症候群。

（4）静脉导管相关性感染：大面积烧伤患者的临床治疗中往往需行深静脉置管或静脉切开，不仅可引发静脉炎、化脓性血栓性静脉炎，而且是菌血症乃至脓毒血症的根源。

（5）深部的肌肉组织坏死：由于各种原因所致肌肉坏死很易诱发感染，有时甚至发生气性坏疽，威胁患者的生命。引起深部肌肉坏死的常见原因有：①度烧伤致肌肉坏死；②环状焦痂致进行性肌肉缺血及坏死；③电烧伤常致深部肌肉坏死；④烧伤合并挤压伤；⑤继发于血管栓塞的肌肉坏死。

（6）医源性感染：由于医疗操作不当引起的感染不可忽视，常见的有：①输液输血污染；②气管切开后呼吸道管理不当所致的感染；③留置导尿管引起的逆行感染；④喂食呕吐引起的误吸所致呼吸道感染等。

3. 临床表现

（1）创面感染的局部症状：对创面的观察是判断局部感染的主要手段。创面感染的常见症状为：①不同的细菌感染可以产生不同的变化，金黄色葡萄球菌感染为淡黄色黏稠分泌物；溶血性链球菌感染为浅咖啡色稀薄分泌物；铜绿假单胞菌感染为绿色或蓝绿色有甜腥气味的黏稠分泌物；厌氧菌感染可以嗅到粪臭味；②创面出现暗灰或黑色的坏死斑，如革兰阴性杆菌感染的创面常出现坏死斑；③由于细菌侵犯深层的血管导致缺血坏死，创面加深，创面延迟愈合；④焦痂提前潮解脱落或出现虫咬样变化，表示局部有感染的发生；⑤出现于痂皮或焦痂创面上的灰白斑点，多表明有真菌感染。斑点向创面迅速发展融合成片状的绒毛状物。表面色泽渐渐明显呈灰白色、淡绿色、淡黄色或褐色，数日后在创面上呈现一层薄粉状物；⑥痂下出现脓液或脓肿，如金黄色葡萄球菌感染时，痂下可发生脓肿。若痂下为绿色有甜腥气味的脓液时，多为铜绿假单胞菌感染；⑦金黄色葡萄球菌或真菌感染均可以使肉芽组织坏死，而绿色杆菌感染肉芽创面上可以再现坏死斑；⑧创面周围出现红肿、出血点或坏死斑。溶血性链球菌感染创面边缘多有明显的炎性反应。

（2）全身性感染的发病期。

1）早期感染：烧伤后两周内，发病者属早期感染。这一阶段侵袭性感染发生率高，是全身侵袭性感染的发病高峰。早期感染发病急，特别在休克期发病者，其临床表现往往与烧伤休克相混淆。如脉搏加快、呼吸急促、血压下降等。早期感染多表现为低体温、精神抑制等低反应状态。

2）后期感染：烧伤两周以后发生的感染属后期感染。发病率比早期低，主要与创面处理不当和不合理应用抗生素有关。另外，全身营养支持疗法不当、蛋白及热量摄入不足长期致使机体长期消耗衰竭也是后期发生感染的主要原因。后期感染多表现为高体温、精神亢奋等高反应状态。

（3）侵袭性感染。

1）精神状态：侵袭性感染的临床表现复杂，大致可归纳为高反应型和低反应型两种。高反应型患者可表现为高度兴奋、谵妄、幻视、幻觉，严重时出现狂躁。低反应型患者为抑制状态，表现为少语、嗜睡甚至昏迷。

2）体温：严重烧伤患者由于超高代谢，体温常维持在37~38.5℃，并不一定说明正发生侵袭性感染。若体温高达39℃或降至36℃以下就应注意是否发生感染。

3）脉搏：脉搏加速，可达150次/min以上，病危期脉搏缓慢，提示预后不良。

4）呼吸：呼吸变化是重要的特征，表现为呼吸急促或呼吸浅快或鼻翼翕动等呼吸困难症状。

5）胃肠功能：食欲缺乏是普遍的症状，有的患者表现为恶心呕吐，腹泻较少见，若出现肠麻痹导致腹胀则是特异的症状。

6）血压：血压下降多为脓毒性休克，说明病情较危重，但部分患者血压无明显变化。

7）创面变化：结合创面的变化可以诊断为侵袭性感染，多表现为分泌物增多且有特殊气味，焦痂潮解脱落、肉芽水肿、溃烂、痂下积脓等。

8）坏死斑：创面及正常皮肤可出现出血点坏死斑，呈暗红色或灰黑色坏死斑，可由细菌或真菌引起，是预后不良的指征。

（4）全身性真菌感染。

1）精神状态：多为兴奋状态，有时出现幻觉、谵妄、淡漠或神志恍惚，有时却完全正常，神志清醒，严重者最后也可昏迷。

2）体温：多为稽留热或弛张热，若合并革兰阴性杆菌感染，热型则可能不典型。发热前有轻微的寒战，晚期或临终前可出现低体温状态。

3）脉搏：心率增快，与体温波动相适应，有时达140次/min，后期心力衰竭或心搏骤停。

4）呼吸：明显加快（40～50次/min），甚至出现呼吸困难，真菌侵袭肺部时可闻及干湿性啰音。

5）消化道表现：多数患者食欲缺乏、恶心、吞咽困难、水样腹泻、黏液样便或柏油样便，口腔黏膜出现炎症、溃疡或形成不易脱落的假膜，痰液黏稠呈胶冻状。

6）创面变化：真菌可在创面上形成褐色或黑色菌斑，呈圆形或不规则形。在正常皮肤上可有小的出血点或形成弥散性红斑。

（5）厌氧菌感染。

1）破伤风杆菌感染：烧伤患者创面污染较严重，常有深层组织坏死，容易并发破伤风。

2）气性坏疽：患部由于包扎过紧，肢体明显肿胀，有捻发音。

3）无芽孢厌氧菌感染：发生在口腔、鼻窦、胸腔、腹腔、盆腔和肛门会阴附近的炎症、脓肿及其他深部脓肿应考虑无芽孢厌氧菌感染。

（6）病毒感染：首先出现水疱样疱疹，也可为出血性疱疹，继而溃烂、坏死，一般多发生在深Ⅱ度创面上，也可见于正常皮肤。轻者可自行恢复，重者形成侵袭性感染侵犯内脏，导致死亡。

4. 检查

（1）血常规：白细胞计数增高或不断下降，中毒颗粒增多。

（2）血生化：易出现高钠血症。

5. 诊断

主要依靠临床表现做出早期诊断。

6. 并发症

易出现高钠血症、菌血症等并发症。

7. 治疗

（1）积极治疗创面：烧伤创面的坏死组织为细菌提供了良好的培养基。创面是感染的主要来源，而且烧伤后免疫功能的损害也随着创面愈合或经切痂、植皮覆盖后，大多恢复正常。所以，积极处理创面（包括切痂、植皮、局部外用药物，促进创面愈合）是预防感染的关键。

（2）局部用药：由于深度烧伤，局部血管阻塞，全身应用抗生素难以达到局部控制创面细菌繁殖的作用，单靠静脉应用疗效较差。而早期局部应用抑菌或杀菌制剂却是一种有效的措施。

（3）全身性感染的治疗。

1）免疫疗法：为了防治铜绿假单胞菌感染，应采用主动免疫和被动免疫。

2）经验性应用抗生素：烧伤患者应用抗生素时应足量、足疗程，果断用药，大胆撤药。经验性应用抗生素，指根据烧伤感染常见病原菌和该时期的烧伤创面细菌的一般资料，并参考细菌耐药现状和根据细菌耐药机制，选用可能敏感的抗生素。

3）针对性应用抗生素：当已明确病原菌时，应根据药物敏感试验合理选用抗生素。

4）积极防治并发症：感染与休克、肾衰或应激性溃疡有因果关系，积极预防和治疗这些并发症可以明显减少感染的病率。

5）合理的创面用药：局部外用药物对于控制创面感染意义重大。

6）尽早切（削）痂、植皮覆盖创面：近年来，抢救大面积烧伤患者成功的经验主要是早期切（削）痂植皮术。因为坏死组织是细菌的良好培养基，切痂就是祛除病灶和感染源，患者免疫功能常随之改善，侵袭性感染得以控制。当然，选择合适的时机可以提高植皮的成活率，一般主张在休克平稳或其他并发症基本控制后行植皮术，不易导致手术失败和感染扩散。

7）营养支持疗法：合理的营养支持和代谢调理是防治患者发生侵袭性感染的重要环节。烧伤后由于创面渗出，丢失大量蛋白质，机体超高代谢，消耗增加，创面修复需要大量蛋白及能量的供给。因而烧伤患者需要摄入高蛋白、高热量的营养物质以维持氮平衡。

（熊申明）

第九节　中暑

一、概述

中暑是指患者处于高温环境下一定时间后，机体产热和获热持续大于散热，使蓄热量不断增加，出现生理功能紊乱的一组急性疾病，其中气温是最重要因素。随着近年来劳动和卫生条件的改善，职业性中暑的发病率明显下降。然而中暑病例仍常有发生，重症中暑死亡率高，应予以重视。

（一）发病原因及分类

在高温（一般指室温超过35℃）环境中或炎夏烈日暴晒下从事一定时间的劳动，且无足够的防暑降温的措施，常易发生中暑。有时气温虽未达高温，但由于湿度较高和通风不良，亦可发生中暑。常见易患因素有：

1. 环境因素

为必备因素，包括高温、高湿度、通风不良，导致人体获热增多而散热障碍。

2. 热适应障碍

慢性疾病、肥胖、营养不良、年老体弱、孕产妇、衣着过多、过度疲劳、缺少体育锻炼、睡眠不足、饮酒、脱水等均可干扰机体热适应。

3. 机体产热增多

从事重体力劳动，代谢亢进，如感染、发热、甲状腺功能亢进等。

4. 机体散热障碍

主要见于汗腺功能障碍，如先天性汗腺缺乏、汗腺损伤、皮肤广泛受损（大面积烧伤、硬皮病等）、过敏性疾病及抗胆碱能药物，如阿托品等；在湿度较高和通风不良的环境，亦容易发生散热障碍；心血管疾病患者因心血管调节反应迟钝可影响散热机制。

（二）发病机制与病理生理

生理情况下，通过下丘脑前部视前区体温调节中枢的作用，机体的产热与散热维持着动态平衡，体温一般恒定在37℃左右。人体产热主要来自体内氧化代谢产生的基础热量和肌肉收缩所产生热量，人体每千克体重积蓄3.89 J热量，体温提高1℃。室温下（15～25℃）人体散热主要靠辐射（60%）、蒸发（25%）、对流（12%）和传导（3%）。当周围环境温度超过人体皮肤温度时，人体产热和散热途径出现下列变化。①产热方面：可通过高温环境额外获取热量；②散热方面：此时主要依赖出汗及皮肤和肺泡的蒸发，同时深部组织的热量通过循环血流带至皮下组织经扩张的皮肤血管散热，皮肤血管扩张和经皮肤血管的血流量越多，散热越快。如果机体产热大于散热或散热受阻，则体内就有过量的热蓄积，引起一系列的器官功能障碍。此外，环境湿度大和通风不良，不利于散热，易诱发中暑。

热适应：正常人在高温环境工作7～14 d后，对热应激的适应能力会增强，具有对抗高温的代偿能力，如出汗量增加，而汗液钠含量较正常人少等，完全适应后，出汗散热量为正常的2倍，热适应不良者，易发生中暑。重症中暑根据其主要发病机制和临床表现可分为三个类型：热射病、热痉挛、热衰竭。

1. 热射病

主要发病机制是由于人体受外界环境中热原的作用及体内热量不能通过正常的生理性散热以达到热平衡，致使体内热蓄积，引起体温升高。由于头部受日光直接曝晒的热射病，又称日射病。

发病早期通过体温调节中枢加快心排血量和呼吸频率、皮肤血管扩张、出汗等提高散热效应。随着病情的加重，出汗速度开始减慢，体温突然上升，这种现象称为汗衰竭，多数学者认为这是热射病的发病的重要因素，而后体内热进一步蓄积，体温调节中枢失控，心功能减退、心排血量减少，汗腺功能衰竭，使体内热进一步蓄积，体温骤增。高热直接作用于细胞膜或细胞内结构，分子间结构出现改变，线粒体变性。体温42℃以上蛋白质出现变性，超过50℃数分钟细胞即死亡。

组织缺氧也是热射病发病机制中的重要因素。高热情况下动脉血氧饱和度降低，组织氧供减少，且氧利用明显下降，缺氧导致组织细胞代谢障碍、酸碱代谢紊乱，并可引起组织毛细血管上皮细胞损害，血管通透性增高，尤其是对脑组织和心肌的损害更严重，上述作用机制加重循环障碍和中枢神经系统调节障碍，反过来会更加重缺氧，形成恶性循环。

病理解剖主要变化是广泛的细胞变性或坏死，全身各器官有多发性大小不等的出血和瘀血，由于肝脏、骨骼肌、心肌、肾、肺等广泛的细胞坏死，临床上可出现 ALT、AST、LDH、CPK 等多种血清酶的升高。

2. 热痉挛

主要机制是由于失水、失盐引起肌肉痉挛。高温环境中，人体主要依赖出汗来散热，一个工作日的最高生理限度的出汗量为 6 L，但在高温中劳动者的出汗量可在 10 L 以上，汗中氯化钠浓度为 0.3% ～ 0.5%，大量出汗时汗液中电解质较正常更高。因此，大量出汗使水和盐过多丢失，因盐分补充不足引起横纹肌痉挛，并引起疼痛。该型中暑病理生理学基础是体液被稀释，体液容量保持良好。

3. 热衰竭

主要机制是由于人体对热环境不适应引起周围血管扩张、有效循环血量不足、发生虚脱；亦可伴有过多的出汗、水和失盐而发生热痉挛。患者体内并无热的蓄积，若发生短暂晕厥，又称热昏厥。

二、临床表现

2002 年 4 月卫生部发布了我国《职业性中暑诊断标准 GBZ 41-2002）》，结合上述标准和临床上患者具体情况，患者主要临床表现为：

1. 先兆中暑

中暑先兆是指在高温作业场所劳动一定时间后，出现头昏、头痛、口渴、多汗、全身疲乏、心悸、注意力不集中、动作不协调等症状。患者体温正常或略有升高，尚能坚持工作。

2. 轻症中暑

除先兆中暑的症状外，出现面色潮红、大汗、脉速、体温 38.5℃以上。患者无神志改变及休克表现。

3. 重症中暑

包括热射病、热痉挛、热衰竭三型，也可出现混合型。

（1）热射病：典型表现为高热（40℃以上）、无汗和意识障碍，为内科临床急症。常在高温环境中工作数小时或连续数天高温后发生中暑。发病前有先兆中暑和轻症中暑临床表现，并有出汗过多而有水盐代谢紊乱和酸中毒。体格检查发现皮肤干燥、灼热、无汗，呈潮红或苍白；周围循环衰竭时呈发绀、脉搏快、脉压增宽、血压偏低，可有心律失常；呼吸快而浅后期呈陈-施氏呼吸；四肢和全身肌肉可有抽搐；瞳孔早期缩小，后期扩大，对光反应迟钝或消失。严重患者出现休克、心力衰竭、肺水肿、脑水肿、肝功能衰竭、肾衰竭、弥散性血管内凝血。

日射病患者发生于烈日暴晒且无防护措施情况下，头部直接受到日光曝晒或强烈的热辐射，患者出现头痛、耳鸣、眼花，随后转为呕吐、谵妄、昏迷。

（2）热痉挛：常发生在高温环境中强体力劳动或劳动结束后数小时发病。起病突然，主要表现为明显的肌痉挛，伴收缩痛。好发于活动较多的四肢肌肉、腹肌、腓肠肌，常呈对称性。有时因腹部肌肉、胃肠道平滑肌发生阵发性痉挛和疼痛而类似急腹症。患者意识清楚，体温一般正常。痛性痉挛也可能由于 NaCl 以外的其他电解质紊乱造成，如低钙血症、低镁血症等。

（3）热衰竭：起病迅速，主要临床表现为头昏、头痛、多汗、口渴、恶心、呕吐，继而皮肤湿冷、血压下降、心律失常，患者轻度脱水，体温稍高或正常。常发生于患者对热不适应，体内无过量热蓄积，多见于老年和高血压患者。热昏厥是热衰竭中较轻的表现，主要是长时间高温环境下站立，血液流向下肢扩张的血管所致，体温升高可不明显。

热射病患者有白细胞总数和中性粒细胞比例增多；尿液检查可见蛋白质、红细胞和管型出现；血尿素氮、谷丙和谷草转氨酶、乳酸脱氢酶、肌酸磷酸激酶增高；血 pH 值降低，血钠、钾降低。心电图有心律失常和心肌损害表现。

热痉挛患者有血钠和氯化物降低，尿肌酸增高。

热衰竭患者有低钠和及低氯血症，可有低钾。

三、诊断

典型的中暑诊断并不困难，在高温环境中劳动和生活时出现热衰竭和热射病症状时即可做出初步诊断。应排除其他疾病后方可诊断。热射病诊断要点：

（1）高温环境下发病，或气温虽然不太高，但患者长时间在高湿和通风不良的环境下工作。

（2）肛温显著升高。

（3）皮肤灼热、干燥、无汗。

（4）出现中枢神经系统症状和体征。

（5）排除其他高热疾病。

需要与热射病鉴别的疾病：脑炎、有机磷农药中毒、中毒性肺炎、菌痢、脑型疟疾；热衰竭应与消化道出血或宫外孕、低血糖等鉴别；热痉挛伴腹痛应与各种急腹症鉴别。

四、治疗

1. 先兆中暑和轻症中暑

迅速将患者搬离高温环境至通风阴凉的地方，安静休息，解开衣服，冷水（或冷水中加少量乙醇）擦拭面部或全身，给予含盐的清凉饮料，患者便可逐渐恢复。病程常为自限性，如给予适当降温及清凉饮料，可促进康复。必要时可予以等渗葡萄糖氯化钠溶液静滴。

2. 热痉挛

轻症患者口服等渗盐水或口服补液盐即可缓解，重症患者需补充等渗氯化钠溶液，若血钠降低，可予以少量3%氯化钠输入。肌肉痛性痉挛不需按摩，否则会加重疼痛，应尽快补充氯化钠，此外适当补充钙、镁等电解质。

3. 热衰竭

迅速将患者搬离高温环境，卧床休息。若病情较轻饮用等渗盐水或口服补液盐，连续数日至尿钠浓度达3 g/L以上。有周围循环衰竭者应静脉补给生理盐水、葡萄糖溶液和KCl，维持患者血压。一般患者经治疗后30 min到数小时内即可恢复。但患者往往需要2~3 d的时间才能重新参加高温下重体力劳动。

4. 热射病

热射病来势凶险，预后严重，死亡率达25%，且可出现不同程度的后遗症，必须紧急抢救。急救效果取决于降温治疗开始的早晚和速度，同时纠正水、电解质紊乱与酸碱失平衡，防治休克、脑水肿等并发症。

（1）降温治疗：应尽快使深部体温降低到安全范围内。

1) 物理降温。①冰水敷擦：全身皮肤予以冰水或冷水加少量乙醇擦浴，同时在颈项、头枕部、腋下及腹股沟等处放置冰袋（心前区和胸部勿放置冰袋）。在冰水敷擦和冰袋降温的同时，可采用电扇吹风或空调降室温，加速散热，并防止体温回升；②降温效果不明显时可用凉水或用冰盐水灌洗胃和结肠，协助降温；③快速输入预冷的液体：多数热射病患者输液量较大，紧急情况下可将生理盐水或糖盐水1000 mL置于冰箱中降温至4℃左右，然后经股动脉向心快速输注，于20~30 min内注完，或经外周静脉快速滴注，可迅速有效地降低患者的体温；④冰水浸浴：在辐射、蒸发、传导三种物理降温方式中，传导简便易行，且效果佳。但因可发生低血压和寒战等并发症，一般经其他方法疗效不佳时才考虑使用。

患者取斜坡卧位，浸浴在10~15℃冷水（或4~10℃冰水）中，水面与乳头连线齐平，并按摩患者颈部、躯干及四肢皮肤，使皮肤血管扩张和加速血液循环，促进散热。在降温的过程中应专人监测患者的脉搏、呼吸、血压及冰水的温度。每隔10~15 min将患者抬出水面监测肛温，肛温降至 38.5℃时，应即停止降温，将患者转移到室温环境中继续密切观察，若体温回升，可再浸入冰水中。

老年、体弱和心血管疾病患者常不能耐受 4℃浸浴，昏迷不深的患者，还可能发生肌肉抖动，反而增加产热和加重心脏负担，应采取其他物理降温方法。

2）药物降温：临床常用的降温药物为氯丙嗪。氯丙嗪的降温疗效确切，若无禁忌证，在紧急情况下应常规大胆应用。①作用机制：抑制下丘脑视前区体温调节中枢，解除机体保温作用，使机体成为"变温性"；扩张血管，加速散热；松弛肌肉，防止或减少震颤，减少身体产热；降低机体代谢率及细胞的耗氧率，减轻缺氧性损害。此外，尚有防止烦躁、惊厥和保护中枢神经系统功能。②使用方法：冬眠 I 号（氯丙嗪 25 mg、盐酸异丙嗪 25 mg、哌替啶 50 mg，加入 25% 葡萄糖 20 mL），15 min 内静脉注射，适用于高热、昏迷及抽搐患者。冬眠 II 号（氯丙嗪 25 mg、盐酸异丙嗪 25 mg，加入 25% 葡萄糖 20 mL），15 min 内注静脉注射，适用于高热、昏迷无抽搐患者。冬眠 III 号（氯丙嗪 25 mg，加入 25% 葡萄糖 20 mL），15 min 内静脉注射，适用于高热但无昏迷及抽搐患者。推注完毕后，予以氯丙嗪 25～50 mg 加入 500 mL 液体中静脉滴注维持。冬眠治疗一般 10 min 后开始降温，冬眠时最好配合物理降温。用药过程中应注意监测深部体温，肛温降至 38.5℃时应停止强力降温措施，否则体温会下滑至正常以下。冬眠时密切观察血压，血压下降时应减慢滴速或停药，低血压时应用重酒石酸间羟胺（阿拉明）、盐酸去氧肾上腺素（新福林）或其他 α-受体兴奋剂。热射病的药物降温，无论是甾体类或非甾体类解热药疗效均差，但在冬眠时，可辅助使用氨基比林、阿司匹林、尼美舒利等解热药物。③丹曲林：在其他治疗无效时，可配合使用丹曲林，1～2 mg/kg，静脉注射，需要时 5～10 mm 重复 1 次，4 h 内最大剂量为 10 mg/kg。

（2）对症、支持治疗：昏迷患者保持患者呼吸道通畅，预防吸入性肺炎，并给予吸氧。疑有脑水肿者应给甘露醇脱水。抽搐发生时可使用地西泮，或冬眠治疗。心力衰竭可使用快速效应的洋地黄制剂；有急性肾衰竭患者可进行血液透析，并应限制水、盐的摄入；发生 DIC 者，可早期使用肝素。休克以扩容为主，慎用血管收缩性药物，以免加重组织缺血缺氧，并影响散热。同时需纠正酸中毒。

可使用葡萄糖胰岛素来补充能量的消耗，并可纠正疾病初期的高血钾症。严重热射病有骨骼肌坏死而呈 Ca^{2+} 扣押现象，可在患病第 2 d 出现明显低血钙，此时应补充钙离子，用钙剂不能制止抽搐时，应想到 Mg^{2+} 的缺乏。

肾上腺皮质激素在热射病患者的应用尚有不同看法，实践证明，在热射病患者应用利大于弊。皮质激素可以平缓降温、防止溶血、减少炎症反应、防治脑水肿、补充机体在危急状态下对皮质激素的需求等，但剂量不宜过大，用药时间不宜过长，以避免发生继发感染。

5. 预后

轻症中暑和热痉挛、热衰竭预后良好，热射病预后凶险，且与下列因素有关：

（1）患者病死率与高热程度及持续时间的长短密切相关，故必须早期诊断与治疗。

（2）并发症：休克、肺水肿及脑水肿是早期的死亡原因；急性肾衰竭、继发性感染常为晚期的死亡原因。

（熊申明）

病例1　急性化脓性脑膜脑炎（重症）并发脑脊液鼻漏

一、病历摘要

姓名：范××　　性别：男　　年龄：32岁

过敏史：无。

代主诉：高热、呕吐伴神志不清13小时，四肢抽搐3小时。

现病史：13小时前患者无明显诱因出现高热，测体温40.3℃，伴寒战、头痛、恶心、呕吐，为喷射样呕吐，呕吐物为胃内容物，逐渐出现烦躁不安，神志不清，呼之不应，不能应答；至传染病医院给予纳肛退热药物，体温缓缓降至正常。3小时前出现四肢抽搐，呈强直状，牙关紧咬，为求进一步治疗，急来我院就诊，化验血常规 WBC 31.3×10^9/L，以"昏迷原因待查，急性脑膜炎？"收入我科，发病来，神志不清，精神极差，禁食，睡眠差，大小便未见明显异常，近期体重无明显改变。

既往史：17年前"右侧颞部外伤"在"县中医院"住院治疗，治愈出院；9年前因"流行性脑膜炎"在我市传染病医院住院治疗，治愈出院；4年前因"脑脊髓膜炎，病毒性肝炎（乙型）慢性重度"在传染病医院给予"恩替卡韦胶囊"抗病毒治疗。

二、查体

体格检查：体温37℃，脉搏130次/min，呼吸27次/min，血压124/68 mmHg。发育正常；营养良好；急性病容；表情痛苦；自主体位，乘推车入病房；神志不清；检查时不能合作。全身皮肤无黄染，无出血点斑，无皮疹，无肝掌，无蜘蛛痣。全身表浅淋巴结未触及肿大。头颅无畸形，双眼睑无水肿，球结膜无充血，无水肿，巩膜无黄染，右侧耳前颞部可见3 cm瘢痕，双侧瞳孔等大等圆，直径左3 mm，右3 mm，对光反射迟钝，耳郭无畸形，外耳道无异常分泌物，双乳突无压痛，鼻无畸形，通气良好，无异常分泌物，鼻旁窦区无压痛，口唇红润，口腔黏膜无溃疡，无出血点，伸舌居中，牙龈无肿胀、溢脓、出血、色素沉着，咽无充血，扁桃体无肿大。颈强直，颈静脉无怒张，气管居中，甲状腺不肿大，无血管杂音。胸廓无畸形，乳房对称。呼吸运动对称，语颤音正常，无胸膜摩擦感，双肺叩诊呈清音，肺下界肩胛线在第 5 肋间，呼吸 27 次/min，双肺呼吸音清晰，未闻及干湿性啰音，心前区无隆起，无凹陷，心尖冲动可见，心尖冲动位于左侧第 4 肋间锁骨中线内 1 cm，触诊心尖冲动无增强，无抬举样搏动，未触及心前震颤，无心包摩擦感，心脏相对浊音界正常；心率 130 次/min，律齐，各瓣膜听诊区未闻及杂音。周围血管征阴性。腹部平坦，无胃型、肠型、蠕动波，无腹壁静脉曲张、手术瘢痕、腹壁疝（有无选择）；腹柔软，无压痛，无反跳痛，未触及包块，肝肋下未触及，剑突及；胆囊区无压痛，莫菲氏征阴性；肝上界位于右锁骨中线 5 肋间，肝区无叩击痛，肾区无叩击痛，腹部移动性浊音阴性；肠鸣音 4 次/min，无气过水声，无血管杂音；外生殖器正常，肛门正常。脊柱生理弯曲无异常，四肢关节不自主活动，无双下肢水肿。神经系统检查：生理反射存在，颈强直，颌胸 2 横指，双侧巴氏征阳性，余病理反射未引出。

辅助检查：

血常规：WBC 31.3×10^9/L，NE 29.02×10^9/L；血气分析示：pH 7.344，乳酸 7.2 mmol/L，葡萄糖 9.4 mmol/L；ECG：窦性心律不齐、V_2 T 波高尖。

三、诊断

入院诊断：昏迷原因待查，脑炎？

出院诊断：急性化脓性脑膜脑炎（重症）并发脑脊液鼻漏。

四、诊疗经过

入院后血常规示：白细胞 24.01×10^9/L；中性粒细胞 22.63×10^9/L；淋巴细胞数 0.86×10^9/L；中性粒细胞百分比 94.20%；红细胞 4.11×10^{12}/L；肝功示：丙氨酸氨基转移酶 52 U/L；肌红蛋白 2000.00 ng/mL；天门冬氨酸氨基转移酶 128 U/L；降钙素原 60.07 ng/mL；血培养：查到 G-B 菌（肺炎链球菌）；2018-10-13 脑脊液示：常规示：淡黄色，混浊，蛋白阳性，葡萄糖阳性，白细胞 4800×10^6/L，中性 85%，淋巴 15%，凝结：有。生化示：葡萄糖 0.12 mmol/L；氯 117.9 mmol/L；蛋白定量 792.00 mg/dL，ADA 17.9 U/L、LDH 1438 U/L、HS-CRP 0.06 mg/dL。脑脊液细菌培养：肺炎链球菌。头颅 MRI 平扫+增强示：①脑内多发异常信号，考虑脑膜脑炎可能大，建议治疗后复查；②鼻窦黏膜增厚；③双侧乳突炎。给予头孢曲松抗感染、脑保护、控制体温、控制颅压对症治疗，2018-11-01 头颅 MRI 平扫+增强示：①脑膜脑炎治疗后改变，与前片 2018-10-18 对比，双侧额叶病变范围增大，余脑实质内病变范围明显缩小、部分病变消失；②鼻窦黏膜增厚；③双侧乳突炎。鼻旁窦 CT 示：右侧额窦及筛窦炎，右侧前颅凹骨质结构不良，局部与右侧筛窦相通。复查血常规正常，2018-10-31 脑脊液示：常规示：无色，透明，蛋白阳性+，葡萄糖阳性，白细胞 148×10^6/L，中性 70%，淋巴 30%，凝结：无。生化示：葡萄糖

3.24 mmol/L；氯 118.5 mmol/L；蛋白定量 118 mg/dL，ADA 0.3 U/L、LDH 5.7 U/L、HS-CRP 0.01 mg/dL。治疗 5 d 后患者发热逐渐控制，神经功能恢复。

五、出院情况

患者无发热，体温波动于 36.4℃左右，智能活动正常，无肢体麻木、无力及抽搐。查体：体温 36.4℃，血压 128/72 mmHg。神志清，精神正常，高级智能活动正常，言语正常，脑神经正常，四肢肌力均为 5 级，双侧巴氏征均阴性。

六、讨论

急性起病，主要表现为发热，伴喷射性呕吐，抽搐 1 次，为全身型发作，持续约 1 h。查体高热昏迷，双侧巴宾斯基征阳性，血常规白细胞明显升高，分类以中性粒细胞为主，C 反应蛋白明显升高；脑脊液常规示外观混浊，白细胞明显升高，以多核细胞为主，脑脊液生化糖明显减低，蛋白质显著升高，呈典型化脓性改变，脑脊液细菌培养出肺炎链球菌，脑脊液抗酸染色、墨汁染色阴性；胸部 CT 提示肺炎，纵隔淋巴结无肿大；颅脑 MRI 平扫+增强示：双侧额叶病变范围增大，余脑实质内病变范围明显缩小、部分病变消失，同时鼻旁窦 CT 示右侧额窦炎、右侧筛窦炎，右侧前颅凹骨质结构不良，局部与右侧筛窦相通，考虑可能并发鼻旁窦炎、脑脊液鼻漏，为潜在感染来源病灶。

成人肺炎链球菌脑膜炎、继发癫痫诊断明确。

发热抽搐伴应从以下方面进行分析：各种中枢神经系统感染，如化脓性脑膜炎、病毒性脑炎、结核性脑膜炎、真菌性菌脑膜炎等；非中枢神经系统严重感染引起的惊厥如败血症、中毒性的痢疾、重症肺炎等引起的脑病，以及代谢病急性发作等。

患者外周血象白细胞总数明显升高以中性粒细胞为主，脑脊液外观混浊，白细胞明显升高，以多核为主，糖降低明显，蛋白质升高明显，脑脊液不符合病毒性脑炎改变，可除外得病毒性脑炎，脑脊液呈化脓性改变，脑脊液墨汁染色阴性，隐球菌脑膜炎可除外。肺炎链球菌脑膜炎病原菌为肺炎链球菌，其血清分型有 90 余种，Ⅰ、Ⅱ、Ⅲ型致病力强。发病季节与呼吸道疾病密切关系，常继发于上呼吸道感染、肺炎、中耳炎及乳突炎之后。该患者继发于颅底骨折、颅骨外伤相关。先天畸形如皮毛窦、脑脊膜膨出、椎管畸形、脑脊被耳鼻漏、脾切除术后亦是本病常见本病原因。肺炎链球菌脑膜炎容易多次复发或再发，诊断依靠临床表现（感染、颅内压增高及脑膜刺激症状）、脑脊液改变、脑脊液涂片、细菌培养，头颅 CT 或核磁有助于明确有无硬膜下积液、脑积水、脑脓肿等并发症。

治疗上行硬膜下积液穿刺引流，积脓时可进行局部冲洗并注入适当抗生素。疗程足。及各脏器支持，最终患者痊愈。

（熊申明）

病例2　重症肺炎、Ⅰ型呼吸衰竭

一、病历摘要

姓名：刘××　　性别：女　　年龄：86岁

过敏史：无。

主诉：胸闷、气喘2 d。

现病史：2 d前短距离行走（400米）后感胸闷气喘，无发热、咳嗽、咳痰，无胸痛、咯血，无心悸、夜间阵发性呼吸困难，无头晕、头痛等，休息后稍减轻，今为进一步诊治，来我院就诊，门诊查血常规：WBC 14.12×10^9/L，N 12.4×10^9/L；CRP 100.9 mg/L，D-二聚体 2373 ng/mL，遂以"肺炎"收入科。发病来，患者饮食、睡眠一般，大小便正常，体重无明显变化。

既往史：曾行"左膝关节置换术"，有左膝关节疼痛。无"原发性高血压"、无"糖尿病"病史。

二、查体

体格检查：体温36.8℃，脉搏86次/min，呼吸21次/min，血压121/61 mmHg。

发育正常，营养中等，急性病容；表情痛苦；自主体位，神志清；查体合作。全身皮肤黏膜无黄染，无出血点斑，无皮疹，无蜘蛛痣。全身浅表淋巴结未触及肿大。头颅无畸形，双眼睑无水肿，球结膜无充血，无水肿，巩膜无黄染，双侧瞳孔等大等圆，对光反射灵敏，外耳道无异常分泌物，鼻无畸形，无异常分泌物，口唇发绀，咽有充血，扁桃体无肿大，颈软，气管居中，甲状腺无肿大，无血管杂音，颈静脉无怒张，肝颈静脉回流性阴性．胸廓无畸形，呼吸运动对称，双肺叩诊呈清音，双肺呼吸音增粗，可闻及干湿性啰音，心前区无隆起，无凹陷，心尖冲动可见，触诊心尖冲动无增强，无抬举样搏动，未触及心前震颤，无心包摩擦感，心脏相对浊音界正常。心率86次/min，律齐，各瓣膜听诊区未闻及杂音。周围血管征阴性。腹部平坦，腹柔软，无压痛，无反跳痛，肝脾肋下未触及，剑突下未触及；胆囊区无压痛，墨菲氏征阴性；肝区无叩击痛，肾区无叩击痛，腹部移动性浊音阴性；肠鸣音正常；肛门及外生殖器未查。脊柱生理弯曲正常，四肢关节活动自如，无双下肢水肿，Babinski征：双侧阴性。

辅助检查：

胸部CT：肺内炎性改变、肺间质性改变。双侧胸膜增厚，左侧伴钙化；主动脉及冠状动脉钙化。血气分析：氧分压56.9 mmHg，二氧化碳分压（T）34.0 mmHg、酸碱度

7.463、乳酸 1.8 mmol/L、钙 1.14 mmol/L、钠 132 mmol/L、钾 4.5 mmol/L。

三、诊断

初步诊断：①社区获得性肺炎；②间质性肺炎；③Ⅰ型呼吸衰竭。

鉴别诊断：急性左心衰。患者常有多年心脏病史，主要表现为肺循环瘀血，突发胸闷、气短、呼吸困难，咳粉红色泡沫痰，端坐呼吸等，胸片常有肺门蝶影斑，肺部听诊可闻及湿性啰音，心脏听诊可闻及 P_2 亢进及舒张期奔马律，予以利尿、强心、扩血管等治疗常有效。本病可以排除；②特发性肺间质纤维化：以隐匿性呼吸困难为主要突出症状，干咳伴或不伴少量白色黏痰，当有感染时痰量增多并伴黄色，偶有血痰，部分患者有胸痛，盗汗，食欲减轻，消瘦，乏力等查体可见呼吸浅快，双肺底可闻及 velcro 啰音。

出院诊断：①重症肺炎；②Ⅰ型呼吸衰竭；③胸腔积液；④心功能不全；⑤贫血；⑥低蛋白血症。

四、诊疗经过

入院急查血气分析示Ⅰ型呼吸衰竭，胸部 CT：肺内炎性改变、肺间质性改变。双侧胸膜增厚，左侧伴钙化；主动脉及冠状动脉钙化。血气分析氧分压 56.9 mmHg，二氧化碳分压（T）34.0 mmHg↓、酸碱度 7.463、乳酸 1.8 mmol/L、钙 1.14 mmol/L；钠 132 mmol/L、钾 4.5 mmol/L。门诊查血常规 WBC $14.12×10^9/L$，N $12.4×10^9/L$；CRP 100.9 mg/L；D-二聚体 2373 ng/mL。床旁彩超示：EF 0.58，右房增大，左室舒张功能减低，主动脉瓣、二尖瓣少量反流，三尖瓣大量反流。给予心电监护、氧气吸入、考虑患者重症肺炎，给予美罗培南联合阿奇霉素加强抗感染，热毒宁清热解毒，甲泼尼龙琥珀酸钠抗感染平喘，兰索拉唑抑酸护胃；患者胸闷，右房增大，给予德芳强心胶囊对症治疗，针对双下肢肌间静脉血栓，给予依诺肝素钠抗凝，期间患者出现进行性呼吸困难，患者颜面及指端发绀，监测指脉氧波动在 53% ~ 80%，立即给予无创呼吸机辅助呼吸，甲泼尼龙琥珀酸钠抗感染平喘等抢救治疗，呼吸困难无缓解，请我科会诊后转我科治疗。转入 RICU 后给予重症监护、心电监护，给予无创呼吸机辅助呼吸；给予建立静脉通路。完善血常规、肝肾功能、电解质、凝血功能等检查，给予支气管镜下吸痰治疗，可见主支气管及分支有白色黏痰，予以抽吸并留取肺泡灌洗液送基因检测。肺泡灌洗液行宏基因测序可见黄曲霉菌及曼不动杆菌，患者肺部感染较重，肺间质性改变，进展较快，治疗上给予美罗培南及利奈唑胺、卡泊芬净等联合抗感染，同时给予予帕拉米韦氯化钠抗病毒治疗，给予予甲泼尼龙抗感染、免疫球蛋白大量冲击等治疗。病情相对平稳后转入我科给予无创呼吸机辅助呼吸、给予加强抗感染、静注免疫球蛋白及人血白蛋白，复查胸部 CT 提示病情进展，现患者病情重，给予无创呼吸机辅助呼吸，仍感进行性呼吸困难，与患者家属积极沟通病情，转入我科继续抢救治疗。入重症1区给予经口插管接呼吸机辅助呼吸，头孢他啶阿维巴坦钠联合头孢哌酮舒巴坦抗感染治疗，卡泊芬净抗真菌治疗，清除炎症介质，祛痰，营养支持，抗感染，解痉平喘，镇痛镇静，补充人血白蛋白纠正低蛋白血症，酌情抗凝，增强机体免疫力，维持电解质平衡及内环境稳定等治疗；间断床旁血液净化治疗。患者病情相对稳定，好转出院。

目前情况：现患者神志清，精神差，监护示；体温37℃，脉搏92次/min，呼吸20次/min，血压121/48 mmHg，SpO_2 98%，听诊双肺呼吸音粗，双肺未闻及明显细湿啰音，心律齐，各瓣膜听诊区未闻及病理性杂音，腹软，无压痛及反跳痛，肝脾肋下未触及，全身低垂部位水肿。

五、讨论

高龄患者重症肺炎，重度ARDS给予抗感染治疗同时积极肺保护治疗。患者因重症肺炎入院，双肺毁损程度极其严重，长时间缺氧造成机体各脏器功能不可逆损害，目前经积极治疗病情较前明显好转，重症肺炎判定标准包括2项主要标准和9项次要标准。符合下列1项主要标准或≥3项次要标准者即可诊断。主要标准：①气管插管需要机械通气；②感染性休克积极液体复苏后仍需要血管活性药物。次要标准：①呼吸频率≥30次/min；②PaO_2/FiO_2≤250 mmHg；③多肺叶浸润；④意识障碍和（或）定向障碍；⑤血尿素氮≥20 mg/dL；⑥白细胞减少症（WBC<$4×10^9$/L）；⑦血小板减少症（PLT<$100×10^9$/L）；⑧体温降低（中心体温<36℃）；⑨低血压需要液体复苏。患者经我院ICU积极治疗，目前病情较前明显改善，现定期复查血常规、降钙素原及C反应蛋白等检查，必要时复查胸部CT明确肺部情况,患者肺部感染严重，此类患者即使经治疗后病情恢复，肺部仍可出现严重的肺间质纤维化、肺实变，最终出现慢性呼吸衰竭，慢性肺源性心脏病等多种呼吸系统并发症，预后不良。急性呼吸窘迫综合征是发生于严重感染、休克、创伤及烧伤等疾病过程中，由于肺毛细血管内皮细胞和肺泡上皮细胞损伤引起弥漫性肺间质及肺泡水肿并导致的，以进行性低氧血症、呼吸窘迫为特征的临床综合征。肺容积减少、肺顺应性降低和严重的通气/血流比例失调为其病理生理特征。总的来说，肺实质细胞损伤是ARDS的主要病理特点。早期ARDS是以毛细血管内皮细胞损伤和功能障碍导致水和蛋白向间质渗出增加为特点，而肺毛细血管内皮细胞损伤后进一步损伤肺泡上皮细胞，使肺泡内水增加，肺泡塌陷，导致弥漫性微小肺不张。由于ARDS发病急、进展快，多数患者在渗出期或增生期死亡，肺的纤维化是ARDS最严重的后遗症。患者出院后应于一月后复查胸部CT，明确感染吸收情况。

（熊申明）

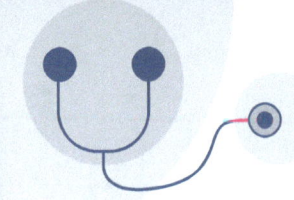

病例 3　肺炎克雷伯菌性肝脓肿

一、病历摘要

姓名：张××　　性别：男　　年龄：55 岁

过敏史：无。

主诉：腹痛 1 d 余，伴呼吸困难半天。

现病史：家属诉患者 1 d 余前无明显诱因突发右上腹疼痛伴胸闷，无恶心、呕吐，急就诊于获嘉县同盟医院，行彩超示"肝内低回声，肝内囊性肿物"，半天前患者胸闷症状加重，呼吸急促，伴恶心，无呕吐，家属为求进一步诊治拨打我院 120，急诊以"腹痛原因待查"为诊断收入我科，发病以来，患者神志清，饮食不详，少尿，体重未测。

二、查体

体格检查：体温 35.2 ℃，脉搏 126 次/min，呼吸 26 次/min，血压 119/107 mmHg。发育正常；营养良好；急性病容；表情痛苦；被动体位，乘推车入病房；神志清；检查时不能合作。全身皮肤无黄染，无出血点斑，无皮疹，无肝掌，无蜘蛛痣。全身表浅淋巴结未触及肿大。头颅外形无异常。双眼睑无水肿，球结膜无充血、无水肿，巩膜无黄染，双侧瞳孔等大等圆，直径左 2.5 mm，右 2.5 mm，对光反射灵敏。耳郭无畸形，外耳道无异常分泌物，无乳突压痛。鼻无畸形，通气良好，无异常分泌物，鼻旁窦区无压痛。口唇红润，口腔黏膜无溃疡，无出血点，伸舌居中，牙龈无肿胀、溢脓、出血、色素沉着，咽无充血，扁桃体无肿大。颈软，颈静脉正常，气管居中，甲状腺不肿大，无血管杂音。胸廓无畸形，乳房对称。呼吸运动对称，语颤音正常，无胸膜摩擦感，双肺叩诊呈清音，肺下界肩胛线在第 10 肋间，呼吸移动度 5 cm，呼吸 26 次/min，双肺呼吸音异常，可闻及湿性啰音。心前区无隆起，无凹陷，心尖冲动可见，心尖冲动位于左侧第 5 肋间锁骨中线内 0.5 cm，触诊心尖冲动正常，未触及心前震颤，无心包摩擦感，心脏相对浊音界正常；左锁骨中线至前正中线的距离 7 cm。心率 126 次/min，律齐，各瓣膜听诊区未闻及杂音。周围血管征阴性。腹部膨隆，无胃型、肠型、蠕动波，无腹壁静脉曲张、手术瘢痕、腹壁疝；腹柔软，有压痛，无反跳痛，未触及包块，肝肋下未触及，剑突下未触及；胆囊区无压痛，莫菲氏征阴性；肝上界位于右锁骨中线 5 肋间，肝区有叩击痛，肾区无叩击痛，腹部移动性浊音阴性；肠鸣音减弱，无气过水声，无血管杂音；外生殖器正常，肛门正常。脊柱生理弯曲正常，四肢关节活动自如，无双下肢水肿。神经系统检查：腹壁反射正常；肱二头肌反射正常，肱三头肌反射正常，膝腱反射正常，跟腱反射正常；肌力，左上级，左下级，右上级，右下级；肌张力，左上正常，左下正常，右上正常，右下正常；Kenig征阴性；Brudzinski征阴性；Babinski征左侧阴性，右侧阴性。

专科检查：患者神志清，烦躁，查体无法配合，呼吸急促，双肺呼吸音粗，可闻及湿啰音，腹胀，右上腹压痛，墨菲征阴性，肠鸣音弱，双下肢花斑，无水肿，病理征未引出。

辅助检查：腹部彩超（获嘉县同盟医院2020-08-30）肝内低回声，肝内回声致密，肝内囊性肿物。

三、诊断

初步诊断：①腹痛待查、胆囊炎？消化道穿孔？消化道肿瘤？②休克；③呼吸衰竭ARDS；④急性肾损伤。

鉴别诊断：消化道穿孔？消化道肿瘤？

最终诊断：肺炎克雷伯菌肝脓肿、感染性休克、急性肾损伤ARDS中度。

四、诊疗经过（图2-1）

入院后给予重症监护，告病危，行气管插管接呼吸机辅助呼吸，建立深静脉通路，完善血常规、生化、血培养、腹部CT等检查；给予抑酸、化痰、抗感染等药物治疗；配输病毒灭活冰冻血浆，改善凝血；请普外科、肾内科、介入科会诊，协助诊治，给予持续CRRT，持续泵入血管活性药物，给予亚胺培南西司他丁联合利奈唑胺联合替加环素抗感染治疗，行肝脓肿穿刺术，送检穿刺液，血培养及穿刺液培养示肺炎克雷白杆菌感染，给予注射用美罗培南联合利奈唑胺联合替加环素抗感染治疗，病情稳定后行CT检查，请介入科会诊，行CT引导下行肝脓肿穿刺引流术，送检穿刺液，化验肺炎克雷白杆菌。经治疗患者逐步脱呼吸机，脱CRRT，感染症状好转，转普通病房。

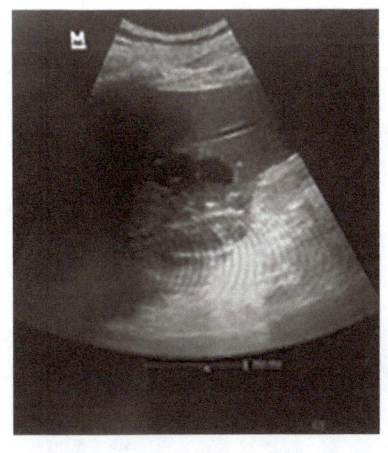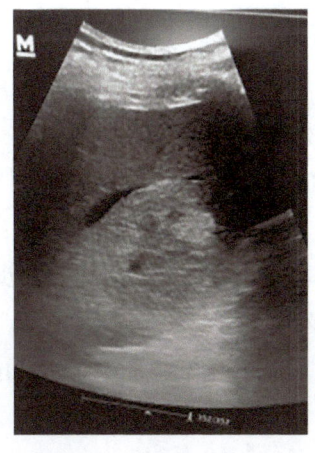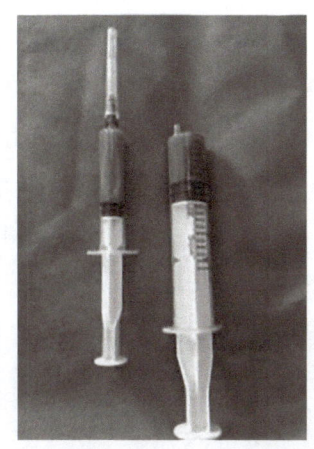

图2-1 诊疗经过

五、出院情况

患者意识清，停用，鼻饲饮食。查体：监护示体温 37.7℃，脉搏 106次/min，呼吸 21次/min，血压 122/62 mmHg，SpO_2 97%，双肺呼吸音粗，可闻及湿啰音，腹软，无压反跳痛，墨菲征阴性，肠鸣音弱，双下肢，无水肿，病理征未引出。

六、讨论

高毒力肺炎克雷伯是目前肝脓肿最常见致病菌，可迅速进展感染性休克，多脏器功能衰竭。早期明确诊断，清楚感染灶，敏感抗感染药物应用及脏器功能支持最终治愈。该患者的诊断为肝脓肿，在病原菌为明确之前应经验给药。而患者在入院前曾在当地医院应用过亚胺培南、头孢吡肟，肺部感染控制不佳，可能致病菌为 MRSA，所以可加用万古霉素。在没有明确致病菌和药敏结果前，依据经验给药，待药敏结果出来后应根据药敏结果选择抗菌药物。在严格的治疗原则来说，未依据药敏结果用药是不正确的，但从这个药敏表上看，除了头孢氨苄对肺炎克雷伯菌天然耐药外，其他药物敏感性较好，说明检出菌不是耐药菌，选用可覆盖肺炎克雷伯菌的头孢米诺和依替米星应该是可以的。除抗感染药物应用之外，清除感染灶是感染得以控制的关键，超声引导下脓肿引流，及全身脏器功能支持和保护，最终感染得到控制，各脏器功能逐渐恢复。

（熊申明）

病例 4 肺部感染、脓毒性休克

一、病历摘要

姓名：×× 性别：男 年龄：65岁

过敏史：无。

主诉：呼吸困难、乏力伴无力 1 d 余。

现病史，家属诉，1 d 前患者无明显诱因出现呼吸困难，乏力，伴咳嗽、咳病。痰性浓稠，色黄；作胸闷，气端；作无尿，心率吐。就诊于当地医院重症医学科，给予无创呼吸机辅助呼吸等支持治疗；患者病情危重。今为求进一步治疗。急诊以"脓毒性休克？"收入我科。患者发病以来，精神差；无力，饮食睡眠差。

既往史："高血压病"，病史 20 余年，最高 160/100 mmHg。1 年前行结肠癌手术，4 月余前行结肠造口还纳术，术后并发粘连性肠梗阻。

二、查体

体格检查：体温 36.7℃，脉搏 103 次/min，呼吸 32 次/min，血压 90/50 mmHg。发育正常，营养状况差，急性病容；表情痛苦；神志清，精神差。全身浅表淋巴结未触及肿大。头颅无畸形，球结膜无充血，巩膜无黄染，双侧瞳孔等大够圆，直径约 2.5 mm，对光反射灵敏，口唇苍白，气管居中，甲状腺无肿大。胸廓无畸形。双肺呼吸音清。心前区无隆起，无凹陷。心尖冲动可见，左侧第 5 肋间锁骨中线内 0.5 cm，触诊心尖冲动见增强，无抬举样搏动，未触及心前震颤，无心包摩擦感，心脏相对浊音界正常；心率 103 次/min，律齐，各瓣膜听诊区未闻及杂音。腹部可见一瘘口，无腹壁静脉曲张，无腹壁疝；腹软。无明显压痛及反跳痛；肠鸣音减弱；肛门及外生殖器未查。脊柱生理弯曲正常，四肢可自主活动，双下肢轻度水肿。

三、诊断

入院诊断：①脓毒性休克？②肺部感染；③结肠癌术后、肠造口还纳术后吻合口瘘、粘连性不完全肠梗阻；④急性肾损伤；⑤心功能不全；⑥原发性高血压；⑦脑梗死；⑧贫血。

出院诊断：①肺部感染、脓毒性休克、双侧胸腔积液、肺气肿；②结肠癌术后肠造口还纳术后吻合口瘘不完全性肠梗阻腹腔积液；③急性肾损伤肾结石；④心功能不全；⑤高血压病（3 级 极高危）；⑥脑梗死；⑦轻度贫血；⑧低蛋白血症；⑨多脏器损伤。

四、诊疗经过

入院完善相关检查，请肾内科、普外科等相关科室会诊协助诊断治疗；血液净化治疗。给予重症监护，中心静脉置管，告病危，呼吸机辅助呼吸、抗感染、雾化、祛痰、抑酸、营养支持、配输血液制品、酌情补液、血管活性药物泵入、纠正水电解质紊乱等对症支持治疗；患者经治疗后症状好转，可经口少量进食，目前病情好转，准予出院。

五、出院情况

神志清，精神可，指令性动作配合，监护示：体温 37.60℃，脉搏 94次/min，呼吸 16次/min，血压 141/82 mmHg，查体：神志清，双肺呼吸音增粗，未闻及湿性啰音，心率 94次/min，律齐，各瓣膜听诊区未闻及杂音。腹部可见一瘘口已经愈合，腹柔软，无压痛及反跳痛，肝脾肋下未及；肠鸣音可；移动性浊音阴性，四肢可活动。

（熊申明）

病例 5　急性重症胰腺炎

一、病历摘要

姓名：职××　　性别：男　　年龄：56 岁

过敏史：无。

主诉：腹痛伴恶心、呕吐 1 d。胸闷伴呼吸急促 2 小时。

现病史：1 d 前患者进食后出现腹胀、腹痛等不适，伴有大汗、恶心、呕吐，物为胃内容物，无寒战、发热，无胸闷、胸痛，就诊于附近诊所。用药不详，用药较前稍缓解。2 小时前患者出现胸闷、呼吸不畅，大汗，尿量减，为求进一步治疗。遂来我院急诊科就诊。急诊行血气：碳酸氢根 13.8 mmoL/L、二氧化碳分压（T）22.4 mmHg、酸碱度（T）7.23、葡萄糖 25 mmoL/L、钾 126 mmoL/L、钙 0.85 mmoL/L；乳酸 6.1 mmoL/L，生化淀粉酶每 1987.4 μ/L。腹部 CT 示：胰腺弥漫性水肿（未见报告），急诊以"急性重症胰腺炎"收入重症一区抢救治疗。发病以来，神志清，精神差，进食差，尿少。

既往史：无"原发性高血压""糖尿病""肝炎""结核"病史，无其他传染病史，无外伤手术史，无输血史。预防接种随社会进行；无食物过敏史，无药物过敏史。

二、查体

体格检查：血压 99/74 mmHg，呼吸 30 次/min，脉搏 147 次/min，体温 36.0℃。发育正常，营养良好，急性病容；表情痛苦；自主体位，神志清；查体合作。全身皮肤黏膜无黄染，无出血点，无皮疹，无蜘蛛痣。全身浅表淋巴结未触及肿大。头颅无畸形，双眼睑无水肿，球结膜无充血，无水肿，巩膜无黄染，双侧瞳孔等大等圆，直径约 2.5 mm，对光反射灵敏，外耳道无异常分泌物，鼻无畸形，无异常分泌物，口唇发绀，咽无充血，扁桃体无肿大，颈软，气管居中，甲状腺无肿大，无血管杂音，颈静脉无怒张，肝颈静脉回流性阴性，胸廓无畸形，呼吸运动对称，双肺清音，双肺呼吸音增粗，可间及湿性啰音，心前区无隆起，无凹陷，心尖冲动可见，触诊心尖冲动无曾强，无拍举样搏动，未触及心前震颤才无心包摩擦感，心脏相对浊音界正常；心率 147 次/min，律齐，各瓣膜听诊区未属及杂音。周围血管征阴性。腹部膨隆，无胃型，无肠型，无蠕动波，无腹壁疝；腹部有压痛，无反跳痛，肝肋下未触及，剑突下未触及；胆囊区无压痛，莫菲氏征阴性；肝区无叩击痛，肾区无叩击痛，腹部移动性浊音阴性；肠鸣音减弱；肛门及外生殖器未查。脊柱生理弯曲正常，四肢可活动，无双下肢水肿。

辅助检查：

急诊血气：碳酸氢根 13.8 mmol/L、二氧化碳分压（T）22.4 mmHg、酸碱度（T）7.23、葡萄糖 25 mmol/L、钾 126 mol/L、钙 0.85 mmol/L、乳酸 6.1 mol/L。生化淀粉酶 1987.4 U/L。腹部 CT 示：胰腺弥漫性水肿。

三、诊断

入院诊断：①急性重症胰腺炎；②急性肾损伤；③休克；④乳酸酸中毒；⑤急性呼吸窘迫综合征（ARDS）；⑥多脏器功能障碍；⑦腹腔内高压，腹腔间隔室综合征。

鉴别诊断：消化道穿孔。

出院诊断：①急性重症胰腺炎；②急性肾损伤；③休克；④乳酸酸中毒；⑤急性呼吸窘迫综合征（ARDS）；⑥多脏器功能障碍；⑦腹腔内高压，腹腔间隔室综合征。

四、诊疗过程

入院后积极完善相关检查，血气分析示：碳酸氢根 13.8 mmol/L、二氧化碳分压（T）22.4 mmHg、酸碱度（T）7.23、葡萄糖 25 mmol/L、钠 126 mmol/L、钾 4.8 mmol/L、钙 0.85 mmol/L、乳酸 6.1 mmol/L、氧分压 170 mmHg。生化：肌酸激酶同工酶 15.351 ng/mL，心肌肌钙蛋白 0.02 ng/mL，肌红蛋白 142.3 ng/mL，B 型尿钠肽测定 2831.9 pg/mL，D-二聚体 8068.02 ng/mL，淀粉酶 1987.4 U/L。心电图：①窦性心动过速；②部分导联 ST 呈 J 点型抬高。大血小板比率 46.50%、C-反应蛋白定量 272.0 mg/L、平均血小板体积 12.6 fL、血小板 177×10^9/L、血细胞比容 0.661 L/L、血红蛋白 216.0 g/L、红细胞 6.97×10^{12}/L、单核细胞百分比 10.30%、单核细胞 1.41×10^9/L、淋巴细胞百分比 9.30% ↓、嗜酸性粒细胞百分比 0.10%、嗜酸性粒细胞 0.01×10^9/L、中性粒细胞百分比 80.20%、中性粒细胞 11.00×10^9/L、白细胞 13.72×10^9/L；纤维蛋白（原）降解产物（免疫比浊法）16.30 μg/mL、D-二聚体 3308.00 ng/mL、活化部分凝血活酶时间 62.6 s、国际标准化比值（PT）1.23 L、凝血酶原活动度 76.0%；凝血酶原时间 13.3 s，纤维蛋白（原）降解产物 16.30 μg/mL、D-二聚体（免疫比浊法）3308.00 ng/mL、活化部分凝血活酶时间 62.6 s、国际标准化比值（PT）1.23、凝血酶原活动度 76.0%、凝血酶原时间（光学凝固法）13.3 s、白球比 1.13 ↓、脂血指数 64、黄疸指数 4、溶血指数 112、氨基末端-B 型利钠肽前体 2030.00 pg/mL、肌红蛋白 560.40 ng/mL、白蛋白 33.9 g/L、脂肪酶 8072 U/L、α-淀粉酶 1528.8 U/L、二氧化碳测定 5 mmol/L、磷 2.87 mmol/L、钙 1.65 mmol/L、氯 94.9 mmol/L、钠（干片法）123.0 mmol/L ↓、肌酸激酶 219 U/L、乳酸脱氢酶 2018 U/L、肌酐 283.1 μmol/L、尿素 10.30 mmol/L、总胆固醇 6.11 mmol/L、三酰甘油 5.93 mmol/L、葡萄糖 21.54 mmol/L、

直接胆红素 11.7μmol/L，总胆红素 26.0μmol/L，总蛋白 63.8 g/L，天门冬氨酸氨基转移酶 53 U/L，丙氨酸氨基转移酶 59 U/L。治疗上给予持续胃肠减压、生长抑素抑制胰腺外分泌、抑酸护胃、保肝降酶、乌司他丁抑制蛋白酶清除炎症介质、血必净清除炎症介质、抗感染、去甲肾升压、床旁血滤、大黄灌肠促进肠道蠕动、芒硝外敷改善肠道功能、腹腔穿刺引流腹腔积液降低腹内压力、营养支持及对症支持治疗。动态监测血常规、血气分析、炎症指标、肝肾功、电解质、脂肪酶、淀粉酶、BNP、腹部 CT、彩超等。患者病情较前好转，已脱机拔管，腹胀较前减轻，炎症指标较前下降，已开始经空肠营养管进食少量肠内营养，结合家属及会诊意见，拟转至普通病房继续治疗。

五、出院情况

患者神志清，鼻饲饮食，持续面罩吸氧，流量 4 L/min，双肺可闻及湿啰音，腹部可见引流管，引流通畅，腹软，压痛较前减轻，肠鸣音可闻及，四肢活动可。

六、讨论

急性重度胰腺炎目前仍是我国多发且死亡率高的一类重症疾病，早期出现休克，继发多脏器功能衰竭，早期液体复苏，控制腹腔内压，控制感染，脏器功能支持。改善患者预后。

（熊申明）

病例 6　2 型糖尿病合并高渗性昏迷：代谢性酸中毒

一、病历摘要

姓名：宋××　　性别：男　　年龄：35 岁

过敏史：无。

代主诉：烦渴多尿 1 月，烦躁 2 d，意识不清 2 小时。

现病史：患者无明显诱因，1 月来偶感烦渴，尿量增多，未行检查及治疗，2 d 前出现烦躁不安，言语混乱，无发热，无抽搐。12 小时前患者家属将患者送往××省精神病医院诊治，2 小时前出现意志不清，测血糖高测不出。为进一步诊治，转入本院治疗。近两天来饮食差，小便量少。

既往史：10 年前曾因精神疾病在××省精神病医院治疗。

二、查体

体格检查：脉搏 100 次/min，体温 36℃，血压 81/50 mmHg，呼吸 25 次/min。发育正常，营养中等，急性病容，神志不清，查体不合作。全身皮肤黏膜无黄染，无出血点斑，无皮疹，无蜘蛛痣。个身浅表淋巴结未触及肿大。头颅无畸形，双眼睑无水肿，球结膜充血，无水肿，项膜无黄染，双侧瞳孔等大等圆，直径约 3 mm，对光反射消失，外耳道无异常分泌物，鼻无畸形，无异常分泌物。颈软，气管居中，甲状腺不肿大，无血管杂音，颈静脉无怒张，肝颈静脉回流征阴性。胸廓无畸形，呼吸运动对称，双肺叩诊呈清音，双肺呼吸音增强，可闻及干湿性啰音，心前区无隆起，无凹陷，心尖冲动可见，心尖冲动位于左侧第肋间锁骨中线内 0.5 cm，触诊心尖冲动无增强，无抬举样搏动，未触及心前震颤，无心包摩擦感，心脏相对浊音界正常；心率 100 次/min，律齐，各瓣膜听诊区未闻及杂音。腹部平坦，无胃型、肠型、蠕动波，有手术瘢痕，无腹壁静脉曲张、腹壁疝；腹柔软，肝肋下未触及，剑突下未触及；腹部移动性浊音阴性；肠鸣音消失；肛门及外生殖器未查。脊柱生理弯曲无异常，四肢关节活动刺痛无反应，无双下肢水肿，Babinski 征：双侧阴性。

专科情况：昏迷，血压 81/50 mmHg，四肢冷，双侧瞳孔等大等圆直径 3 mm，对光反射消失，四肢刺痛无反应，双侧巴氏征阴性。

辅助检查：血气分析 cGLU 59 mmol/L，cLAC 值 3.7 mmol/L；钠值 153 mmol/L；pH 值 7.177；氧分压值 83.9 mmHg；cBase（Ecf），BE-16.0 mmol/L。

三、诊断

初步诊断：①糖尿病合并高渗性昏迷，代谢性酸中毒；②休克；③吸入性肺炎。

鉴别诊断：精神分裂症。

出院诊断：① 2 型糖尿病合并高渗性昏迷；代谢性酸中毒；②休克；③吸入性肺炎；④原发性甲状腺功能减退症。

四、诊疗经过

患者入院后完善相关辅助检查，请内分泌科、肾内科等相关科室会诊，给予呼吸机辅助呼吸，床旁血滤应用，抗感染，祛痰，抑酸，营养支持，保肝，抗循环衰竭，纠正休克，控制血糖，补充人血白蛋白纠正低蛋白血症，酌情利尿消肿，纠正水电解质酸碱紊乱等对症支持治疗。患者大量补液 2 万液体量后循环逐渐纠正，神志好转，后转内分泌科继续相关治疗。转入后予吸氧、胰岛素降糖、纠正电解质紊乱及对症支持治疗；行糖尿病教育，饮食控制，查血肌钙蛋白、尿微量蛋白未见异常；查胰岛素抗体未见异常；心电图提

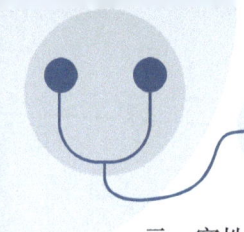

示：窦性心律；部分导联 ST 段轻改变；SV_5、SV_6 增深。查血蛋白：总蛋白 56.5 g/L；白蛋白 33.1 g/L；查血脂：三酰甘油 2.50 mmol/L；高密度胆固醇 0.72 mmol/L；查电解质：钙 1.96 mmol/L；促甲状腺激素＞100.00 mIU/L；游离三碘甲状腺原氨 2.54 pmol/L；维生素 D 3.60 ng/mL；游离甲状腺素 1.61 pmol/L。甲状腺彩超提示：甲状腺弥漫性肿大。患者诊断原发性甲状腺功能减退症；治疗上需补充甲状腺素。合并骨质疏松症，予补充钙剂及维生素 D_3 治疗。患者诉双下肢麻木不适，完善神经电图示双胫神经 H 反射、F 波及双腓浅神经感觉传导异常；诉头晕，完善颈部血管彩超示双侧颈动脉粥样硬化改变。

五、讨论

糖尿病高渗性昏迷是指糖尿病患者在某些高血糖或造成脱水的诱因下，血糖极度升高、血钠过高、血浆渗透压增高，出现以神经系统症状为主要表现的临床综合征，又称非酮症高渗性糖尿病昏迷。

高渗性昏迷是不同于糖尿病酮症酸中毒的另一种糖尿病急性并发症，主要见于 50 岁以上的 2 型糖尿病患者，有高达 50% 的患者无明确糖尿病病史，仅以此为首发表现，在一定诱因如感染等促进下，糖代谢短期内发生严重紊乱，血糖过高，出现意识障碍和严重脱水，后果严重，预后差。在胰岛素缺乏的基础上，一些常见的因素可诱发糖尿病高渗性昏迷，这些因素包括：应激、感染最常见，尤其是肺部感染、尿路感染、胃肠炎、败血症等，在众多因素中可占 2/3。此外还包括外伤、手术、心肌梗死、消化道出血、脑卒中等。饮水不足：多见于口渴中枢敏感性下降的老年人，生活不能自理或昏迷的患者。本病是在胰岛素缺乏的前提下，加上上述诱因的存在而导致的。患者本身缺乏胰岛素，诱因的存在使之加重，结果使血糖升高，高血糖导致渗透性利尿，机体丢失水分和电解质如钾、钠，且失水大于失钠失钾；与此同时，机体相应的代偿功能下降，血液浓缩，导致肾血流量减少，血糖及钠排除减少，促进血糖、血钠进一步升高，引起恶性循环，结果出现严重脱水，并出现不同程度的意识障碍。患者 35 岁无糖尿病史。起病缓慢，有精神病史，未能尽早综合医院治疗，以致病情进展得严重休克。患者有明显的失水体征：消瘦、眼球内陷、皮肤干燥、脉快而细等。中枢神经系统损害症状重昏迷。本病的预后不佳，死亡率高达 40%～70%，未及时就医者，发病超过 4～6 小时就医者死亡率高。

（熊申明）

病例7 感染性休克

一、病历摘要

姓名：张××　　性别：男　　年龄：64岁

过敏史：无。

主诉：步态不稳一周，意识障碍一天余。

现病史：患者一周前出现行走、不稳，四肢不自主抖动，扶持物体后症状消失，于一天前出现意识不清，呼之不应，无言语，现为求进一步治疗来我院，以"①颅咽管瘤术后；②昏迷待查"入院。自发病来，持续昏迷，未进食水，未排尿一天。

既往史：颅咽管瘤行伽马刀治疗后2年余。

二、查体

体格检查：体温35.7℃，脉搏38次/min，呼吸17次/min，血压测不出。发育正常，营养中等，体型正常，毛发正常。

神经系统检查：检查合作情况：不合作。意识：中昏迷。精神状态：不合作。

脑神经：

Ⅰ．嗅神经：不合作。

Ⅱ．视力：不合作。视野（粗测）：不合作。

Ⅲ．Ⅳ．Ⅵ．上睑下垂：左不合作，右不合作。斜视：不合作。眼球：左正常，右正常。瞳孔直径：左3mm，右3mm；形状：左正常，右正常；位置：左正常，右正常；对光反射：直接：左迟钝右迟钝；间接：左迟钝，右迟钝；调节反射：左不合作，右不合作。眼球运动：左不合作，右不合作，复视：不合作。

Ⅴ．面部感觉：左不合作，右不合作。角膜反射：左不合作，右不合作。颞咬肌萎缩：右无，左无。咀嚼肌力：左不合作，右不合作。张口下颌不合作下颌反射：不合作。唇反射不合作。

Ⅶ．额：左不合作，右不合作。眼裂：左不合作，右不合作。闭目：左不合作，右不合作。鼻唇沟：左不合作，右不合作。示齿口角偏向：不合作。鼓腮不合作．舌前2/3味觉：左不合作，右不合作。

Ⅷ．听力：左不合作，右不合作。Weber试验：不合作。Rinner试验：不合作。眼球震颤：左不合作，右不合作。

Ⅸ．Ⅹ．饮水不合作，吞咽：不合作。软腭上提：左不合作，右不合作。腭垂：不合

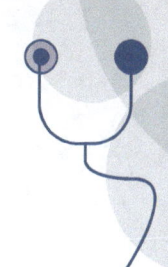

161

作。发音：不合作。咽反射：不合作。

Ⅺ．耸肩：左不合作，右不合作。转颈：向左不合作，向右不合作。

Ⅻ．伸舌：不合作。舌肌萎缩：左不合作，右不合作。舌肌纤动：不合作。

运动：姿势步态：不合作。肌容积：不合作。肌束颤动：不合作。肌张力：左上肢高，左下肢正常，右上肢高，右下肢正常。不自主运动：不合作。肌力：不合作。

共济运动：指鼻试验：左不合作，右不合作。轮替动作：左不合作，右不合作。反跳试验：左不合作，右不合作。跟膝胫试验：左不合作，右不合作。闭目难立征：不合作。（见表2-1）。

表2-1 反射

反射	左	右	反射	左	右
肱二头肌腱	+	+	霍夫曼征	阴	阴
肱三头肌腱	+	+	奥本汉姆征	阴	阴
桡骨膜	+	+	戈登征	阴	阴
腹壁上	+	+	夏达克征	阴	阴
腹壁中	+	+	巴宾斯基征	阴	阴
腹壁下	+	+			
提睾	+	+			
膝腱	+	+			
跟腱	+	+			

浅感觉：触觉不合作，痛温觉不合作。

深感觉：运动觉不合作，位置觉不合作，音叉振动觉不合作。

复合感觉：皮肤定位觉不合作，图形觉不合作，实体觉不合作，两点分辨觉：不合作。

脑膜神经根刺激征：颈软，布鲁津斯基氏征阴性，克尼格氏征阴性。

其他：拉塞格氏征不合作，神经干牵拉征不合作。

专科检查：意识昏迷，精神萎靡，不自主睁眼，无言语，查体不配合。全身散在多处瘀斑。双眼左侧凝视，双瞳孔等大正圆，直径3 mm，对光反射迟钝，颈软，肺部听诊呼吸音低，未及明确啰音，四肢肌力不配合，双上肢肌张力略高，双下肢正常，生理反射弱，病理反射未引出。

辅助检查：头颅CT示：颅骨呈术后改变，鞍上区节区紊乱，可见高密度影。右侧额叶可见斑片状低密度影。双侧基底核区、双侧侧脑室旁可见斑点、斑片状低密度影。脑室系统扩大。脑池、脑沟增宽。中线结构居中。胸部CT示：肺气肿，肺部感染。

三、诊断

初步诊断：①昏迷待查；②颅咽管瘤术后。

鉴别诊断：病毒性脑炎。

最终诊断：①感染性休克；②吸入性肺炎、肺气肿、呼吸衰竭；③垂体功能减退症、垂体危象；④冠心病、心律失常；⑤颅咽管瘤术后。

四、诊疗经过

入院时血压低，心率慢，完善相关检查、化验并请心内科急会诊，给予血管活性药物应用并查血气分析，患者症状无改善，急转我科。给予气管插管应用呼吸机，血管活性药物维持血压，予糖皮质激素、性激素应用，予亚胺培南西司他丁联合头孢哌酮舒巴坦抗感染，伏立康唑防治真菌感染。祛痰、促醒、脑保护、改善心功能、乌司他丁应用改善循环及抗感染、维持水电解质酸碱平衡等对症治疗。患者病情逐渐稳定，神志清，脱呼吸机，转普通病房巩固治疗后出院。

五、出院情况

神志清，鼻导管吸氧，完成指令动作较迟缓；双瞳孔等大同圆，直径 2.5 mm，对光反射灵敏，双肺呼吸音弱，可闻及少许湿性啰音，心率62次/min，律齐，腹平软，肠鸣音弱；四肢肌张力不高，肌力4级，双侧巴氏征可疑阳性。

六、讨论

颅咽管瘤术后容易对下丘脑垂体损伤，进而影响内分泌功能，免疫力下降，容易发生感染，继发垂体危象，出现休克，多脏器功能衰竭。本例起病隐匿，开始病情进展缓慢。然而患者激素水平及免疫力损伤情况下，病情不易控制，加重至感染性休克，垂体危象，多脏器功能衰竭。本例在感染及垂体危象多重作用下，休克状态极度不易纠正，出现严重血管麻痹状态，在控制感染，补充激素，调整容量及心功能状态，逐渐好转。

（熊申明）

病例8　下肢软组织感染

一、病历摘要

姓名：曹××　　性别：男　　年龄：35岁

过敏史：无。

代主诉：外伤并截肢术后，呼吸困难伴血压低 2 d。

现病史：患者因洪灾于 2 d 在水中被玻璃划伤右侧小腿腓肠肌，立即急诊入市人民医院行清创缝合术，术后转入骨科保守治疗，给予抗感染等治疗，期间患者右下肢小腿皮肤变黑，感染加重，送转入烧伤科行腓肠肌切除术，术后转重症监护，监护期间患者感染症状再次加重，遂行右下肢截肢术，术后监测患者呼吸困难伴血压低，给予经口气管插管接呼吸机辅助呼吸、血管活性药物应用维持血压，血培养提示革兰阴性杆菌，病情危重，为求进一步诊治，120 救护车转运至我院，急诊以"外伤并截肢术后、感染性休克"收住我科，发病以来患者神志不清，带入经口气管插管，右锁骨下深静脉置管，左股静脉置管，留置尿管，大便未排，小便量少。

二、查体

体格检查：体温 37.5 次，脉搏 93次/min，呼吸 16次/min，血压 90/50 mmHg，SpO_2 90%。外院带入经口气管插管，右锁骨下深静脉置管，左股静脉置管，留置尿管。发育正常，营养良好；表情痛苦；自主体位，神志昏迷，GCS 评分 3 分。呼之不睁眼，刺痛无反应，查体不合作。球结膜充血水肿，巩膜黄染，双侧瞳孔等大等圆，直径约 4 mm，对光反射迟钝，鼻无畸形，无异常分泌物，口唇苍白，带有经口气管插管，颈软，气管居中，甲状腺无肿大；无血管杂音，颈静脉无怒张，肝颈静脉回流性阴性。胸廓无略形，呼吸运动对称，双肺呼吸音增粗，可间及少量湿性啰音，心前区无隆起，无凹陷，心尖冲动可见，心尖冲动位于左侧第 5 肋间锁骨中线内 0.5 cm，触诊心尖冲动无增强，无抬举样搏动，未触及心前震颤无心包摩擦感，心脏相对浊音界正常；心率 93次/min，律齐，各瓣膜听诊区未闻及杂音。周围血管征阴性。腹部平坦，无胃型，无肠型，无蠕动波，无腹壁静脉曲张，无手术瘢痕，无腹壁知；腹柔软，压痛及反跳痛不合作；肠鸣音减弱；肛门及外生殖器未查。脊柱生理弯曲正常，刺痛肢体无反应，双上肢指端末梢冰冷，颜色发黑发青，右膝关节以下截肢，敷料覆盖，手术创缘敷料覆盖引流，带有 1 根冲洗管，通畅。左侧足背动脉较弱，皮温冰冷，足趾发黑。

辅助检查：入科血气示（2021-07-26，本院）：标准碳酸氢根 20.2 mmol/L，实际碱剩余 –5.0 mmol/L、钙 1.03 mmol/L、乳酸 7.5 mmol/L、CO_2 分压 37.3 mmHg、氧分压 81.7 mmHg、酸碱度 7.341。

三、诊断

初步诊断：①下肢软组织感染；②下肢截肢术后；③感染性休克；④多脏器功能衰竭。

出院诊断：①下肢软组织感染；②感染性休克；③多脏器功能衰竭、肝功能衰竭；④下肢截肢术后。

四、诊疗过程

入院后给予完善相关检查,治疗上给予呼吸机辅助呼吸,CRRT,抑酸护胃、祛痰、业胺培南西斯他丁联送合利素唑胺葡萄糖注射液、多西环素抗感染治疗,去甲肾上腺素、间羟胺维持血压、乌司他丁抗感染、异甘草酸镁针保肝、利尿、肠内、肠外营养支持治疗、维持内环境稳定等对症支持治疗,患者血培养大肠埃希菌,血NGS化验曲霉菌2序列。经纠抗感染,纠正休克,脏器功能保护5 d后患者拔除气管插管,给予经面罩吸氧。

五、目前情况

患者神志清,精神可,对答切题,四肢肢体合作。目前监护示:体温37.0℃,脉搏71次/min,呼吸17次/min,血压125/65 mmHg,SpO_2 99%,查体:神志清,全身汗表淋巴结未触及肿大。头颅无畸形,双眼睑无水肿,结膜充血水肿,巩膜黄染,双侧瞳孔等大等圆,直径约4 mm,对光反射迟钝,颈软,双肺呼吸音增粗,未闻及干、湿性啰音,心率71次/min,律齐,各瓣膜听诊区未闻及杂音。腹柔软,压痛及反跳痛未触及;肠鸣音减弱。

六、讨论

污水可携带阳性球菌,杆菌或真菌,引起软组织感染,再通过血流播散而。另一途径是人在涉水时,病原菌菌可通过伤口。阴性杆菌,能产生内毒素,感染后即引起明显的毒血症和低血压。皮下组织中的血管常有透壁坏死性血管炎和血栓形成,以致真皮、皮下组织和脂肪常发生广泛坏死,坏死偶可累及肌肉。

患者潜伏期较短,通常为数小时,出现畏寒、高热,热度可高达40℃。四肢皮肤可出现红斑或瘀斑,继而出现大小水疱,水疱溃破后形成坏死性溃疡。皮下组织和脂肪也可发生广泛坏死。患者有明显毒血症和低血压,病情发展迅速。预后恶劣。

关键是早期诊断和及时抢救。首先是大量静脉输液以纠正低血压。抗生素应选择广谱抗生素,覆盖真菌。手术扩创是治疗的关键,必须彻底切除坏死组织,有时需多次扩创,甚至截肢以抢救生命。原发性败血症型的死亡率可高达40%以上。

(熊申明)

病例9 热射病

一、病历摘要

姓名:赵×× 性别:男 年龄:46岁

过敏史:无。

主诉：被发现意识障碍 12 小时余。

现病史：家属诉：患者 2018-07-19 上午 9 时左右在地里干活时，出现头晕不适，随至阴凉处休息，约 10：30 时被家人发现患者出现意识障碍，伴呕吐，患者意识障碍无好转，急送入我院，急诊以"中暑、多器官功能障碍"送 ICU 抢救治疗。患者发病来持续昏迷，未进食。

二、查体

体格检查：体温 39.2℃，脉搏 76 次/min，呼吸 20 次/min，血压 126/93 mmHg。发育正常；营养中等；被动体位，乘推车入病房；神志不清；检查时不能合作。全身可闻及肝臭味，全身皮肤无黄染，无出血点斑，无皮疹，无肝掌，无蜘蛛痣。全身表浅淋巴结未触及肿大。头颅外形无异常，双眼睑无水肿，球结膜充血、水肿，巩膜黄染，双侧瞳孔直径左 2 mm，右 2.5 mm，对光反射迟钝。耳郭无畸形，外耳道无异常分泌物，鼻无畸形，无异常分泌物，口唇发绀，口腔黏膜无溃疡，无出血点，牙龈无肿胀、溢脓、出血、色素沉着，咽无充血，扁桃体无肿大。颈有抵抗，颈静脉正常，气管居中，甲状腺不肿大，无血管杂音。胸廓无畸形，呼吸运动对称，无胸膜摩擦感，双肺叩诊呈清音，呼吸 20 次/min，双肺呼吸音正常，可闻及湿性啰音。心前区无隆起，无凹陷，未触及心前震颤，无心包摩擦感，心脏相对浊音界正常；心率 76 次/min，律齐，各瓣膜听诊区未闻及杂音。周围血管征阴性。腹部平坦，无胃型、肠型、蠕动波，无腹壁静脉曲张、手术瘢痕、腹壁疝；腹肌紧张，未触及包块，肝肋下未触及，剑突下未触及；腹部移动性浊音阴性；肠鸣音减弱，无气过水声，无血管杂音；外生殖器正常，肛门正常。脊柱生理弯曲正常，刺痛右侧肢体活动性差，左侧肢体稍屈曲，右手背水肿。神经系统检查：生理反射减弱；四肢肌张力增高；Babinski 征：左侧阳性，右侧阳性。

辅助检查：头颅 CT：未见低密度灶及高密度影。胸部 CT：肺部炎症改变。

三、诊断

初步诊断：①昏迷原因待查，中暑、热射病？脑炎？代谢性脑病？脑血管病？糖尿病酮症酸中毒？②多器官功能障碍；③弥散性血管内凝血？④吸入性肺炎；⑤电解质紊乱、低钾血症。

鉴别诊断：急性脑血管病。

最终诊断：①热射病；②多器官功能障碍；③弥散性血管内凝血；④吸入性肺炎；⑤电解质紊乱、低钾血症。

四、诊疗经过

入院后完善血常规、生化、超声等检查，给予迅速降温，保肝、抗感染，输血改善凝血功能、维持水电解质酸碱平衡等治疗。给予改善脑代谢、酌情脱水降颅压等对症支持治疗。患者神经功能逐渐恢复，DIC、肺炎得到控制。

五、出院情况

神志清，鼻导管吸氧。自主睁眼，四肢可活动，心率68次/min，律齐，双肺呼吸音清，未闻及干湿性啰音，双侧巴氏征阳性。

六、讨论

热射病病死率介于20%~70%，50岁以上患者可高达80%。体温升高程度及持续时间与病死率直接相关。影响预后的因素主要与神经系统、肝、肾和肌肉损伤程度及血乳酸浓度有关。昏迷6~8小时或出现DIC者预后不良。体温恢复正常后，大脑功能通常也可很快恢复，但有患者也可遗留大脑功能障碍。轻或中度肝、肾衰竭病例可以完全恢复；严重肌损伤者，肌无力可持续数月。热射病患者预后严重，死亡率高，幸存者可能留下永久性脑损伤，故需积极抢救。

旨在迅速降低深部体温。脱去患者衣服，吹送凉风并喷以凉水或以凉湿床单包裹全身。以冰水浸泡治疗已不再推荐，因发生低血压和寒战的并发症较多。但如其他方法无法降温时，亦可考虑此方法，但此时需要监测深部体温，一旦低于38.5℃时需停止冰水降温，以防体温过低。体外降温无效者，用冰盐水进行胃或直肠灌洗，也可用无菌生理盐水进行腹膜腔灌洗或血液透析，或将自体血液体外冷却后回输体内降温。氯丙嗪有调节体温中枢的功能，扩张血管、松弛肌肉和降低氧耗的作用。患者出现寒战时可应用氯丙嗪静脉输注，并同时监测血压。昏迷患者容易发生肺部感染和压力性损伤，须加强护理；提供必需的热量和营养物质以促使患者恢复，保持呼吸道畅通，给予吸氧；积极纠正水、电解质紊乱，维持酸碱平衡；补液速度不宜过快，以免促发心力衰竭，发生心力衰竭予以快速效应的洋地黄制剂；应用升压药纠正休克；甘露醇脱水防治脑水肿。激素对治疗肺水肿、脑水肿等有一定疗效，但计量过大易并发感染，并针对各种并发症采取相应的治疗措施。

（熊申明）

第三章 老年心内科疾病

第一节 老年冠心病

一、概述

（一）病理生理学

1. 血管

动脉壁结构组分随着年龄的增长而改变，中心动脉的顺应性随着老龄将会降低。一方面老年人动脉壁的胶原纤维数量增加，并由于晚期糖化终产物（AGE）作用胶原纤维间相互连接更加稳定，另一方面年龄相关的弹力蛋白酶活性上调，使中心动脉的弹力纤维处于低水平，最终导致血管的弹性回缩力和血管膨胀能力降低。除了血管结构的改变，血管内皮功能也和年龄的增加相关，如一氧化氮（NO）生成减少，依赖于NO的血管扩张下降。其他分子生物学的变化包括特殊的基质金属蛋白酶、转化生长因子-$β_1$血管紧张素Ⅱ等增加，也导致到内皮功能失调。

血管弹性和顺应性的降低，临床常常表现为单纯的收缩性高血压。其特点是收缩压增高而舒张压降低，脉压增大。老龄化血管不能很好地缓冲心脏收缩期射血产生的脉冲波，这种能量使通过主动脉和中心动脉的血流速度增加。增快的血流速度使得脉搏波提前反射回到心脏，在收缩期即可影响到心脏，心脏的后负荷增加。而正常情况下脉搏波反射回心脏往往在舒张期，协助冠状动脉充盈。老年人失去了这种冠状动脉灌注的帮助，再加上心脏后负荷的增加，即使没有严重的动脉粥样硬化病变、没有心肌需氧的增加、没有左室肥厚或供氧能力的降低，如贫血，也可以造成心肌的缺血。

2. 心脏

老年人的心肌质量往往是增加的。即使没有后负荷增加如高血压或主动脉瓣狭窄，中心型左室肥厚仍然存在。由于心肌细胞的凋亡和坏死，心肌的数量减少，剩余的心肌细胞代偿性扩大。心肌肥厚可能和上述所说的动脉硬化致后负荷增加相关，也和长期的动脉压力负荷相关。成纤维细胞活性也影响老化心脏的功能。一方面成纤维细胞有益于心室重塑，连接剩余的心肌细胞，改善心排量，但过度的纤维化降低心室的顺应性，导致心功能障碍。舒张性功能不全是正常的心脏老化的生理改变。但进一步的舒张功能的受损将导致心力衰竭综合征。正常老化心脏的左室射血分数可仍然保持不变。另一个常见的老年人影像学改变是室间隔和主动脉根部的成角现象，即所谓的"sigmoid septum"。有时可伴有室间隔基底部的局限性明显肥厚。这一结构改变是否可引起左室流出道的梗阻，一直存在争议。在静息状态下，往往不会造成左室至主动脉的压力阶差，但在负荷状态或心室容量降低（如血容量不足）时可产生压力阶差，可能引起梗阻症状。

主动脉瓣膜硬化是老年人常常伴有的情况。主动脉瓣瓣叶增厚，但并没有血流受阻。在年龄大于75岁者，主动脉瓣硬化发生率可达40%。因主动脉瓣硬化并不造成左室流出道的梗阻，主动脉瓣硬化本身并不是病理性的。然而研究发现经超声心动证实的主动脉瓣的硬化是不良的心血管预后风险增加的标记。少数的主动脉瓣硬化可进一步进展发展成为主动脉瓣狭窄。

关于心血管生理功能衰老的另一重要概念是心室和血管的耦合性。这一理论认为老年人血管和左心室的僵硬度均增加，使得在静息状态下有稳定的心排血量。但是这种变化在一定程度上损害了心血管系统功能，以适应压力的增加，如减少了心脏的储备功能。在老年人静息状态下的心排血量和心排指数是正常的，但在运动或负荷状态下不能像年轻人一样随需要而增加，这和多方面的机制有关，如β肾上腺素能兴奋性地降低、最大心排血量的下降而使最大摄氧量减少（VO_{2max}）、心脏收缩力降低、舒张和收缩加速能力降低、组织获取氧气减少。

心脏传导系统随着心脏老化而逐步发生纤维化。在一个75岁的老人，估计窦房结中原有的起搏细胞功能正常的仅剩10%。正常的系统退化使得交感神经和副交感神经反应性降低，因而老年人的静息心率减慢，运动后的最大心率也减慢。

3. 其他相关器官的老化

在老年人，肾脏系统对心血管系统的影响最为直接。肾脏的老化，排钠能力下降；肾素-血管紧张素-醛固酮系统的改变，致钠重吸收障碍，临床出现水钠潴留。因此老年人较年轻人的容量变化更加明显。压力感受器反应性的降低，使体位改变引起的血压波动更为明显。

正常的老化还影响老年人的认知功能，即使未患有痴呆症或认知损伤者，仍可有此相关的问题。年龄相关的认知能力降低包括记忆、处理问题速度等。其原因尚不完全清楚，可能的假设，如氧化应激、端粒缩短、免疫功能降低等等。心脏病患者是年龄相关的认知损伤的高危人群。步态不稳和移动不能在老年人非常常见，85岁以上老人的发生率可达82%。据报道50%以上的大于80岁的老年患者每年摔倒至少一次。移动不能和久坐不动

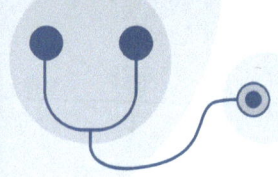

的生活方式可影响其他系统的生理功能。精神神经系统方面的用药可增加跌倒的风险。老年人的运动训练可有效地改善系统功能和生活质量，减少跌倒的风险。

老年人的虚弱症常见，源于各种生理功能和生理储备能力的降低，使得全身生理性应激能力下降，而疾病的易感性增加。典型的虚弱患者有无意中的体重下降、活动减少和认知能力降低，并且是独立性丧失、残疾、住院和死亡的独立预测因子。

4. 老化和药理学

老年人的药代动力学和药效学均有明显改变。由于老年人容量分布的减少及肌酐清除率降低明显影响药物的浓度和作用。老年人易造成药物过量，药物的副作用可更加明显。如抗凝药物合并出血的风险增加。老年人的肌肉质量下降，血清肌酐水平减低，而实际的肾功能水平也低于同一肌酐水平的非老年人。所有老年人均应根据克罗夫特方程计算其肾小球滤过率，指导经肾脏代谢药物的剂量调整。另一方面，老年人往往罹患疾病多种，看多科的医生，同时使用多种药物。在处方时需要关注药物的相互作用，避免药物不良反应发生的概率。

（二）流行病学

根据2011年国家统计局公布的数据，我国2010年城市居民心脏病死亡率为154.75/10万，占疾病死亡的20.88%，位居第2；农村居民心脏病死亡率为163.08/10万，占疾病死亡的17.86%，位居第3。根据美国循环杂志2012年的报道美国2008年心血管疾病死亡244.8/10万，占死亡人数的32.8%。而冠心病的死亡人数为405 309人，即每6个死亡者中有1人死于冠心病。美国每年约有78.5万例新发的冠心病事件，约47万例再发心脏事件，几乎每分钟都有人死于冠心病。但是近50年来，随着对冠心病病因研究的深入，冠心病诊断技四、治疗方法的发展及冠心病预防工作的重视，冠心病的死亡率下降，患者的生命得以延长。由此，冠心病的流行病学出现两个特征，即急性心肌梗死死亡率的下降和冠心病种类的变化。ST段抬高心肌梗死（STEMI）发生率呈逐年下降的趋势，而非ST段抬高心肌梗死（NSTEMI）逐年上升。心力衰竭患者的发病率和住院比率逐年上升。这和多方面的因素相关，如STEMI死亡率下降、药物的规范化使用、血肌钙蛋白在临床广泛使用，以及人口的老龄化等。冠心病的流行病学特点和老龄密切，即随着年龄增加，冠心病的发病率和死亡率增加。据相关报道，每年因冠心病死亡者中，80%以上大于65岁。日本的MIYAGI-AMI注册研究提示近年心肌梗死随年龄增长的变迁，心肌梗死患者的年龄呈增长趋势，在女性更加明显。美国的报道提示冠心病发病率和死亡率均随年龄增加而明显增加。

（三）危险因素

多项流行病学研究已证实冠心病的危险因素包括有年龄、性别、冠心病家族史、原发性高血压、糖尿病、血脂紊乱和吸烟史。其中吸烟、高血压、糖尿病、血脂异常等和动脉硬化、冠心病的发生和发展密切相关，并且有协同的致病作用。其他的冠心病相关危险因素还包括体力活动减少、肥胖、高同型半胱氨酸血症、外周动脉性疾病、肾脏疾病、凝血因子功能异常及精神因素等等。对于老年人，往往合并有多项危险因素或（和）合并有多种疾病、多脏器功能受损，因而老年人群的总体危险评估取决于多种危险因素及严重程度的总和。危险因素的确定和评估将为临床诊断和处理将提供有意义的参考。

1. 高血压

老年高血压是全球的公共卫生问题。Framingham 流行病学研究显示高血压患病率随年龄增长而增加。在年龄 < 60 岁的人群中，高血压的患病率为 27%；但在 > 80 岁的老年人群中，高血压的患病率高达 90%。我国老年高血压患者总数已达 8346 万，约占老年人群的一半，位居全球之首。高血压可以导致动脉粥样硬化，造成心、脑、肾和血管等靶器官的损害，约 80% 的老年高血压患者合并临床相关性疾病。高血压患者常常伴有冠心病、心脏舒张或收缩功能不全、左心室肥厚、老年退行性瓣膜钙化等。根据 Shep 和 Hyvet 的研究，降压治疗能够明显降低心血管事件及脑卒中的发病率及死亡率。单纯收缩期高血压是老年人最常见的类型，并常常伴随脉压的升高。收缩压的增高和脉压的加大都和心脑血管事件的发生相关，尤其后者是心脑血管并发症的重要预测因子。舒张压的过度降低也会带来不利的结果。2009 年，Messerli 总结了 1987 年以来 20 多个研究结果，结果显示过低舒张压带来临床终点事件的增加，主要与缺血性心脏病相关。因此，老年人的合理降压是必要的。目前中国高血压指南推荐：老年人高血压的标准是 150 mmHg。

2. 糖尿病

糖尿病发病率逐年增加，全球目前有超过 1.5 亿糖尿病患者，其中 2 型糖尿病占约 90%。美国估计有 1400 万人患糖尿病，我国成人糖尿病患病率超过 10%，约为 1600 万人。Framingham 研究显示糖尿病是冠状动脉硬化和周围血管疾病的明确危险因素，相对危险性平均男性增加 2 倍，女性增加 3 倍。糖尿病是冠心病等危症的观点已为大家所接受。糖尿病患者粥样硬化发生较早，其大血管并发症包括冠心病、脑血管病和周围动脉疾病，心脏微血管病变可导致冠状动脉血流自主调节和血管紧张度受损，影响冠状动脉储备功能；同时糖尿病可致血管结构改变，造成中膜、内膜增生、血管纤维化等。临床更容易出现无症状性心肌缺血、心肌纤维化和左心功能异常。糖尿病与其他冠心病的危险因子常同时存在。中国数据显示 2 型糖尿病患者，40% ~ 55% 同时伴发高血压；合并血脂异常主要是三酰甘油升高，高密度脂蛋白胆固醇降低。老年患者血糖控制也是获益的，这类患者需进行综合治疗。

3. 血脂异常

血脂异常是冠心病的独立危险因素。高胆固醇血症和冠心病的相关性最为明显。血脂水平发生变化是随年龄变化的生理特点。流行病学的研究证实，在增龄过程中，总

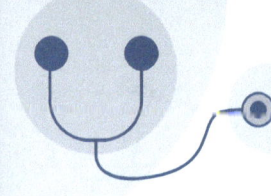

胆固醇（TC）、三酰甘油（TG）和低密度脂蛋白胆固醇（LDL-C）随年龄的增加而升高，但在 70 岁以后逐渐下降。高密度脂蛋白胆固醇相对稳定。老年人群的流行病学研究提示，老年人的总死亡率和心血管病死亡率与 LDL-C 水平呈 U 形关系，LDL-C 过低（<2 mmol/L）或过高（>5 mg/L）时，总死亡率和心血管病死亡率均升高。而在 3~4 mmol/L 时死亡率相对较低。他汀类药物除降低胆固醇，同时降低老年人的心血管疾病的发病率和死亡率，尤其对有多项危险因素者，效果更加明显。对于已患有冠心病的老年人，无论是稳定型冠心病或急性冠状动脉综合征患者，多项研究（如 CARE、LIPID、HPs、IDEAL、MIR-ACL 等研究）均提示他汀类药物治疗有益。对老年人血脂异常的诊断应注意排除继发因素，尤其是伴有多种疾病、服用多种药物的老年人。

4. 吸烟

吸烟通过多种途径增加冠心病的发病风险，ARIC（The Atherosclerosis Risk In Communities）研究显示，吸烟（包括主动吸烟及被动吸烟）可导致动脉粥样硬化加重及不可逆转的进展，且吸烟可以促进血栓形成以致急性冠状动脉事件，这在吸烟相关死亡中起主要作用。根据 The Interheart Study 的研究结果，吸烟和血脂异常是导致急性心肌梗死的两个最重要的危险因素，而且吸烟与心肌梗死风险强相关性存在剂量-风险关系，吸烟大于 40 支/d 人群患心肌梗死的相对危险是不吸烟者的 9.16 倍。而 Framingham 心脏研究表明每吸烟 10 支/d，心血管病死亡率增加 31%。吸烟导致动脉硬化发生和发展的机制涉及多个方面：烟雾中含有氧化氮及许多种类的自由基使内源性抗氧化剂损耗，损伤内皮功能；吸烟可使血脂紊乱，使 HDL-C 降低而 LDL-C 升高；烟雾中的一氧化碳和血红蛋白结合，使氧合曲线右移，降低各种组织尤其是心肌细胞的氧供，加重心肌缺血、缺氧；吸烟者循环中组织因子活性明显高于非吸烟者，血栓形成风险增加。吸烟和冠心病的发病明确。多项临床研究提示老年人的吸烟人数少于非老年。

5. 其他

肥胖、体力活动减少、进食蔬菜、水果少、精神因素等等，也和冠心病的发病相关。这些危险因素通过直接或间接的作用，促进动脉硬化的发生和发展。如肥胖可加重高血压、胰岛素抵抗等；体力活动减少不利于血压、血脂、血糖的控制等等。同时，老年人往往合并多种疾病，伴有多个脏器功能减退，如慢性肾病、左心室肥厚、外周血管疾病等，这些危险因素增加了冠心病事件的发生。

二、临床表现

老年冠心病分型与非老年相同，包括慢性心肌缺血综合征、急性冠状动脉综合征和冠状脉疾病的其他表现形式。临床上老年冠心病的症状多不典型，如急性心肌梗死的临床表现尤其是胸痛症状往往不明显。在 NRMI 研究中，小于 65 岁组的 ACS 患者 77% 以胸痛为发病症状,而大于 85 岁组的仅有 40%。其他不典型主述症状包括气短(49%)、大汗(26%)、恶心、呕吐(19%)等等。由此造成 NRMI 研究中的老老年人群中仅有一半 MI 的患者被诊断出。Framingham 的研究同样提示无症状性心肌梗死或心肌梗死误诊的发生在老年人中更为常见。在整个人群中无症状的或误诊的心肌梗死数可达 25%,在老老年人可高达 60%。老年人的 ACS 常常伴发于其他急症,或加重并发症病情,如肺炎、COPD、晕厥等。其原因和供氧-需氧的不匹配相关,即当各种因素使心肌需氧增加、血流动力学负荷增加,而由于动脉粥样硬化,供氧不能相应增加所致。因此非特异的临床症状及并发症的表现使患者的主诉模糊不清,治疗受到延误,进而影响预后。老年人非特异性临床表现的病理生理机制有多种,如表 3-1 所示。

表 3-1 老年人非特异性临床表现的病理生理机制

主要症状	可能的机制
气短	心肌缺血致左室压力短暂升高
	急性左室收缩功能异常
	年龄依赖性肺部改变
	肺相关疾病
非典型症状	合并其他情况,疼痛注意力分散
无/非典型胸痛	疼痛感知改变
	内源性阿片类水平增加
	阿片受体敏感性增加
	外周或中枢自主神经功能受损
	感觉神经病变
	缺血预适应
	缺血反复发作的发生率高
	合并糖尿病者多
	合并多支血管病变者多
	侧支循环形成者多
	症状的回忆、表达能力受损
神经系统症状	相关的脑血管疾病
	急性中枢神经系统血供减少
(晕厥、卒中、急性思维紊乱)	相关的并发症(栓塞、脑出血)

(一)急性冠状动脉综合征

急性冠状动脉综合征(ACS)包括急性 ST 段抬高型心肌梗死、急性非 ST 段抬高型心肌梗死和不稳定型心绞痛，是威胁老年人生命的最常见病因之一。老年 ACS 的特点包括：①病史，首发症状往往不典型，部分表现为胸痛或胸部不适，但常表现为气短。患者可有陈旧性心肌梗死病史，临床合并多种疾病。老年人中非 ST 段抬高的心肌梗死发病比例高于非老年，65 岁以下患者不足 40%，但 85 岁以上老年人占 55%；②心电图，心电图改变不典型或合并心脏传导阻滞，较多的老年人无法根据其心电图明确诊断。在 NRMI- 研究中，NSTE ACS 患者 < 65 岁者，23% 的人心电图改变无诊断意义，> 85 岁者 43% 无诊断意义；③常常合并收缩性或单纯舒张性心功能不全，使得老年 ACS 的危险进一步增高；④由于老年人 ACS 常和其他急症相伴，或加重并发症病情，如肺炎、COPD、晕厥等，非特异的临床症状及并发症的表现使患者的主诉模糊不清，治疗受到延误，进而影响预后。

（二）慢性心肌缺血综合征

慢性心肌缺血综合征包括稳定型心绞痛、隐匿型冠心病和缺血性心肌病。目前常用的心绞痛分级为加拿大心血管协会的分级。和非老年相比，老年患者的体力活动受限，其心绞痛症状部分为劳力性，还有部分为非劳力型。在休息和情绪激动时也可发生症状。老年患者的症状多为不典型心绞痛，由于部分患者的痛觉减退或记忆力减退，对疼痛持续时间、疼痛部位等描述往往不清楚。而非疼痛症状描述较多，如呼吸困难、胸闷、乏力、颈部、背部或腹部疼痛等等。无症状性心肌缺血的发生据报道甚至可达 50%，即心电图或其他负荷试验有心肌缺血的证据而患者无症状。这种无症状心肌缺血在合并糖尿病患者中更为多见。缺血性心肌病往往发生在反复的心肌缺血、缺氧导致的心肌细胞减少、坏死、心肌纤维化、心肌瘢痕形成的情况下。临床表现为心脏增大、心力衰竭和各种心律失常，往往为冠心病的晚期。在老年人群，除了冠心病之外，还应注意患者的基本健康状况，其他和年龄相关的状况，如贫血、体弱、肾脏疾患、行动不便和认知障碍等老年的特殊性均应加以注意。

（三）辅助检查

1. 心电图检查

心电图检查作为最简单、常用的心脏辅助检查在诊断冠心病时有重要的作用。心电图检查包括静息态检查、负荷态检查、24 或 48 小时动态检查和心电监护等。心电图检查是发现和诊断心肌缺血的重要方法。静息心电图在稳定的冠心患者可以是正常的，常见的异常有水平型或下斜型 ST 段和 T 波的改变，尤其在冠心病的随访时可进行前后比较。异常 Q 波提示陈旧心肌梗死、出现左束支传导阻滞等心律失常对诊断上也有一定意义。但 ST-T 的改变可出现在多种情况，如高血压、心肌肥厚、电解质紊乱或一些药物的使用等，需密切结合临床实际情况。心电图负荷检查对冠心病诊断有重要意义，特异性高于静息心电图，负荷量和时间有助于对病情严重程度的判断。但因老年人体力或活动能力受多方面影响，实际应用较非老年少。心电监护和动态心电图检查对于病情观察和诊断无症状性心肌缺血有重要意义。

2. 心肌酶学检查

心肌梗死的特异性生物标志物为肌钙蛋白（cTn），肌钙蛋白包括肌钙蛋白T（cTnT）和肌钙蛋白I（cTnI）。cTn的出现和升高表明心肌出现坏死，在老年人当临床症状和心电图不典型时，cTn的升高在鉴别不稳定型心绞痛和NSTEMI时有重要意义。当cTn的升高超过正常值的三倍，可考虑NSTEMI的诊断。cTn也是急性冠状动脉综合征危险分层的重要参考指标。cTn水平升高程度和预后相关。cTn水平在心肌坏死3~4小时开始升高，数天达高峰，可持续1~2周。cTn的动态变化过程与MI发生的时间、MI梗死的范围、再灌注治疗等因素有关。在SIEMI综合临床症状、心电图动态改变、肌钙蛋白升高或影像学表现新的心肌缺失，提示急性心肌梗死的发生。cTn具有良好的临床敏感性和特异性，可重复性好。其他常用的酶学改变包括肌酸磷酸激酶（CK）、肌酸磷酸激酶同工酶（CK-MB）、门冬氨酸氨基转移酶（AST或GOT）、乳酸脱氢酶（LDH）及同工酶和血肌红蛋白等。其中CK/CKMB升高诊断急性MI的敏感性和特异性均较好，在MI早期既可上升，也呈动态变化趋势，升高程度和梗死范围及预后相关。在准确性方便略低于cTn，且持续升高的时间略短。AST、LDH诊断MI的特异性低，目前不再推荐采用。肌红蛋白在心肌梗死极早期即可升高，但其特异性差，临床常用来作为胸痛的筛查。由于cTn的敏感性很高，临床常常会遇到非MI的cTn升高情况。表3-2列举了各种可能的原因，以利于鉴别诊断。

表3-2 非急性心肌梗死肌钙蛋白升高病因

疾病	肌钙蛋白释放机制
充血性心力衰竭	非血检性心脏组织损伤
	细胞因子释放
	收缩蛋白降解
	左室肥厚
	全心的室壁牵张
	血流动力学功能损伤
	合并肾脏疾病
冠状动脉痉挛	可逆/非可逆的组织损伤
	膜通透性瞬间改变
心源性创伤	肌细胞损伤
	肌细胞完整性损伤
	冠状动脉创伤

续表

疾病	肌钙蛋白释放机制
心肌炎/心包炎	肌钙蛋白从坏死心肌细胞溢出
	外层心肌损伤
肺栓塞	右室扩张，压力改变
心脏手术后/消融术后	长时低血压和低氧状态
心脏电转复、心肺复苏后	电和机械性损伤
败血症/危重症患者	细胞因子、活性氧离子释放
	细菌内毒素直接释放
	合并有心肌炎
	长时低血压状态
	冠状动脉自主调节功能不全
终末期肾病	肾清除率下降
	尿毒症心肌/心包炎
	充血性心力衰竭
	左室肥大
	透析后血液浓缩
心律失常（心动过速/过缓）	血流动力学受损
	可逆性心肌损伤
卒中	神经介导的肌细胞损伤
癫病发作	神经介导的肌细胞损伤
	骨骼肌强制收缩，后负荷增加，致短暂氧供需不匹配
	肌钙蛋白检测假阳性
嗜异性抗体、类风湿因子、循环抗体检测	检测误差

3. 超声心动图检查

超声心动图检查可以观察心脏各腔室的大小，室壁厚度、室壁运动和左室收缩和舒张功能等。在心肌梗死患者，超声心动图表现为室壁变薄，室壁节段性运动异常。通过超声检查可以发现室壁瘤、附壁血栓、瓣膜反流、心肌腱索断裂、心包积液等。对于是否存在心肌缺血可通过负荷超声来进行。负荷超声心动图检查分为运动负荷和药物负荷，后者常用的有多巴酚丁胺负荷检查（DSE）。负荷超声对评价心肌缺血的敏感性和特异性都较高，应用组织多普勒技术，可进一步提高其精确性。根据北京医院的资料，以冠状动脉造影作为参照，DSE 诊断老年冠心病的敏感性为 71%，特异性为 75%，应用多普勒技术，敏感性和特异性可达到 80% 以上。

4. 心肌核素显像

心肌血流量、代谢与功能活动之间保持着密切的关系，核素心肌灌注检查是一种无创性地诊断冠心病的方法。通过负荷态和静息态心肌灌注断层显像比较，能准确诊断 CD，是一项非常敏感的检查方法。心肌负荷的增加使心肌耗氧量增加。当存在血管狭窄病变时，冠状动脉血流不能相应增加，心肌需氧－供氧的失平衡加重，造成缺血，此时通过核素灌注显像，可以反映出缺血的部位、范围和严重程度，从而达到诊断目的。负荷心肌灌注断层显像包括运动负荷试验和药物负荷试验。前者简单易行，但是不适于年老体弱或肢体运动功能障碍者，药物负荷可以作为运动负荷的一种有效的替代方法。目前作为负荷剂药物可分为两大类：血管扩张剂和心肌正性肌力药。常用药物有多巴酚丁胺、双嘧达莫、腺苷等。在临床上，这些药物各有其明显的局限性，如多巴酚丁胺作为一种合成的儿茶酚胺类药物，通过兴奋 β_1 受体增加心脏的兴奋性、传导性和心肌收缩力，从而增加心肌的耗氧，诱发心肌缺血。显然这种负荷剂不适于严重高血压、肥厚梗阻性心肌病、瓣膜病及存在心律失常的患者。双嘧达莫的作用原理是通过抑制内源性腺苷的降解，使血管平滑肌松弛，血管扩张。而狭窄的血管不能相应地扩张，甚至产生"窃血"现象，使正常冠状动脉的心肌和有病变冠状动脉的心肌血流灌注差别扩大，此刻给予心肌灌注显像剂，正常心肌和缺血心肌之间显像剂摄取量差异显著，从而显示出心肌缺血部位、范围、程度。双嘧达莫不适于有传导阻滞、低血压、哮喘、COPD 等患者。因其作用时间较长，一旦出现并发症缓解较为困难。腺苷是近年来较为常用的负荷剂，它通过平滑肌上的腺苷 α_2 受体结合，使血管平滑肌松弛使血管扩张，而病变血管区域的心肌缺血更加明显，同时因其半衰期极短，一旦出现并发症，停药后 1 min 左右即可迅速缓解。北京医院早年的资料提示 ATP 介入心肌灌注断层显像诊断冠心病的敏感性和特异性分别为 97.1% 和 82.4%。长期临床实践证实心肌核素显像的有效性和安全性，有助于老年冠心病的诊断，确定病变部位、病变范围、严重程度；在冠心患者的术前评估、冠心病不同治疗的疗效随访、预后评估诸方面有其特殊的作用。

5. 冠状动脉 CT 检查

冠状动脉 CT 造影（CTA）通过无创的方法观察冠状动脉的解剖形态、分布走形、直径大小、内径改变及冠状动脉壁的斑块，为临床的冠心病形态学诊断提供大量的信息。CTA 早期的研究以冠状动脉造影标准，比较 CTA 诊断的敏感性和特异性，结果显示二者符合率高。但是在冠状动脉功能的诊断方面，相比较其他的负荷检查，如心电图、心脏超声和心脏核医学，通过观察负荷前后的心肌供血状态或局限性室壁运动的改变可以反映心肌缺血的严重程度、代偿状况等，CTA 的影像学检查，不能满足对这些信息的需求。一系列的研究显示，64 排的 CTA 对稳定型冠心病血管狭窄的敏感性可达 98%，特异性达 88%，

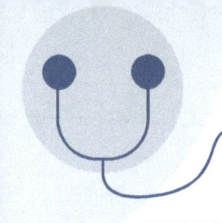

阳性预测值为93%，阴性预测值达到96%。CTA在急性冠状动脉综合征的应用往往是在急性胸痛的鉴别诊断时，不同的研究由于纳入患者疾病种类不同，其诊断冠心病比例相差较大。CTA还可用于心脏移植的前后，作为冠心病的筛查和临床随访。在冠状动脉旁路术（CABG）后，应用CAT检查的主要目的包括：①桥血管的血流情况；②桥血管的狭窄病变情况；③桥血管近端和远端吻合口状态；④原冠状动脉病变及血流状况（来自原动脉或桥血管）。CABG后CAT诊断要困难许多，其精确程度也降低。对于乳内动脉影像分析，常常受到手术中所用金属物造成的伪差影响。对于CABG患者，为获得高质量结果，从技术角度上需要的对比剂剂量大些，X线剂量大些，憋气时间长些。CTA用于冠状动脉支架术后患者，诊断的难度明显大于无支架者。首先，冠状动脉支架所造成的不同伪差，如随心脏运支架所产生的移动伪差，这一作用加重支架在不确定血管部位的伪差；其次是支架金属结构导致的硬化伪差，支架的金属成分所吸收的X线能量不同于周围软组织，使得本身的结构体积增大，影响管腔的观察；诊断中的诸多限制因素如今已较为广泛地用于冠心病的诊断。钙化和支架等高密度物质导致硬化伪影，夸大了其本身的体积，遮挡了腔的观察。再者是"部分容积平均"伪差，可以影响图像的空间分辨率，在进行小血管分析时，将会影响较大。目前发表的研究提示支架后的CTA其诊断的精确性降低。部分学者和美国的专家共识建议对置入多枚支架、临床判断有支架内再狭窄可能者，直接行心脏介入检查。一般来说冠状动脉的钙化程度会随着年纪的增加而加重，严重钙化将影响病变部位和病变程度的判断，在一定程度上使诊断的准确性受到影响。其次，由于老年人的肾脏代偿能力降低，使用对比剂需注意对比剂肾病的发生。尤其是合并有糖尿病、高血压或已存在肾功能不全者，应注意适当检查之前的水化或检查之后的肾功能检查。对于在短期内重复使用对比剂者，要注意间隔时间以保证安全。

6. 心脏核磁检查

心脏磁共振（CMR）显像技术近年来发展迅速，主要由于CMR的分辨率高，一次检查可完成心脏结构、功能、室壁运动、心肌灌注、冠状动脉显影及血流评估等多项内容，被称为心脏的"一站式"（one-stop shop）检查方法，并越来越广泛地应用于临床。另一方面不接触X线放射性，不需应用碘对比剂，不影响肾功能，在老年患者有一定的优势。CMR常用的扫描方法包括：

（1）电影磁共振成像：可清楚显示心内膜界限等特点。因测量准确性和重复性高，近年来被公认为是测定心脏射血分数、心室容量和重量的金标准。常规检查需获取从二尖瓣平面到心尖部的一系列短轴切面，以及两腔、三腔、四腔长轴切面。

（2）负荷/静态灌注显像：对比负荷前后心肌各节段供血的变化，确定有无可逆的心肌缺血。缺血心肌在应用负荷剂后表现为灌注缺损的低信号区，而在静态显像中灌注正常。

（3）延迟增强：正常的心肌细胞连接致密，肌纤维膜完整，对比剂很难进入。当心肌坏死后，肌纤维膜破坏，对比剂（Gd-DTPA）进入坏死细胞及瘢痕组织中，排出延迟，在T_1加权像上表现为高信号，即延迟增强（DE），这样在正常和坏死心肌组织就产生明显对比。对比剂注射15 min后，可以清晰显示急性或陈旧心肌梗死的部位、范围，尤其是心内膜下的梗死。延迟增强CMI在诊断非缺血性心肌病变，如心肌炎、肥厚型心肌病、扩张型心肌病、结节病、心肌淀粉样变中也具有重要价值。

（4）冠状动脉磁共振成像：这是另外一种冠状动脉成像方法，目前其图像的清晰程度、采集图像时间等还需改进。但因不接触X线放射性，不需应用碘对比剂的特点，随着CMI技术的进一步发展，会显示出它在一部分人群中的优势。以上各种方法，对检测冠心病患者心肌缺血状况、判断存活心肌和梗死心肌、急性冠状动脉综合征患者的危险分层和心功能的诊断有着不同的意义。

7. 介入检查

冠心病的介入检查即冠状动脉造影检查，目前仍是识别冠状动脉狭窄情况的"金标准"，为患者选择冠心病治疗方法，如单纯药物治疗，或加以导管介入治疗或冠状动脉旁路移植术提供最可靠的依据。老年人的冠状动脉介入检查有一定的特点：①老年人常常合并不同程度的心功能、肾功能不全，需注意对液体和对比剂量的掌握。老年人对比剂肾病较非老年为多见，应注意造影术前的水化及术后的适当补液，密切观察临床生命体征；②老年人常伴有多系统、多方面的疾病，对问题的表述较差，临床表现不典型，术后的神志、精神状态、进食、两便等都应注意观察。注意合并用药的情况；③老年人的外周动脉性疾病和大动脉疾病增加，血管常有明显的钙化，容易出现血管并发症。血管介入的进路及需加以选择，术后需注意防止穿刺血管的并发症，如出血、假性动脉瘤、动静脉瘘的形成。介入检查除了冠状动脉造影，其他技术如冠状动脉内超声、光学相干断层显像、冠状动脉内压力导丝检查等及作为冠状动脉内治疗的旋磨技术等，老年人对于这些检查或治疗方法没有特殊的禁忌，但临床医生应根据老年人的特点全面考虑。

三、诊断

临床各种相关的危险因素、临床症状、体征和辅助检查等有助于诊断和鉴别诊断，也有助于进行临床危险分层。对ACS患者危险分层，对早期识别高危患者，积极予以干预，减少严重事件的发生，改善预后有着重要的意义。

对于慢性缺血综合征，包括稳定型心绞痛、隐匿型冠心病和慢性心功能不全。稳定型心绞痛中，根据心绞痛的严重程度及其对体力活动的影响，临床常常采用加拿大心血管学会（CCS）的分类方法将其分为四级。

Ⅰ级：日常体力活动不会引起心绞痛，如步行、上楼梯等。工作或娱乐中激烈、快速或长时间劳累可致心绞痛发作。

Ⅱ级：日常活动轻度受限，可诱发心绞痛情况包括爬坡、快步行走或上楼，饱餐、寒冷、迎风、情绪激动时或睡醒后很短时间内步行或上楼。一般情况下，常速平地步行超过2个街区，或在普通楼梯上1层楼以上时可诱发心绞痛。

Ⅲ级：日常体力活动明显受限。一般情况下，常速平地步行1~2个街区，或在普通楼梯上1层楼时可诱发心绞痛。

Ⅳ级：从事任何体力劳动均有不适症状出现。休息时亦有出现心绞痛表现。

由于老年人的临床症状不典型，合并疾病较多，常常为其他的主诉，或临床为无症状性心肌缺血，给诊断带来一定的难度。因此对老年患者需详细地询问病史，了解既往各种冠心病危险因素和合并的其他疾病，往往还需要得更多的辅助检查，如心电图、超声心动图、心肌核素显像、冠状动脉CT造影或直接进行冠状动脉造影检查，进行综合分析、判断。

急性冠状动脉综合征是内科的急症，老年人的症状同样不典型，就诊较晚，预后较差。不稳定型心绞痛和非ST段抬高心肌梗死（NSTEMI）的症状和心绞痛类似，但程度更重、持续时间更长、可在休息时发作，或是新近发生心绞痛症状。有相当比例的老年人以胸闷气短就诊。不稳定型心绞痛严重程度分级一般采用Braunwald分级方法（表3-3），其和预后相关急性ST段高心肌梗死（STEMI）在老年人，根据症状、ECG改变可以做出诊断。但对于症状不典型者，诊断有一定难度。STEMI除伴有心脏相关症状，还可有全身症状。当合并心力衰竭或心律失常时，需要及时判断，掌握治疗时机。临床体征大多无特殊，当出现并发症时，往往合并相应的体征。并发症可分为机械性、缺血性、栓塞性和炎症性。严重的并发症主要有：

（1）严重心律失常：可表现为快速心房颤动、室速、心室颤动、心动过缓、房室传导阻滞等。这些均可引起血流动力学障碍，影响血压、神志等。

（2）急性乳头肌功能不全甚或乳头肌断裂：发生率较高。可以是严重缺血引起二尖瓣功能性障碍，亦可是机械性地断裂导致急性二尖瓣关闭不全。临床伴有收缩中晚期喀啦音和吹风样收缩期杂音。二尖瓣的反流可引起左室心排血量减少、左房压力增加，造成左心衰竭。

（3）心脏破裂：心肌的缺血和坏死可导致室间隔穿孔或心室游离壁的破裂，一般发生在心肌梗死后的3~5d。可造成急性左心竭。心室游离壁破裂可导致急性心脏压塞、迅速发生循环衰竭、猝死。心电图出现房室分离现象。

（4）栓塞：心肌梗死后室壁运动减弱处易形成附壁血栓，可造成体循环的脑、肾、脾等内脏或肢体动脉栓塞；心肌梗死后也可致下肢血栓形成，造成肺栓塞。

（5）心肌梗死后综合征：为炎症性并发症。表现为肌梗死后数周至数月内发生心包炎、胸膜炎等，可伴有发热、胸痛、白细胞计数升高等。

表3-3　不稳定型心绞痛 Braunwald 分级

Ⅰ级	初发的、严重或加剧性心绞痛	发生在就诊前2个月内，没有静息时疼痛。每日发作3次或3次以上，或者稳定型心绞痛患者心绞痛发作更频繁或更严重，持续时间更长，或诱发体力活动的阈值降低
Ⅱ级	静息型亚急性心绞痛	在就诊前1个月内发生过1次或多次静息性心绞痛，但近48小时内无发作
Ⅲ级	静息型急性心绞痛	在48小时内有1次或多次静息性心绞痛发作
A级	继发性不稳定型心绞痛	在冠状动脉狭窄的基础上，同时伴有冠状动脉血管床以外的疾病引起心肌氧供和氧需之间平衡不稳定，加剧心肌缺血
B级	原发性不稳定型心绞痛	没有可引起或加重心绞痛发作的心脏以外的因素，并且患者2周内没有发生过心肌梗死
C级	心肌梗死后不稳定型心绞痛	在确诊心肌梗死后2周内发生的不稳定型心绞痛

急性心肌梗死后的心功能分级多采用 Killip 分级方法：

Ⅰ级：无明显心功能损害证据。

Ⅱ级：轻、中度心功能不全，查体肺底可闻及啰音，范围小于50%肺野，听诊有S_3，或胸片有上肺瘀血表现。

Ⅲ级：重度心功不全（肺水肿）查体听诊啰音大于50%肺野。

Ⅳ级：合并心源性休克。

由于老年人临床症状不典型，合并其他疾病多，常有表述障碍等，在行诊断和鉴别诊断时，需充分考虑这些特点。临床需要和慢性稳定型心绞痛相鉴别的胸痛原因见表3-4。

表3-4　胸痛原因鉴别诊断

心源性胸痛	肺部疾病	消化道疾病	神经肌肉疾病	精神性疾病
主动脉夹层	胸膜炎	胃-食管反流	肋间神经痛	焦虑症
心包炎	肺栓塞	食管痉挛	肋骨肋软骨炎	抑郁症
心肌病	肺炎	食管裂孔疝	带状疱疹	躯体性精神病
心脏瓣膜病	纵隔肿瘤	消化性溃疡	颈椎病	思维型精神病
心脏神经症	气胸	胰腺炎		
心肌梗死		胆囊炎		
X综合征		胆囊结石		

四、治疗

由于多种因素老年冠心患者的症状较非老年更加不易识别。老年人的生活方式往往较为安静,缺少活动诱发的不适症状。但是冠心病患者的胸部不适仍然是最常见的主诉。

(一) 稳定型心绞痛的治疗

近年来关于稳定型心绞痛的治疗策略一直存在着争议。COURAGE 研究(Clinical Outcomes Utilizing Revascularization and Aggressive DruG Evaluation)显示,合适的药物治疗(Optimal Medical Therapy,OMT)与药物治疗加介入治疗(OMT + PCI)相比,重要心脏事件的发生率没有区别。分析其中 904 位年龄大于 65 岁的老年人,显示 OMT 组和 OMT + PCI 组的预后,包括主要心脏事件和无心绞痛率,没有明显差别。另一个老年的相关研究 TIME(In-vaslve Versus Medical Therapy in Elderly Patients)也证实这一结论。该研究提示在稳定型心绞痛的患者,无论是 PCI 或 OMT,对患者的生活质量和生存率没有区别。对于慢性稳定性冠心病,OMT 包括抗血小板治疗、调脂治疗、降压治疗和抗心绞痛治疗诸方面。

1. 抗血小板治疗

抗血小板治疗在一级预防和二级预防中的作用已被证实,对老年人也同样。根据荟萃分析结果,阿司匹林可以明显降低心血管死亡、心肌梗死和卒中。ACC/AHA 指南建议的剂量是每日 75 ~ 162 mg。除了有阿司匹林禁忌证,在稳定的慢性冠心病患者都应当使用。阿司匹林的副作用主要有胃肠道的反应,老年人尤其应当注意阿司匹林相关的消化道出血。对确实不能服用者,可以噻吩吡啶类药物替代。

2. β-受体阻滞剂

β-受体阻滞剂为慢性心绞痛的一类推荐用药。其作用机制包括负性收缩和负性传导。通过降低静息心率和降低运动负荷增加时心率反应减少心肌的需氧,进而减少缺血事件。同时延长舒张期冠状动脉灌注的时间和降低心肌收缩力同样减少心肌的缺血。但是在老年人群的应用尤其要避免 β-受体阻滞剂的副作用。在已存在心脏传导系统疾病患者,如窦房结功能障碍、房室传导阻滞等需慎用,并注意剂量。在合并严重气道堵塞性疾病如哮喘或慢性阻塞性肺病(COPD)患者,要选用高度受体选择性制剂,小剂量开始,避免呼吸道阻力增加。

3. RAAS 阻滞剂

ACEI 类药物已被证实在冠心病的不同阶段均有明显的益处。它可通过降低心脏后负荷而减少心脏做功。最新版的 ACC/AHA 指南,将 ACEI 作为稳定型冠心病中危或高危患者的一类推荐,低危患者的 ⅡA 类推荐。不能耐受 ACEI 者以 ARB 替代。对于心功能不全(LVEF 小于 40%)或合并高血压、糖尿病或慢性肾病者有明确的使用指征。

4. 抗心绞痛药物

主要包括硝酸酯类、钙拮抗剂及其他可缓解冠心病心绞痛症状类药物。硝酸甘油自1878年即开始用于临床，它可以在 1～3 min 内迅速缓解心绞痛症状。长效硝酸酯类药物如单硝酸或二硝酸异山梨酯也常用于慢性心绞痛的治疗，但其缓解心绞痛的作用逊于口含硝酸甘油，同时应当注意产生硝酸酯类耐受性。硝酸酯类主要用于缓解症状，并不能改善冠心病患者的生存率。钙离子拮抗剂通过扩张冠状动脉和减轻心肌收缩力可以治疗心绞痛，二氢吡啶类钙离子拮抗剂，如氨氯地平、硝苯地平、非洛地平，较非二氢吡啶类钙离子拮抗剂，如维拉帕米、地尔硫䓬对心肌收缩力的影响要小。后者同时对心脏传导有抑制作用。对有心功能不全者，二氢吡啶类钙拮抗剂更加安全。存在心脏传导异常者，非二氢吡啶类药物应避免使用。对于合并高血压者，长效硝苯地平对缓解心绞痛有效而安全，但短效硝苯地平应尽量避免使用。雷诺嗪为一类新的抗心绞痛药物，可以减轻心绞痛症状而不伴有血流动力学的影响，临床资料显示老年亚组和非老年相同，不增加严重不良事件。临床实践中多种中成药亦可缓解心绞痛的症状。

（二）不稳定型心绞痛和非 ST 段抬高心肌梗死治疗

老年人的非 ST 段抬高性急性冠状动脉综合征常见，而且常常伴有各种并发症，介入治疗的风险相对较高，但这一人群的临床治疗尚缺少循证医学证据，需要根据临床实际作出正确的选择。

1. 抗血小板药物

阿司匹林是冠心病抗血小板治疗的基石。即使在老年人，阿司匹林也可明显降低不良事件发生率。氯吡格雷也是有效地抗血小板药物，在 CURE 研究中，老年人的亚组分析显示老年同非老年一样，氯吡格雷可降低非致死性心肌梗死、心源性死亡及卒中的发生。双联抗血小板治疗中，每天服用阿司匹林 75～150 mg，治疗效果同大剂量，而消化道出血的风险降低。治疗指南建议在所有高危患者包括老年人采用双重抗血小板治疗。数种新型、更有效地抗血小板药物正在临床研究之中，但对于老年人效果如何，有待于更多的临床研究数据。静脉抗血小板药物主要是指血小板糖蛋白 Ⅱb/Ⅲa（GP Ⅱb/Ⅲa）受体阻滞剂，我国市场销售的有替罗非班等。临床研究显示这类药物用于不稳定患者，在 7 d 随访时明显受益，但在老年人群中的疗效不确定，其出血的风险明显增加。GP Ⅱb/Ⅲα-受体阻滞剂在介入治疗时显现一定优势，但对于老年人实施非介入治疗策略时，考虑到其疗效不确定但出血风险可能增加，不建议常规使用。当临床需要使用时应当考虑老年患者的体重和肾功能状况，予以剂量的校正。

2. 抗凝治疗

肝素类药物已广泛用于临床。当和 GP Ⅱb/Ⅲα-受体阻滞剂共同使用时，需特别重视调整剂量。Ⅹa因子抑制剂磺达肝癸钠是近年用于临床较新的药物，其在老年

NSTEACS 中的疗效仍有争议,但出血并发症减少。比伐芦丁为凝血酶抑制剂,当用于 NSTEACS 患者介入治疗时,其疗效同其他抗凝药物,但出血风险降低。这对于老年患者尤其有优势。

3. 早期介入治疗策略的选择

在老年 NSTEACS 的早期,选择介入治疗还是单纯药物治疗是一个重要的研究课题。早期的研究对老年患者偏向选择较为保守的治疗对策,但较近期的研究结果提示积极干预有助于预后的改善。2010 年发表的荟萃分析,对 4 个相关的临床研究结果进行分析,5 年的临床随访提示,较选择性介入治疗,常规介入治疗策略可以明显减少高危患者死亡和心肌梗死发生;中危患者的获益稍弱,但仍具统计学的意义。2011 年发表的 ACC/AHA 更新指南提出建议:根据 TIMI 或 GRACE 评分,NSTEACS 患者中高危的或预后差者(包括老年),除非有禁忌证,应该采用早期介入治疗策略。

(三) ST 段抬高型心肌梗死的治疗

ST 段抬高型心肌梗死(STEMI)早期再灌注治疗除了常规的药物治疗,主要是静脉溶栓治疗和急诊冠状动脉介入治疗。由于老年人的临床状况变化大,并发症多,大部分的溶栓治疗临床研究未包括年龄大于 75 岁者。2007 美国心脏协会和老年协会参考相关的荟萃分析结果,认为在无已知的禁忌证时,溶栓治疗对老年人有效。老年的溶栓适应证同非老年,但禁忌证的掌握更严格。溶栓的纯获益首先和年龄的增长相关,其绝对死亡率随年龄增长而显著增加;其次是严重并发症的发生率,如左室游离壁破裂和颅内出血。有研究提示老年接受溶栓治疗者左室游离壁破裂的发生较未接受再灌注治疗和直接 PCI 患者有明显增加。颅内出血的发生率虽然很低,但因对生活质量和死亡率的严重影响,受到大家的关注。颅内出血的发生率同样随年龄增加而增加,在大于 85 岁者的发生率约为 2.9%。老年人选用的溶栓剂种类可能和其相关,如有研究提示替奈普酶较组织型纤溶酶原激活剂(rt-PA)的颅内出血并发症明显降低。辅助的肝素或低分子肝素类抗凝药物的种类和剂量,对获益和出血并发症在不同的研究有不同的结果。一般来说,在老年人更应注意剂量的调整,尤其注意肾功能的影响。鉴于老年人溶栓治疗增加严重出血风险,而在 NSTEMI 的高危老年人中介入治疗明显有效,因而假设在 STEMI 的老年人,急诊介入治疗优于溶栓治疗。但实际上很难有随机大规模临床研究验证此设想。尽管如此,现有的资料仍然支持这一假设。一项较早期的随机临床研究,将 75 岁以上 STEMI 患者随机采用急诊介入治疗或用链激酶行溶栓治疗。虽然只入选 87 位患者,但由于直接介入治疗较溶栓治疗的明显优势,30 d 联合终点的风险降低 20%(P = 0.01)该试验提前终止。另一项大于 70 岁老年 STEM 直接介入治疗的荟萃研究同样得出结果,30 d 时直接介入治疗组受益更明显,风险降低(13.3% 比 23.6%,P < 0.05);并且年龄高者的受益更加明显,其死亡率的降低在大于 85 岁人群为 6.9%,相比 66 岁以下者为 1%。基于以上的研究结果,老年人在发生急性 STEMI 时,

建议首先选择直接介入治疗。除非有明确的禁忌或行急诊介入时间已过久，可以选择静脉的溶栓治疗。

（吴照科）

第二节 老年心律失常

一、概述

人口老龄化已成为全球性趋势，我国 2001 年已进入快速老龄化阶段，老年人口的年增长率将超过世界发达国家和经济转型国，2004 年我国 60 岁以上的老年人口已达 1.4 亿，占总人口的 11%，专家预计，到 2020 年我国老龄人口将有 2.48 亿，老龄化水平将达 17%，医学与整个社会都将面临人口老龄化的挑战。由于心脏的结构及功能随着增龄的变化，老年患者更容易发生心律失常，60 岁以上人群发生的心律失常称为老年性心律失常，老年性心律失常不仅发生率高、危害性大，而且常伴有很多复杂的临床情况，使治疗难度明显增加，已成为心血管领域的一个难点。

（一）老年心律失常发生的机制及特点

1. 心脏形态结构的增龄性变化

随着年龄的增加心肌的生理和生化发生变化，心脏增重、心肌发生纤维化、淀粉样变及心瓣膜退行性变、窦房结纤维化、传导系统纤维化、脂肪浸润，心肌的兴奋性增高、传导变慢，心律失常患病率明显增加。

2. 老年患者心脏的病理生理变化

老年人由于心肌的收缩功能、舒张功能下降，导致心排血量下降；窦房结变时功能的下降（指运动时随机体代谢率的升高窦性心律不能相应增加的现象），心脏变时功能的下降可使心脏储备力大大下降。心脏电功能的下降及紊乱，窦房结的纤维化、脂肪组织浸润导致窦房结自律性降，窦性心律下降、窦性停搏、窦房传导阻滞将发生，严重时导致病窦综合征，同时低位节律点的自律性也明显下降；老年心脏电活动在传导系统的不同层面均有传导性的下降，严重时发生窦房、房室传导阻滞、房内、房间、室内和室间阻滞，老年患者心脏传导阻滞的发生率比一般人群增加 2~3 倍；老年心脏各种心肌组织的不应期均有延长，使心脏的兴奋性下降，同时发生退行性变的心房肌和心室肌的兴奋性增强，能够引发心律失常；老年人呼吸功能减退常伴有二氧化碳潴留，可以增加心肌的兴奋性，也可促发心律失常。

3. 老年患者往往合并心脏疾病

随着年龄的增加，老年人并发各种心脏病的概率明显增加。由于窦房结动脉或其发源动脉的动脉粥样硬化引起心房间隔缺损血及炎症、纤维化等，导致窦房结功能减退、房性心律失常发生率增加。冠心病引起的心肌梗死和心室扩大，可以导致心室过度牵张，心肌缺氧和心肌细胞内钾丢失，导致心肌细胞动作电位改变，引起室性心律失常。心室肌缺血，受损心室肌与正常心肌间的电生理不均匀性，可以诱发折返而引起反复发作或持续的室性心动过速。肺源性心脏病时多源性房性期前收缩、房性心动过速较多见。充血性心力衰竭常伴有室性心律失常、房颤。在老年心房颤动患者中常可见心房内有较多的淀粉样物质沉着。老年人二尖瓣环可发生退行性病变及钙化，病变可涉及传导系统，引起房室或束支传导阻滞。

4. 药物作用

老年人常同时服用多种药物，加上老年人肝肾功能的增龄性下降，对药物的耐受性较低，药物生物利用度下降，有效血药浓度增加，易发生毒性反应，尤其是抗心律失常药物的致心律失常作用。其他如大环内酯类、喹诺酮类抗生素、抗疟疾药、抗组胺药、抗精神病药、抗抑郁药、抗惊厥药及部分抗肿瘤药物也有致心律失常作用。

5. 临床特点

大部分起病隐袭，病史较长，进展缓慢，临床症状较年轻患者明显，心率缓慢引起心、脑、肾等脏器供血不足的症状十分常见；多数老年患者同时存在数种心律失常；老年人常存在多种疾病，尤其伴有中枢神经系统疾病时表述困难易导致漏诊、误诊。

（二）分类

与其他年龄组一样，老年性心律失常有多种分类法。

1. 按心率分类

按心律失常发生时心率的快慢，老年性心律失常分为缓慢性和快速性心律失常，而老年人缓慢性心律失常的发生率比年轻人高，同时，相当比例的老年人还存在潜在性或隐匿性的缓慢性心律失常，潜在性或隐匿性传导阻滞，这将给药物治疗带来顾虑与困难，使不良反应的发生率更高。

2. 按发生部位分类

根据心律失常的起源部位，老年性心律失常分成窦性、心房、房室交接区、心室等部位的心律失常，而老年患者多部位、多类型心律失常共存的情况更为多见。

3. 按发生机制分类

根据心律失常的发生机制，老年人心律失常分成自律性、折返性、触发性三大类。对于老年患者，三种机制共存并相互渗透，相互影响的情况更为多见。如老年心肌存在不同程度的纤维化和缺血，使自律性增高的心律失常容易发生，而老年人 Ca^{2+} 的代谢和转运容易发生障碍，使触发机制也易同时出现，这一特点也影响着抗心律失常药物的选择。

4. 按血流动力学的影响分类

根据心律失常对血流动力学的影响，老年性心律失常分成良性、恶性和中间型三种，但三者的发生比例与一般人群明显不同。若将临床所遇的室性心律失常，包括室性期前收缩、频发室性期前收缩、短阵室性心动过速、持续性室性心动过速、心室扑动和心室颤动都计算在内时，在一般人群，60%为良性心律失常，5%为恶性心律失常，35%为中间型（即可能为恶性，也可能为良性），有人称其为警告性心律失常。一般人群中中青年人发生功能性良性室性期前收缩的比例大，但老年人不同，其良性室性心律失常发生的比例相对较低，而恶性室性心律失常的发生比例相对要高。因此，老年性室性心律失常的治疗应当更加积极。

5. 按心律失常的病因分类

根据老年人心律失常是否为退行性变引起的，可将老年性心律失常分成三类。老年退行性心律失常：患者不伴有心血管病和其他疾病因素，明显属于因年龄增长引起的退行性变引起的心律失常；老年病理性心律失常：老年患者既往已有或新发生的各种心血管病或疾病因素引起的心律失常；老年特发性心律失常：老年患者的心律失常既不是退行性变也不是病理性因素引起，而是病因不明的称为特发性，其可以是进入老年后新发生的，但多数属于心律失常初发年龄较早又未能根治而带入老年。如房室结折返性心动过速（房室结双径路），其年轻时就已存在，但因不伴器质性心脏病而诊断为特发性心律失常，进入老年后其依然存在时则归为本类。

二、临床表现

（一）病态窦房结综合征

临床表现轻重不一，多以心动过缓导致的心、脑、肾等脏器供血不足的症状为主，表现为乏力、头晕、眼花、记忆力下降及反应迟钝等，严重时可有短暂的黑蒙、晕厥或阿斯综合征。

（1）心电图：病窦综合征根据心电图表现可分为4型，Ⅰ型：窦性心动过缓，严重者心率可降至40次/min以下；Ⅱ型：窦性停搏或窦房传导阻滞；Ⅲ型：心动过缓-过速综合征；Ⅳ型：窦房结、房室结双结病变。

（2）动态心电图：窦性心动过缓，心率低于40次/min，停搏>3 s以上，可导致黑蒙、晕厥等与心动过缓相关的临床症状。

（3）窦房结功能测定：常用指标为窦房结恢复时间（SNRT）和窦房结固有心率（IHR）。老年人SNRT>1600 ms为异常。老年人$IHRp < [118.1-(0.57×年龄)] × 82\%$可判断为窦房结功能低下。

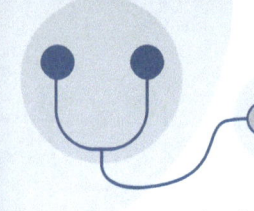

（二）房室传导阻滞

老年人房室传导阻滞大多为缓慢发展过程，Ⅰ度常无临床症状，二度Ⅰ型及二度Ⅱ型房室传导阻滞常有心悸、乏力等不适，三度房室传导阻滞的症状取决于病因及心率的快慢，常有心悸、心功能不全、心绞痛、眩晕或晕厥。有些老年人的房室传导阻滞可以呈间歇性表现，需要做24 h动态心电图，或反复在症状出现时做心电图才能明确诊断。除了器质性心脏病外，有些间歇性房室传导阻滞可能继发于一过性心肌缺血或睡眠呼吸暂停综合征患者，后者在长间歇呼吸暂停中出现传导阻滞，此时常同时伴有血氧饱和度显著下降。

（三）室内传导阻滞

单束支阻滞及双束支阻滞患者往往无临床症状，三束支阻滞者可以出现与缓慢性心律失常相关的严重症状，如心悸、心功能不全、心绞痛、晕或晕厥等。

三、诊断

心电图心律失常性质的确诊大多要靠心电图，但相当一部分患者可根据病史和体征做出初步诊断。详细追问发作时心率、节律（规则与否、漏搏感等），发作起止与持续时间。发作时有无低血压、昏厥或近乎昏厥、抽搐、心绞痛或心力衰竭等表现，以及既往发作的诱因、频率和治疗经过，有助于判断心律失常的性质。

四、治疗

（一）老年人药代学与药效学特点

老年患者的药代学及药效学有其独特的特点，熟悉和掌握老年人抗心律失常药物的药代学和药效学特点，是安全有效地应用抗心律失常药物治疗老年心律失常的基础。

1. 药代学特点

（1）生物利用度下降：口服药物的疗效与生物利用度直接相关，老年患者胃肠功能多有下降，使口服后吸收药物的能力下降，生物利用度下降，进而药效降低。不同老年个体存在的胃肠功能减退也不尽相同，使药物治疗达到最佳个体化存在一定困难。

（2）药物分布下降：抗心律失常药物在体内的分布存在单室、双室、三室开放等多种模式。药物剂型不同、患者年龄不同、体型不同都对药物在体内的分布有影响。如呈典型三室开放模型的胺碘酮有明显亲脂性，在第三室（脂肪组织）的分布浓度和数量远比心肌及血浆高，这使其在体内达到饱和时的负荷剂量大、累积服药的时间长。这种服药规律对一位瘦弱、皮下脂肪较少的老年患者则不适合。

（3）有效药物浓度增加：药物吸收入血后常以游离或与血浆蛋白呈结合的两种形式存在，而老年人血浆蛋白与药物的结合率下降，使血浆游离的有效药物浓度增加。

（4）药代学速率减慢：老年患者的循环及代谢率存在生理性减退，这能影响药物在体内的代谢。老年人药物代谢学的特点是药物代谢、排泄、解毒功能明显减退,造成药物容易在体内蓄积中毒,尤其患者存在潜在或明显肝肾疾病时,因很多抗心律失常药物经肝肾代谢。

(5)药物作用靶点的改变:与全身和心脏退行性变一样,老年人体内很多药物作用靶点的数量与质量有明显的退行性改变,如自主神经的受体数量和质量下降,使药物的量效比及半数有效量和致死量均发生改变,并影响药物的安全性。

(6)药物个体参数的变化:药物在老年人体内的$T_{1/2}$时间、稳态浓度等参数的个体差异大,给老年患者的药物治疗也带来困难,见表3-5。

表3-5 老年人药代学和药效学的改变

药代和药效作用	老年生理性改变
吸收	吸收面积少,内脏血运下降,肠蠕动减少,胃排空延长
分布	脂肪成分增加,总体水分降低,血浆蛋白减少,蛋白结合率下降
代谢	肝功能减退,肝血流减少,微粒体酶的质量下降
排泄	肾血流量降低,肾滤过率下降,肾小血管排泄功能下降
药物作用	药物作用位点减少,药物效应的信使功能下降

2. 药效学特点

(1)药物副作用的表现不典型:老年患者可能存在某器官功能的退行性或亚临床改变,如甲状腺功能生理性减退、增强或存在亚临床的病理改变。但患者的临床症状不明显,即使服药后产生了副作用症状仍然隐匿,使药物的副作用不易发现而遗漏。

(2)不良反应发生率增加:老年患者可能存在的单器官及多器官退行性变或亚临床的病理改变,平素可能不显露,但服用药物可使其加重而被检出和诊断,这可造成老年患者对药物耐受性较低的结果。

(3)稳定性差:上述多种原因,使药物剂量难以掌控,疗效难以预测,治疗的稳定性差。

(4)有效和中毒剂量接近,安全范围小:以利多卡因为例,它是治疗缺血性心律失常一个重要药物,当推注剂量过大、过快时可引起老年患者的神经谵妄、出现不自主运动等药物中毒表现。

(二)老年性心律失常药物治疗的原则

单一用药:病情允许时,尽量单一用药;试验用药。可先给小剂量药物做试验性治疗,观察疗效及反应,再逐渐加大剂量,剂量增加的间隔时间需适当延长。剂量宜低:药物治疗应以取得最好的疗效而应用的药物剂量较低为佳。及时调整:密切、客观地评价疗效及副作用,及时调整用药种类和剂量;密切随访。密切随访将有利于及时发现各种副作用，并做出相应的反应与调整。

（三）几种抗心律失常药物的应用

1. 胺碘酮

胺碘酮是一个广谱的Ⅲ类抗心律失常药物，兼有扩冠（抗心肌缺血）、扩管（降压）及改善心功能的多种有益作用，临床应用广泛。其特点：①能改善心功能，适合老年心力衰竭合并心律失常的治疗；②基础血压偏低者慎用，胺碘酮有扩管降压作用，其助溶剂也有降压作用，故静脉注射剂，不用于低血压者；③严重或急性心力衰竭者忌用，静注胺碘酮的β-受体阻滞剂及钙拮抗作用相对增强，故急性、严重心力衰竭者忌用；④甲状腺功能异常者慎用，胺碘酮能引起甲减和甲状腺功能亢进，以甲减为多见，其引发甲减比引发甲状腺功能亢进高出2～4倍，而且发生药物性甲减或甲状腺功能亢进时，临床症状可以不典型而易被漏诊，因此定期复查、密切随访十分重要；⑤可使地高辛血药浓度增加0.5～1倍，可增加华法林的作用使INR升高，故连用时需减量；⑥肺纤维化的发生率约1%，当服药期间出现活动后气短、干咳、乏力、体重下降时需十分注意。

2. β-受体阻滞剂

β-受体阻滞剂是一个广谱的Ⅱ类抗心律失常药物，兼有抗心肌缺血、降四、治疗心功能不全、降低猝死等多种心血管病的有益作用，临床应用普遍。临床应用时应注意：①有负性频率，负性传导作用，对有或潜在有缓慢性心律失常的老年人不用或慎用；②伴有急性血流动力学不稳定的心肌梗死患者不用；③已有糖尿病、血脂异常或支气管痉挛病史者，需慎用或忌用；④初始服量宜小，然后逐渐加量。

3. 心律平

心律平是一个广谱的Ⅰ类抗心律失常药物。其特点：①治疗室上性心律失常的有效率90%，室性期前收缩疗效达80%；②有负性肌力作用，伴心力衰竭者慎用；③口服心律平生物利用度低（20%～30%），对消化道功能下降的老年人注意疗效；④心律平及其代谢产物5羟基普罗帕酮均有生物活性，都有抗心律失常作用，但约10%的患者因先天性缺乏细胞色素P450酶而影响其代谢和疗效；⑤可提高地高辛血药浓度，合用时地高辛服用剂量应减半；⑥有致缓慢性心律失常作用，病态窦房结综合征及房室传导阻滞的老年人慎用或忌用。

4. 利多卡因

利多卡因是Ⅰb类的静脉药物，与胺碘酮做对照的研究表明，其应用后不增加患者的存活率，心律失常容易复发，有致心脏停搏等不良作用。但其对缺血的心肌和浦肯野纤维存在的心电异常有明显的抑制作用，故仍被强烈推荐应用于急性心肌缺血和心肌梗死伴发的室性心律失常的治疗。此外，其有降低心室颤动阈值作用，在恶性室性心律失常紧急治疗中可试用，推注20 s后起效，老年患者宜从小剂量开始，每次推注50 mg，有效后可在短时间内多次重复给药。

5. 乙吗噻嗪

乙吗噻嗪是广谱的Ⅰ类抗心律失常药物，对室上性及室性心律失常治疗的有效率达75%。临床应用时应注意：①其能增加心肌梗死患者的死亡率，故老年缺血性心律失常不用此药；②其经肝代谢、经肾清除，肝肾功能不良时，半衰期明显延长，宜减量或慎用；③临床以治疗室性心律失常为主，对阵发性心房颤动的防治也有效；④病态窦房结综合征及房室传导阻滞者忌用。

6. 慢心律

慢心律是一个Ⅰb类抗心律失常药物。特点：①结构与作用和利多卡因类似，可用于利多卡因注射有效后的维持用药；②用于各种室性心律失常的治疗，尤其是心肌梗死、心外科术后；③经肝代谢，肝功不全者减量或慎用；④有致缓慢性心律失常的作用。

7. 异搏定

异搏定为Ⅱ类抗心律失常药物，兼有抗心肌缺血、降压作用。①对阵发性室上速的总有效率80%～100%，无效时可间隔20 min重复给药。已有或潜在病态窦房结综合征、房室传导阻滞、心力衰竭及休克者禁用；②对触发性心律失常，如右室流出道室性心动过速、急性心肌梗死伴发的室性心律失常有较好疗效。

8. ATP

ATP作用于腺苷受体，能有效阻滞房室结传导，对终止室上性心动过速（室上速）的治疗有特殊作用，国外指南中在室上速终止治疗中其被列为首选药物。每支20 mg稍加稀释弹丸式推注。特点是：①起效快，几秒钟起效；②作用短，作用持续时间10～20 s；③可按0.2 mg/kg剂量给药，无效时可加量到0.25 mg/kg；④有房室传导阻滞或有潜在性障碍者慎用或忌用，有发生心脏停搏的危险。

9. 伊布利特

伊布利特是一种Ⅲ类抗心律失常药物，主要用于新近发生的心房颤动及心房扑动的转复治疗。其终止心房扑动的有效率为50%～90%，终止心房颤动的有效率为30%～70%。国产伊布利特注射剂临床应用已3年，其疗效可靠而安全，是目前终止心房扑动的唯一高疗效药物。应用时应注意：①老年患者1支（1 mg）无效时，应用第2支的间隔时间需延长；②有原发或继发QT间期延长者禁用；③低钾血症者，有缓慢性心律失常者禁用；④高龄女性患者属于用药后容易发生尖端扭转型室性心动过速的患者，临床应慎用。

10. 异丙肾上腺素

异丙肾上腺素为肾上腺素β-受体兴奋剂，有明显的正性肌力、正性频率、正性传导的三正作用，是缓慢性心律失常的有效治疗药物。老年人应用时注意：①用药浓度易稀不易浓，常以1 mg或0.5 mg溶于500 mL液体后缓滴为宜；②心室率提高至40～50次/min

为宜，过度提高心率时容易诱发心肌缺血，对老年冠心病患者、心肌梗死者慎用。

（四）老年心律失常的非药物治疗

（1）患者心律失常表现为缓慢性心律失常又符合置入心脏起搏器适应证时，可置入起搏器做替代治疗。

（2）老年病理性快速性心律失常的导管消融治疗仍在探索中，疗效尚不肯定。

（3）患者如有室性心动过速或心室颤动，符合置入适应证时，应置入ICD治疗。

由于传导系统的退行性改变，老年人心脏传导阻滞的发生率随年龄增高而增加，因此老年人缓慢性心律失常的发生率明显高于年轻人。老年人缓慢性心律失常最为常见的类型有：病态窦房结综合征（病窦综合征）、房室传导阻滞和室内传导阻滞。同时由于年龄的关系，老年人缓慢心律失常有其独特的临床特点：①大部分起病隐袭，病史较长，进展缓慢；②难以恢复或痊愈；③房室传导阻滞程度往往较重，如不处理预后差；④临床症状较年轻人明显；⑤老年人心脏传导阻滞一旦发生，常呈进行性发展；⑥大多发生于His束远端或束支（90%），少数发生于房室结水平。

（吴照科）

第三节 老年瓣膜性心脏病

一、概述

心脏的瓣膜与心脏的其他结构一样，随着增龄而出现退行性的改变。随着我国人口老龄化进程的加速，老年瓣膜性心脏病的发病率明显增加，国外报道老年人尸检该病检出率为60%～80%，超声检测检出率为74%，尸检中发现＞50岁者为10%，＞70岁为36%，＞80岁为75%，＞90岁为100%，患病率随年龄增高而增加。国内资料显示，该病老年人尸检检出率为46.1%，超声检出率为38.8%～60.2%，大规模的临床研究显示该病的发病率为9%～13.4%，已成为威胁人类健康的重要心血管疾病，应引起我们充分的认识及足够的重视，以期做到早预防、早诊断、早治疗、争取更大的社会和经济效益。

老年人心脏瓣膜疾病的病因包括瓣膜钙化、硬化和黏液性变，其中瓣膜钙化是老年人心脏瓣膜疾病最重要的病因，主要累及主动脉瓣和二尖瓣，尤以钙化性主动脉瓣狭窄最为突出。过去认为，瓣膜钙化是一种不可逆的退行性变。最新研究结果表明，瓣膜钙化的病理生理变化类似于动脉粥样硬化，两者具有很多相同的危险因素，通过调控某些因素可以改善病变进程。

1. 危险因素

一些动脉粥样硬化的危险因素，如年龄、性别、吸烟、肥胖、高血压、高脂血症、糖尿病等是老年瓣膜疾病发生的独立危险因素。①年龄：年龄与该病的发病关系最为密切。有数据显示，60 岁以上老年人主动脉瓣钙化或硬化的占 67% 以上，是 30 岁以下组的 5 倍，而 90 岁以上者近 100%，而且瓣膜钙化的程度随着增龄而加重，且多瓣膜受累的发生率也明显增高，年龄每增加 10 岁，患退行性瓣膜病的风险增加 2 倍。②高血压：临床研究发现血压升高是该病的危险因素，高血压患者患病的风险增加 20%，考虑与瓣膜受力增加和高速的血流冲击易造成瓣环损伤，引起组织变性、加速了钙化的过程有关。③高脂血症：尤其是高胆固醇血症，经对照研究发现主动脉瓣狭窄组比对照组胆固醇要高 0.79 mmol/L，而这一差值与是否有冠心病无关。④骨质脱钙：有测定发现二尖瓣环、主动脉瓣沉积的钙盐主要来源于椎骨脱钙，因此骨质脱钙异位沉积于瓣膜及瓣环可能是导致本病发生的原因之一。但也有报道骨质疏松与主动脉瓣钙化无直接关系，它们随着年龄的增加而各自独立地发生，其中可能有其他潜在因素起作用。⑤吸烟、性别、糖尿病等：吸烟者风险增加 35%，男性患病的风险为女性的 2 倍。⑥其他：一些新近发现的因素，如甲状腺功能异常、肺炎衣原体感染、钙磷代谢异常、ApoE4 等位基因、内皮功能障碍、肾功能不全、消瘦等因素在该病发生发展中的作用还未得到公认。

2. 始动因素

血流通过瓣膜时，瓣膜所承受的机械剪切力变化导致其内皮细胞受损、功能障碍，从而诱发组织变性。由于左心瓣膜所承受的压力远远高于右心瓣膜，因此主动脉瓣和二尖瓣钙化的发生率明显高于肺动脉瓣和三尖瓣。

3. 脂蛋白的作用

内皮细胞损伤后，一方面血浆中的脂蛋白（包括 ApoB、ApoA、ApoE 及氧化修饰 LDL 等）沉积于内皮下及相邻的纤维层，另一方面炎症细胞浸润，二者共同形成早期较小的钙化斑。随着病程的进展，脂蛋白逐渐积聚并被巨噬细胞吞噬，形成泡沫细胞，最终形成与动脉粥样硬化类似的损伤表现。

4. 炎症反应

瓣膜损伤早期，主要是巨噬细胞和 T 淋巴细胞等慢性炎症细胞浸润。活化的 T 淋巴细胞释放 TGF-α、IL-β 等细胞因子，刺激金属蛋白生成，促进细胞外基质聚集、局部结构重塑、钙盐沉积。

5. 细胞外基质和 ACE

在病变的主动脉瓣纤维层可检测到肌纤维原细胞，伴随 α-肌动蛋白、肌间蛋白等表达，病变进展过程中还发现 Ag 受体（Ⅰ型）的存在。由此推测瓣膜退变可能像动脉硬化病变那样，通过 ACE 促使 AgⅡ生成，后者与 A-受体结合，刺激单核细胞浸润、促使损伤部位摄取更多的氧化修饰 LDL，从而使病变进一步加剧。

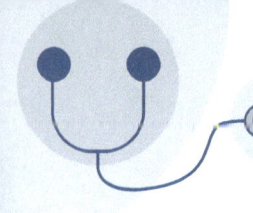

6. 基因调控

遗传因素在瓣膜硬化/钙化的发展过程中发挥着重要作用。研究表明，钙化的瓣膜上存在 RANK ligand 表达，并发现有成骨细胞样活性细胞，NOTCH1 基因位点突变可增加成骨细胞生成，促进瓣膜钙化。另有研究在主动脉瓣狭窄患者中发现 APOE 2/4 和 3/4 基因表型。其他如 IL-10、BsmL（维生素 D 受体基因）、ERα（雌激素受体 α 基因）、TGF-$β_1$（转化生长因子-$β_1$ 基因）等基因也陆续在一些研究中发现与主动脉瓣硬化、钙化相关。

二、临床表现

老年人心脏瓣膜疾病主要累及主动脉瓣和二尖瓣，潜伏期很长，常经历多年缓慢进展的过程。早期表现临床常无明显症状，多于体检或因其他疾病行超声心动图发现瓣膜根部和（或）瓣环轻度硬化、钙化，此时瓣膜功能基本正常，称为亚临床期，可长达几十年，甚至持续终身。随着病程的进展，瓣膜损害加重，导致瓣膜狭窄和（或）关闭不全、血流动力学紊乱，临床出现相应的症状和体征。因基础疾病、受累的瓣膜及程度的不同，临床表现不尽相同。

（一）老年主动脉瓣狭窄

主动脉瓣狭窄（AS）是常见的老年人心脏瓣膜疾病之一，早期可无症状，一旦出现临床症状，代表病情迅速恶化，平均生存时间仅 2 年，5 年生存率 < 20%。心绞痛、晕厥和呼吸困难是其典型的三大症状。

1. 心绞痛

心绞痛最为常，见于 60% 有症状的患者，常由运动诱发，休息后可缓解，随着年龄的增长，发作更为频繁。由于主动脉瓣狭窄引起左心室肥厚、冠状动脉血流储备下降所致。极少数患者是由于瓣膜的钙质栓塞冠状动脉引起，部分患者是由于合并冠心病，尤其是老年主动脉瓣狭窄患者常常合并冠心病，进一步加重心肌缺血。

2. 约有 1/4 的患者合并晕厥

多于直立、运动中、运动后即刻或身体向前弯曲时发生，其机制为：①运动后周围血管扩张，而狭窄的主动脉口限制心排血的相应增加，导致急性脑缺血；②运动致心肌缺血加重，使左心室收缩功能突然降低，心排血量少；③运动时左心室收缩压急剧上升，过度激活内压力感受器通过迷走神经传入纤维兴奋血管减压反应，导致外周血管张力降低；④运动后即刻发生者，为突然体循环回流减少，影响心室充盈，左心排血量进一步减少；⑤休息时晕厥可由于心律失常（心室颤动、心房颤动或房室传导阻滞等）导致心排血量骤减所致；⑥颈动脉窦过敏等。以上均引起体循环动脉压下降，脑循环压降低，发生急性脑缺血，老年患者及合并脑血管疾病的患者易发生晕厥。

3. 呼吸困难

合并高血压、冠心病的患者易出现劳力性呼吸困难、活动耐量减少等充血性心力衰竭的表现。

4. 并发症

（1）猝死是主动脉狭窄患者常见的严重并发症，占 10%～20%，猝死前往往有晕厥、心律失常或心力衰竭的临床症状，无症状患者发生猝死的可能性 3%～5%。

（2）心力衰竭：主动脉狭窄患者往往死于进行性的心力衰竭，以左心衰常见。

（3）心律失常：常见的心律失常为房颤、房室传导阻滞、室性心律失常，甚至晕厥、猝死。

（4）部分患者合并胃肠道出血，多发生于右侧结肠，是老年主动脉瓣狭窄的一个特性表现，被称为 Heyde 综合征（Heyde's syndrome），由于退行性主动脉瓣狭窄患者 von Willebrand 因子（vWF）水平下降，使得异常扩张的肠系膜动脉出血所致。

（5）感染性心内膜炎及体循环栓塞：均较少见，但老年患者一旦发生则危险性较大。

5. 体征

主动脉瓣狭窄的典型体征是收缩期喷射性杂音，有时可触及收缩期震颤，多位于主动脉瓣第一听诊区（胸骨右缘第二肋间），杂音传导广泛，常向颈部、锁骨下、心前区及心尖部传导，有些患者杂音位于心尖部，应注意鉴别。合并充血性心力衰竭时由于心排血量减少，杂音可以减弱甚至消失，因此不能单纯根据杂音的响度来判断瓣膜狭窄的程度。

（二）老年主动脉瓣关闭不全

老年人主动脉瓣钙化所导致的瓣膜关闭不全发病率随年龄而增加，多数病变较轻，呈慢性病程，可以长期无症状，也可以出现轻微的劳力性呼吸困难和心悸，罕见晕厥。由明显主动脉瓣关闭不全到出现明显症状可长达 10～15 年，一旦发生心力衰竭，则进展迅速，预后较差，多在症状出现 2 年内死亡。

1. 最早期的表现

心悸、心尖冲动感强烈、左胸不适、颈部及头部强烈的动脉波动感，主要是由于心排血量增加和心肌收缩力增强所致。

2. 心绞痛

约 50% 严重反流可发生心绞痛，其发生机制是由于主动脉舒张压降低而使冠状动脉灌注减少，致心肌缺血及左室长期处于容量超负荷、心肌收缩力增强、心肌耗氧量增加而与心肌供血不成比例有关，有心绞痛症状者多合并冠心病。

3. 猝死

10% 可发生猝死，可能与发生致命性心律失常有关。

4. 心力衰竭

晚期可出现左侧心衰的表现。其他症状还包括疲乏，活动耐力下，出汗，尤其是在出现夜间阵发性呼吸困难或心绞痛发作时。晚期右侧心衰时可出现肝脏瘀血肿大，有触痛，踝部水肿、胸腔积液或腹腔积液。

5. 体征

典型主动脉瓣关闭不全的杂音位于胸骨左缘 3、4 肋间主动脉瓣第二听诊区，多呈高调舒张早、中期吹风样，优于患者坐位、前倾、深呼气末屏气时明显。主动脉瓣关闭不全的严重程度与杂音的持续时间有关，与杂音的响度无关。慢性重度主动脉瓣关闭不全患者还可以出现心尖部舒张中期隆隆样杂音（Austin Flint 杂音）、水冲脉、毛细血管搏动等周围血管征。

（三）二尖瓣狭窄

二尖瓣的病变多由于风湿热所引起，由于二尖瓣瓣膜硬化/钙化造成的二尖瓣狭窄（MS）通常病变程度较轻，患者可以多年无任何临床症状。随着左心房的增大和压力的增加，房颤常作为首发症状，体循环栓塞尤其是卒中发生的危险随之增加，最终可出现进行性活动耐力下降、夜间阵发性呼吸困难等心力衰竭表现。

二尖瓣狭窄的杂音位于心尖部，为低调的舒张期隆隆样杂音。瓣膜固定者第一心音亢进，合并肺动脉高压者肺动脉瓣区第二心音亢进，重度肺动脉高压者由于肺动脉瓣关闭不全出现胸骨左缘舒张期吹风样杂音（Graham-Steell 杂音）。疾病终末期可出现踝部水肿、颈静脉怒张、腹腔积液等右心衰竭表现。

（四）二尖瓣关闭不全

导致老年人尤其老年女性二尖瓣关闭不全（MI）常见的病因为二尖瓣环钙化，也是最常见的老年人心脏瓣膜病，钙化程度越重，关闭不全的程度也越重。由于二尖瓣瓣环临近房室结和希氏束，因此患者容易出现房室传导阻滞、束支传导阻滞、室内传导阻滞等心律失常表现。另外，二尖瓣关闭不全造成的反流可引起左心房的增大，房颤的发生率也相应增加。多数二尖瓣关闭不全的老年患者病变程度较轻，可以长期无症状，或仅表现为活动耐力的下降。部分老年人由于活动不便或合并肺部疾病，活动量往往自觉减少，反而掩盖了疾病本身，因此虽然病变严重，但无相应的临床症状，容易漏诊。

老年人二尖瓣关闭不全患者的典型体征为心尖部全收缩期杂音。病程较长或病变严重者心脏增大，最终可出现充血性心力衰竭的系列体征。

三、诊断

老年人心脏瓣膜病病程进展缓慢，亚临床期较长，难以早期发现。若出现症状，则代表瓣膜损害严重，对血流动力学的影响较大，提示病情恶化，预后很差。因而，早期诊断老年心脏瓣膜病尤为重要。

心脏瓣膜病的早期诊断主要依赖于心脏杂音及超声心动图，心脏杂音的出现往往早于临床症状，通过仔细查体不难发现；超声心动图是诊断瓣膜病的敏感方法，无创、价廉、简便易行的优势使其广泛应用于临床，不仅成为早期诊断老年人心脏瓣膜病的主要方法，可以提供有关瓣膜形态和功能、心腔大小、室壁厚度及心功能等多方面的信息，还成为病变程度分型的主要依据。

老年瓣膜性心脏病的鉴别诊断：

1. 病因方面的鉴别

退行性病变是老年病瓣膜性心脏病的主要原因，但同时需注意排除其他原因，如风湿性心瓣膜病、先天性心脏病、胶原病等引起的瓣膜病变，根据病史、相关的临床症状及超声心动图的特征性的表现可资鉴别。

2. 和其他疾病的鉴别

如主动脉狭窄应与肥厚梗阻型心肌病、主动脉扩张、肺动脉瓣狭窄等相鉴别；主动脉瓣关闭不全需与肺动脉瓣关闭不全、主动脉瘤破裂及冠状动静脉瘘等相鉴别；二尖瓣关闭不全需与其他有舒张中晚期隆隆样杂音疾病相鉴别，如左房黏液瘤、功能性二尖瓣狭窄及三尖瓣狭窄。二尖瓣关闭不全需与二尖瓣脱垂、乳头肌功能不全、功能性心前区收缩期杂音、室间隔缺损、左室流出道梗阻、三尖瓣关闭不全等相鉴别。这些疾病的鉴别主要依据病史及超声心动图。

四、治疗

（一）内科治疗

目前为止尚无有效的药物治疗方法能够阻止瓣膜的退行，对退行性心脏瓣膜病的内科治疗主要是针对危险因数、临床症状及并发症的处理。

1. 一般治疗

轻度瓣膜病变无症状者，无须治疗，适当避免过度的体力劳动及剧烈运动，并定期密切随访检查。包括体检、X线胸片、心电图、多普勒超声心动图等。一般每2～3年复查1次，但严重病变者应3～6个月随访1次，必要时需行心导管检查。积极治疗可控的危险因素，戒烟、控制血压、血糖、降脂。

2. 对症治疗

主要是针对临床表现和并发症的预防及治疗，避免剧烈运动，防止发生晕厥、劳力性心绞痛及心功能不全加重；发生心功能不全时给予改善心功能处理；出现心律失常给予抗心律失常治疗；预防血栓的形成及发生血栓栓塞，如出现房颤需给予抗凝治疗防止发生栓塞，出现心力衰竭给予抗心衰治疗。

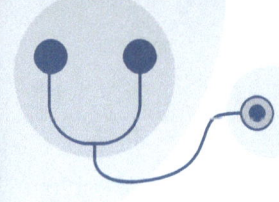

3. 阻止瓣膜的退行性变

目前，尚无有效的药物治疗方法能够阻止瓣膜的退行性变，HMG-CoA 还原酶抑制药（他汀类）、ACEI 等药物可能有助于延缓瓣膜退行性变的病理生理过程。

（1）他汀类药物基于瓣膜退行性变与动脉粥样硬化具有相似的分子水平改变，而他汀类药物通过抗感染、降低胆固醇水平、保护内皮功能等多种作用延缓和阻止动脉粥样硬化进程。因此，近年来许多研究试图通过他汀类药物的干预来延缓心脏瓣膜退行性变的进展，然而结果却不尽相同。2010 年发表的一篇文章从 207 项将他汀类药物应用于主动脉瓣钙化患者的研究中，选取了最有代表性的 8 项研究进行了荟萃分析，结果显示，尽管有研究表明他汀类药物可延缓退行性主动脉瓣狭窄的进展，但更大规模的研究却表明他汀类药物并有显著改善主动脉瓣狭窄患者生物瓣置换术后的临床进程。因此，未来需要更多的大规模前瞻性临床研究来证实他汀类药物的相关作用。

（2）血管紧张素转化酶抑制药（ACEI）：血管紧张素转化酶及血紧张素Ⅱ不仅参与动脉粥样硬化进程，同样也参与了心脏瓣膜退行性变的病理生理过程。临床研究也证实，阻断肾素 - 血管紧张素系统可延缓心脏瓣膜退行性变，如主动脉瓣钙化病变。有关 ACEI 对主动脉瓣狭窄血流动力学的影响目前仅有一项研究，但结果显示与非 ACEI 组比较，ACEI 组对主动脉瓣狭窄血流动力学并没有显著改善。因此，未来需要更多的临床研究来证实 ACEI 在退行性心脏瓣膜病中的作用。

（3）其余药物治疗：如利尿剂、β - 受体阻滞剂或控制心率的钙拮抗剂可以改善患者的运动耐量。

（二）介入治疗

近年来随着介入技术的发展，介入技术已经广泛应用于瓣膜性心脏病。

1. 主动脉瓣狭窄（AS）

主动脉瓣狭窄一旦出现症状，预后较差，因此，当重度主动脉瓣狭窄的患者出现症状时均应积极治疗，有效的治疗方法是外科手术和介入治疗。由于老年 AS 的患者经常并存高血压、脑血管病、冠心病等，外科治疗风险高，有部分患者合并外科治疗的禁忌情况，而经导管介入治疗方法的发展为这部分患者提供了一种有效的治疗选择。介入治疗方法分单纯球囊扩张和经导管瓣膜植入术（TAVI），前者的中期和远期疗效较差，术后 6 月的再狭窄率达到 60%，术后的存活率也低，术后 1、3、5 年的存活率分别为 64%、28% 和 14%。因此，目前主要作为一种过渡性治疗，治疗的目的是改善症状和病情，为外科手术或 TAVI 创造条件。TAVI 所使用的瓣膜支架有 10 余种，在临床上广泛使用的有 2 种，即 Edwards 球囊扩张型支架和 Core valve 自膨胀支架。TAVI 技术的手术路径包括最早期的顺行法（经股静脉穿刺房间隔）、经股动脉、经心尖、经主动脉、经腋或锁骨下动脉途径等，目前最常用的仍为经心尖和经股动脉途径。通过与外科手术对照的研究显示，TAVI 安全有效，是一种正在逐步完善的治疗方法。临床研究显示对于不能耐受外科手术的重度钙化性主动脉瓣狭窄的患者，与标准治疗组相比，1 年随访时，TAVI 组死亡率及复合终点（死亡 + 再住院）发生率明显低于标准治疗组。术后常见的并发症房室传导阻滞、瓣周漏、冠状动脉开口阻塞、消化道出血等。传导阻滞的发生率在接受 Core valve 瓣膜支架植入的患者明显高于接受 Edwards 支架的患者，需要植入永久性起搏器的比例分别为 20.8% 和 5.4%，可能与 Core valve 瓣膜支架相对较大，支架在左室流出道的植入较深，金属支架部位与左心室流出道接触面积大有关，放置后对传导束产生持续的压迫作用，以致出现后续的传导阻滞。为避免或减少并发症的发生，现一些新型的可重新调整位置、可回收的瓣膜支架正在进行初期的临床试验，它们的问世必将再给 TAVI 带来巨大的进步，甚至因此而取代外科手术。

2012 年欧洲心脏病学会的 VHD 治疗指南中提出了由一个内外科心血管医师组成的"心脏团队"进行评估，对不适合进行外科主动脉瓣置换的重度症状性 AS 患者，可使用 TAVI 术。而对于手术风险高危的重度症状性 AS 高危患者，如果主动脉瓣区的解剖学特征合适，由"心脏团队"决策后，也可实施 TAVI 术。但需指出的是在目前阶段，TAVI 不宜应于外科手术中度风险的患者。

2. 主动脉瓣关闭不全（AR）

AR 的患者一旦出现症状，若不进行干预，其死亡率每年高达 10% ~ 20%。症状的 AR 治疗的主要手段为外科手术，AR 的介入治疗也一直是心血管医师探索的领域。目前已有不少病例报道使用已有的瓣膜支架治疗 AR。但是，AR 的患者往往其升主动脉扩张，不适合上述瓣膜支架的固定。在 2012 年的 TCT 会议上叶健医师报道了专用于治疗 AR 的新型瓣膜支架系统，该系统由既往的 SAPIENXT 瓣膜支架和独立的金属框架两部分组成，治疗时首先将金属框架植入在瓣环上方和自体瓣膜周围，然后再植入 SAPIENXT 支架。

目前，TAVI 技术在主动脉瓣反流中的应用目前主要集中在原有外科生物瓣膜衰败后的再次介入，即"瓣中瓣"技术。

3. 二尖瓣反流（MR）

随着经导管瓣膜置换和修复技术的快速发展，针对 MR 的经导管治疗装置也越来越多。如经冠状窦缩环术、二尖瓣瓣环消融成形术，以及目前最为广泛使用的经皮二尖瓣瓣叶缝合装置 Mitra Clip。根据目前文献及临床试验中的数据，大部分中重度二尖瓣反流患者，不论功能性或器质性病变，均可用 Mitra Clip 行经导管二尖瓣修复术，目前临床试验的入选标准，主要包括以下几点：①中重度（Ⅲ ~ Ⅳ级）二尖瓣反流；②存在与反流相关的临床症状，或有其引起的并发症，如心脏扩大、心房颤动或肺动脉高压；③ LVESD ≤ 55 mm、LVEF > 25%，可平卧耐受手术；④二尖瓣口开放面积 > 4 cm²；⑤二尖瓣初级腱索无断裂；⑥前后瓣叶无严重瓣中裂；⑦若为功能性 MR 患者，二尖瓣关闭时，两瓣尖的对合长度应 > 2 mm，瓣尖接合处相对于瓣环深度 < 11 mm；对于二尖瓣脱

垂者，连枷间隙 < 10 mm，连枷宽度 < 15 mm。由于 Mitra Clip 的夹钳大小有限（每个臂长 8 mm），若瓣叶关闭时对合组织少，或两个瓣距离太远，Mitra Clip 的两个臂将无法同时抓获两个瓣尖。所以患者术前行心超检查，尽量满足上述入选标准，以保证手术成功。此外，该微创手术均需在经食管实时三维超声心动图指导下完成，这有利于准确选择夹合部位，多项研究表明，采用 Mitra Clip 治疗是安全、有效的，长期效果主要取决于术后即刻及出院前 MR 减轻的程度。

4. 二尖瓣狭窄（MS）

MS 治疗方法目前仍为外科手术和经皮二尖瓣球囊成形术（PBMV），PBMV 已经在临床应用近 30 年，其疗效与外科的闭式分离术相似。球囊扩张的疗效与瓣膜病变的程度有关。目前主要依据心脏超声检查的 Wilkins 评分系统来评价：①瓣叶钙化程度；②瓣叶活动度；③瓣叶厚度；④瓣下结构的退化程度，每项根据严重程度分为 1～4 分。如果评分在 9 分以下且 MR 为轻度的患者则为 PBMV 的最佳适应证，如果评分 > 9 分的患者则应选择外科手术。治疗指南中对 MS 患者进行医学干预的时机主要依赖于二尖瓣口面积是否 < $1.5 cm^2$，且患者出现胸闷、活动耐量下降等临床症状。左房血栓、中度以上的 MR、前后连合钙化或伴有同时需外科治疗的其他心脏疾患不应选择球囊成形术。临床研究显示，如适应证选择得当，80% 的 MS 患者均可从 PBMV 获益，术后即刻的瓣口面积常常可增加 1 倍。一项对照研究结果显示，PBMV 术后 7 年的效果与外科二尖瓣分离术相似，长期随访的资料表明，与老年 MS 患者相比，年轻的 MS 患者，PBMV 术的长期效果更好，术后 10 年的无事件生存率可达 61%。如 PBMV 术后即刻的效果较差，则应尽早接受外科治疗。

（三）治疗选择及建议

高龄老年退行性心脏瓣膜疾病的治疗应以改善症状为主要目的。对于无症状或仅有轻微症状的高龄老年退行性心脏瓣膜疾病患者，应选择药物治疗。年龄不是手术的禁忌证，对于有明显症状的高龄老年退行性心脏瓣膜疾病患者，原则上应进行手术治疗。但是，于老年人耐受性较差，且常常多种疾病并存，尤其高龄老年人群中合并冠心病、脑血管疾病、慢性肾病者，显著增加了手术并发症的发生率、病死率。在选择老年患者的治疗策略时，除尊重患者的意愿、参照上述手术适应证以外，还应充分评估手术后症状的改善、并发症及病死率之间的关系。另外，手术方式的选择也是影响手术效果的关键。高龄老年人瓣膜钙化、纤维化非常严重，多为联合瓣膜病，球囊扩张尽管创伤较小，但成功率非常低（< 50%），并不是理想的手术方式，应首选瓣膜置换术。对于一些老年患者（如痴呆、晚期恶性肿瘤）手术难以从根本上改善患者的生活质量和（或）预期生存期的，一般不主张手术治疗。因此，老年瓣膜性心脏病患者治疗方法的选择应根据患者的具体情况而定。

（吴照科）

病例1 亚急性心肌梗死、心力衰竭

一、病历摘要

姓名：杜××　　性别：男　　年龄：62岁

过敏史：无。

主诉：间断心前区不适、胸闷6 d，加重半天。

现病史：6 d前无明显诱因出现心前区不适、胸闷，持续5 min左右可自行缓解，无胸痛、放射痛、呼吸困难等，未在意，4 d前出现胸闷气喘较前加重，伴四肢无力，稍活动即可诱发，休息后缓解，于洛阳某医院住院治疗，查心肌标志物结果显示：肌钙蛋白1.66 ng/mL，肌红蛋白154.8 ng/mL；肾功能：肌酐554.4 μmol/L，尿素17.02 μmol/L，B型钠尿肽前体10 010.6 pg/mL，心电图结果显示：V_1呈QS型，r波递增不良V_2，ST-T段压低（Ⅱ，aVF，V_4，V_5，V_6），T波改变（Ⅱ，Ⅲ，aVF，V_6），心脏彩超结果显示：左心增大，节段性室壁运动异常，三尖瓣中量反流，二尖瓣中量反流，左室舒张功能减低。给予对症治疗（具体不详），症状好转不明显，半天前上述症状明显加重，为求进一步治疗于我院就诊，门诊以"急性冠状动脉综合征、心力衰竭"收入我科。患病来，神志清，精神差，饮食差，睡眠差，大便正常，小便量少，体重未见明显减轻。

既往史：平素体健，无原发性高血压、糖尿病史。

个人史：患"原发性高血压"10年余，最高180/110 mmHg，间断口服"硝苯地平缓释片"，血压控制不详；患"2型糖尿病"10余年，现应用来得时8 IU qd，口服阿卡波糖100 mg tid；血糖控制不佳。

二、查体

体格检查：体温37.3℃，脉搏70次/min，呼吸18次/min，血压168/74 mmHg。神志清，精神差，言语流利，对答正确，营养一般，被动坐位。双侧呼吸运动正常，肋间隙正常，双侧语颤正常，双侧无胸膜摩擦感、皮下捻发感，叩诊音呈清音，双肺底可闻及湿啰音，心界向左下扩大，心率70次/min，心律齐，各瓣膜听诊区未闻及病理性杂音，腹部平软，肝脾肋下未触及，无压痛、反跳痛，双下肢轻度水肿。

辅助检查：血常规示（洛阳某医院2021-09-20）：白细胞12.7×10^9/L，中性粒细胞数目11.16×10^9/L，中性粒细胞百分比87.8%；心肌标志物（洛阳某医院2021-09-18）：肌钙蛋白1.66 ng/mL，肌红蛋白154.8 ng/mL；肾功能（洛阳某医院2021-09-20）：肌酐554.4 μmol/L，尿素17.02 μmol/L；B型钠尿肽前体（洛阳某医院2021-09-

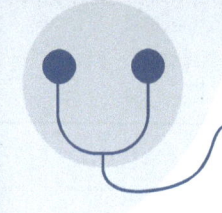

18）：10 010.6 pg/mL；心电图结果示（某医院 2021-09-18）：V_1 呈 QS 型，r 波递增不良 V_2，ST-T 段压低（Ⅱ，aVF，V_4，V_5，V_6），T 波改变（Ⅱ，Ⅲ，aVF，V_6）；心脏彩超结果示（洛阳某医院 2021-09-18）：左心增大，节段性室壁运动异常，三尖瓣中量反流，二尖瓣中量反流，左室舒张功能减低。

三、诊断

初步诊断：①急性冠状动脉综合征、心力衰竭、心功能Ⅲ级（NHYA）；②2 型糖尿病并糖尿病肾病、肾衰竭、尿毒症期；③原发性高血压（3 级 很高危）。

鉴别诊断：

（1）急性心肌梗死：有心前区剧烈疼痛且持续时间大于半小时；舌下含服硝酸甘油或休息后症状无缓解，心电图可见 ST 段弓背向上抬高，出现病理性 Q 波及心肌酶学升高。

（2）心绞痛：疼痛部位与心肌梗死相仿，但性质较轻，持续时间短，多不伴有心律失常、心力衰竭或（和）休克，含化硝酸甘油多能环节，心电图有 ST-T 变化，但无心肌梗死的动态演变过程。实验室检查示心肌坏死标志物一般不增高。

（3）主动脉夹层：胸痛常呈撕裂样，迅速达高峰且常放射至背部、腹部和下肢。两上肢血压和脉搏可有明显差别，可有下肢暂时性瘫痪、偏瘫和主动脉关闭不全的表现。无 AMI 心电图的特征性改变及血清酶学改变。二维超声心动图检查及胸腹主动脉 CTA 有助于诊断。

（4）急性心包炎：特别是急性非特异性心包炎亦可有严重而持久的胸痛及 ST 段抬高。但胸痛与发热同时出现，呼吸和咳嗽时家中。早期可听到心包摩擦音。心电图改变常为普遍导联 ST 段弓背向上抬高，无 AMI 心电图的演变过程，亦无血清酶学改变。

最终诊断：①亚急性心肌梗死、心力衰竭、心功能Ⅳ级（NHYA）；②2 型糖尿病并糖尿病肾病、肾衰竭、尿毒症期；③原发性高血压（3 级 很高危）。

四、诊疗经过

患者入院后完善相关检查检验：急诊心肌标志物（2021-09-21）：肌红蛋白 149.9 ng/mL；高敏肌钙蛋白 T 0.965 ng/mL；急诊 BNP（2021-09-21）：BNP > 35 000 pg/mL；急诊肾功能（2021-09-21）：尿素 17.30 mmol/L；肌酐 507 μmol/L；急查心电图（2021-09-21）示：①一度房室阻滞；②下壁、广泛前侧壁 ST-T 改变；急查床旁心脏彩超（2021-09-21）示：左房增大，左室舒张功能减低。诊断为"①亚急性心肌梗死、心力衰竭、心功能Ⅳ级；②2 型糖尿病并糖尿病肾病、肾衰竭、尿毒症期；③原发性高血压（3 级 很高危）"，因患者就诊时距离发病已超 48 小时，无直接 PCI 适应证，且患者肾衰竭，不能行冠状动脉造影检查，治疗上给予硝酸异山梨酯注射液持续静脉泵入扩冠、改善心肌供血，托拉塞米注射液利尿、减轻心脏负荷，拜阿司匹林肠溶片联合替格瑞洛片双联抗血小板，阿托伐他汀钙片降脂稳斑，奥美拉唑抑酸护胃、预防消化道出血，美托洛尔片控制心室率、缓解心绞痛，后患者胸闷、呼吸困难，夜间不能平卧，尿少减少，全身水肿加重，加大利尿剂剂量后仍效果差，复查心脏彩超提示：左房大（左心房收缩末期内径 38 mm），左心室舒张末期内径 54 mm，左心功能减低（舒张 + 收缩），EF 48%，左室壁运动幅度弥漫性减低。复查肾功能（2021-10-06）：肌酐 608 μmol/L，与患者家属沟通后行床旁透析治疗，并给予纠正低蛋白血症、纠正贫血、抗感染、扩血管、改善心功能等综合治疗，后患者胸闷、呼吸困难症状好转，复查肾功能（2021-10-11）：尿素 12.50 mmol/L；肌酐 364 μmol/L，ANP + BNP（2021-10-12）：心房钠尿肽 1025.9 pg/mL；N 端利钠肽前体 26 598 pg/mL；急诊心肌标志物（2021-10-12）：肌红蛋白 225.5 ng/mL；高敏肌钙蛋白 T 1.11 ng/mL；家属要求转当地医院继续维持药物治疗及规律 CRRT 治疗。

五、出院情况

患者神志清，精神差，睡眠差，饮食欠佳，大便正常，无尿，胸闷、呼吸困难症状减轻，生命体征平稳。

六、讨论

该患者为中老年男性，有高血压、糖尿病史多年，发病 1 周后入院，入院时肌红蛋白及心肌酶学指标均已恢复正常，心电图是下壁、广泛前壁 ST-T 改变，亚急性心肌梗死明确，但因患者就诊时距离发病已超 48 小时，无直接 PCI 适应证，且患者肾衰竭，不能行冠状动脉造影检查，给予药物保守治疗。根据患者入院后症状、体征及辅助检查结果，诊断为心肌梗死后心力衰竭。

心肌梗死后心力衰竭定义：心衰是心脏结构和（或）功能异常导致静息或负荷时心排血量减少和（或）心腔内压力增高，从而引起组织器官灌注不足的一组临床综合征。心梗后心衰为急性心梗（包括 STEMI 和 NSTEMI）后、在住院期间或出院后出现的心衰。心肌梗死后心力衰竭的分类：根据心衰发生的时间，可分为早发心梗后心衰（心梗入院时即存在或住院期间出现的心衰）和晚发心梗后心衰（出院后出现的心衰）。按照起病缓急，可分为心梗后急性心衰和心梗后慢性心衰。根据梗死的部位和范围的不同，急性心衰又可分为急性左心衰、急性右心衰、急性全心衰。多数心梗后急性心衰患者经住院治疗后症状可以缓解而转为慢性心衰；心梗后慢性心衰又可因各种诱因发生失代偿，出现急性加重而需住院治疗。根据左心室射血分数（LVEF），心梗后心衰可分为射血分数降低的心衰（heart failure with reduced ejection fraction，HFrEF）（LVEF < 40%）、射血分数中间值的心衰（heart failure with mid-range ejection fraction，HFmrEF）（LVEF 40% ~ 49%）和射血分数

保留的心衰（heart failure with preserved ejection fraction，HFpEF）（LVEF ≥ 50%）。心梗后心衰的发生与多种因素有关，高血压、糖尿病、肾脏病史及肺病史、病变冠状动脉的数量、前壁心梗、合并慢性完全闭塞病变等。

1. 心梗后心衰的发病机制

（1）心肌细胞丢失是心梗后心脏重构和心衰发生的重要原因。

（2）心脏重构是心梗后心衰发生的基本病理过程。

（3）心梗后凋亡及坏死的心肌细胞引起免疫损伤，触发严重的炎症反应，加重组织功能受损；同时，心梗后心排血量的降低引起神经内分泌系统激活，如反射性激活交感神经系统、肾素-血管紧张素-醛固酮系统（RAAS）等；此外，心脏压力和（或）容量负荷增加，机械应力改变，也会直接导致一系列病理生理改变，加重心脏重构，最终导致心衰。

2. 心梗后心衰的诊断

（1）心梗后心衰的临床诊断，首先要明确心梗病史或明确影像学证据支持心梗的存在；其次，根据症状、体征、X线胸片、利钠肽检测和超声心动图明确心衰的存在；超声心动图是评估心脏结构和功能的首选方法；另外，需排除其他原因导致的心衰。

（2）心梗后心衰的评估：急性心衰可根据Killip心功能分级、Forrester血流动力学分级进行评估，慢性心衰可根据NYHA心功能分级方法进行评估。

3. 心梗后心衰的预防

（1）尽早实现心肌再灌注：及早开通梗死相关冠状动脉可挽救濒死心肌、缩小梗死心肌面积、减少心肌细胞的丢失，对于预防或延缓心衰的发生有重要作用，如早期药物或机械性再灌注治疗、球囊扩张治疗、主动脉内球囊反搏（IABP）等。

（2）预防心脏重构：阻断或延缓心脏重构是预防心梗后心衰的重要环节，所有心梗后患者均应长期服用β-受体阻滞剂和血管紧张素转换酶抑制剂（ACEI）治疗；对不能耐受ACEI的患者，可应用血管紧张素Ⅱ受体阻滞剂（ARB）类药物。

（3）心梗后心衰高危因素的防治：积极控制危险因素，如生活方式干预、戒烟，控制高血压、血脂代谢异常均可延缓心衰发作并延长生存期。

（4）心梗本身的规范化药物治疗：所有心梗患者都应接受抗栓治疗，并根据再灌注策略选择抗血小板治疗方案，心梗后无禁忌证患者应常规使用β-受体阻滞剂、ACEI或ARB、他汀类药物。

4. 心梗后急性心衰的治疗

（1）心梗后急性心衰的治疗目标是稳定血流动力学状态，纠正低氧，缓解症状，维护脏器灌注和功能。

（2）符合急诊血运重建指征的患者，应评估并行早期血运重建。

（3）慢性心衰急性加重者应寻找与处理诱因。一般处理：包括体位选择（取半卧位或端坐位）、吸氧和镇静药物的使用。应根据患者呼吸困难严重程度选择不同的吸氧方式。急性肺水肿患者可谨慎使用镇静药，若伴持续低血压、休克、意识障碍、缺氧、严重的慢性阻塞性肺病等情况，禁忌使用。

5. 心梗后急性心衰的药物治疗

（1）利尿剂首选静脉用药，必要时可联合应用氢氯噻嗪或保钾利尿剂。

（2）使用血管扩张药物需注意血压，收缩压即减量乃至停用。

（3）对于急性心梗期的心衰患者，应谨慎使用正性肌力药物。左西孟旦能够改善心功能和血流动力学参数，但在生存预后方面的获益尚不明确。

（4）血压急剧下降或出现低灌注表现时，可用血管收缩剂暂时提升血压，一旦症状缓解，立即减量乃至停用。

（5）慢性HFrEF患者出现失代偿和心衰恶化，如无血流动力学不稳定或禁忌证，可继续原有的优化药物治疗方案。

6. 心梗后慢性心衰的药物治疗

（1）有液体潴留表现的患者应使用利尿剂。

（2）除非存在禁忌，所有心梗后心衰患者均应接受β-受体阻滞剂、ACEI或ARB治疗。

（3）对于NYHA心功能Ⅱ~Ⅲ级、有症状的心梗后HFrEF患者，若能够耐受ACEI或ARB，可考虑以ARNI替代ACEI或ARB，以进一步改善预后。

（4）对于NYHA心功能Ⅱ~Ⅳ级、LVEF≤35%、已使用ACEI（或ARB或ARNI）及β-受体阻滞剂治疗、仍持续有症状的患者，可加用醛固酮受体阻滞剂。

7. 心梗后心衰的非药物治疗

（1）当急性心梗导致急性心衰伴血流动力学障碍、严重心肌缺血并发心源性休克，且不能由药物纠正时，可以给予IABP治疗。

（2）符合适应证的患者，推荐给予埋藏式心脏复律除颤器（ICD）或心脏再同步化治疗（CRT），也可考虑给予机械通气（包括无创呼吸机辅助通气、气管插管和人工机械通气）或血液净化治疗。

（3）经常规治疗病情无明显缓解者，可行短期体外膜肺氧合（ECMO）或心室辅助泵治疗。

（4）血运重建策略需要心脏团队对患者的临床状况、冠状动脉解剖、预期的血运重建完整性、心肌存活能力、同时存在的瓣膜疾病和共病进行仔细评估后制定。

（5）经皮心室重建术是一项治疗左心室室壁瘤合并心衰患者的新技术，其临床应用价值有待进一步检验。

（6）心功能受到严重损害且其他治疗方法不适用的重度心衰患者，心脏移植可作为最后的选择。

8. 心梗后心衰患者的管理

（1）出院后每2周、病情稳定后每1～2个月复诊一次，超声心动图每3个月复查一次。

（2）患者应遵循医疗方案，保持良好心态，病情稳定后适当运动，可根据医疗条件和自身意愿选择相应的远程监控模式。

（吴照科）

病例2　心律失常、三度房室传导阻滞

一、病历摘要

姓名：冯××　　性别：女　　年龄：74岁

过敏史：无。

主诉：心慌、双下肢无力2月余，胸闷、呼吸困难10余天，加重2d。

现病史：2月余前活动后出现心慌、双下肢酸痛无力，无胸闷、胸痛、放射痛，休息后可逐渐缓解，未在意；10余天前出现胸闷、呼吸困难，活动耐量明显下降，稍活动即可诱发，并伴全身乏力、头晕，无胸痛、黑矇、意识丧失、夜间阵发性呼吸困难等症状，至镇中心卫生院住院治疗，行心电图检查示：显著窦性心动过缓、三度房室传导阻滞、交界性逸搏心律，诊断为"心律失常、三度房室传导阻滞"，药物治疗（具体不详），效果差，近2d来胸闷、呼吸困难进行性加重，夜间不能平卧，为求进一步治疗于我院就诊，门诊以"心律失常、三度房室传导阻滞"收入我科。患病来，神志清，精神欠佳，饮食尚可，睡眠欠佳，大便正常，小便正常，体重未见明显减轻。

既往史：平素体检，无高血压、冠心病、糖尿病病史。

家族史：父亲已故，死因不详，母已故，因"中风"去世，1姐去世，1弟患"原发性高血压"，外伤后瘫痪。否认家族遗传性及传染病疾病病史。

二、查体

体格检查：体温36.5℃，脉搏42次/min，呼吸16次/min，血压132/76 mmHg。发育正常，营养良好，神志清晰，精神欠佳，体位主动，面容正常，表情安静，步态正常，检查合作。听诊双肺呼吸音清，未闻及干湿性啰音，心前区无隆起，心尖冲动不能明视，未

触及心包摩擦感，心率42次/min，律齐，各瓣膜听诊区未闻及病理性杂音，双侧下肢对称无水肿。

辅助检查：

心电图（2021-04-11，镇中心卫生院）：显著窦性心动过缓、三度房室传导阻滞、交界性逸搏心律。

三、诊断

初步诊断：①心律失常、三度房室传导阻滞；②心力衰竭、心功能Ⅳ级。

鉴别诊断：心动过缓鉴别。

（1）窦性心动过缓：心率低于60次/min，每个QRS波群前均有P波，PR间期在0.12～0.20 s。窦性心动过缓大多为生理性的，常见于年轻人、运动员及睡眠期间。常见病理原因示急性心肌缺血，尤其是下壁心肌梗死。其他原因包括减慢心率的药物、低体温、甲状腺功能减退、梗阻性黄疸、颅内压增高。

（2）病态窦房结综合征：是由于窦房结未能产生和传出冲动所引起的疾病。在心电图上可表现为：持续性的严重窦性心动过缓，窦房传导阻滞，窦性停搏，快慢综合征。

（3）房室传导阻滞，指心房去极化冲动无法正常向心室传导，根据严重程度分为Ⅰ度、Ⅱ度、Ⅲ度。房室传导阻滞最常见的原因是年龄增大，心脏传导阻滞发生特发性纤维化，其他原因包括：心肌缺血或梗死、浦肯野系统退行性变、感染、药物影响、免疫疾病、心脏手术、先天疾病、心肌病等。

最终诊断：①心律失常、三度房室传导阻滞；②心力衰竭、心功能Ⅳ级。

四、诊疗经过

患者入院后完善相关检查，查心电图（2021-04-12）：①窦性心律合并2∶1房室传导；②一度房室阻滞。心脏彩超（2021-04-12）：左房大，室间隔增厚，肺动脉压增高（轻度），二尖瓣反流（中等量），左室舒张功能减低，心律不齐。动态心电图（2021-04-14）：①基础心律为窦性心律伴几乎完全性三度房室阻滞＋结性逸搏心律，平均心率41 bpm，分析的心搏数54 199个，最慢心率36 bpm，最快心率44 bpm；②室性期前收缩41个，有1次成对；③ST-T可见异常动态变化，请结合临床；④心率变异性正常；⑤睡眠窒息危险分析正常（仅供参考）；⑥窦性心律震荡无异常发现；⑦大于1.5 s的长R-R间期21 853次（最长1.79 s）；ANP＋BNP（2021-04-13）：心房钠尿肽391.2 pg/mL；N端利钠肽前体1258 pg/mL；余血常规、肝肾功能、电解质、血脂、血糖、糖化血红蛋白、心肌酶谱、心肌标志物、输血四项、甲状腺功能均未见明显异常。排除三度房室传导阻滞继发因素，与患者家属充分沟通后，于2021-04-16行永久起搏器植入术，术后顺利，术后复查床边心电图（十二导联）（2021-04-16）：①窦性心律伴心室起搏，起搏方式呈 VAT；② ST-T 改变；③起搏器功能未见异常。心脏彩超（2021-04-16）：左房大，室间隔增厚，肺动脉压增高（轻度），二尖瓣反流（中等量），左室舒张功能减低，心律不齐。术后给予预防性抗感染药物应用，并给予纠正心功能治疗。

五、出院情况

患者神志清，精神可，睡眠可，饮食可，大小便正常，胸闷、呼吸困难缓解，切口愈合良好，起搏器程控正常。

六、讨论

房室传导阻滞分为一度、二度和三度（完全性）阻滞。高度房室阻滞是指连续 3 个以上 P 波被阻滞的严重二度阻滞。在发生房颤的情况下，如果出现过长的间歇（如大于 5 s）则应考虑存在高度房室阻滞。按解剖学分类，阻滞位置可以在希氏束上、希氏束内和希氏束下。依阻滞的严重程度不同患者可以从没有症状到因过缓的心室率而出现晕厥甚至出现继发于心动过缓的室性心动过速（室速）。因为对于患者和医生而言，很难确定一些诸如乏力等模棱两可的症状是否因心动过缓引起，所以对患者叙述需予以特殊警惕，确认其是否由于心率缓慢所致。房室阻滞患者是否需要心脏起搏器治疗，在很大程度上取决于患者是否存在直接与心动过缓相关的症状。根据非随机临床试验的结果，植入心脏起搏器肯定能改善三度房室阻滞患者的生存率，尤其是发生过晕厥的患者。对于三度房室阻滞的患者，即使心室率 > 40 次 / min 也应该强烈建议进行永久性起搏治疗。实际上决定安全性的关键因素不是逸搏心律的频率，而是逸搏心律的起源部位（是在房室结、希氏束内还是希氏束下）。对一度房室阻滞的患者起搏治疗的必要性难以定论。临床上有一种情况为长 PR 综合征，由于 PR 间期过长超过 300 ms，造成心室舒张期充盈减少产生类似起搏器综合征的临床表现，使用双心腔起搏纠正 PR 间期能改善患者的临床症状。二度 I 型房室阻滞的部位通常是在房室结内，不管 QRS 时限是否增宽，进展为三度房室阻滞并不常见，除非患者伴有症状，一般不需起搏治疗。不过，即使是窄 QRS 波的二度 I 型房室阻滞，其阻滞部位也可以位于房室结下，因此，只要电生理检查发现阻滞部位位于希氏束内或希氏束以下，不管二度 I 型房室阻滞时 QRS 时限是窄是宽，就应该考虑起搏治疗。二度 II 型房室阻滞多为结下阻滞（希氏束及以下部位），特别是宽 QRS 时限者，易进展为三度房室阻滞，预后较差，起搏治疗是必需的。因此，房室阻滞是否需要起搏治疗决定于阻滞位置和患者是否有症状。

目前成人获得性完全性房室阻滞永久性起搏治疗的建议：

1. Ⅰ类适应证

（1）任何阻滞部位的三度和高度房室阻滞伴下列情况之一者：①有房室阻滞所致的症状性心动过缓（包括心力衰竭）或继发于房室阻滞的室性心律失常；②需要药物治疗其他心律失常或其他疾病，而所用药物可导致症状性心动过缓；③虽无临床症状，但业已证实心室停搏≥3 s或清醒状态时逸搏心率≤40次/min，或逸搏心律起搏点在房室结以下者；④射频消融房室交界区导致的三度和高度房室阻滞；⑤心脏外科手术后发生的不可逆性房室阻滞；⑥神经肌源性疾病（肌发育不良、克塞综合征等）伴发的房室阻滞、无论是否有症状，因为传导阻滞随时会加重；⑦清醒状态下无症状的房颤和心动过缓者，有1次或更多至少5 s的长间歇。

（2）任何阻滞部位和类型的二度房室阻滞产生的症状性心动过缓。

（3）无心肌缺血情况下运动时的二度或三度房室阻滞。

2. Ⅱ类适应证

Ⅱa类：

（1）成人无症状的持续性三度房室阻滞，清醒时平均心室率≥40次/min，不伴有心脏增大。

（2）无症状的二度Ⅱ型房室阻滞，心电图表现为窄QRS波。若为宽QRS波包括右束支阻滞则应列为Ⅰ类适应证。

（3）无症状性二度Ⅰ型房室阻滞，因其他情况行电生理检查发现阻滞部位在希氏束内或以下水平。

（4）一度或二度房室阻滞伴有类似起搏器综合征的临床表现。

Ⅱb类：

（1）神经肌源性疾病（肌发育不良、克塞氏综合征等）伴发的任何程度的房室阻滞，无论是否有症状，因为传导阻滞随时会加重。

（2）某种药物或药物中毒导致的房室阻滞，停药后可改善者。

（3）清醒状态下无症状的房颤和心动过缓者，出现多次3 s以上的长间歇。

3. Ⅲ类适应证

（1）无症状的一度房室阻滞。

（2）发生于希氏束以上及未确定阻滞部位是在希氏束内或以下的二度Ⅰ型房室阻滞。

（3）预期可以恢复且不再复发的房室阻滞。

该患者为老年女性，病程2月余，既往无基础疾病，未服用影响心率的药物，心电图明确提示三度房室传导阻滞，且患者有明显的胸闷、乏力、呼吸困难、头晕症状，心功能差，符合起搏器植入Ⅰ类适应证。

（吴照科）

病例 3　冠心病 PCI 术后支架内再狭窄、急性冠状动脉综合征

一、病历摘要

姓名：李××　　性别：男　　年龄：30 岁

过敏史：无。

主诉：间断心前区不适 1 年，PCI 术后 5 月，再发并加重 1 周。

现病史：1 年来活动时出现间断心前区不适，伴咽喉部发紧，无胸痛、肩背部放射痛、返酸、胃灼热、发热等伴随症状，持续 10～20 min，休息后可缓解，曾有意识丧失五分钟左右。5 月前因上述症状加重来我院住院治疗，查冠状动脉 CTA 示：左前降支中段狭窄 80%～90%，诊断冠心病、单支病变，并于 LAD 中段置入支架 1 枚；心脏彩超示：EF 41%，左室稍大，节段性室壁运动异常，左室收缩 + 舒张功能减低。诊断为"①冠心病 PCI 术后、心功能Ⅲ级；②乙醇性心肌病"。给予抗血小板、降脂稳斑、改善心脏供血治疗后好转出院。出院后规律口服双联抗血小板、降脂稳斑药物。近 1 周来活动后心前区不适再发并加重，发作频繁，1 d 可发作数次，持续 10 余分钟，含化"硝酸甘油"可缓解，近为求进一步诊治。来我院，门诊以"①冠心病 PCI 术后、急性冠状动脉综合征；②乙醇性心肌病"收入我科，起病来，神志清，精神差，饮食可，睡眠可，大小便正常，体重无明显变化。

既往史：平素体健，无原发性高血压、糖尿病史。

个人史：饮酒史 10 余年，每周 4～5 次，每次 500 mL 左右，已戒酒半年，偶尔吸烟。

家族史：父体健，母亲患"原发性高血压"，同胞 1 人，1 兄体健，否认家族遗传性及传染病疾病病史。

二、查体

体格检查：体温 36.5 ℃，脉搏 70 次/min，呼吸 17 次/min，血压 135/71 mmHg。神志清，精神差，言语流利，对答正确，营养中等，自主体位。甲状腺未触及。双肺听诊无异常；心界向左下扩大，律齐，未闻及期前收缩，各瓣膜听诊区未闻及病理性杂音；腹部无压痛、反跳痛，脊柱、四肢无畸形，双下肢无水肿。

辅助检查：心脏彩超（2016-05-23 本院）节段性室壁运动异常，左室增大（左心室舒张末期内径 57 mm），左心功能减低（收缩 + 舒张），EF 41%。心脏彩超（2016-06-02 本院）：节段性室壁运动异常，左室增大（左心室舒张末期内径 55 mm），左心功能减低

（收缩 + 舒张），EF 53%。

三、诊断

初步诊断：①冠心病 PCI 术后、急性冠状动脉综合征；②乙醇性心肌病。

鉴别诊断：

①急性心肌梗死：有心前区剧烈疼痛且持续时间大于半小时；舌下含服硝酸甘油或休息后症状无缓解，心电图可见 ST 段弓背向上抬高，出现病理性 Q 波及心肌酶学升高；②肋间神经痛和肋软骨炎：前者疼痛常累及 1～2 个肋间，但并不一定局限在胸前，为刺痛或灼痛，多为持续性而非发作性，咳嗽、用力呼吸和身体转动可使疼痛加剧，沿神经行径处有压痛，手臂上举活动时局部有牵拉痛；后者则在肋软骨处有压痛；③心脏神经症：胸痛常为短暂（几秒钟）的刺痛或持久（几小时）的隐痛，喜深吸气或叹息样呼吸。胸痛部位多在左胸乳房下心尖部附近，或经常变动。症状多在劳动后出现，常伴有心悸、疲乏、头昏、失眠及其他神经症的症状。

最终诊断：①冠心病 PCI 术后支架内再狭窄、急性冠状动脉综合征；②乙醇性心肌病。

四、诊疗经过

患者入院后完善相关检查检验：丙氨酸氨基转移酶 69 U/L（2016-11-01）；低密度脂蛋白胆固醇（2016-11-01）1.34 mmol/L。心电图（2016-10-31）：①完全性左束支阻滞；②ST-T 改变。心脏彩超（2016-11-01）：PCI 术后，节段性室壁运动异常，左室稍大（左室舒张末内径 55 mm），左室舒张功能减低，EF 52%。冠状动脉 CTA（2016-10-31）示：左前降支近段中度狭窄；左前降支近段支架置入术后，管腔通畅；给予拜阿司匹林肠溶片联合氯吡格雷片双联抗血小板、瑞舒伐他汀钙片降脂稳斑、美托洛尔缓释片控制心室率、单硝酸异山梨酯注射液扩冠、注射用二丁环磷腺苷改善心肌细胞代谢、低分子肝素针抗凝，后患者仍反复心绞痛发作，给予硝酸异山梨酯注射液持续泵入，胸痛症状仍反复发作，2016-11-04 行冠状动脉造影示：①冠状动脉分布成右优势型；②LM 未见明显狭窄，前向血流 TIMI 3 级；LADm 可见支架影，支架内局限性狭窄约 50%，支架内膜增生严重，支架近端 5 mm 处局限性狭窄约 85%，余主干及分支未见明显狭窄，前向血流 TIMI 3 级；LCX 主干及分支未见明显狭窄，前向血流 TIMI 3 级；③RCA 主干及分支未见明显狭窄，前向血流 TIMI 3 级。造影诊断：冠心病、支架内再狭窄，建议行 PCI 术。再次征得患者及家属同意拟行 PCI 术，于 LAD 病变处植入支架 1 枚，手术顺利，术后恢复良好。

五、出院情况

患者神志清，精神可，睡眠可，饮食可，大小便正常，胸闷、胸痛缓解，无不适症状。

六、讨论

本例患者为青年男性，有冠心病的危险因素，吸烟、肥胖、血脂异常、生活不规律，心电图及彩超提示心肌缺血改变，冠状动脉造影明确诊断，并于5月前植入支架1枚，此次入院因心绞痛症状再发，入院后给予药物保守治疗后效果差，遂复查冠状动脉造影，提示支架内再狭窄，再次给予PCI术，术后恢复良好。

目前经皮冠状动脉介入治疗（Percutaneous Coronary Intervention，PCI）已成为不稳定冠状动脉疾病最主要的血运重建策略，然而，PCI本身仍然尚未克服的难题即支架内再狭窄（In Stent Restenosis，ISR）。尽管药物洗脱支架（Drug Eluting Stent，DES）的出现减少了ISR的发生，但迄今ISR仍高达10%~15%。

（一）ISR的定义与分类

临床上ISR是患者临床症状的复发及靶血管缺血的再次发生；而冠状动脉造影ISR是：指PCI后的冠状动脉阶段在CAG上显示其血管内径再次狭窄≥50%，可以伴或不伴临床症状，不良心血管事件（死亡，心肌梗死，再次血运重建等），这一定义最为经典，但不能反映宫腔直径的恶化程度，也不能反映血管对损伤的反映。根据狭窄程度（长度）和支架的关联，一般将其分为5型。①局灶型：狭窄位于支架内，长度小于10 mm；②弥漫型：狭窄位于支架内，长度大于10 mm；③增生型：狭窄长度大于10 mm，且两端延伸至支架外；④闭塞型：支架内血管完全闭塞，TIMI血流0级；⑤特殊型（进展型）：狭窄长度更长，临床症状严重，发展迅速，易发生心肌梗死。

（二）ISR的可能机制

再狭窄可分为支架内再狭窄和病变内再狭窄，病变内再狭窄除包括支架节段外，还包括支架近端和远端5 mm内的狭窄。从病理生理学角度看，ISR是机体对损伤的全身生物学反应在局部血管的表现。PTCA病变内再狭窄的机制主要是血管的负性重构，部分是新生内膜的增生。然而在组织学上，ISR与PTCA后病变内再狭窄截然不同。事实上，血管内超声（Intravascular Ultra Sound，IVUS）研究发现，ISR的机械支撑作用可消除远期血管的负性重构，ISR主要是血管平滑肌细胞（Vascular Smooth Muscle Cells，VSMCs）增生的结果，而支架后扩张的高压作用又加速了血管平滑肌细胞的增生。从再狭窄的这些作用中可看出，有两个主要的过程：动脉血管重构和新生内膜增生。ISR几乎100%是平滑肌细胞增生；而未发生血管重构。PTCA后病变内再狭窄的机制主要是血管的负性重构，约占75%，而平滑肌细胞增生和新生内膜形成约25%。但人们对ISR的发病机制尚未完全明了，目前多认为，ISR 是一复杂病理生理过程，与多重因素相关。

（三）ISR 的危险因素

ISR 的危险因素包括吸烟、年龄、糖尿病、血脂异常和高血压等。ISR 发生率与原血管病变部位，长度和大小呈正相关。病变的某些解剖特点也被证实与再狭窄相关，如大隐静脉桥血管病变，小血管病变，长病变，慢性完全闭塞病变和再狭窄病变等也是导致再狭窄发病率高的因素。ISR 发生率依次为：左前降支＞左回旋支＞右冠状动脉。其他遗传特质，不稳定心绞痛等也可使 ISR 发生的概率增加。与支架植入操作过程有关的可能因素有：支架释放膨胀不全和（或）贴壁不良，支架折断，涂层药物失效，以及肌体对药物或多聚物变态反应等；此外，支架类型，支架长度，支架截面积，病变血管大小，病变长度，糖尿病等因素也是 ISR 的强预测因素。在支架植入过程中，应追求理想的支架植入。应尽可能以血管内超声检查以排除在植入过程中有无诸如支架膨胀不全，贴壁不良，支架干的非对称分布，支架折断，多聚物被撕裂或破坏等机械因素，如存在上述因素则应积极有效纠错。

（四）DES 再狭窄

DES 可引起迟发血栓形成及不良血管事件，目前的研究方向是预防再狭窄的同时减少晚期支架内血栓。DES 的再狭窄通常均为局灶性的，并常位于支架边缘。多是由于球囊预扩张时可能损伤病变邻近血管段，而随后支架植入时并没有覆盖到损伤的邻近血管。支架膨胀不全也是发生 DES 再狭窄的一个重要原因；极少数情况是由于 DES 断裂所致。后 2 种情况都可以通过冠状动脉造影检查发现，但是确诊需要行 IVUS 检查。与裸金属支架（Bear Metal Stent，BMS）ISR 相比，DES ISR 患者重复介入治疗的 ISR 复发率较高。说明 DES ISR 是一种特殊的情况，在支架置入时应尽量使支架扩张最佳化，尤其应避免支架膨胀不全。

（五）ISR 的临床处理

对于 ISR 的治疗应首先判读在狭窄的程度。如果仅冠状动脉造影（Coronary Angiography，CAG）发现仅轻度再狭窄（如管腔直径减少 50%～60%）而无明显心肌缺血症状或证据时，应予以强化药物治疗而不再行 PCI。如果是中重度再狭窄病变（如宫腔直径减少≥70%）或伴有与再狭窄有关的临床症状，应在强化药物治疗的同时考虑再次 PCI。DES ISR 的治疗主要包括单纯球囊扩张术，切割球囊，冠状动脉斑块旋磨术，再次支架植入及血管内放射治疗等。

（六）ISR 防治进展

DES 在发挥预防 ISR 作用的同时，也影响了损伤血管再次内皮化的过程，导致了迟发性血栓及不良血管事件的发生。因此，目前 ISR 治疗的重点在于：①寻找一种新的药物洗脱，既能够特异性地发挥抗血管平滑肌增生的作用，同时又不影响受损血管的再内皮化；②寻找一种新的药物释放途径，可在早期发挥抗感染、抗增生作用的同时亦不增加晚期血栓形成的发生率。第 2 代 DES 第 2 代 DES 已应用于临床。目前短期及长期随访结果令人

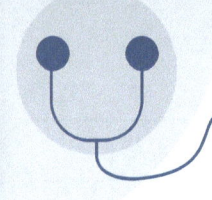

满意，术后 6，8，12 个月和 3 年管腔丢失率、靶病变血管重建率、心源性猝死率及心肌梗死率均较低；药物洗脱球囊，近年来，药物洗脱球囊（Drug-Eluting Balloons，DEB），通过局部注射抗增生药物作为新的给药途径抑制再狭窄已应用于临床，由于紫杉醇酯溶性良好，抗增生作用稳定，已成为首选药物。比较于 DES，此种给药方式具有以下优势：①在球囊扩张狭窄段时释放药物，可保证高浓度药物进入血管壁并维持不到 1 周时间，这样既可以有效抑制早期平滑肌细胞的增生。又不影响晚期损伤血管的再内皮化；②缺少了药物载体，减少了支架植入后血管局部的炎症反应；③可保证高纯度的药物进入血管壁，且具有广泛的药物接触面积；④可降解聚合物支架，与传统支架相比，生物可降解聚合物支架特点突出。

组织，血液相容性好，减少长期的血栓形成可能，无须长期抗凝；可塑性良好，适应各类血管应用，减少治疗的相关风险；中短期机械性能比永久性金属支架，长期降解完全并促进正性血管重构；可为支架进一步载药及靶向治疗提供条件；可降解特性使得无创检查（如 MRI）成为可能，方便患者的长期随访。生物可降解支架将会成为未来支架重点发展方向之一。

（吴照科）

病例 4　风湿性心脏病联合瓣膜病

一、病历摘要

姓名：刘××　　性别：女　　年龄：74 岁

过敏史：无。

主诉：间断心慌、气短 5 年余，再发并全身水肿 2 d。

现病史：5 年余前开始间断出现活动后心慌、气短，偶有胸闷，无头晕、恶心、胸痛、出汗、咳嗽、咯血等，休息后症状可减轻。后活动耐量逐渐下降，出现夜间阵发性呼吸困难、端坐呼吸，夜间不能平卧，伴咳嗽、咳痰，多次到我院就诊，多次查心电图提示房颤，2014-11 查心脏超声示：风湿性心脏病，左心房血栓形成，二尖瓣狭窄（中度）并关闭不全，主动脉瓣狭窄（轻-中度）并关闭不全，三尖瓣关闭不全（中度），双房增大，肺动脉高压（中度），左室舒张功能减低，诊断为"风湿性心脏瓣膜病、二尖瓣狭窄并关闭不全，主动脉瓣狭窄并关闭不全，三尖瓣关闭不全，肺动脉高压、房颤、心功能不全"，请心外科会诊建议华法林抗凝，必要时行心脏瓣膜置换术，给予华法林抗凝、地高辛片强心、美托洛尔缓释片控制房颤心室率、厄贝沙坦片、螺内酯片抗心室重塑及呋塞米利尿等治疗，患者病情好转出院，院外规律服用上述药物，定期监测 INR，维持为

2.0～3.0。2019-04-22 再次来我院就诊，复查心脏超声示：二尖瓣狭窄（重度）并关闭不全（轻度），主动脉瓣狭窄（轻度）并关闭不全（中度），三尖瓣关闭不全（重度），双房增大，肺动脉中度高压，左室舒张功能减低，心律不齐，按"风湿性心脏瓣膜病、心衰"给予利尿、扩血管、强心、抗凝、控制心室率、抗心室重塑等治疗，住院期间反复发作胸痛，与活动、用力有关，持续 3～5 min，含化"速效救心丸"可缓解，查动态心电图示前侧壁、下壁 ST-T 改变，考虑合并冠心病、心绞痛，建议行冠状动脉造影检查，必要时行冠状动脉搭桥+瓣膜置换术，但患者拒绝，经内科保守治疗后出院。后于我科多次反复治疗，2 d 前胸闷、心慌、气短症状再发，活耐量明显下降，走平路10米、登一层楼均可加重，休息后减轻，夜间可平卧，伴双下肢及颜面部水肿、咳嗽、咳痰，无胸痛、放射痛、大汗、恶心、呕吐、咯血、意识障碍，为求进一步治疗于我院就诊，门诊以"风心病、房颤、冠心病、脑梗死"收入我科。患病来，神志清，精神较差，饮食较差，睡眠差，大便正常，小便正常，体重未见明显减轻。

既往史："多发性脑梗死" 3 年余；1 年余前无痛胃镜检查诊断"慢性浅表性胃炎、十二指肠壶腹炎""食管裂孔疝？"半年余。

家族史：父已故，母亲已故，2 弟 2 妹均体健，否认家族遗传性及传染病疾病病史。

二、查体

体格检查：体温 36.6℃，脉搏 78次/min，呼吸 20次/min，血压 166/88 mmHg。听诊双肺呼吸音粗，右下肺可闻及湿性啰音，心前区无隆起，心尖冲动不能明视，未触及心包摩擦感，心前区无震颤，心律绝对不齐，第一心音强弱不等，心尖区可闻及 4/6 级舒张期隆隆样杂音，余心脏各瓣膜听诊区未闻及明显病理性杂音。腹平软，肝脾肋下未触及，肠鸣音正常，双下肢中度水肿。

辅助检查：心脏彩超（2021-05-14 本院）：风湿性心脏病，二尖瓣狭窄（重度）并关闭不全（轻度），二尖瓣瓣口面积约 0.96 cm^2，主动脉瓣狭窄（轻度）并关闭不全（中度），主动脉瓣瓣口面积约 0.8 cm^2，开瓣直径约 10 mm，三尖瓣关闭不全（中-重度），双房增大，右房左右径×上下径：48 mm×64 mm，左房上下径×左右径：55 mm×60 mm，室间隔增厚，肺动脉收缩压 64 mmHg，肺动脉高压（中度），左室舒张功能减低，心律不齐。

三、诊断

初步诊断：①风湿性心脏病联合瓣膜病、二尖瓣重度狭窄并轻度关闭不全、主动脉瓣轻度狭窄并中度关闭不全、三尖瓣重度关闭不全、肺动脉中度高压、心律失常、持续性心房纤颤、心功能Ⅳ级；②冠状动脉粥样硬化性心脏病；③多发性脑梗死；④重症骨质疏松；⑤慢性浅表性胃炎、十二指肠壶腹炎、食管裂孔疝？

鉴别诊断：

二尖瓣狭窄的鉴别。①肺心病：二尖瓣狭窄晚期伴有肺血管阻力增高及心排血量减低时，使极度扩张的左房内压下降，通过二尖瓣口的血流速度相对减慢，则特征性舒张期杂音可缩短、减弱甚至听不到。如同时瓣叶钙化僵硬，开瓣音也消失，而以肺动脉高压的表现较为突出，在年轻人可误诊为原发性肺动脉高压；在年老者常误诊为慢性肺心病。心尖区的舒张期隆隆样杂音及开瓣音，X线及心电图的左房增大表现，发现二尖瓣及左房钙化，肺野有肺静脉瘀血特征，都是诊断二尖瓣狭窄的依据。超声心动图检查有助鉴别两者；②甲状腺功能亢进症（甲状腺功能亢进）：本病呈高动力状态，心前区搏动增强，第一心音响亮。由于流经二尖瓣的血液量增多及通过瓣口的血流快，可听到心尖部有舒张中期轻度杂音，即所谓充盈性杂音。且甲状腺功能亢进常易并发房颤，有时误诊为二尖瓣狭窄，应注意鉴别；③二尖瓣功能性改变：严重的主动脉瓣关闭不全，可因舒张期有主动脉血向左室的反流，冲击二尖瓣前叶，产生舒张期杂音，称奥-佛（Austin-Hint）杂音，易误诊为二尖瓣及主动脉瓣联合瓣膜病。但奥-佛杂音无第一心音亢进及开瓣音，也不会有左房明显扩大及肺瘀血的表现。吸入亚硝酸异戊酯时，二尖瓣狭窄因心搏快及左房压增高而杂音增强，奥-佛杂音则变轻。严重二尖瓣关闭不全时大量血流通过不狭窄的二尖瓣 V_1，可闻及始于第三心音的短舒张期杂音，需注意与二尖瓣双病变区别；④左心房黏液瘤：是心脏肿瘤中最常见的一种，多见于女性。黏液瘤大多发源于左侧房间隔近卵圆孔处，少数源于右房、左室或右室，常有蒂与瘤体连接，心脏无其他病变。由于瘤体在舒张期下垂阻塞二尖瓣口，使左房流向左室的血流受阻，出现二尖瓣狭窄的症状和体征，极易被误诊为二尖瓣狭窄。但该种病例无风湿热病史，起病突然，症状往往较体征及X线检查所见显著，症状和体征为间歇性，与体位变换有一定的关系，立位和坐位时明显，而卧位时可不明显或消失，一般无开瓣音而有肿瘤的扑落音，易发生周围栓塞。超声心动图检查，在二尖瓣的后方于舒张期及收缩期均有一椭圆形、边界清楚、回声稀疏的块影，可资鉴别。

最终诊断：①风湿性心脏病联合瓣膜病、二尖瓣重度狭窄并轻度关闭不全、主动脉瓣轻度狭窄并中度关闭不全、三尖瓣重度关闭不全、肺动脉中度高压、心律失常、持续性心房纤颤、心功能Ⅳ级；②洋地黄中毒；③冠状动脉粥样硬化性心脏病；④多发性脑梗死；⑤重症骨质疏松；⑥慢性浅表性胃炎、十二指肠壶腹炎、食管裂孔疝？

四、诊疗经过

患者入院后完善相关检查检验：ANP + BNP（2021-09-03）：心房钠尿肽452.3 pg/mL；N端利钠肽前体2223 pg/mL；肝功（2021-09-02）：白蛋白36.0 g/L；肾功能（2021-09-02）：尿素8.80 mmol/L，肌酐42 μmol/L；电解质（2021-09-02）：钙

2.09 mmol/L；心肌酶谱（2021-09-02）：乳酸脱氢酶 113 U/L；心肌标志物（2021-09-03）：肌红蛋白＜21.00 ng/mL；血常规（2021-09-02）：血红蛋白 114 g/L；凝血功能示：INR 1.12。心电图（2021-09-02）：①心房颤动（平均心室率：67次/min）；②偶发室性期前收缩；③完全性右束支阻滞伴心电轴右偏，④ST-T 改变。彩超示（2021-09-03）：风湿性心脏病，左房内血栓形成（35 mm×17 mm），二尖瓣狭窄（重度）并关闭不全（轻度），二尖瓣瓣口面积约 0.9 cm²，主动脉瓣狭窄（轻度）并关闭不全（中度），三尖瓣关闭不全（中-重度），二尖瓣及主动脉瓣钙化，双房增大，肺动脉高压（中度），肺动脉收缩压：54 mmHg，左室舒张功能减低，心律不齐，肝实质呈瘀血样改变。动态心电图（2021-09-05）：①基础心律为心房颤动伴完全性右束支阻滞，最小心率 38 次/min、平均心率 61 次/min、最快心率 103 次/min，心率变异性增大（符合心房颤动）；②室性期前收缩 1054 个，有 28 阵二联律；③ST-T 可见异常动态变化，提示心肌缺血；④窦性心律震荡无异常发现（全程房颤，仅供参考）；⑤大于 1.5 s 的长 R-R 间期 2169 次（最长 1.80 s），为房颤长周期，部分长周期后可见交界性逸搏及逸搏心律。给予华法林片抗凝、地高辛片联合美托洛尔片控制心室率、缬沙坦片及螺内酯片抗心室重构、托拉塞米注射液利尿消肿、硝酸异山梨酯注射液扩张血管，后胸闷、气短、呼吸困难、全身水肿症状减轻，但食欲改善不明显，反复恶心、呕吐，考虑洋地黄过量所致，查地高辛血药浓度（2021-10-09）2.43 ng/mL，嘱暂停地高辛，后患者恶心、呕吐症状缓解。

五、出院情况

患者神志清，精神可，睡眠可，饮食可，大便正常，小便增多，诉胸闷、气喘、呼吸困难较前明显好转，尤夜间阵发性呼吸困难。

六、讨论

患者为老年女性，病程 5 年，风湿性心脏病联合瓣膜病诊断明确，请心外科会诊建议手术治疗，但患者拒绝，要求保守治疗，心脏瓣膜病最有效的治疗方法是手术，药物治疗只能在一定程度缓解症状，因此治疗效果不佳，可能因心衰反复入院。本例患者合并房颤，长期口服华法林抗凝，但入院前患者自行停用，入院后查 INR 未达标，心房新发血栓形成，嘱患者长期口服华法林，并告知患者血栓脱落风险，监测凝血功能及心脏彩超。患者食欲差，反复恶心、食欲缺乏，考虑为心衰导致胃肠道瘀血所致，但经利尿消肿治疗后仍改善不明显，查地高辛浓度＞2.0 μg/L，考虑洋地黄中毒导致的胃肠道反应，嘱停服地高辛后症状好转。

风湿性二尖瓣狭窄是风湿热的后遗症，是由于瓣叶增厚、瓣交界粘连引起瓣口狭窄，是风湿性心脏瓣膜病中最常见的一种。其可单独出现，也可合并其他心脏瓣膜病变。临床表现主要有活动后心悸气促,心尖部舒张期杂音,病情发展缓慢,逐渐加重,最终可导致右心衰竭。本病在我国常见,多见于20～40岁,女多于男,1/3患者无风湿热病史。本病无特效的药物治疗,内科治疗只能改善症状,减少并发症,减慢病情发展。手术治疗适应多数患者,根据不同情况可选不同的手术方法,均可取得满意的疗效。二尖瓣狭窄病例就医时年龄大多在30岁左右,随着二尖瓣病变逐步加重,左心室功能也受到损害,起病后10～15年心功能往往降到3～4级,内科治疗虽可缓解心力衰竭症状,但不能解除二尖瓣和肺血管梗阻性病变,未经手术治疗的患者多数在50岁左右死于肺动脉高压,心力衰竭,心房颤动,体循环栓塞或感染性心内膜炎。风湿性二尖瓣狭窄病例中约仅50%有风湿热或游走性多关节炎病史,一般呈现二尖瓣狭窄症状的时间至少距风湿热已有10年,多数病例发病年龄在20岁以上,二尖瓣狭窄的临床症状进展缓慢,初期症状为瓣口狭窄肺瘀血引致的呼吸困难,起初在重体力劳动后出现气急,继而中等度和轻度劳动后也出现气急,在体力劳动,呼吸道感染,情绪激动或心房颤动时出现端坐呼吸,阵发性夜间呼吸困难和肺水肿,咳嗽也是常见的症状,劳动后,夜眠时和发作支气管炎时更常发生,痰液呈白色黏液,有的病例呈现类似哮喘的发作,心悸,阵发性心房颤动,乏力,易倦,头昏等症状,患者可有反复咯血,出血的数量多少不等,支气管黏膜出血引致痰液中带血丝,急性肺水肿出血呈粉红色泡沫状黏液,曲张的支气管静脉破裂出血则可发生大量咯血,晚期病例可呈现肝大,腹腔积液,皮下水肿等右心衰竭症状,少数患者临床上首先呈现的症状为体循环栓塞。体格检查:病程历时较久的患者常呈现颧颊部潮红,口唇轻度发绀,称为二尖瓣面容,心前区可隆起,胸骨左缘可扪到右心室收缩期抬举性搏动,心浊音界可能向左扩大,听诊检查心尖区可听到二尖瓣狭窄引致的舒张中晚期隆隆样杂音,瓣口小,二尖瓣跨瓣压差大则舒张期杂音响度增大,左侧卧位时杂音最为明显,常伴有舒张期震颤,心尖区可听到第1心音亢进和瓣口开放时短促的拍击声,二尖瓣前瓣叶弹性和活动度较好者第1心音亢进和开放拍击声的响度都较明显,二尖瓣前瓣叶增厚,硬变明显,失去活动度者则心尖第1音减弱,且听不到开放拍击声,伴有关闭不全则心尖区尚可听到收缩期杂音,常传导到腋中线。肺动脉瓣区第2音亢进,可伴有轻度分裂,肺动脉高压,肺动脉及瓣环扩大者胸骨左缘第2,3肋间第1心音之后可听到收缩期喷射音,呼气时最响,吸气时减轻或消失,有时尚可听到相对性肺动脉瓣关闭不全产生的柔和高音调吹风样舒张早中期杂音(Graham-Steell杂音),吸气终了时增强,呼气时减弱,并有三尖瓣关闭不全者胸骨左缘第4,5肋间可听到收缩期杂音,吸气时增强,呼气合作Valsalva动作时减轻,心房颤动病例心律不规则,右心衰竭病例可查到肺底部啰音,肝大,下肢水肿,有时尚有腹腔积液征,并发栓塞的病例则呈现中枢神经症状或四肢运动功能障碍。治疗方法:①本病除了积极治疗风湿病,防止对心脏造成的损害外,就是要预防风湿热的发生;②二尖瓣狭窄的有效治疗方法是施行外科手术,扩大狭窄的瓣口,解除或减轻血流从左心房进入左心室的机械性梗阻，改善心脏和肺循环的血流动力学，或切除损、坏严重的二尖瓣，替换以人工二尖瓣。

洋地黄类药物不良反应及中毒处理：临床表现。

（1）消化道症状：畏食、恶心、呕吐、腹泻、腹痛，常为中毒先兆，易被忽视，需与右心衰竭加重鉴别。

（2）视觉异常：视物模糊、黄视、绿视等，视觉异常为中毒先兆，发现后需及时停药。

（3）心脏表现：是洋地黄类药物中毒最危险的毒性反应，各种心律失常均可出现，特征性表现为快速心律失常合并窦房或房室传导阻滞，如房性或交界区性心动过速伴房室传导阻滞、房颤患者伴三度房室传导阻滞，最常见的是多源性室性期前收缩（呈二、三联律）、窦性心动过缓和房室传导阻滞，严重时发生室性心动过速和心室颤动。心衰一度好转后突然或缓慢加重应警惕洋地黄类药物中毒。注意，应用洋地黄类药物后心电图出现鱼钩样 ST-T 改变，称为洋地黄作用，并非洋地黄类药物中毒表现。

（4）神经系统症状：头痛、头晕、失眠、昏睡、谵妄等。地高辛治疗窗窄，个体差异大。低氧血症、酸碱失衡和电解质紊乱均可诱发地高辛中毒，心功能越差越易发生中毒。①不良反应常出现于地高辛血药浓度 > 2.0μg/L 时，但低钾、低镁、心肌缺血、甲状腺功能减退时即使血药浓度较低也可发生中毒。因此地高辛不良反应及中毒的诊断应根据临床表现、用药情况及血药浓度综合判断；②处理：临床怀疑洋地黄类药物中毒时应立即停用洋地黄类药物，同时停用可引起低钾血症的药物。应纠正低钾血症和低镁血症，应予口服或静脉补钾，将血钾补充至 4.5～5.0 mmol/L。但存在高钾血症、窦房传导阻滞、窦性停搏及高度房室传导阻滞者禁止补钾。应治疗心律失常，洋地黄类药物中毒出现快速心律失常时，电击能诱发室颤，因此禁止采用电复律。苯妥英钠可与洋地黄类药物争夺 Na^+-K^+-ATP 酶，具有解毒效应，可采取 100～200 mg 加注射用水 20 mL 缓慢静注，如情况不紧急，可口服（0.1 mg，3～4次/d）。出现室性心律失常可选用利多卡因。出现缓慢性心律失常，无症状者可密切观察，有症状者可给予阿托品、异丙肾上腺素，伴血流动力学障碍时可植入临时起搏器。对于严重洋地黄类药物中毒的患者，如威胁生命的心律失常、心脏骤停、高钾血症、器官功能异常和地高辛血药浓度极高时，建议使用地高辛特异性抗体。发生心脏骤停时，在应用地高辛特异性抗体后心肺复苏至少持续 30 min，洋地黄类药物中毒纠正后，应仔细分析中毒原因，慎重选择剂量和血药浓度监测方案，避免再次中毒；③预防：应视个体情况采用小剂量，如地高辛 0.125 mg 1次/d 或隔天 1 次。开始用药后注意观察中毒先兆，特别是消化道症状和视觉异常，对体重指数低、肾功能不全的患者应警惕。密切监测地高辛血药浓度，口服地高辛后分布到组织需要数小时，应在服用药物至少 6 h 后检测血药浓度，若采样时间在末次服药 6 h 内，检测值反映地高辛的分布相。应避免可能促发洋地黄类药物中毒的各种因素，如电解质紊乱（低钾血症、低镁血症、高钙血症、高钾血症）、心肌缺血、低氧血症、酸碱失衡、甲状腺功能异常等。应详细了解患者用药情况，熟知药物相互作用。地高辛与多种药物有相互作用，不仅可能影响疗效，还可能增加中毒风险，合用时要及时调整剂量、监测血药浓度。

（吴照科）

病例5　心力衰竭

一、病历摘要

姓名：吕××　　性别：女　　年龄：81岁

过敏史：无。

主诉：间断胸闷、胸痛20余年，活动后胸闷、气喘6年，腹胀、食欲缺乏1个月。

现病史：20余年前间断出现胸闷、胸痛，向后背部放射，伴心慌，活动及情绪激动可诱发，持续10余分钟可缓解，未在意。6年前胸闷、胸痛症状仍反复发作，并出现活动耐量下降，稍活动即感胸闷、气喘、心慌，曾至省人民医院检查，冠状动脉CTA提示冠状动脉粥样硬化（未见单），诊断"冠心病、慢性心功能不全"，药物治疗（具体不详）；1个月前上述症状加重，并伴腹胀、食欲缺乏、恶心、呕吐、全身浮肿，至当地医院住院治疗，住院期间查肾功能异常（未见单），诊断为"冠心病心衰；肾功能不全；慢性胃炎"，经治疗后胸闷、气喘、全身水肿减轻，但腹胀、食欲缺乏、恶心、呕吐症状无明显好转，为求进一步治疗于我院就诊，门诊以"①冠心病、心衰；②原发性高血压；③肾功能不全；④慢性胃炎"收入我科。患病来，神志清，精神较差，饮食较差，睡眠差，大便次数减少，小便正常，体重未见明显减轻。

既往史：患"原发性高血压"2年，最高180/110 mmHg，口服"氨氯地平片2.5 mg/d"，血压波动大；2年前查胃镜示慢性萎缩性胃炎伴糜烂；2年前因骶尾部疼痛伴臀部放射，查腰椎磁共振示：$L_{4～5}$、$L_5～S_1$椎间盘变性并突出；$L_{3～4}$椎间盘膨出；胸腰椎退行性改变（骨质增生、脂肪沉积、终板变性）；T_{11}、L_1、L_2、L_5椎体终板局部炎症；腰背部皮下肌筋膜炎；诊断为"腰椎间盘突出""肾功能异常"1个月；家族史：父母均已故，死因不详，2姐均已故，否认家族遗传性及传染病疾病病史。

二、查体

体格检查：体温36.2℃，脉搏75次/min，呼吸20次/min，血压152/78 mmHg，体重65 kg，神志清，精神差，颜面部水肿，贫血貌，双肺听诊呼吸音粗，双下肺可闻及湿性啰音，心前区无隆起，心尖冲动向左下扩大，无震颤，无心包摩擦感，心律齐，各瓣膜听诊区未闻及病理性杂音，腹膨隆，未见肠型及蠕动波，无腹壁静脉曲张，腹软，腹上区及脐区压痛，无反跳痛，未触及异常包块，肝脾肋缘下未触及，Murphy's 征阴性，肝区及双肾区无叩击痛，叩诊呈鼓音，移动性浊音阴性，听诊肠鸣音 4 次/min，未闻及气过水声。双下肢中度水肿。

辅助检查：心脏彩超（2019-05-21 本院）：左房大，左室舒张功能减低，左心房收缩末期内径 45 mm，室间隔厚度 11 mm，左心室舒张末期 42 mm，EF 63%。肾功能（2019-05-20 本院）尿素 6.45 mmol/L，肌酐 74 μmol/L，尿酸 430 μmol/L。

三、诊断

初步诊断：①心力衰竭原因待查；②肾功能不全原因待查；③冠心病；④原发性高血压（3 级 很高危）；⑤慢性胃炎伴糜烂；⑥腰椎间盘突出。

鉴别诊断：心力衰竭原因相鉴别，如缺血性心肌病、高血压性心脏病及其他代谢性疾病、自身免疫性疾病所致心力衰竭。

最终诊断：①显微镜下多血管炎累及心脏、肾脏、胃肠道、皮肤；②心力衰竭、心功能Ⅳ级；③肾衰竭、尿毒症期；④冠心病；⑤慢性胃炎伴糜烂；⑥左肺支气管扩张症、双肺结节；⑦电解质紊乱、低钠低氯低钙高磷血症；⑧肾性贫血。

四、诊疗经过

患者入院后完善相关检查检验，血常规（2021-10-13）：红细胞计数 2.57×10^{12}/L；血红蛋白 77 g/L；尿常规自动分析（2021-10-13）：隐血 3+，尿蛋白 2+，红细胞 183 个/μL，白细胞 20 个/μL；肾功（2021-10-13）：尿素 23.74 mmol/L，肌酐 403 μmol/L，尿酸 708 μmol/L；血脂分析（2021-10-13）：低密度脂蛋白胆固醇 3.45 mmol/L；心肌酶心肌疾病筛查（2021-10-13）：正常；心肌标志物（2021-10-13）：肌红蛋白 85.80 ng/mL；D-二聚体（2021-10-13）：1.43 μg/mL；ANP + BNP（2021-10-13）：心房钠尿肽 1024.8 pg/mL；N 端利钠肽前体 11525 pg/mL；肿瘤标志物（2021-10-13）：非小细胞肺癌标志物 3.67 ng/mL；贫血四项（2021-10-14）：叶酸 2.42 ng/mL；24 h 尿蛋白定量（2021-10-14）：24 h 尿蛋白定量 2.77 g/24 h；24 小时尿放免五项（2021-10-15）：α_1 微球蛋白 116.12 μg/mL；β_2 微球蛋白 2170.05 μg/L；免疫球蛋白 G > 110 mg/L；白蛋白 71.24 μg/mL。尿红细胞形态（2021-10-15）：隐血正常红细胞 160/μL，占 80%；异常红细胞 40/μL，占 20%；动态心电图示：①基础心律为窦性心律，最小心率、平均心率、心率动态变化、心搏总数均正常；②房性期前收缩约 5709 个，约有 87 次成对，39 阵房速，142 阵二联律，59 阵三联律；③室性期前收缩有 10 个；④ST-T 未见异常动态变化；⑤心率变异性正常；⑥睡眠窒息危险分析正常；⑦窦性心律震荡异常。⑧大于 1.5 s

的长 R-R 间期 6 次（最长 1.75 s），为期前收缩后代偿间期所致；持续性完全性右束支阻滞。动态血压示：①有效测压百分率 97.2%（正常）（正常值＞90%）；②白天 SBP 平均值 163 mmHg（异常）；DBP 平均值 76 mmHg（正常）（正常值＜135/85 mmHg）；③夜间 SBP 平均值 158 mmHg（异常）；DBP 平均值 69 mmHg（正常）（正常值＜120/70 mmHg）；④收缩期白天血压负荷为 96.2%（异常）；夜间血压负荷为 100.0%（异常）舒张期白天血压负荷为 11.5%（正常）；夜间血压负荷为 11.1%（正常）（正常值＜25%）；⑤夜间血压下降率收缩压为 3.1%（异常），舒张压为 9.2%（异常）；（正常值：10%~15%）；⑥清晨血压平均值：172/78（正常值＜135/85 mmHg）。心脏彩超示：左心房收缩末期内径 40 mm，室间隔厚度 11 mm，左心大（左心室舒张末期内径 52 mm），EF 53%，主动脉瓣钙化，肺动脉高压 41 mmHg（轻度），左室舒张功能减低。双肾肾周血流阻力指数稍高。胸部 CT 示：左肺支气管扩张症；左肺下叶肺大泡；双肺多发小结节；左肺下叶及右肺上叶陈旧性病灶（钙化灶、纤维化灶）。根据患者症状、体征及检查检验结果考虑患者高血压性心脏病、心衰、高血压性肾病、肾衰竭可能性大，给予氨氯地平片联合美托洛尔片降压、香丹注射液扩冠、改善循环，环磷腺苷注射液改善心肌细胞代谢，托拉塞米注射液利尿消肿，芪苈强心胶囊改善心功能，阿托伐他汀钙片降脂，肾康注射液联合肾衰宁胶囊改善肾功能，并给予重组人促红素针及叶酸片、琥珀酸亚铁片纠正贫血，1 周后患者血压降至 120~130/70~80 mmHg，但患者仍反复胸闷、气短，稍活动即加重，腹胀、食欲缺乏、腹痛并反复恶心、呕吐，精神状态差，尿量少，且患者双侧大腿出现皮下出血点，急查结果示：急诊血常规（2021-10-19）：红细胞计数 2.67×10^{12}/L；血红蛋白 80 g/L；急诊血淀粉酶（2021-10-19）：脂肪酶 105 U/L；淀粉酶正常；ANP + BNP（2021-10-19）：心房钠尿肽 1023.0 pg/mL；N 端利钠肽前体 14 944 pg/mL；急诊电解质（2021-10-19）：钠 127.0 mmol/L；氯 93.7 mmol/L；磷 2.03 mmol/L；急诊肾功能（2021-10-19）：尿素 21.35 mmol/L；肌酐 431 μmol/L；尿酸 465 μmol/L；肌酐水平较入院时进一步升高；考虑患者全身多器官功能受累，心脏、肾脏、胃肠道、皮素，为进一步病因，进一步完善相关检查检验，结果回示：急性肾损伤（2021-10-22）：尿中性粒细胞明胶酶相 262.21 ng/mL；血管炎检测（2021-10-21）：抗中性粒胞质抗体核周 1∶100；抗髓过氧化物酶抗体＞400.00 RU/mL；余自身免疫病筛查、免疫固定电泳、血清蛋白电泳、尿本周蛋白免疫均正常。双肾肾图示双肾血流灌注差，功能严重受损，GFR 左侧 6.47 mL/min，右侧 5.2 mL/min。请肾病风湿科会诊，诊断为显微镜下多血管炎，转肾病风湿科进一步治疗。

五、出院情况

患者神志清，精神好转，睡眠可，饮食可，大小便正常。腹痛、腹胀缓解，胸闷、气短症状减轻，血压控制良好。

六、讨论

此患者为高龄老年人，因高血压、心衰、肾衰入院，首先考虑的为原发性高血压，高血压性心脏病，高血压肾病，但因患者自诉原发性高血压史仅2年，病程短，进展快，且入院后给予查彩超提示双肾大小形态正常，皮髓分界清晰，不符合慢性肾脏病损害改变，经改善心肾功能、降压治疗后病情无明显改善，进行性加重，因此进一步查找病因，最终诊断为显微镜下多血管炎，给予激素治疗后病情好转。

（一）高血压性心脏病

1. 病理生理特点

（1）左心室肥厚：高血压左心室肥厚首先反映在室间隔增厚上，后者是心脏大小循环所共有的部分，对左右心室收缩功能均有十分重要的作用。

（2）舒张功能减退：舒张期心力衰竭的特征是左心室容积减少和舒张末压升高，左心室射血分数正常或轻度减低。这主要是由于心室肌松弛性和顺应性减低使心室充盈减少；为增加心室充盈，左心室必须提高充盈压而获得正常的心室充盈和每搏量。另外左心室肥厚使心肌细胞肥大，尤其是心肌纤维化使心肌舒张期压力－容量关系发生变化，也使心腔内舒张压升高，因此左心室肥厚可引起舒张功能减退。高血压早期心脏结构功能改变，其中舒张功能减退约占11%。

（3）收缩功能减退：已知有左心室肥厚者比无左心室肥厚者心力衰竭发生率高10倍，这是因为长期压力升高引起后负荷过度增高，引起血管壁厚度及心脏向心性肥厚和舒张期松弛性受损，最终出现心肌收缩力下降、心腔扩大、心室舒张末期容量增大，心室充盈压和心房压力均增高，肺静脉回流受阻，发生高血压心脏病急性或慢性左心衰竭。

2. 临床诊断要点

（1）原发性高血压史。

（2）临床表现：在心功能代偿期仅有高血压的一般症状；当心功能失代偿时，可出现左心衰竭的症状，轻者仅于劳累后出现呼吸困难，重者则出现端坐呼吸、心源性哮喘，甚至发生急性肺水肿；久病患者可发生右心衰竭最终导致全心衰竭。

（3）体格检查：发现心尖冲动增强呈抬举性，心界向左下扩大，主动脉瓣区第二心音亢进可呈金属调，肺动脉瓣听诊区可因肺动脉高压而出现第二心音亢进，心尖区和（或）主动脉瓣区可闻及Ⅱ～Ⅲ/Ⅳ级收缩期吹风样杂音，左心衰竭时心尖部可闻及舒张期奔马律。全心衰竭时，皮肤黏膜重度发绀、颈静脉怒张、肝大、水肿及出现胸、腹腔积液等。

（4）实验室检查：心电图检查有单侧或双侧心室肥大及/或劳损，P波增宽或出现切迹，V_1 导联中 P 波终末电势（PTF-V_1）增大，各种心律失常等。胸部 X 线检查有主动脉迂曲扩张、左心室或全心扩大、肺间隔线出现、肺瘀血等。超声心动图示单侧心室或双侧心室肥厚扩大，左心室舒张功能减退，射血分数降低等。

3. 治疗

（1）及早控制血压早期降压达标是治疗高血压性心脏病的首要任务，应考虑收缩压目标值 < 140 mmHg。

（2）逆转左心室肥厚：优化生活方式，低盐饮食；控制体质量；限酒；减少某些交感活性激素，如儿茶酚胺升高、RAAS 激活应激状态等。降压药物中 ACEI、ARB 可能预防左心室肥厚及心肌纤维化的发生。

（3）心力衰竭治疗：心力衰竭一旦出现明显症状时死亡率就很高，因此要加强对早期无症状心力衰竭（收缩期或舒张期心功能减退）的防治。对于收缩性心力衰竭，建议使用 ACEI、β-受体阻滞剂、利尿剂、ARB 和（或）醛固酮受体阻滞剂，降低死亡率及住院率。对于舒张性心力衰竭（射血分数保留的心力衰竭）的高血压患者，至今尚无证据显示降压治疗或者任何降压药物是有益的。然而，对于这些患者及高血压合并收缩功能下降的患者，应考虑将收缩压降至 140 mmHg 以下。

（二）显微镜下多血管炎

显微镜下多血管炎（microscopic polyangiitis，MPA）是一种主要累及小血管的系统性坏死性血管炎。可侵犯肾脏、皮肤和肺等脏器的小动脉、微动脉、毛细血管和微小静脉。常表现为坏死性肾小球肾炎和肺毛细血管炎。因其主要累及包括静脉在内的小血管，故现多称为 MPA。

1. 临床表现

任何年龄均可患病，但以 40 ~ 50 岁最常见。发病率为（1 ~ 3）/10 万人，男性发病率略高于女性，男：女为 1 ~ 1.8 : 1，发病急缓不一。MPA 可呈急性起病，表现为快速进展性肾小球肾炎和肺出血，有些也可非常隐匿起病数年，以间断紫癜、轻度肾脏损害、间歇地咯血等为表现。典型病例多具有皮肤 - 肺 - 肾的临床表现。全身症状：可有发热、乏力、畏食、关节痛和体质量减轻。皮肤表现：可出现各种皮疹，以紫癜及可触及的充血性斑丘疹多见。还可有网状青斑、皮肤溃疡、皮肤坏死、坏疽及肢端缺血、坏死性结节、荨麻疹，血管炎相关的荨麻疹常持续 24 h 以上。肾脏损害：是本病最常见的临床表现，多数患者出现蛋白尿、血尿、各种管型、水肿和肾性高血压等，部分患者出现。肾功能不全，可进行性恶化致肾衰竭。但是极少数患者可无肾脏病变。肺部损害：有一半的患者有肺部损害发生肺泡壁毛细血管炎，12% ~ 29% 的患者有弥漫性肺泡出血。查体可见呼吸窘迫，肺部可闻及啰音。由于弥漫性的肺间质改变和炎症细胞的肺部浸润。约 1/3 的患者出现咳嗽、咯血、贫血，大量的肺出血导致呼吸困难，甚至死亡。部分患者可在弥漫性肺泡出血的基础上出现肺间质纤维化。神经系统：部分患者有神经系统损害的症状，出现多发性单神经炎或多神经病，还可有中枢神经系统受累，常表现为癫痫发作。消化系统：消化道也可被累及。表现为消化道出血、胰腺炎及由肠道缺血引起的腹痛，严重者可出现穿孔等，这是由于胃肠道的小血管炎和血栓形成造成缺血所致。心血管系统：部分患者还有胸痛和心力衰竭症状，临床可见高血压、心肌梗死及心包炎。其他：部分患者也有耳鼻喉的表现。如鼻窦炎。此时较易与 WG 相混淆。少数患者还可有关节炎、关节痛和睾丸炎所致的睾丸痛。眼部症状包括眼部红肿和疼痛及视力下降，眼科检查表现为视网膜出血、巩膜炎及葡萄膜炎。

2. 实验室检查

（1）常规检查：反映急性期炎症的指标如红细胞沉降率（ESR）、C 反应蛋白（CRP）升高，部分患者有贫血、白细胞和血小板增多。累及肾脏时出现蛋白尿、镜下血尿和红细胞管型，血清肌酐和尿素氮水平升高。

（2）抗中性粒细胞胞质抗体（ANCA）：约 80% 的 MPA 患者 ANCA 阳性，是 MPA 的重要诊断依据，也是监测病情活动和预测复发的重要血清学指标，其滴度通常与血管炎的活动度有关。其中约 60% 抗原是髓过氧化物酶（MPO）-ANCA（核周型 -ANCA）阳性，肺受累者常有此抗体，另有约 40% 的患者为抗蛋白酶 -3（PR3）-ANCA（胞质型 -ANCA）阳性。约 40% 的患者可查到抗心磷脂抗体（ACL），少部分患者抗核抗体、类风湿因子（RF）阳性。

（3）影像学改变：胸部 X 线检查在早期可发现无特征性肺部浸润影或小泡状浸润影、双侧不规则的结节片状阴影，肺空洞少见，可见继发于肺泡毛细血管炎和肺出血的弥漫性肺实质浸润影。中晚期可出现肺间质纤维化。

（4）活组织检查病理：病变累及肾脏、皮肤、肺和胃肠道，病理特征为小血管的节段性纤维素样坏死，无坏死性肉芽肿性炎，在小动脉、微动脉、毛细血管和静脉壁上，有多核白细胞和单核细胞的浸润，可有血栓形成。在毛细血管后微静脉可见白细胞破碎性血管炎。肾脏病理特征为肾小球毛细血管丛节段性纤维素样坏死、血栓形成和新月体形成，坏死节段内和周围偶见大量嗜中性粒细胞浸润。免疫学检查无或仅有稀疏的免疫球蛋白沉积。极少有免疫复合物沉积，这具有重要的诊断意义。肺组织活检示肺毛细血管炎、纤维化，无或极少免疫复合物沉积。肌肉和腓肠神经活检可见小到中等动脉的坏死性血管炎。

3. 诊断

本病诊断尚无统一标准，如出现系统性损害并有肺部受累、肾脏受累及出现可触及的紫癜应考虑 MPA 的诊断，尤其是还有 MPO-ANCA 阳性者。肾活检及皮肤或其他内脏活检有利于 MPA 的诊断。治疗：糖皮质激素及免疫抑制剂、丙种球蛋白、血浆置换、透析和肾移植。预后：经治疗90%的MPA患者能得到改善，75%的患者能完全缓解，约30%的患者在1～2年后复发。本病治疗后的2、5年生存率为75%、74%。

（吴照科）

病例6　心律失常、病窦综合征、永久起搏器植入术后

一、病历摘要

姓名：王××　　性别：女　　年龄：86岁

过敏史：无。

主诉：间断胸痛30余年，加重2年余，再发10 d。

现病史：30年前，无明显诱因出现心前区压榨性疼痛，无咳嗽、咯血、呼吸困难，无放射痛，无大汗淋漓恶心、呕吐、腹痛、腹泻，至当地医院查心电图，诊断为"冠心病、心绞痛"，给予活血化瘀、改善心肌供血、改善心肌代谢等综合治疗（具体不详），症状好转出院，30年来上述症状反复发作，间断至医院静脉输液治疗（具体不详），有一定效果；2年余前，无明显诱因出现胸痛、心慌、喘息，测血压160/100 mmHg，心率120～130次/min，舌下含化速效救心丸＋硝酸甘油，症状持续数小时后缓解，未在意；10 d前，再次出现上述症状，伴头晕、黑蒙，遂至医院就诊，完善相关检查后给予活血化瘀、改善心肌供血、改善心肌代谢、控制心率等综合治疗，患者仍间断头晕、胸闷，心率慢时波动在30～50次/min，为求进一步治疗于我院就诊，门诊以"冠心病、心律失常、2型糖尿病、原发性高血压"收入我科。患病来，神志清，精神较差，饮食较差，睡眠可，大便正常，小便正常，体重减轻6 kg。

既往史：患"原发性高血压"30余年，血压最高220/110 mmHg，口服硝苯地平缓释片20 mg bid＋替米沙坦80 mg qd降压治疗，血压控制尚可；患"2型糖尿病合并糖尿病肾病"1年余，10余年前，因"胸椎压缩性骨折"行骨水泥固定术；9年前，因"右侧股骨下端骨折"行固定术；5年前行右侧股骨头置换术。

家族史：父母均已故，独女，否认家族遗传性及传染病疾病病史。

二、查体

体格检查：体温36.7℃，脉搏45次/min，呼吸20次/min，血压115/55 mmHg，发育正常、营养良好，自主体位面容及表情自如，神志清、言语流利，检查时能合作，听诊双肺呼吸音清，未闻及干湿啰音，心前区无隆起，心尖冲动不能明视，心率45次/min，心率绝对不齐，心音强弱不等。腹平坦，腹部无压痛及反跳痛，肝脾肋缘下未触及，Murphy's

征阴性，移动性浊音阴性，听诊肠鸣音4次/min，双下肢无明显水肿。

辅助检查：肾功能（2021-07-28）：尿素8.10 mmol/L↑；肌酐117 μmol/L↑；血糖（2021-07-29）：葡萄糖7.38 mmol/L↑；糖化血红蛋白（2021-07-29）7.2%↑；血脂分析（2021-07-29）：总胆固醇2.02 mmol/L；高密度脂蛋白胆固醇0.59 mmol/L；低密度脂蛋白胆固醇1.14 mmol/L；甲功五项（2021-07-29）：正常；ANP + BNP（2021-07-29）：心房钠尿肽453.6 pg/mL↑；N端利钠肽前体2105 pg/mL↑；心电图示（2021-07-28 11：38）：①心房颤动伴快速心室率（平均心室率：102次/min），②ST-T改变。心电图示（2021-07-28 16：31）：①显著窦性心动过缓伴不齐（呼吸33次/min）；②短暂全心停搏；③下壁、广泛前壁ST-T改变 4.QT间期延长。动态心电图（2021-07-29）示：①基础心律为窦性心律，平均心室率42 bpm，分析的心搏数58 115个，最慢心室率25 bpm，最快心室率65 bpm；②房性期前收缩约有2392个，约有118次成对，9阵房速，1阵三联律；③约有6468个交界性逸搏，部分形成逸搏心律；④下壁、广泛前壁ST-T可见异常动态变化；⑤心率变异性增高；⑥睡眠窒息危险分析正常；⑦窦性心律震荡无异常发现。⑧大于1.5 s的长R-R间期16 756次（最长4.656 s），其中大于3.5 s的70次，为窦性暂停或窦房传导阻滞、期前收缩后代偿间期所致；部分长间期后有交界性逸搏及逸搏心律，可见交界性逸搏伴窦性夺获及形成二联律。彩超（2021-07-29）示：左心增大（左心室舒张末期内径53 mm）；左室舒张功能减低。

三、诊断

初步诊断：①冠心病、心律失常、心功能Ⅱ级；②原发性高血压3级、极高危；③2型糖尿病并糖尿病肾病；④骨质疏松；⑤股骨头骨折置换术。

鉴别诊断：

心动过缓鉴别。①窦性心动过缓：心率低于60次/min，每个QRS波群前均有P波，PR间期在0.12 ~ 0.20 s。窦性心动过缓大多为生理性的，常见于年轻人、运动员及睡眠期间。常见病理原因示急性心肌缺血，尤其是下壁心肌梗死。其他原因包括减慢心率的药物、低体温、甲状腺功能减退、梗阻性黄疸、颅内压增高；②病态窦房结综合征：是由于窦房结未能产生和传出冲动所引起的疾病。在心电图上可表现为：持续性的严重窦性心动过缓，窦房传导阻滞，窦性停搏，快慢综合征；③房室传导阻滞，指心房去极化冲动无法正常向心室传导，根据严重程度分为Ⅰ度、Ⅱ度、Ⅲ度。房室传导阻滞最常见的原因是年龄增大，心脏传导阻滞发生特发性纤维化，其他原因包括：心肌缺血或梗死、浦肯野系统退行性变，感染，药物影响、免疫疾病、心脏手术、先天疾病、心肌病等。

最终诊断：①心律失常、病窦综合征、永久起搏器植入术后；②冠心病、不稳定型心绞痛；③高血压3级、很高危；④2型糖尿病并糖尿病肾病；⑤骨质疏松；⑥股骨头骨折术后。

四、诊疗经过

患者入院后完善相关检查,查动态心电图示:①基础心律为窦性心律,平均心室率42 bpm,分析的心搏数58 115个,最慢心室率25 bpm,最快心室率65 bpm;②房性期前收缩约有2392个,约有118次成对,9阵房速,1阵三联律;③约有6468个交界性逸搏,部分形成逸搏心律;④下壁、广泛前壁ST-T可见异常动态变化;⑤心率变异性增高;⑥睡眠窒息危险分析正常;⑦窦性心律震荡无异常发现。⑧大于1.5 s的长R-R间期16756次(最长4.656 s),其中大于3.5 s的70次,为窦性暂停或窦房传导阻滞、期前收缩后代偿间期所致;部分长间期后有交界性逸搏及逸搏心律,可见交界性逸搏伴窦性夺获及形成二联律。诊断为病态窦房结综合征、慢快综合征,建议行心脏永久起搏器植入术,与患者及家属充分沟通,并告知植入心脏起搏器的必要性及术中可能存在的风险,于2021-08-09行永久性双腔起搏器植入术,手术顺利,术后复查心电图示:①窦性搏动+心房/心室起搏心律,起搏器工作方式呈DDD、VAT;②可见心室融合波;③起搏器功能未见异常。术后给予预防性抗感染药物应用,术后切口愈合良好,无感染、出血、红肿等,出院。

五、出院情况

患者神志清,精神可,睡眠可,饮食可,大小便正常胸痛、胸闷、头晕、黑蒙未再发作,血压、心率、血糖控制在正常范围内,起搏器植入处伤口愈合良好,起搏器程控正常。

六、讨论

病态窦房结综合征简称病窦综合征,是有窦房结及其邻近组织病变引起窦房结起搏功能和(或)窦房传导功能障碍,从而产生多种心律失常和临床症状的一组综合征。病态综合征时,除窦房结的病理改变外,还合并心房、房室交界处及心脏全传导系统的病理改变。其中,大多数患者在40岁以上出现症状,60~70岁最多见。

(一)病因

常见病因为心肌病、冠心病、心肌炎,亦可见于结缔组织病、代谢或浸润性疾病,不少病历原因不明。除窦房结及其邻近组织外,心脏传导系统其余部分,也可能受累,引起多处起搏点和传导功能障碍。当合并房室交接处起搏或传导功能障碍时,又称双结病变。如同时累及左右束支时,称为全传导系统病变。病窦综合征中大多数的病程发展缓慢,从出现症状到症状严重可长达5~10年或更长。少数急性发作,见于急性心肌梗死和急性心肌炎。

（二）临床表现

轻重不一，可呈间歇发作。多以心率缓慢所致的脑、心、肾等脏器供血不足引起的症状，尤其是脑供血不足引起的症状为主。轻者出现乏力、头晕、眼花、失眠、记忆力差、反应迟钝或易激动等，常易被误诊为神经官能症，特别是老年人还易被误诊为脑卒中或衰老综合征。严重者可引起短暂黑蒙、先兆晕厥、晕厥或阿斯综合征发作。部分患者合并短阵室上性快速性心律失常发作，又称慢快综合征。当快速性心律失常发作时，心率可突然加速大，持续时间长短不一，而当心动过速突然终止后可有心脏暂停伴或不伴晕厥发作。严重心动过缓或心动过速除引起心悸外，还可加重原有心脏病症状，引起心力衰竭或心绞痛。除此，心排血量过低时还严重影响肾脏等的灌注而导致尿少、消化不良。慢快综合征还可能导致血管栓塞症状。

常用检查方法：①24小时心电监测可纪录到病窦综合征的多种特征性心电图表现，若结果阴性时可于短期内重复检查，严重的窦性心动过缓，小于50次／min；窦性停搏和（或）窦房传导阻滞；心动过缓与心动过速交替出现。其中，心动过缓常为窦性心动过缓，而心动过速常为室上性心动过速、心房颤动或心房扑动。此外慢性心房颤动在电复律后常不能转为窦性滞。②排除自主神经张力改变的影响，可做阿托品试验和异丙肾上腺素试验，若注射后心率不能增快达90次／min者提示窦房结功能低下，但阴性结果不能排除本征。对有青光眼或明显前列腺肥大的患者慎用；③对于窦房结综合征患者，心房调搏方法测定的窦房结恢复时间和窦房传导时间常显著延长超过正常高限。经食管或直接心房调搏检测窦房结功能示诊断窦房结综合征较可靠的诊断方法，特别是结合药物阻滞自主神经系统的影响，更可提高敏感性。④24小时动态心电图监测可了解最快和最慢心率、窦性停搏、窦房传导阻滞等心律失常表现。

窦房结综合征的分型：

单纯窦房结病变（A型）：严重而持久的窦性心动过缓，小于50次／min；较长时间的窦性静止，长间歇一般＞1.5 s；频发的窦房传导阻滞。

慢快综合征（B型）：在上述各种过缓型心律失常的基础上，出现下列心律失常之一，阵发性房颤、阵发性房扑、阵发性室上性心动过速；快速型心律失常，当阵发性心动过速发作终止时，在恢复窦性心律之前，出现长间歇；慢性房颤之前，有明确窦性心动过缓史。

双结病变或全传导系统病变型（C型）：交界逸搏间期＞2.0 s；交界心律＜35次／min；交界心律伴房室传导阻滞；出现室性逸搏心律。

（三）诊断

标准：①窦性心动过缓≤40次／min，持续≥1 min；②二度Ⅱ型窦房传导阻滞；③窦性停搏＞3.0 s；④窦性心动过缓伴短暂心房颤动、心房扑动、室上性心动过速，发作终止时窦性搏动恢复时间≥2.0 s。其中符合1~3中任何1项，诊断为A型，符合1~3中任何一项+第4项，诊断为B型，符合1~4中任何一项并伴房室或房内或束支阻滞，诊断为C型。

（四）治疗

（1）病因治疗。

（2）药物治疗。

（3）植入起搏器治疗。

1) Ⅰ类适应证：①窦房结功能障碍表现为症状性心动过缓，包括频发的有症状的窦性停搏；②因窦房结变时性不良而引起的症状者；③对于某些疾病必须使用某类剂型和剂量的药物治疗，而这些药物又可以引起或加重窦性心动过缓并产生症状者。

2) Ⅱ类适应证。Ⅱa类：①自发或药物诱发的窦房结功能不全，心率<40次/min，虽有心动过缓的症状，但是症状与所发生的心动过缓有关；②不明原因晕厥，若合并窦房结功能不全或经电生理检查发现有窦房结功能不全。Ⅱb类：清醒状态下心率长期低于40次/min，但症状轻微。Ⅲ类适应证：①无症状的窦房结功能障碍者；②虽有类似心动过缓的症状，但是该症状并非由窦性心动过缓引起；③非必须应用的药物引起的症状性心动过缓。

该患者为老年患者，有头晕、胸闷、无力、黑矇等症状，动态心电图提示平均心率42次/min，交界性逸搏，最长R-R间期4.656 s，其中大于3.5 s的70次，为窦性暂停或窦房传导阻滞所致。入院心电图提示阵发房颤，结合患者症状及辅助检查，排除药物及其他疾病所导致心功能过缓，慢快综合征诊断明确，有起搏器植入Ⅰ类适应证。

（吴照科）

病例7　冠心病、急性前间壁心肌梗死

一、病历摘要

姓名：王××　　性别：女　　年龄：80岁

过敏史：无。

主诉：间断胸闷、气喘1月，加重伴胸痛1 d。

现病史：1月前无明显诱因突发胸闷、气喘，伴恶心、呕吐，非喷射性呕吐，呕吐物为胃内容物，呈持续性，持续时间约30 min，无胸痛，无咳嗽、咳痰、发热、寒战，无头晕、头痛，无腹痛、腹胀、腹泻，口服"速效救心丸"，症状无好转，后就诊于郑州市人民医院，诊断为"①冠心病、急性冠状动脉综合征、心功能Ⅳ级（NYHA分级）；②急性呼吸衰竭；③心脏瓣膜病、二尖瓣关闭不全、三尖瓣关闭不全；④双侧胸腔积液；⑤心包

积液；⑥低蛋白血症；⑦重度贫血；⑧重度营养不良伴消瘦；⑨肺动脉高压；⑩下肢静脉血栓；⑪低钾血症；⑫腔隙性脑梗死；⑬脑萎缩"。给予无创呼吸机辅助通气、改善心功能、纠正贫血、抗血小板聚集、调整稳定斑块、纠正电解质紊乱等对症及支持治疗，好转后出院。1 d 前无明显诱因再次出现胸闷、气喘，伴胸痛，呈持续性压榨痛，无肩背部放射痛，无咳嗽、咳痰、发热、寒战，无头晕、头痛，无腹痛、腹胀、腹泻等不适，休息后症状无好转，遂来我院，门诊以"冠心病、心衰"收入我科。患病来，神志清，精神较差，饮食较差，睡眠差，大便正常，小便正常，体重明显减轻约 5 kg。

既往史：平素体质较差，慢性贫血，半年前于医院门诊查血红蛋白 42 g/L，给予口服药物治疗。

家族史：父已故死因不详，母已故死因不详，姐妹 4 人，1 姐 1 妹已故，死因不详，余姐妹体健。家族无类似患者疾病、传染性疾病、遗传性疾病。

二、查体

体格检查：体温 36.4℃，脉搏 81 次/min，呼吸 20 次/min，血压 112/80 mmHg。神志清，精神差，发育正常，营养差，消瘦，强迫坐位，端坐呼吸、不能平卧，全身浅表淋巴结未触及肿大，皮肤黏膜无出血红肿；头颅五官无畸形，颜面轻度浮肿，双侧瞳孔等大等圆，对光反射灵敏，耳鼻道无异常分泌物，口唇苍白，咽喉及扁桃体无肿大，听诊双肺后部可闻及较大范围湿性啰音，心前区无隆起，心尖冲动不能明视，未触及心包摩擦感，心前区无震颤，心率 81 次/min，律齐，心脏各瓣膜听诊区未闻及病理性杂音。

辅助检查：无外院检查结果。

三、诊断

初步诊断：冠心病、急性前间壁心肌梗死 kiuip Ⅲ级。

鉴别诊断：应与主动脉夹层、急性心包炎、急性肺动脉栓塞、气胸和消化道疾病（如反流性食管炎）等引起的胸痛相鉴别。向背部放射的严重撕裂样疼痛伴有呼吸困难或晕厥的患者，无论心电图是否为典型的 STEMI 表现，均应警惕主动脉夹层，必须在排除主动脉夹层尤其是 A 型夹层后方可启动抗栓治疗。急性心包炎表现为发热、胸膜刺激性疼痛，向肩部放射，前倾坐位时减轻，部分患者可闻及心包摩擦音，心电图表现 PR 段压低、ST 段呈弓背向下型抬高，无对应导联镜像性改变。肺栓塞常表现为呼吸困难、血压降低和低氧血症。气胸可以表现为急性呼吸困难、胸痛和患侧呼吸音减弱。消化性溃疡可有胸部或腹上区疼痛，有时向后背放射，可伴晕厥、呕血或黑便。急性胆囊炎可有类似 STEMI 症状，但有右上腹触痛。这些疾病均不出现 STEMI 的心电图特征和演变规律。

最终诊断：冠心病、急性前间壁心肌梗死 kiuip Ⅲ级。

四、诊疗经过

患者入院后急查心电图（2020-12-27）：①符合前间壁心肌梗死心电图改变（前间壁 ST 段抬高改变），请结合临床并分期；②肢体及左胸导联 QRS 波群低电压趋势；③右心室肥大心电图改变。心肌酶及肌红蛋白正常，高敏肌钙蛋白 T 0.311 ng/mL，告危急值；N 端利钠肽前体＞35 000 pg/mL。余肝肾功能、电解质、凝血功能均正常。床旁彩超示：左室增大（左心室舒张末期内径 50 mm），肺动脉高压（轻度）；节段性室壁运动异常。左心功能减低（收缩+舒张），EF 47%。诊断为急性前间壁心肌梗死 kiuip Ⅲ级，立即告病危，持续心电监护，给予拜阿司匹林肠溶片及氯吡格雷片双联抗血小板，低分子肝素针抗凝，阿托伐他汀钙片降脂稳斑，美托洛尔片控制心室率、降低心肌耗氧，沙库巴曲缬沙坦片改善心功能、抗心室重构，螺内酯片抗心室重构，泮托拉唑针抑酸护胃、预防消化道出血，尼可地尔针改善心肌侧支循环，挽救缺血心肌，减小梗死面积，硝酸异山梨酯注射液扩冠、环磷腺苷葡胺针改善心肌细胞代谢，托拉塞米针利尿消肿、减轻心脏负荷，后患者病情逐渐好转。2 周后建议患者行冠状动脉造影检查必要时行冠状动脉支架植入术，患者及家属拒绝，行冠状动脉 CTA 检查示（2021-01-27）：右冠状动脉及左前降支近段多发斑块，管腔呈中–重度狭窄；后降支及左室后支软斑，管腔轻度狭窄；左回旋支近段钙斑，管腔轻度狭窄；肺动脉增宽。

五、出院情况

患者神志清，精神可，睡眠可，饮食可，大小便正常，胸闷、胸痛缓解，无不适症状，复查肌钙蛋白正常。

出院后随访：患者长期口服拜阿司匹林肠溶片、氯吡格雷片、阿托伐他汀钙、单硝酸异山梨酯缓释片、美托洛尔片、沙库巴曲缬沙坦片、螺内酯片。复查心电图示（2021-08-14）：① P 波增宽；②一度房室阻滞+完全性右束支阻滞；③右心室肥大待排；④间隔部 Q 波改变；⑤ ST-T 改变。BNP + ANP（2021-08-16）：心房钠尿肽 485 pg/mL；N 端利钠肽前体 1679 pg/mL；血脂（2021-08-16）：低密度脂蛋白胆固醇 2.79 mmol/L。彩超示：左心室舒张末期内径 44 mm，室间隔增厚 13 mm，左室舒张功能减低，EF 58%。

六、讨论

急性 ST 段抬高型心肌梗死（ST-segment elevation myocardial infarction，STEMI）是冠心病的严重类型，为致死致残的主要原因。根据第四版"全球心肌梗死定义"标准，心肌梗死是指急性心肌损伤［血清心脏肌钙蛋白（cardiac troponin，cTn）增高和（或）回落，且至少 1 次高于正常值上限（参考值上限值的 99 百分位值）］，同时有急性心肌缺血的临床证据，包括。

（1）急性心肌缺血症状。

（2）新的缺血性心电图改变。

（3）新发病理性 Q 波。

（4）新的存活心肌丢失或室壁节段运动异常的影像学证据。

（5）冠状动脉造影或腔内影像学检查或尸检证实冠状动脉血栓。

通常将心肌梗死分为 5 型。1 型：由冠状动脉粥样硬化斑块急性破裂或侵蚀，血小板激活，继发冠状动脉血栓性阻塞，引起心肌缺血、损伤或坏死。须具备心肌损伤和至少一项心肌缺血的临床证据。2 型：与冠状动脉粥样斑块急性破裂或侵蚀、血栓形成无关，为心肌供氧和需氧之间失平衡所致。3 型：指心脏性死亡伴心肌缺血症状和新发生缺血性心电图改变或心室颤动（ventricular fibrillation，VF），但死亡发生于获得生物标志物的血样本或在明确心脏生物标志物增高之前，尸检证实为心肌梗死。4 型：包括经皮冠状动脉介入治疗（percutaneous coronary intervention，PCI）相关心肌梗死（4a 型）、冠状动脉内支架或支撑物血栓形成相关心肌梗死（4b 型）及再狭窄相关心肌梗死（4c 型）。5 型：为冠状动脉旁路移植术（coronary artery bypass grafting，CABG）相关的心肌梗死。首次心肌梗死 28 d 内再次发生的心肌梗死称为再梗死（re-infarction），28 d 后则称为复发性心肌梗死（recurrent myocardial infarction）。

STEMI 的初始诊断通常是基于持续性心肌缺血症状和心电图检查。①症状和病史：STEMI 典型的缺血性胸痛为胸骨后或心前区剧烈的压榨性疼痛（通常 10~20 min），可向左上臂、下颌、颈部、背或肩部放射；常伴有恶心、呕吐、大汗和呼吸困难等，部分患者可发生晕厥。含服硝酸甘油不能完全缓解。应注意典型缺血性胸痛等同症状和非特异性症状。冠心病的危险因素及既往病史有助于诊断，采集的内容包括冠心病病史（心绞痛、心肌梗死、CABG 或 PCI 治疗史）、原发性高血压、糖尿病、外周动脉疾病、脑血管疾病（缺血性卒中、颅内出血或蛛网膜下腔出血）、高脂血症及吸烟等。此外，还应记录早发冠心病家族史、消化道系统疾病（包括消化性溃疡、大出血、不明原因贫血或黑便）、出血性疾病、外科手术或拔牙史及药物治疗史（他汀类药物及降压药物、抗血小板、抗凝和溶栓药物应用史等）；②体格检查：应密切注意患者生命体征。观察患者的一般状态，有无皮肤湿冷、面色苍白、烦躁不安、颈静脉怒张等；听诊有无肺部啰音、心律不齐、心脏杂音和奔马律；评估神经系统体征。建议采用 Killip 分级法评估心功能。Ⅰ级，无明显的心力衰竭；Ⅱ级，有左心衰竭，肺部啰音＜50% 肺野，奔马律，窦性心动过速或其他心律失常，静脉压升高，X 线胸片有肺瘀血的表现；Ⅲ级，肺部啰音＞50% 肺野，可出现急性肺水肿；Ⅳ级，心源性休克，有不同阶段和程度的血流动力学障碍；③心电图：对疑似 STEMI 的胸痛患者，应在首次医疗接触（first medical contact，FMC）后 10 min 内记录 12

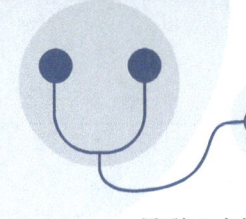

导联心电图，推荐记录 18 导联心电图，尤其是下壁心肌梗死需加做 $V_3R \sim V_5R$ 和 $V_7 \sim V_9$ 导联。STEMI 的特征性心电图表现为 ST 段弓背向上型抬高（呈单相曲线）伴或不伴病理性 Q 波、R 波减低（正后壁心肌梗死时，ST 段变化可以不明显），常伴对应导联镜像性 ST 段压低。但 STEMI 早期多不出现这种特征性改变，而表现为超急性 T 波（异常高大且两支不对称）改变和（或）ST 段斜直型升高，并发展为 ST-T 融合，伴对应导联的镜像性 ST 段压低。对有持续性胸痛症状但首份心电图不能明确诊断的患者，需在 15～30 min 内复查心电图，对症状发生变化的患者随时复查心电图，与既往心电图进行比较有助于诊断。

建议尽早开始心电监护，以发现恶性心律失常。某些情况下心电图诊断可能有困难，需结合临床情况仔细判断。

1. 左束支传导阻滞（left bundle branch block，LBBB）

存在 LBBB 的情况下，心电图诊断心肌梗死是困难的。

2. 右束支传导阻滞（right bundle branch block，RBBB）

可能影响早期缺血、损伤性 ST-T 改变。

3. 心室起搏

起搏信号和其引起的心肌除极、复极异常也可干扰 STEMI 的心电图诊断，建议与既往心电图进行比较。

4. 轻微 ST 段抬高型心肌梗死

ST 段抬高幅度 < 0.1 mV，常伴对应导联镜像性轻度 ST 段压低；正常心电图：一些急性冠状动脉闭塞的患者无 ST 段抬高的初始心电图表现，这可能与出现症状后心电图检查时间有关，应注意发现心电图超急性期 T 波改变。一些静脉桥和部分左主干的急性闭塞，心电图也可能无 ST 段抬高。有典型缺血性胸痛或等同症状患者，心电图出现以上表现应高度疑诊 STEMI。左主干病变的心电图改变、Wellen 综合征和 de Winter 综合征应视为 STEMI 的等同心电图改变；血清学检查和影像学检查：症状和心电图能够明确诊断 STEMI 的患者不需等待心肌损伤标志物和（或）影像学检查结果，应尽早给予再灌注及其他相关治疗。推荐急性期常规检测心肌损伤标志物水平，优选 cTn，但不应因此延迟再灌注治疗，宜动态观察心肌损伤标志物的演变。超声心动图等影像学检查有助于急性胸痛患者的鉴别诊断和危险分层；危险分层：危险分层是一个连续的过程。

有以下临床情况应判断为高危 STEMI。

1. 高龄

尤其是老年女性。

2. 有严重的基础疾病

如糖尿病、心功能不全、肾功能不全、脑血管病、既往心肌梗死或心房颤动等。

3. 重要脏器出血病史

脑出血或消化道出血等。

4. 大面积心肌梗死

广泛前壁心肌梗死、下壁合并右心室和（或）正后壁心肌梗死、反复再发心肌梗死。

5. 合并严重并发症

恶性心律失常［室性心动过速（ventricular tachycardia，VT）或 VF］、急性心力衰竭、心源性休克和机械并发症等。

6. 院外心脏骤停

STEMI 的治疗。再灌注治疗：经救护车收治且入院前已确诊为 STEMI 的患者，若 120 min 内能转运至 PCI 中心并完成直接 PCI 治疗（FMC 至导丝通过 IRA 时间 < 120 min），则应首选直接 PCI 治疗；若 120 min 内不能转运至 PCI 中心完成再灌注治疗，最好于入院前在救护车上开始溶栓治疗，院前溶栓后具备条件时应直接转运至具有直接 PCI 能力的医院，根据溶栓结果进行后续处理。若患者就诊于无直接 PCI 条件的医院，如能在 FMC 后 120 min 内转运至 PCI 中心并完成再灌注治疗，则应将患者转运至可行 PCI 的医院实施直接 PC，且患者应在就诊后 30 min 内转出。若 FMC 至导丝通过 IRA 时间 > 120 min 则应在 FMC 后 30 min 内开始溶栓。患者自行就诊于可行直接 PCI 的医院，应在 FMC 后 90 min 内完成直接 PCI 治疗。再灌注治疗时间窗内，发病 < 3 h 的 STEMI，直接 PCI 与溶栓同效；发病 3 ~ 12 h，直接 PCI 优于溶栓治疗，优选直接 PCI。

直接 PCI 适应证。①直接 PCI：发病 12 h 内的 STEMI 患者；院外心脏骤停复苏成功的 STEMI 患者；存在提示心肌梗死的进行性心肌缺血症状，但无 ST 段抬高，出现以下一种情况（血流动力学不稳定或心源性休克；反复或进行性胸痛，保守治疗无效；致命性心律失常或心脏骤停；机械并发症；急性心力衰竭；ST 段或 T 波反复动态改变，尤其是间断性 ST 段抬高）患者；STEMI 发病超过 12 h，但有临床和（或）心电图进行性缺血证据；伴持续性心肌缺血症状、血流动力学不稳定或致命性心律失常。直接 PCI 的禁忌证：发病超过 48 h，无心肌缺血表现、血流动力学和心电稳定的患者不推荐对 IRA 行直接 PCI。

STEMI 患者无论是否接受再灌注治疗，均建议收住冠心病监护病房（coronary care unit，CCU）进行持续的病情监护、治疗和专科护理，尽早启动心脏康复。

CCU 医护人员应熟练掌握 STEMI 的管理、药物治疗、机械循环支持、侵入性和非侵入性血流动力学监测、呼吸监测和机械通气。

1. 生命体征监护

STEMI 患者发病后至少 24 h 内都需要进行心电监测，重点关注心律失常和 ST 段改变。有中至高度心律失常风险的患者，如血流动力学不稳定、左心室射血分数（left ventricular ejective fraction，LVEF）< 40%、再灌注心律失常、多支血管重度狭窄或 PCI 术

中出现并发症，应适当延长心电监测时间。所有 STEMI 患者均应早期行超声心动图检查以评估左心室功能。

2. 药物治疗

（1）抗栓治疗：所有 STEMI 患者均应接受抗栓治疗，阿司匹林联合替格瑞洛或氯吡格雷 DAPT 至少持续 12 个月。

（2）β-受体阻滞剂：无禁忌证的 STEMI 患者应在发病后 24 h 内开始口服 β-受体阻滞剂。建议口服美托洛尔，从低剂量开始，逐渐加量。若患者耐受良好，2～3 d 后换用相应剂量的长效缓释制剂。

（3）血管紧张素转化酶抑制剂（angiotensin-converting enzyme inhibitor，ACEI）/血管紧张素Ⅱ受体阻滞剂（angiotensinⅡreceptor blocker，ARB）：在 STEMI 最初 24 h 内，对有心力衰竭证据、左心室收缩功能不全、糖尿病、前壁心肌梗死，但无低血压（收缩压＜90 mmHg）或明确禁忌证者，应尽早口服 ACEI；对非前壁心肌梗死、低危（LVEF 正常、心血管危险因素控制良好、已接受血运重建治疗）、无低血压的患者应用 ACEI 也可能获益。发病 24 h 后，如无禁忌证，所有 STEMI 患者均应给予 ACEI 长期治疗。如患者不能耐受 ACEI，可考虑给予 ARB。

（4）醛固酮受体阻滞剂：STEMI 后已接受 ACEI 和（或）β-受体阻滞剂治疗，但仍存在左心室收缩功能不全（LVEF≤40%）、心力衰竭或糖尿病，且无明显肾功能不全 [血肌酐男性≤221 μmol/L（2.5 mg/dL），女性≤177 μmol/L（2.0 mg/dL）、血钾≤5.0 mmol/L] 的患者，应给予醛固酮受体阻滞剂治疗。

（5）硝酸酯类药物：STEMI 急性期持续剧烈胸痛、高血压和心力衰竭的患者，如无低血压、右心室梗死或在发病 48 h 内使用过 5 型磷酸二酯酶抑制剂，可考虑静脉使用硝酸酯类药物。如患者收缩压＜90 mmHg 或较基础血压降低＞30%、疑诊右心室梗死的 STEMI 患者不应使用硝酸酯类药物。

（6）钙通道阻滞剂：对无左心室收缩功能不全或房室阻滞的患者，为缓解心肌缺血、控制心房颤动或扑动的快速心室率，如果 β-受体阻滞剂无效或禁忌使用，则可应用非二氢吡啶类钙拮抗剂。STEMI 后合并难以控制的心绞痛时，在使用 β-受体阻滞剂的基础上可应用地尔硫䓬。

（7）他汀类药物：所有无禁忌证的 STEMI 患者入院后均应尽早开始高强度他汀类药物治疗，且无须考虑胆固醇水平（Ⅰ，A）。

特殊临床情况患者的治疗：

未行急诊再灌注治疗患者，在推荐时间内（12 h 内）未能接受再灌注治疗的 STEMI 患者应立即进行临床评估。如存在持续性心肌缺血、心力衰竭、血流动力学不稳定或致死性心律失常等危及生命的症状或体征，应行急诊 PCI。对症状出现 12～48 h 的稳定无症状的 STEMI 患者也应考虑 PCI。上述情况以外的 STEMI 患者应进行非侵入性检查，评估残留心肌缺血，并决定晚期侵入性治疗或选择性冠状动脉造影的合适时机。非侵入性检查提示中等或高缺血风险者推荐早期 PCI。症状发作超过 48 h 且犯罪血管完全闭塞，或血流动力学稳定且无明确心肌缺血证据的患者，不推荐常规 PCI。未行再灌注治疗的 STEMI 患者的药物治疗包括以阿司匹林为基础的 DAPT，抗凝和二级预防药物。

该患者为高龄患者，根据患者的症状、体征及入院后心电图、肌钙蛋白结果，急性 ST 段抬高型心肌梗死诊断明确，但患者入院时距离发病已超过 24 小时，无直接 PCI 的指征，给予药物保守治疗，病情稳定后建议患者行冠状动脉造影检查及支架植入术，但患者及家属拒绝，要求继续药物保守治疗，1 年后随访，患者病情稳定，无胸痛发作，复查心脏彩超提示心脏形态大小及收缩功能均恢复正常。

（吴照科）

病例 8　冠心病、陈旧性心肌梗死

一、病历摘要

姓名：周××　　性别：女　　年龄：69 岁

过敏史：无。

主诉：心慌、胸闷、胸痛 7 月余，全身水肿进行性加重半月。

现病史：7 月余前出现活动后心慌、胸闷、胸痛，无放射痛、呼吸困难、咳嗽、咳痰、咯血等症状，持续 1～2 min 可自行缓解，未诊治，半月后上述症状频繁发作，一天可发作数次，舌下含化"速效救心丸"可缓解，至×××医院，诊断为"冠心病、急性冠状动脉综合征"，行冠状动脉对比剂冠状动脉支架置入术，共植入 5 个支架（具体结果不详），术后给予"拜阿司匹林肠溶片、替格瑞洛片、瑞舒伐他汀钙片"等药物治疗（具体不详）；5 月余前开始出现活动后胸闷气喘，无胸痛，无夜间阵发性呼吸困难，活动耐量下降，爬 2 层楼即可诱发，并出现双下肢水肿；半月前胸闷气喘症状进行性加重，活动耐量进一步下降，稍活动症状即加重，并出现全身水肿、腹胀、食欲缺乏、咳嗽、咳痰，夜间不能平卧，为求进一步治疗急诊转至我院，门诊以"冠心病、冠状动脉支架植入术后、心力衰竭"收入我科。患病来，神志清，精神差，饮食差，睡眠差，大小便失禁，体重未测。

既往史：平素体质较差，发现血糖升高 7 年余，确诊"2 型糖尿病" 7 月余，口服"阿卡波糖片、格列齐特缓释片"，胃肠道反应重，20 余天前换用诺和灵 30R 笔芯降糖治疗，血糖控制差。

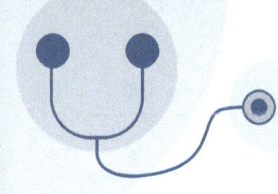

家族史：父已故死因不详，母已故因"肺心病、2型糖尿病"去世，1姐自杀，1姐患"肺心病、2型糖尿病"。家族无类似患者疾病、传染性疾病、遗传性疾病。

二、查体

体格检查：体温37.9℃，脉搏88次/min，呼吸21次/min，血压121/82 mmHg。发育正常，营养中等，神志清晰，精神差，被动坐位，面容正常，表情安静，检查合作。全身中度水肿，听诊双肺呼吸音粗，双下肺可闻及湿性啰音，心界向左下扩大，心率88次/min，心律齐，各瓣膜听诊区未闻及病理性杂音，全腹膨隆，无胃型、肠型，无胃蠕动波、肠蠕动波，腹柔软，无压痛、反跳痛，无包块，肝脏肋缘下未触及，剑突下未触及，Murphy征阴性，移动性浊音阴性，肠鸣音正常，双下肢对称中度水肿。

辅助检查：无外院检查检验结果。

三、诊断

初步诊断：①冠心病、陈旧性心肌梗死、冠状动脉支架植入术后、缺血性心肌病、慢性心衰急性加重、心功能Ⅳ级（NYHA）；②肺部感染；③2型糖尿病。

鉴别诊断：

①心源性水肿：有心脏病的病史及症状表现，如出现心悸、呼吸困难或气急、端坐呼吸、咳嗽、吐白色泡沫样痰等症状；有心脏病的体征，如心脏扩大，心脏器质性杂音、颈静脉怒张、肝大、肺底湿性啰音；水肿为凹陷性水肿，轻度的心源性水肿可以仅表现为踝部局限性水肿，重度可以出现双下肢、上肢、胸部、背部、面部均可发生，甚至出现胸腔、腹腔及心包积液；②肾源性水肿：常出现晨起时眼睑或面部浮肿，后来才扩至全身，它没有明显的血循环动力学障碍，无体循环静脉瘀血，一般能平卧，多伴尿蛋白或血尿；③肝源性水肿：多有慢性肝炎的病史，肝脾大，质硬，腹壁有侧支循环，食管静脉曲张，可有肝功能异常、白蛋白降低，往往以腹腔积液为主要表现，而两下肢足、踝等部位表现却不明显；④营养不良性水肿：患者人血白蛋白降低，尿液正常，常合并有贫血及乏力，营养改善后水肿可消退；⑤变态反应性水肿：往往有过敏史，水肿可突然发生。可有短暂的尿蛋白，肾功能多正常；⑥甲状腺功能异常：甲低及甲状腺功能亢进均可出现水肿，均为黏液性水肿。常表现为颜面和手足水肿，皮肤粗厚，呈苍白色；⑦特发性水肿：几乎只见于女性，且以中年妇女占多数。一般到傍晚时水肿最为明显。

最终诊断：①冠心病、陈旧性心肌梗死、冠状动脉支架植入术后、缺血性心肌病、慢性心衰急性加重、心功能Ⅳ级（NYHA）；②肺部感染；③2型糖尿病；④低蛋白血症。

四、诊疗经过

患者入院后急查结果回示：

急诊血常规（2021-07-12）：白细胞计数 $13.50×10^9$/L；中性粒细胞百分数 86.3%；急诊C反应蛋白（2021-07-12）：C-反应蛋白 93.75 mg/L；急诊感染标志物（2021-07-12）：降钙素原 0.557 ng/mL；白介素 6144.2 pg/mL；急诊心肌标志物（2021-07-12）：高敏肌钙蛋白T 0.565 ng/mL；急诊心肌酶谱均正常，NP+BNP（2021-07-12）：N端利钠肽前体＞35 000 pg/mL；急诊电解质（2021-07-12）：钠 130.0 mmol/L；氯 93.4 mmol/L；钙 2.00 mmol/L；磷 0.66 mmol/L；急诊肝功（2021-07-12）：总蛋白 62.0 g/L；白蛋白 29.0 g/L；急诊肾功能（2021-07-12）：尿素 13.60 mmol/L；尿酸 539 μmol/L，肌酐 98 μmol/L；床边心电图（2021-07-12）：①下壁、侧壁Q波改变；②肢体导联QRS波群低电压；③下壁、广泛前壁ST-T改变。床旁彩超（2021-07-12）示：左室壁运动幅度弥漫性减低，肺动脉高压（轻度）肺动脉压 48 mmHg，左心功能减低（收缩+舒张），EF 44%，双肾实质呈弥漫性损伤改变，双侧胸腔积液（左 24 mm，右 26 mm）。诊断为"冠心病、陈旧性心肌梗死、冠状动脉支架植入术后、缺血性心肌病、慢性心衰急性加重、心功能Ⅳ级（NYHA），肺部感染，低蛋白血症"，给予拜阿司匹林+替格瑞洛片抗血小板、瑞舒伐他汀钙降脂稳斑、美托洛尔缓释片控制心室率、沙库巴曲缬沙坦片及螺内酯片抗心室重构、奥美拉唑肠溶胶囊抑酸护胃、预防消化道出血、人血白蛋白注射液纠正低蛋白血症、托拉塞米针利尿消肿、减轻心脏负荷、硝酸异山梨酯注射液扩血管、头孢唑肟钠针抗感染等综合治疗，监测24小时出入水量，治疗过程中患者水肿减轻不明显，且出现低钠血症，给予加用托伐普坦片利尿，小剂量多巴胺泵入改善肾脏灌注，并给予通便药物防止便秘，7月15d患者复查血常规白细胞计数 $14.12×10^9$/L；中性粒细胞百分数 87.4%；ANP+BNP（2021-07-15）：心房钠尿肽 2248.9 pg/mL；N端利钠肽前体＞35 000 pg/mL；咳嗽、咳痰症状加重，心衰症状改善不明显，考虑肺部感染加重，给予比阿培南针抗感染治疗；07-18患者胸闷气喘呼吸困难症状加重，端坐呼吸，全身水肿加重，急查心脏彩超示，左室壁运动幅度弥漫性减低，肺动脉高压（轻度），左心功能减低（收缩+舒张），EF 27%，双侧胸腔积液（左 40 mm 右 30 mm），腹腔积液（最深处约 60 mm）。患者心衰进一步加重，血压偏低，给予 100/70 mmHg，给予左心孟旦注射液增强心肌收缩力，并减少沙库巴曲缬沙坦片剂量，继续监测24小时出入量，防止低血容量，后患者胸闷、气喘症状逐渐好转，咳嗽、咳痰症状明显减轻，体温正常，复查结果示血常规（2021-08-27）：白细胞及中性粒细胞比率均恢复正常；肾功（2021-08-27）：尿素 14.33 mmol/L；尿酸 549 μmol/L；肝功（2021-08-27）：白蛋白 36.8 g/L；ANP+BNP（2021-08-27）：心房钠尿肽 682.9 pg/mL；N端利钠肽前体 9483 pg/mL；心脏彩超示：左心增大（左室舒张末期内径 53 mm），左室功能减低（收缩+舒张），EF 48%，节段性室壁运动异常。病情好转出院。

五、出院情况

患者神志清，精神可，睡眠可，饮食可，大小便正常，生命体征平稳，胸闷、气喘缓解，夜间可平卧。

六、讨论

该患者为老年女性，有 2 型糖尿病史多年，血糖控制差，7 月余前因急性冠状动脉综合征，行冠状动脉造影检查示多支病变，植入支架 5 枚，后出现心衰，诊断为缺血性心脏病、心力衰竭，近半月来心衰症状加重，考虑为感染诱发加重，入院后给予积极抗感染治疗及纠正心功能治疗，症状逐渐好转；另外患者为 2 型糖尿病患者，血糖控制差，住院期间加用达格列净片降糖，同时改善患者利尿、降压、降低心衰患者死亡率。

老年人心力衰竭：心衰是指各种原因造成心脏结构和（或）功能异常改变，导致心室射血和（或）充盈功能障碍，从而引起以疲乏无力、呼吸困难和液体潴留（肺瘀血、体循环瘀血及外周水肿）为主要表现的一组复杂临床综合征。慢性心衰是指持续存在的心衰状态，可稳定、恶化或出现失代偿。老年慢性心衰患者较成年人更多因心功能反复恶化或急性失代偿而入院，从而加速心衰进程。根据左心室射血分数（LVEF）不同，慢性心衰分为射血分数降低心衰（HFrEF）、射血分数保留心衰（HFpEF）和射血分数中间值心衰（HFmrEF）。与 HFrEF 相比，HFpEF 在老年心衰中占有更大比例。心衰程度通常应用纽约心脏学会（NYHA）心功能分级。老年心衰的病因主要包括心肌病变、心脏负荷过重、心脏瓣膜病及结构异常、心律失常等四类原因，常见疾病有冠心病、高血压、糖尿病、心瓣膜病、心肌病、心房颤动等。退行性心瓣膜病、传导系统退行性改变、心肌淀粉样变性等老年特有的心脏改变也是老年心衰的重要病因。诱发老年心衰的原因更为广泛，常见诱因包括：感染、急性心肌缺血、快速或缓慢心律失常、血压波动、钠盐摄入过多、输液输血过快和（或）过多、情绪激动及药物（如抑制心肌收缩力的药物和引起水钠潴留的药物）等。老年心衰患者常并存多种慢性疾病，如 COPD、高血压、糖尿病、慢性肾功能不全、贫血等。这些慢性疾病的存在与病情加重是导致心衰发生的重要基础与诱因。

1. 临床特点

临床表现为症状体征不典型、多病共存，多伴衰弱、多重用药和认知障碍等老年综合征，有如下主要表现。

（1）症状隐匿：急性失代偿老年心衰患者更易出现急性肺水肿和血压波动。而多数老年慢性心衰患者可表现为咳嗽、乏力、疲倦、全身不适、食欲减退、腹部不适、恶心、腹泻、注意力不集中、反应迟钝等，可无典型的呼吸困难表现。

（2）体征不典型：第三心音、肺部啰音、颈静脉怒张等体征在老年患者中特异性不强，老年人外周水肿多为下肢静脉瓣功能不全、钙通道阻滞剂等药物或其他原因引起，需鉴别。

（3）多伴有老年综合征：老年心衰患者多伴衰弱、肌少症、营养不良、跌倒、认知障碍、谵妄、睡眠障碍、焦虑、抑郁、大小便失禁和多重用药等临床表现，需综合判断，心衰亦是一种老年综合征。

（4）多病共存：常合并高血压、糖尿病、慢性肾病、冠心病、COPD、心房颤动、卒中、睡眠呼吸暂停、贫血、肿瘤、周围血管病及老年综合征等，老年心衰患者常有 2～3 个及以上共病存在。辅助检查：常规检查有心电图（ECG）、胸部 X 线、利钠肽（NPs）水平和超声心动图（UCG）等。新诊断心衰患者应行血常规、电解质、肝肾功能、血糖和糖化血红蛋白、甲状腺功能、血清铁蛋白和总铁蛋白结合力、心肌损伤标志物等检查，以评估心衰可能病因、诱因、共病和选择治疗方法的依据。诊断 HFrEF 的诊断：有心衰症状或体征，且 LVEF < 40% 可诊断 HFrEF。

2. HFmrEF 和 HFpEF 的诊断

（1）心衰症状或体征。

（2）LVEF：HFmrEF 患者 LVEF 40%～49%；HFpEF 患者 LVEF ≥ 50%。鉴别诊断：老年心衰临床表现不典型，因此对有呼吸困难、周围水肿、不明原因疲乏无力、运动耐力下降、食欲减退、注意力不集中、反应迟钝等患者要考虑有无心衰可能，应注意与如下肺部病变如 COPD、肺间质纤维化、原发性肺动脉高压、非血栓栓塞性疾病、严重贫血、慢性肾病、肝硬化、静脉功能不全、淋巴水肿和药物不良反应等鉴别。老年心衰患者伴其他综合征，建议在诊断老年心衰同时，应完成包括老年综合评估的内容，以便更好地个体化管理老年心衰。老年生活能力评估、衰弱、痴呆与认知障碍、抑郁、营养不良、多重用药等评估。治疗：治疗目标以缓解症状、改善运动耐量、提高生活质量、减少并发症和再住院率及降低死亡率。治疗应遵循个体化原则，动态评估患者伴随疾病的变化及相应合并用药的调整情况；定期监测和评估患者认知和肝肾功能及电解质，药物选择及辅助装置使用应权衡利弊，及时调整治疗方案。

老年慢性心衰的药物治疗。①利尿剂：有液体潴留的 HFrEF 患者，若无禁忌证推荐使用利尿剂缓解症状。首选袢利尿剂，利尿剂应从小剂量开始，逐渐增加剂量至尿量增加，密切观察患者症状、监测尿量及体重变化，根据情况及时调整剂量。用药期间监测患者血压、肾功能、电解质及尿酸，避免出现低血压、肾功能恶化、电解质丢失或高尿酸血症等。新型排水利尿剂，血管升压素 V_2 受体阻滞剂（托伐普坦），在袢利尿剂的基础上加用托伐普坦可增加尿量，改善症状，不激活肾素-血管紧张素-醛固酮系统（RASS）和增加电解质紊乱及肾功能恶化的风险，对伴有低钠血症的老年患者是一种很好的选择；②

肾素-血管紧张素（RAS）受体阻滞剂：适用有症状的 HFrEF 患者，如无禁忌证推荐初始小剂量应用 ACEI。对 ACEI 不耐受的 HFrEF 患者，推荐使用 ARB；③血管紧张素受体-脑啡肽酶抑制剂（ARNI）：ARNI 是一类作用于 RAAS 和脑啡肽酶的药物，其代表药物为沙库巴曲缬沙坦。对应用 ACEI 类、β-受体阻滞剂及醛固酮受体阻滞剂后仍有症状的老年 HFrEF 患者推荐使用 ARNI 替代 ACEI 和 ARB 类药物，且必须在 ACEI 停用至少 36 h 后才可使用 ARNI；④β-受体阻滞剂：所有有 HFrEF 症状患者，如无禁忌证推荐使用β-受体阻滞剂。对有液体潴留患者可联合利尿剂；⑤醛固酮受体阻滞剂（MRA）：对应用 ACEI 和β-受体阻滞剂后依然有症状的中至重度老年心衰患者（NYHA Ⅱ～Ⅳ级），心肌梗死后 LVEF＜40%，有症状或合并糖尿病患者推荐使用螺内酯；⑥洋地黄类药物：适用于标准治疗后仍有心衰症状的 HFrEF 患者。尤其是伴快速心室率的心房颤动患者；⑦钠葡萄糖共转运蛋白 2（SGLT-2）抑制剂：适用于 NYHA Ⅱ～Ⅳ级成年 HFrEF 患者；⑧伊伐布雷定：对 NYHA Ⅱ～Ⅲ级，LVEF≤35%，或已使用最大耐受剂量 ACEI、β-受体阻滞剂和 MRA 优化治疗后仍有症状，静息窦性心律≥70次/min 慢性心衰患者，应考虑使用伊伐布雷定。

非药物治疗：①加强健康教育与自我管理，对患者及家属施行健康教育，包括与心衰相关的基础知识、药物知识、症状监控、饮食运动指导及改善生活方式等。同时，需加强患者自我监测与管理，特别是每日体重和尿量变化、合理限制钠盐摄入。提高药物依从性，减少不必要的非治疗性保健药物；②改善睡眠障碍；③器械治疗，机械通气、超滤及肾脏替代治疗、体外反搏、机械循环辅助装置、心脏再同步化治疗、左心室辅助装置（LAVD）；④运动康复，推荐 NYHA 心功能Ⅰ～Ⅲ级的慢性心衰患者（包括 HFrEF 和 HFpEF）进行合理的有氧运动。老年心衰的共病管理（高血压、心房颤动、糖尿病、认知功能障碍、贫血、衰弱、营养不良、多重用药）。心衰是一种复杂得多病因、多机制、多种表现的心血管疾病综合征。对老年心衰患者要从心衰加重的诱因、生活方式、药物治疗、康复、护理等多方面、多层次进行综合管理，且贯穿于住院前、住院中和出院后的医疗全过程。

（吴照科）

病例 9　先天性心脏病、卵圆孔未闭

一、病历摘要

姓名：程××　　性别：女　　年龄：30岁

过敏史：无。

主诉：发作性头痛8年，加重2年。

现病史：8年前出现发作性头痛，睡眠不足、异常味道、强光照射、围经期等可诱发，头痛为偏侧额颞部疼痛，呈搏动性，有时伴有恶心、呕吐，一般持续半天，光声刺激或活动可加重头痛，安静环境、休息或口服药物可缓解。2年来上述症状加重，发作频繁，且程度加重，1周可发作3次左右，至医院查头颅CT未见明显异常，右心声学造影阳性，提示卵圆孔未闭，为求进一步治疗于我院就诊，门诊以"①偏头痛；②先天性心脏病、卵圆孔未闭"收入我科。患病来，神志清，精神尚可，饮食尚可，睡眠差，大便正常，小便正常，体重未见明显减轻。

家族史：父健在患有疾病情况，母健在有偏头痛病史，1兄2姐均体健，否认家族遗传性及传染病病史。

二、查体

体格检查：体温36.5℃，脉搏72次/min，呼吸17次/min，血压128/69 mmHg，体重62 kg。胸廓无畸形，胸壁无压痛，双侧呼吸运动度相等，触诊语颤双侧相等，未触及胸膜摩擦感，叩诊双肺呈清音，听诊双肺呼吸音清，未闻及干湿性啰音，心前区无隆起，心尖冲动不能明视，未触及心包摩擦感，心前区无震颤，叩诊心脏相对浊音界，心率72次/min，律齐，$P_2 = A_2$，心脏各瓣膜听诊区未闻及病理性杂音。腹平坦，未见肠型及蠕动波，无腹壁静脉曲张，腹软，腹部无压痛及反跳痛，未触及异常包块，肝脾肋缘下未触及，Murphy's征阴性，肝区及双肾区无叩击痛，叩诊呈鼓音，移动性浊音阴性，听诊肠鸣音4次/min，未闻及气过水声。

辅助检查：右心声学造影（2021-06-03某学院附属第一医院）：卵圆孔未闭。

三、诊断

初步诊断：①偏头痛；②先天性心脏病、卵圆孔未闭。

鉴别诊断：卵圆孔未闭应与小房间隔缺损相鉴别，主要通过心脏彩超来实现。小房间隔缺损是在经胸超声下显示房间隔上有小的连续中断，房间隔上的连续中断多半＞5 mm。

最终诊断：①偏头痛；②先天性心脏病、卵圆孔未闭。

四、诊疗经过

入院后积极完善相关检查检验，心脏彩超示：心脏形态结构、心功能及血流未见明显异常。超声造影：经左侧肘静脉注射超声对比剂（维生素B_6 + 碳酸氢钠混合液约14 mL）后，当右房显影后，嘱患者做Valsalva动作，左房内可观察中－大量微气泡反射。右心造影（阳性）。请心外科会诊，建议行卵圆孔未闭介入封堵。患者于2021-07-26行局部麻醉下卵圆孔未闭介入封堵术，手术顺利，床旁彩超提示，封堵器形态及位置良好。术后给予低分子肝素抗凝，拜阿司匹林肠溶片及氯吡格雷片抗血小板治疗。

五、出院情况

患者神志清，精神可，睡眠可，饮食可，大小便正常，穿刺部位愈合良好，未诉不适。复查心脏彩超示：卵圆孔未闭封堵术后，封堵器位置正常。

六、出院随访

患者仍有头痛发作，但程度及频率均较前明显减轻，复查心脏彩超（2021-10-26 外院）：卵圆孔未闭封堵术后，房水平分流消失。

七、讨论

卵圆孔是胚胎时期心脏房间隔的一个生理性通道，出生后大多数人原发隔和继发隔相互靠近、粘连、融合，逐渐形成永久性房间隔，若3岁以上未完全融合则形成卵圆孔未闭（patent foramen ovale，PFO）。

卵圆孔未闭的解剖特征：一般认为成年人PFO的发生率约为25%。房间隔原发隔和继发隔重叠的程度为PFO的长度，不融合的距离为PFO的宽度或大小。PFO长度范围为3～18 mm，平均为8 mm。PFO大小范围从1～19 mm不等，平均4.9 mm。PFO大小随着年龄增加而增大。PFO在功能上与瓣膜相类似，正常人左心房压力比右心房高3～5 mmHg（1 mmHg = 0.133 kPa），PFO应处于关闭状态，一般并不引起血液分流。临床发现PFO可伴左向右分流、右向左分流（right-left shunt，RLS）或双向分流，后者除外右心压力容量增加的心脏结构功能改变或先天性心脏病晚期合并肺动脉高压外，主要见于一过性右房压高于左房压如心脏舒张末期、收缩期始、咳嗽、大笑、打喷嚏、Valsalva动作等，左侧薄弱的原发隔被推开而出现RLS。

卵圆孔未闭的超声诊断：PFO主要通过超声诊断，包括经胸超声心动图、经食管超声心动图和对比增强经颅多普勒超声声学造影（cTCD）等来检查。

经胸超声心动图和经胸超声心动图声学造影：成人因受各种因素如肥胖、肺气过多等的影响，经胸超声心动图对PFO检出率较低，难以准确测量PFO的大小。经胸超声心动图声学造影检查，可了解有无RLS。

经食管超声心动图和经食管超声心动图声学造影：经食管超声心动图可清楚观察房间隔解剖结构，是诊断PFO的"金标准"和首选方法。通常根据经食管超声心动图测量PFO的大小，将PFO分为大PFO（≥ 4.0 mm）、中PFO（2.0～3.9 mm）和小PFO（≤ 1.9 mm）三种类型。有效Valsalva动作后测量的最大PFO开放直径接近其真实大小。与经胸超声心动图声学造影一样，经食管超声心动图声学造影亦可用于判断 RLS 的多少。但经食管超声心动图为半创伤性检查，操作过程中患者比较痛苦，难以配合 Valsalva 动作，会影响检测左向右分流的敏感性，其 PFO-RLS 检出率低于经胸超声心动图声学造影。

对比增强经颅多普勒超声声学造影（cTCD）：其是通过在静息状态及 Valsalva 动作后注射激活生理盐水，观察颅脑循环出现气泡的多少判断 RLS。cTCD 缺点在于难以区分左向右分流的来源。cTCD 诊断 RLS 敏感性为 68%～100%，特异性为 65%～100%，而经胸超声心动图声学造影特异性为 97%～100%。

卵圆孔未闭与反常栓塞：大部分人群的 PFO 为"良性"，没有任何影响。但是，PFO 可增加血凝块（如来自下肢深静脉的栓子）从右心系统进入到左心系统，从而进入动脉循环而造成体循环栓塞的风险。若脑动脉系统发生栓塞，则表现为脑卒中或 TIA。这种血栓或化学物质通过特殊通道，从右心系统进入左心系统导致体循环栓塞的现象，称为反常栓塞。

反常栓塞的诊断应符合。

（1）无左侧心脏栓子源的全身性或脑动脉栓塞。

（2）存在左向右分流（主要为 PFO）。

（3）有静脉血栓和（或）肺动脉栓塞。

PFO 的临床线索：不明原因脑卒中（cryptogenic stroke，CS）的诊断是一种排除诊断，PFO 是否为其病因常难以判断。一项对比心房颤动或 PFO 导致脑卒中的研究发现，PFO 引起脑卒中更容易发生单皮层梗死或多发的小型散在梗死病灶。类似地，在一项 CS 和明确 PFO 患者的大数据库中，亦证实浅表分布的脑卒中与 PFO 存在明显相关性。临床上对于年龄≤55 岁，缺乏易患因素，突然出现的脑卒中患者应怀疑 PFO 为其病因。部分患者有明确诱因，如长时间的空中旅行或自动驾驶后、体力活动后如洗浴或抬重物等。妊娠亦是一个诱因，怀孕是静脉血栓的易患因素。对于不明原因的偏头痛，特别是先兆性偏头痛，斜卧呼吸-直立型低氧血症及难以解释的动脉栓塞等都应常规检测 TTE/cTTE，除外有无 PFO。

PFO 的临床意义：① PFO 与不明原因脑卒中：缺血性脑卒中有 35%～40% 的原因不明。尽管发现跨 PFO 血栓支持反常性栓塞导致脑卒中这一概念，但 PFO 与 CS 之间确切的关联仍不清楚。多个临床研究显示，封堵 PFO 是一种安全、有效预防脑卒中复发的治疗方法。② PFO 与偏头痛：偏头痛发生率男性为 6%，女性高达 15%～17%，但其发生机制不明。文献报道，偏头痛患者中 PFO 发生率为 14.6%～66.5%，先兆型偏头痛 PFO 发生率可高达 26.8%～96.0%。

有研究表明，封堵 PFO 后虽不能减少总的偏头痛天数，但可明显减少先兆型偏头痛的天数，治愈 10% 偏头痛、40% 先兆型偏头痛；亦有 40% 偏头痛症状明显减轻。

PFO 治疗：①药物治疗：药物治疗主要预防 PFO 患者脑卒中或 TIA 的复发。推荐抗血小板治疗[阿司匹林 3~5 mg/(kg·d)或氯吡格雷 75 mg/d]作为首选治疗。对于抗血小板治疗中仍有脑卒中复发者,或并发深部静脉血栓形成及高凝状态者,可改用华法林抗凝治疗。目前尚缺乏使用新型口服抗凝药物防治的相关数据或经验。尽管药物治疗无手术风险,但需长期治疗,出血是其最主要的并发症,另外患者的依从性差。有研究表明,对于 PFO 合并房间隔瘤者,即使有效地抗血小板治疗,其脑卒中复发率仍较高;②封堵治疗适应证:①CS 或 TIA 合并 PFO,有中-大量 RLS;或使用抗血小板或抗凝治疗仍有复发;或有明确 DVT;②顽固性或慢性偏头痛合并 PFO,有中-大量 RLS;③PFO 合并静脉血栓或下肢静脉曲张/瓣膜功能不全,有中-大量 RLS;④斜卧呼吸-直立型低氧血症伴 PFO,有中-大量 RLS;⑤高危 PFO,PFO 合并房间隔瘤或间隔活动过度大、大的 PFO、PFO 合并静息 RLS;⑥年龄 18~60 岁(合并明确 CS,年龄可适当放宽)。相对适应证:①偏头痛合并 PFO,有中量 RLS;②PFO 伴静脉血栓形成高危因素(长期坐位或卧床等),有中量 RLS;③PFO 伴颅外动脉栓塞;④合并 PFO 的特殊职业(如潜水员、飞行员等);⑤临床难以解释的缺氧合并 PFO。禁忌证:①可以找到任何原因的脑栓塞,如心源性脑栓塞、血管炎、动脉硬化;②对抗血小板或抗凝治疗禁忌者,如 3 个月内有严重出血情况,明显的视网膜病,有颅内出血病史,明显的颅内疾病;③下腔静脉或盆腔静脉血栓形成导致完全梗阻,全身或局部感染,败血症,心腔内血栓形成;④妊娠;⑤合并肺动脉高压或 PFO 为特殊通道;⑥急性脑卒中 2 周以内。

该患者有慢性偏头痛病史 8 年,近 2 年症状加重,疼痛难以忍受,严重影响生活质量,入院后查右心声学造影提示卵圆孔未闭,中大量反流,有明确手术适应证,术后顺利,术后给予拜阿司匹林肠溶片 0.1 g/d,服用 6 个月,氯吡格雷片 75 mg/d,服用 3 个月,并嘱患者术后 3 个月、6 个月和 1 年复查超声心动图,除了解封堵器位置、有无封堵器血栓及心脏结构外,重点应作 cTTE 或 cTCD 检查,判断有无右向左分流。

(吴照科)

病例 10　原发性高血压(3 级 很高危)

一、病历摘要

姓名:张××　　性别:女　　年龄:22 岁

过敏史:食物"金蝉"。

主诉:发现血压高 7 年余,活动后胸闷、气喘 1 月余。

现病史:7 年余前体检时发现血压高,最高 230/120 mmHg,无头晕、头痛、胸闷、气短等症状,至河南省人民医院住院治疗,查肾上腺增强及肾动脉 CTA 均无明显异常,皮质醇节律、肾素-血管紧张素-醛固酮等均无明显异常，按"原发性恶性原发性高血压"给予"硝苯地平控释片、美托洛尔缓释片"降压治疗，血压控制差，院外未规律服药。2月前无明显诱因突发头痛，伴恶心、呕吐、胸闷、心慌，无胸痛、后背痛、头晕、视物模糊、下肢水肿、肢体活动障碍等症状，急至我科治疗，测血压228/130 mmHg，诊断为"高血压危象"，给予静脉应用"乌拉地尔"联合氨氯地平片、美托洛尔片、厄贝沙坦片、特拉唑嗪降压治疗3 d，患者因私人原因强烈要求出院，院外规律服用"螺内酯20 mg bid；特拉唑嗪2 mg bid；厄贝沙坦0.75 g bid；氨氯地平5 mg bid；美托洛尔片50 mg bid"，血压控制在160～170/100～110 mmHg。1月余前出现活动后胸闷、气喘，于快走及爬2层楼时明显，休息后可稍缓解，无胸痛、肩背部痛、咯血，无夜间阵发性呼吸困难，无恶心、呕吐，无头晕、头痛、视物模糊、下肢水肿、肢体活动障碍等症状，为求进一步治疗来我院，门诊以"①难治性高血压；②高血压肾病；③高血压性心脏病"收入院；此次发病来，神志清，精神欠佳，饮食睡眠可，大小便正常，体重无明显变化。

家族史：外祖父患"原发性高血压"，父、母体健，同胞1人，1兄体健，否认家族遗传性及传染病疾病病史。

二、查体

体格检查：体温36.5℃，脉搏82次/min，呼吸21次/min，血压162/102 mmHg，神志清，精神欠佳，全身皮肤黏膜无黄染及出血点，浅表淋巴结无肿大，双肺呼吸音清，未闻及干湿性啰音，心脏浊音界向左下扩大，心率82次/min，律齐，各瓣膜听诊区未闻及病理性杂音，腹部检查无异常，双下肢无水肿。

辅助检查：肾功能（我院2019-02-25）：尿酸471 μmol/L↑肌酐117 μmol/L↑尿素7.8 μmol/L↑。心功能标志物（我院2019-02-26）：心房钠尿肽885.7 pg/mL↑，N端利钠肽前体11 867 pg/mL↑。高血压三项（立卧位）（我院2019-02-26）：肾素（立位）8.06 ng/mL↑，血管紧张素Ⅱ（立位）397.2 pg/mL↑，醛固酮（立位）227.68 pg/mL，肾素（卧位）6.91 ng/mL↑，血管紧张素Ⅱ（立位）314.36 pg/mL↑，醛固酮（立位）153.23 pg/mL。皮质醇+ACTH节律（我院2019-02-26）：正常。免疫复合物（我院2019-02-26）：正常。血管炎三项（我院2019-02-26）：正常。彩超（我院2019-02-26）：双肾实质呈弥漫性损伤病变；双肾髓质钙质沉着症。左心大（左室舒张末期内径57 mm），左室壁增厚（13 mm），左室功能减低（收缩+舒张），EF 40%；左室壁运动幅度明显减低。肾上腺CT（我院2019-02-26）：左肾高密度影，出血性囊肿？脾大。

三、诊断

初步诊断：①原发性高血压（3级 很高危）；②高血压肾病、慢性肾脏病3期、双肾髓质钙质沉着症;③高血压性心脏病、心力衰竭、心功能Ⅲ级。

鉴别诊断:高血压原因鉴别。①原发性高血压情尚不明确,可能与食盐摄入过多、肥胖、遗传、环境等因素有一定关系,起病缓慢,早期多无症状,偶于体检时发现,晚期常并发心脑肾等重要脏器损害甚至出现脑出血、心力衰竭、尿毒症等;②肾实质性高血压早期均有明显的肾脏病变的临床表现,在病程的中后期出现高血压,肾穿刺病理检查有助于诊断慢性肾小球肾炎,多次尿细菌培养和静脉肾盂造影对诊断慢性肾盂肾炎有价值,糖尿病肾病者均有多年糖尿病病史;此患者先出现高血压,后出现肾功能异常,不考虑此诊断;③肾血管疾病,肾动脉狭窄是继发性高血压的常见原因之一。高血压特点为病程短,为进展或难治性高血压,舒张压明显升高,常 > 110 mmHg,腹部或肋脊角连续性或收缩性杂音,血浆肾素活性增高,两侧肾脏大小不等(长径相差 > 1.5 cm),可行超声检查、血浆肾素活性测定、放射性核素肾显像、肾动脉造影等以明确;患者既往行肾脏CTA无异常,排除此类型;④嗜铬细胞瘤,高血压呈阵发性或持续性。典型病例常表现为血压的不稳定和阵发性发作。发作时除血压骤然升高外,还有头痛、心悸、恶心、多汗、四肢冰冷和麻木感、视力减退、上腹或胸骨后疼痛等。典型的发作可由于情绪改变如兴奋、恐惧、发怒而诱发。血和尿儿茶酚胺及其代谢产物的测定等可有助于诊断;⑤原发性醛固酮增多症,典型的症状和体征有轻至中度高血压,多尿尤其夜尿增多、口渴、尿比重偏低,发作性肌无力或瘫痪、肌痛、抽搐或手足麻木等,凡高血压者合并上述3项临床表现,并有低钾血症、高血钠而无其他原因可解释的,应考虑本病之可能,实验室检查可见血和尿醛固酮升高,PRA减低,肾上腺超声或CT可有占位性病变;⑥皮质醇增多症、垂体瘤、肾上腺皮质增生或肿瘤所致,表现为满月脸、多毛、皮肤细薄,血糖升高,24小时尿游离皮质醇和17羟或17酮甾体增高,此患者无肥胖,既往查皮质醇昼夜节律ACTH正常,不符合此诊断。

最终诊断:①原发性高血压(3级 很高危);②高血压肾病、慢性肾脏病3期、双肾髓质钙质沉着症;③高血压性心脏病、心力衰竭、心功能Ⅲ级;④高同型半胱氨酸。

四、诊疗经过

入院后积极完善相关检查检验,心房钠尿肽 459.6 pg/mL↑;N端利钠肽前体 1135 pg/mL↑;尿微量白蛋白/肌酐 348.8 mg/g↑;尿白蛋白 > 300 mg/L↑;β_2微球蛋白 1.40 μg/mL↑;免疫球蛋白 123.66 μg/mL↑;白蛋白 279.07 μg/mL↑;24小时尿儿茶酚胺阴性;抗核抗体及ANCA均阴性,余血常规、CRP、ESR、肝肾功能、电解质、血脂、心肌酶、心肌损伤标志物、甲状腺功能等均无明显异常。心电图示:①左心室肥大心电图改变;②ST-T改变。动态心电图示:①基础心律为窦性心律,最小心率、平均心率、心率动态变化、心搏总数均正常;②室性期前收缩8个(正常),起源点位于左心室心尖部。③ST-T可见异常动态变化（提示：下壁、广泛前壁心肌缺血）；④心率变异性正常；⑤睡眠窒息危险分析异常；⑥窦性心律震荡正常。动态血压示：①有效测压百分率97.7%（正常），（正常值＞90%）；②白天SBP平均值148 mmHg（异常）；DBP平均值97 mmHg（异常），（正常值＜140/90 mmHg）；③夜间SBP平均值148 mmHg（异常）；DBP平均值92 mmHg（异常）。（正常值＜120/80 mmHg）；④收缩期白天血压负荷为85.7%（异常）；夜间血压负荷为100.0%（异常）舒张期白天血压负荷为88.6%（异常）；夜间血压负荷为100.0%（异常），（正常值＜25%）；⑤夜间血压下降率收缩压为0.0%（异常）。舒张压为5.2%（异常），（正常值＞10%）。彩超示：左室大（左心室舒张末期内径33 mm），左室壁增厚（13 mm），左室功能减低（收缩+舒张），EF44%，室间隔运动幅度减低，双肾实质呈弥漫性损伤改变，双肾髓质钙质沉着症。睡眠呼吸监测结果正常。排除继发性高血压，按"原发性高血压"给予氨氯地平片、厄贝沙坦氢氯噻嗪片、特拉唑嗪片、螺内酯片、美托洛尔片联合降压治疗，并给予改善心功能药物、降低同型半胱氨酸水平、改善生活方式等综合治疗。后血压逐渐得到控制，血压维持在120/65 mmHg左右。

五、出院情况

患者神志清，精神可，饮食睡眠可，大小便正常，诉活动后胸闷、气喘症状缓解，活动耐量较前明显增加。血压维持在120/65 mmHg左右。

出院随访：

心脏彩超（本院2020-10-12）：左房稍大（左心房收缩末期内径37.6 mm），左心室舒张末期内径46 mm，EF 72%。

六、讨论

本例患者的特点为：①22岁青年女性，15岁发现高血压；②顽固性高血压；③就诊时已合并肾脏、心脏靶器官损害。

青年高血压患者诊断方面，应首先排除继发性原发性高血压可能：①肾实质性高血压：早期均有明显的肾脏病变的临床表现，在病程的中后期出现高血压，肾穿刺病理检查有助于诊断慢性肾小球肾炎，多次尿细菌培养和静脉肾盂造影对诊断慢性肾盂肾炎有价值，糖尿病肾病者均有多年糖尿病病史；此患者既往无慢性肾小球肾炎、慢性肾盂肾炎和高脂血症、糖尿病病史，且先出现高血压，后出现肾功能异常，不考虑此诊断；②肾血管疾病，肾动脉狭窄是继发性高血压的常见原因之一。高血压特点为病程短，为进展或难治性高血压，舒张压明显升高，常＞110 mmHg，腹部或肋脊角连续性或收缩性杂音，血浆肾素活性增高，两侧肾脏大小不等（长径相差＞1.5 cm），可行超声检查，血浆肾素活性测定，放射性核素肾显像，肾动脉造影等以明确；③患者既往行肾脏 CTA 无异常，排除此类型；④嗜铬细胞瘤：高血压呈阵发性或持续性。典型病例常表现为血压的不稳定和阵发性发作。发作时除血压骤然升高外，还有头痛、心悸、恶心、多汗、四肢冰冷和麻木感、视力减退、上腹或胸骨后疼痛等。典型的发作可由于情绪改变如兴奋、恐惧、发怒而诱发。血和尿儿茶酚胺及其代谢产物的测定等可有助于诊断。此患者入院血压呈持续升高，无阵发性血压上升、面色苍白、大汗等表现，入院后查 24 小时尿儿茶酚胺正常，可排除此诊断；⑤原发性醛固酮增多症：典型的症状和体征有轻至中度高血压，多尿尤其夜尿增多、口渴、尿比重偏低，发作性肌无力或瘫痪、肌痛、抽搐或手足麻木等，凡高血压者合并上述 3 项临床表现，并有低钾血症、高血钠而无其他原因可解释的，应考虑本病之可能，实验室检查可见血和尿醛固酮升高，PRA 减低，肾上腺超声可有占位性病变。此患者无低血钾，入院后肾上腺 CT 未发现有占位性病变，血浆醛固酮与肾素活动比值（ARR）＜240，故可排除此诊断；⑥皮质醇增多症、垂体瘤、肾上腺皮质增生或肿瘤所致，表现为满月脸、多毛、皮肤细薄，血糖升高，24 小时尿游离皮质醇和 17- 羟或 17- 酮甾体增高，此患者无肥胖，既往查皮质醇昼夜节律 ACTH 正常，不符合此诊断；⑦甲状腺功能亢进：此患者无心率增快，脾气暴躁，消瘦，吐艳等表现，入院后查甲状腺功能正常，可排除此诊断。因此，结合患者症状、体征及辅助检查结果，诊断为原发性高血压。

该患者入院后血压明显升高，应用多种降压药物联合治疗，属难治性高血压。难治性高血压是高血压治疗中的一个难点。难治性高血压的定义：在改善生活方式的基础上，应用了合理可耐受的足量≥3 种降压药物（包括利尿剂）治疗＞1 个月，血压仍未达标，或服用≥4 种降压药物才能有效控制。高盐摄入、肥胖、颈动脉压力反射功能减退是高血压患者血压难以控制的基本原因。在此基础上，循环和组织中的肾素血管紧张素系统（RASS）的激活及中枢或局部组织（特别是肾脏）交感神经活性的过度增高会启动炎症因子、氧化应激过程并促发动脉硬化和动脉粥样硬化的发生和进展，加重了血管结构和功能的异常，从而使增高的血压难以获得控制。难治性高血压的诊断应排除假性顽固性高血压，血压测量方法不正确，治疗依从性，是否服用影响血压的药物，生活方式因素：高盐摄入、过度焦虑、大量吸烟、重度肥胖、慢性疼痛等，是否存在高血压药物治疗不充分：如药物用量不足或未使用利尿剂或联合方案不正确，寻找继发性高血压的线索。难治性高血压的治疗：①矫治不良生活方式；②药物治疗。难治性高血压的基本药物治疗应以 ARB 或 ACEI 联合钙拮抗剂再联合噻嗪类利尿剂的三联方案为主，在此基础上如血压仍不能达标，可依据患者的临床特点联合其他的降压药物（β-受体阻滞剂，α-受体阻滞剂及醛固酮拮抗剂等）。此患者采用厄贝沙坦氢氯噻嗪片、氨氯地平片、特拉唑嗪片、螺内酯片、美托洛尔片联合治疗，最终将血压控制在理想水平。

（吴照科）

第四章　内科疾病的中西医结合治疗

第一节　呕吐

一、概述

呕吐既是中医病名，又是临床常见症状，可见于除脾胃病证之外其他多种急慢性病证中。呕与吐所指不同，历代医家就已区别，东垣指出"呕者有物有声，吐者有物无声"，然二者于临床常同时出现，较难分开，况且在辨证论治上大致相同，故后世多统称。本处讨论的呕吐是指因胃失和降、气机上逆导致胃中之物经口吐出的一种病证。

呕吐的病因较多，主要包括外感六淫、饮食不洁、七情内伤等所致的实证，以及脏腑亏弱等所致的虚证，且常常相互影响；病位在胃，但肝脾多有涉及；病机在于胃失和降，气机上逆。

目前已有学者从分子生物学角度研究胃气上逆的机制，观察到动物呕吐发作时体内5-羟色胺（5-HT）、5-羟吲哚乙酸（5-HIAA）含量明显升高。

本病可见于西医学多种疾病之中，多为急症，如急性胃炎、急性胰腺炎、肠梗阻、胆囊炎、急性脑血管病及一些烈性传染病等。症状严重时，可导致严重水电解质紊乱、贲门撕裂、低血容量性休克等急危重症。

二、临床表现

呕吐为主要临床表现。

三、诊断

（一）诊断要点

本病以呕吐胃中之物（包括食物、水液诸物）或干呕无物为主症，发作次数不等，常有胃脘胀痛、食欲缺乏、嘈杂吞酸等兼见症，疾病可缓可急，故其证候多由于寒热虚实之别而表现多样。

(二) 证候诊断

1. 实证

（1）外邪犯胃证：突发呕吐，起病较急，发热恶寒，头痛，胸脘满闷，不思饮食，舌苔白，脉濡缓。

（2）饮食积滞证：呕吐酸腐，脘腹胀满，食入更甚，吐后则舒，大便干溏不定，气味臭秽，舌苔厚腻，脉滑实。

（3）痰饮内停证：呕吐痰涎，胸脘痞满，不思饮食，头晕，或呕而肠鸣，舌苔白腻，脉滑。

（4）肝气犯胃证：呕吐反酸，嗳气频作，胸胁胀满，烦闷不舒，情志不遂更甚，舌红，苔稍腻，脉弦滑。

2. 虚证

（1）脾胃亏虚证：每因饮食不慎而发呕吐，时作时止，纳食不香，脘痞满闷，面色萎黄少华，倦怠乏力，大便稀溏，舌淡，苔薄白，脉弱。

（2）胃阴不足证：呕吐频繁量少，时有干呕，口干咽燥，胃中嘈杂，似饥而欲食，舌红少津，脉细数。

(三) 鉴别诊断

1. 反胃

本病属呕吐范畴，临床表现以恶心、呕吐为主，病位在胃，亦由气上逆而致。然反胃多因脾胃虚寒，不能腐熟水谷精微，食入不化致病，表现为食滞胃中，过时尽吐，吐后自觉舒适，即"暮食朝吐，朝食暮吐"；而呕吐发病并无规律，既可见食入即吐，亦可见时吐时止。

2. 噎膈

虽有呕吐症状，然以进食困难、自觉梗阻食不得入为主要表现，病位在食管，病情较重，治疗困难，症状难以纠正，预后不良。

四、治疗

基于本病病机，其治疗法则以和胃降逆为主，当首辨虚实，次辨寒热，再辨可止与否。

(一) 实者重在祛邪，虚者重在扶正，均可辅以和胃降逆之品，则呕自止

关于本病治法，自古以来所云众多，其中较为推崇的当属《伤寒论》《金匮要略》条文中所记载的治呕方法。"呕吐哕"是《伤寒论》中出现较多的症状之一，其所涉及的条文达70多条，六经病均涉及呕吐，有方有证者43条；《金匮要略》中论治呕吐，集中体

现在《呕吐哕下利病脉证治》《腹满寒疝宿食病脉证治》《妇人妊娠病脉证并治》《妇人产后病脉证治》《痰饮咳嗽病脉证并治》等篇。其立法严谨，用药精当。总结仲景止呕方法，大致可分为解表调和营卫、和解少阳、清热祛火、养阴清热、温阳散寒、蠲饮化浊、辛开苦降、涌吐治呕通因通用；分析其中治法，皆为审证求因，辨证论治，并非拘泥于一方一药。

（二）呕吐当辨可吐与止呕

当呕吐如为胃有痈脓、食滞、毒物等有害之物，不可见呕止呕，甚至可用探吐法催吐，待邪去呕自止，对于日后治疗本病意义深远。

（三）急救处理

呕吐急性期患者服药困难，首选外治法。常用治法包括针灸、耳穴按压、中药保留灌肠等。

1. 针灸

（1）取足阳明经穴为主，寒证可留针配合灸法，热证针刺快出。选穴以中脘、胃俞、足三里、内关为主，辨证配穴。热证配用合谷、金津；寒证配用上脘；痰浊配丰隆；食积配下脘；肝逆配太冲、阳陵泉；脾虚则配用脾俞、章门。

（2）针选足三里、灵合，穴位注射甲氧氯普胺注射液 2 mL，每日 1 次。

（3）耳针选胃、肝、神门、脑，捻转强刺激，每日 1 次。

（4）灸法可选隔姜灸神阙穴。

2. 耳穴按压

取耳穴为胃、神门、皮质下，用 75% 乙醇溶液消毒耳部皮肤，王不留行贴压穴位，并按压穴位，每日 5 次，每次 3 ~ 5 min，以产生酸麻微痛及热感为宜。双耳交替进行，每耳隔日 1 次。

3. 中药保留灌肠

多用于以实热为主证的患者，以大黄甘草汤（大黄 30 g，生甘草 15 g）为主方，随证配加药物（夹痰饮者加全瓜蒌 30 g，夹瘀者加桃仁 15 g，气虚者加生黄芪 30 g，阴虚加生地黄 15 g），通因通用，胃气和降则呕止。若患者因邪滞胃肠而呕吐，则是机体的自我保护性反应，不可止呕，应注意补充液体、电解质。

（四）分证论治

1. 实证

（1）外邪犯胃证。

治法：解表祛邪，和胃降逆。

方药：藿香正气散。

藿香、半夏、厚朴、苏叶、白芷、陈皮、茯苓、白术、大腹皮、桔梗、生姜、大枣、甘草。

风寒重，无汗者，可加荆芥、防风；风热重者，可加银翘散；兼见食积、嗳腐吞酸者，可减白术、甘草，加焦三仙。

（2）饮食积滞证。

治法：消食化滞，和胃降逆。

方药：保和丸。

山楂、神曲、半夏、茯苓、陈皮、连翘、莱菔子。

实热壅腑，腹胀便秘者，加用小承气汤；若误食不洁、腐败之物，欲吐不能者，用瓜蒂散探吐。

（3）痰饮内停证。

治法：化痰蠲饮，和胃降逆。

方药：小半夏汤合苓桂术甘汤加减。

半夏、生姜、茯苓、桂枝、炒白术、炙甘草。

气滞不通而腹痛者，加厚朴、枳实行气；若头晕甚者，可加半夏白术天麻汤；若痰饮化热，烦闷口苦者，可加黄连温胆汤。

（4）肝气犯胃证。

治法：疏肝理气，和胃降逆。

方药：四逆散合半夏厚朴汤加减。

柴胡、枳实、芍药、炙甘草、半夏、厚朴、茯苓、生姜、苏叶。

肝火盛者，加左金丸；兼见便秘腹胀痛者，可用大柴胡汤；气滞血瘀，两胁刺痛者，可用膈下逐瘀汤。

2. 虚证

（1）脾胃亏虚证。

治法：健脾益气，和胃降逆。

方药：香砂六君子汤。

人参、白术、茯苓、甘草、陈皮、半夏、砂仁、木香、生姜。

脾阳虚者，可加附子、干姜；若胃虚气逆，可用旋覆代赭汤；中气虚甚者，合用补中益气汤。

（2）胃阴不足证。

治法：滋阴养胃，降逆止呕。

方药：麦门冬汤。

麦冬、半夏、人参、甘草、粳米、大枣。

阴虚甚伴有五心烦热者，加用天花粉、知母养阴清热；阴虚便秘者，加火麻仁、蜂蜜。

（别红军）

第二节　短暂性脑缺血发作

一、概述

短暂性脑缺血发作（TIA）是指因脑血管病变引起的短暂性、局限性脑功能缺失或视网膜功能障碍。临床症状一般持续 10～20 min，多在 1 小时内缓解，最长不超过 24 小时，不遗留神经功能缺失症状，结构性影像学（CT、MRI）检查无责任病灶。凡临床症状持续超过 1 小时且神经影像学检查有明确病灶者不宜称为 TIA。

1975 年时曾将 TIA 定义限定为 24 小时，这是基于时间的定义。2002 年美国 TIA 工作组提出了新的定义，即由于局部脑或视网膜缺血引起的短暂性神经功能缺损发作，典型临床症状持续不超过 1 小时，且无急性脑梗死的证据。TIA 新的基于组织学的定义以脑组织有无损伤为基础，更有利于临床医师及时进行评价，使急性脑缺血能得到迅速干预。

流行病学统计表明，15% 的脑卒中患者曾发生过 TIA。不包括未就诊的患者，美国每年 TIA 发作人数估计为 20 万～50 万人。TIA 发生脑卒中率明显高于一般人群，TIA 后第 1 个月内发生脑梗死者占 4%～8%；1 年内 12%～13%；5 年内增至 24%～29%。TIA 患者发生脑卒中在第 1 年内较一般人群高 13～16 倍，是最严重的"卒中预警"事件，也是治疗干预的最佳时机，频发 TIA 更应以急诊处理。

本病相当于中医学"微风""小中风""中风先兆""眩晕"等病证。

（一）中医病因病机

中医学认为短暂性脑缺血之所以随发随止，是因为气血尚未衰败；之所以反复发作，是因为机体内致病因素存在；之所以多无持久的意识障碍，是由于尚未中脏腑。其病因病机与中风相同。风、火、痰、瘀、虚是其主要病因病机。

1. 风火上炎

素体阳盛，性情急躁，肝火旺盛，或郁怒伤肝，肝郁化火，亢而动风，风火上炎，鼓荡气血上冲犯脑。

2. 风痰瘀阻

因五志过极，暴怒伤肝，引动心火，风火夹痰，气血阻滞等，而见经络失常症状。

3. 痰热腑实

饮食不节，肥甘厚腻，痰热内生，风阳夹痰，蒙蔽清窍。

4. 气虚血瘀

由于积损正衰、年老体弱等致正气不足，卫外不顾，外邪入中经络，气血痹阻。

5. 阴虚风动

劳累过度，肝肾阴虚，肝阳上亢，上扰清窍。病性多为本虚标实，上盛下虚。在本为肝肾阴虚，在标为风火相扇，痰湿壅盛，瘀血阻滞，气血运行不畅。其基本病机为气血阻滞、经络失常。

（二）西医病因及发病机制

1. 病因

TIA 病因各有不同，主要是动脉粥样硬化和心源性栓子。多数学者认为微栓塞或血流动力学障碍是 TIA 发病的主要原因，90% 左右的微栓子来源于心脏和动脉系统，动脉粥样硬化是 50 岁以上患者 TIA 的最常见原因。

2. 发病机制

TIA 的真正发病机制至今尚未完全阐明。主要有血流动力学改变学说和微栓子学说。

（1）血流动力学改变学说：TIA 的主要原因是血管本身病变。动脉粥样硬化造成大血管的严重狭窄，由于病变血管自身调节能力下降，当一些因素引起灌注压降低时，病变血管支配区域的血流就会显著下降，同时又可能存在全血黏度增高、红细胞变形能力下降和血小板功能亢进等血液流变学改变，促进了微循环障碍的发生，而使局部血管无法保持血流量的恒定，导致相应供血区域 TIA 的发生。血流动力学型 TIA 在大动脉严重狭窄基础上合并血压下降，导致远端一过性脑供血不足症状，当血压回升时症状可缓解。

（2）微栓子学说：大动脉的不稳定粥样硬化斑块破裂，脱落的栓子随血流移动，阻塞远端动脉，随后栓子很快发生自溶，临床表现为一过性缺血发作。动脉的微栓子来源最常见的部位是颈内动脉系统。心源性栓子为微栓子的另一来源，多见于心房颤动、心瓣膜疾病及左心室血栓形成。

（3）其他学说：脑动脉痉挛、受压学说，如脑血管受到各种刺激造成的痉挛或由于颈椎骨质增生压迫椎动脉造成缺血；颅外血管盗血学说，如锁骨下动脉严重狭窄，椎动脉脑血流逆行，导致颅内灌注不足等。

TIA 常见的危险因素包括：高龄、高血压、抽烟、心脏病（冠心病、心律失常、充性心力衰竭、心脏瓣膜病）、高血脂、糖尿病和糖耐量异常、肥胖、不健康饮食、体力活动过少、过度饮酒、口服避孕药或绝经后雌激素的应用、高同型半胱氨酸血症、抗心磷脂抗体综合征、蛋白 C/蛋白 S 缺乏症等。

二、临床表现

TIA 多发于老年人，男性多于女性。发病突然，恢复完全，不遗留神经功能缺损的症状和体征，多有反复发作的病史。持续时间短暂，一般为 10～15 min，颈内动脉系统平均为 14 min，椎－基底动脉系统平均为 8 min，每日可有数次发作，发作间期无神经系统症状及阳性体征。颈内动脉系统 TIA 与椎－基底动脉系统 TIA 相比，发作频率较少，但更容易进展为脑梗死。

（一）神经功能缺损

TIA 神经功能缺损的临床表现依据受累的血管供血范围而不同，临床常见的神经功能缺损有：

1. 颈动脉系统 TIA

最常见的症状为对侧面部或肢体的一过性无力和感觉障碍、偏盲，偏侧肢体或单肢的发作性轻瘫最常见，通常以上肢和面部较重，优势半球受累可出现语言障碍。单眼视力障碍为颈内动脉系统 TIA 所特有，短暂的单眼黑矇是颈内动脉分支－眼动脉缺血的特征性症状，表现为短暂性视物模糊、眼前灰暗感或云雾状。

2. 椎－基底动脉系统 TIA

常见症状为眩晕、头晕、平衡障碍、复视、构音障碍、吞咽困难、皮质性盲和视野缺损、共济失调、交叉性肢体瘫痪或感觉障碍。脑干网状结构缺血可能由于双下肢突然失张力，造成跌倒发作。颞叶、海马、边缘系统等部位缺血可能出现短暂性全面性遗忘症，表现为突发的一过性记忆丧失，时间、空间定向力障碍，患者有自知力，无意识障碍，对话、书写、计算能力保留，症状可持续数分钟至数小时。

血流动力学型 TIA 与微栓塞型 TIA 在临床表现上也有所区别，见表 4-1。

表 4-1　血流动力学型 TIA 与微栓塞型 TIA 的临床鉴别要点

临床表现	血流动力学型	微栓塞型
发作频率	密集	稀疏
持续时间	短暂	较长
临床特点	刻板	多变

（二）辅助检查

治疗的结果与确定病因直接相关，辅助检查的目的就在于确定病因及危险因素。

1. TIA 的神经影像学表现

普通 CT 和 MRI 扫描正常。MRI 灌注成像（PWI）表现可有局部脑血流减低，但不出现 DWI 的影像异常。TIA 作为临床常见的脑缺血急症，要进行快速的综合评估，尤其是 MRI 检查（包括 DWI 和 PWI），以便鉴别脑卒中、确定半暗带、制订治疗方案和判断预后。CT 检查可以排除脑出血、硬膜下血肿、脑肿瘤、动静脉畸形和动脉瘤等临床表现与 TIA 相似的疾病，必要时需行腰椎穿刺以排除蛛网膜下腔出血。CT 血管成像（CTA）、磁共振血管成像（MRA）有助于了解血管情况。梗死型 TIA 的概念是指临床表现为 TIA，但影像学上有脑梗死的证据，早期的 MRI 弥散成像（DWI）检查发现，20%～40% 临床上表现为 TIA 的患者存在梗死灶。但实际上根据 TIA 的新概念，只要出现了梗死灶就不能诊断为 TIA。

2. 血浆同型半胱氨酸检查

血浆同型半胱氨酸浓度与动脉粥样硬化程度密切相关，血浆 hcy 水平升高是全身性动脉硬化的独立危险因素。

3. 其他检查包括

TCD 检查可发现颅内动脉狭窄，并且可进行血流状况评估和微栓子监测。血常规和生化检查也是必要的，神经心理学检查可能发现轻微的脑功能损害。双侧肱动脉压、桡动脉搏动、双侧颈动脉及心脏有无杂音、全血和血小板检查、血脂、空腹血糖及糖耐量、纤维蛋白原、凝血功能、抗心磷脂抗体、心电图、心脏及颈动脉超声、TCD、DSA 等，有助于发现 TIA 的病因和危险因素、评判动脉狭窄程度、评估侧支循环建立程度和进行微栓子的检测；有条件时应考虑经食管超声心动图检查，可能发现卵圆孔未闭等心源性栓子的来源。

三、诊断

诊断只能依靠病史，根据血管分布区内急性短暂神经功能障碍与可逆性发作特点，结合 CT 排除出血性疾病可考虑 TIA。确立 TIA 诊断后应进一步进行病因、发病机制的诊断和危险因素分析。TIA 和脑梗死之间并没有截然的区别，二者应被视为一个疾病动态演变过程的不同阶段，应尽可能采用"组织学损害"的标准界定二者。

鉴别诊断需要考虑其他可以导短暂性神经功能障碍发作的疾病。

1. 局灶性癫痫后出现的 Todd 麻痹

局限性运动性发作后可能遗留短暂的肢体无力或轻偏瘫，持续 0.5～36 小时后可消除。患者有明确的癫痫史，EEG 可见局限性异常，CT 或 MRI 可能发现脑内病灶。

2. 偏瘫型偏头痛

多于青年期发病，女性多见，可有家族史，头痛发作的同时或过后出现同侧或对侧肢体不同程度瘫痪，并可在头痛消退后持续一段时间。

3. 晕厥

为短暂性弥漫性脑缺血、缺氧所致，表现为短暂性意识丧失，常伴有面色苍白、大汗、血压下降，EEG 多数正常。

4. 美尼尔氏综合征

发病年龄较轻，发作性眩晕、恶心、呕吐可与椎-基底动脉系统 TIA 相似，反复发作常合并耳鸣及听力减退，症状可持续数小时至数天，但缺乏中枢神经系统定位体征。

5. 其他

血糖异常、血压异常、颅内结构性损伤（如肿瘤、血管畸形、硬膜下血肿、动脉瘤等）、多发性硬化等，也可能出现类似 TIA 的临床症状。临床上可以依靠影像学资料和实验室检查进行鉴别诊断。

四、治疗

（一）中医治疗

1. 辨证论治

（1）风火上炎证。

证候：一过性眩晕，头痛，半身不遂，步履不稳，偏身麻木，或言语謇涩；面红目赤，烦躁易怒，便干便秘，尿短赤，舌质红绛，舌苔薄白，脉弦数。

治法：清热泻火，平肝息风。

方药：天麻钩藤汤合龙胆泻肝汤加减。天麻 10 g，钩藤 10 g，黄芩 15 g，龙胆草 5 g，车前草 15 g，白芍药 10 g，栀子 10 g，黄连 10 g，泽泻 10 g，柏子仁 15 g。

方解：方中天麻平肝息风，钩藤清肝火、平肝阳，二者配伍平肝息风；黄芩、黄连、栀子清三焦之火；龙胆草清肝胆之热；白芍药养血敛阴平肝；泽泻、车前草利湿泻火；柏子仁润肠通便安神。全方共奏清热泻火、平肝息风之功。

加减：心火盛者，加莲子心，清心安神；失眠者，加远志，交通心肾、宁心安神。

（2）风痰瘀阻证。

证候：一过性半身不遂，言语謇涩，偏身麻木，步履不稳，或头晕目眩；痰多而黏，舌质黯淡，舌苔薄白或白腻，脉弦滑。

治法：祛风化痰，化瘀通络。

方药：二陈汤合天麻钩藤汤加减。陈皮 9 g，半夏 9 g，茯苓 15 g，天麻 10 g，钩藤 10 g，石菖蒲 15 g，川芎 15 g，当归 15 g，黄芪 20 g，白术 15 g。

方解：方中半夏燥湿化痰；茯苓、陈皮健脾化痰；天麻、钩藤平肝息风；石菖蒲化痰开窍；川芎、当归二药配伍化瘀通络，同时配以黄芪、白术补脾益气，燥湿化痰。全方共奏祛风化痰、祛瘀通络之功。

加减：伴胸闷呕恶、纳呆便溏等痰湿中阻之象者，加苍术、厚朴，燥湿宽中。

（3）痰热腑实证。

证候：一过性身不遂，偏身麻木，步履不稳，言语謇涩，或眩晕呕吐，饮水呛咳；咳痰或痰多，腹胀便干便秘，舌质黯红，苔黄腻，脉弦滑或偏瘫侧弦滑而大。

治法：清热化痰，通腑泄热。

方药：导痰汤合大承气汤加减。陈皮10 g，半夏10 g，胆南星10 g，茯苓15 g，大黄10 g，枳实10 g，厚朴10 g，黄芩10 g，栀子10 g，瓜蒌10 g。

方解：方中陈皮、半夏燥湿化痰；茯苓健脾化痰；胆南星清热化痰；大黄泻火通便；枳实、厚朴二药配伍行气消积、化痰除痞；黄芩、栀子清热泻火；瓜蒌清热涤痰通便。全方共奏清热化痰、通腑泄热之功。

加减：痰湿重者，可加薤白，理气化痰；咳痰黄稠者，加竹茹，清热化痰；呕吐者，可加砂仁，调中止呕；眩晕者，加天麻、钩藤，平肝潜阳息风。

（4）气虚血瘀证。

证候：一过性偏身麻木，言语謇涩，半身不遂，眩晕，步履不稳；面色苍白，气短乏力，自汗出，舌质黯淡，舌苔薄白，脉细涩。

治法：健脾益气，活血通络。

方药：补阳还五汤加减。生黄芪30 g，党参15 g，川芎15 g，当归15 g，茯苓15 g，延胡索10 g，川楝子10 g，鸡血藤20 g，白术15 g。

方解：方中生黄芪、党参补气；白术、茯苓健脾益气；川芎、当归活血化瘀通络；延胡索、川楝子行气通络；鸡血藤养血活血通络。全方共奏健脾益气、活血通络之功。

加减：瘀血重者，加桃仁、红花，活血化瘀通络；肢体麻木重者，加清风藤、络石藤、海风藤，祛风除湿、通经活络；伴肢体发冷者，可加桂枝，温阳通络。

（5）阴虚风动证。

证候：一过性眩晕，半身不遂，言语謇涩，偏身麻木，或饮水呛咳，步履不稳；耳鸣，烦躁不寐，手足心热，咽干口燥，舌质红或体瘦有裂纹，少苔或无苔，脉弦细数。

治法：育阴潜阳，平肝息风。

方药：镇肝熄风汤加减。牡蛎（先煎）30 g，龟甲（先煎）30 g，白芍药15 g，怀牛膝15 g，天麻15 g，钩藤15 g，生地黄20 g，川芎10 g。

方解：方中牡蛎平肝潜阳，龟甲滋阴潜阳益肾养血，二药配伍养阴息风；白芍药滋阴润肝；怀牛膝补益肝肾、活血通络；天麻、钩藤平肝息风；生地黄养阴润燥生津；川芎活血。全方共奏育阴潜阳、平肝息风之功。加减：肝肾阴虚甚者，可加山茱萸、山药、枸杞子，滋补肝肾；腰膝酸软者，可加杜仲，补肾壮腰。

2. 中成药

（1）通心络胶囊：适用于TIA气虚血瘀证，每次4粒，每日3次，口服。

（2）大活络丹：适用于TIA风痰瘀阻证，每次1丸，每日1次，口服。

（3）六味地黄丸：适用于TIA阴虚风动证，每次6 g，每日2次，口服。

（4）黄芪注射液：适用于TIA气虚血瘀证，每次20 mL加入5%葡萄糖注射液250 mL中，每日1次，静脉滴注。

3. 针刺疗法

（1）体针。

主穴：百会、肩髃、曲池、合谷、阳陵泉、足三里、三阴交、太冲。

方解：百会穴位于头，头为诸阳之会，百脉之宗，而本穴则为各经脉气会聚之处，连贯周身经穴，对于调节机体的阴阳平衡起着重要的作用；风病多犯阳经，肩髃、曲池、合谷、阳陵泉、足三里为手足阳经穴位，调和经脉，疏通气血；三阴交为足三阴经交会处，滋养肝肾之阴；太冲可平肝息风。

配穴：痰湿重者，可配丰隆；肝肾之阴不足甚者，可配太溪、肝俞、肾俞；眩晕耳鸣甚者，可配耳门、听宫、听会；上肢可配肩髃、手三里、外关；下肢可配风市、伏兔、绝骨；肌肤不仁者，可配皮肤针局部叩刺。

针法：毫针刺，补虚泻实，每日或隔日 1 次，每次留针 30 min。

（2）耳针。

选穴：脑、皮质下、肾、肝、脾。

方法：可毫针刺，每日或隔日 1 次，每次留针 30 min；或用王不留行贴压。

（二）西医治疗

TIA 是缺血性血管病变的重要部分。TIA 既是急症，也是预防缺血性血管病变的最佳和最重要时机。TIA 的治疗与二级预防密切结合，可减少脑卒中及其他缺血性血管事件发生。TIA 症状持续 1 小时以上，应按照急性脑卒中流程进行处理。根据 TIA 病因和发病机制的不同，应采取不同的治疗策略。

1. 控制危险因素

TIA 需要严格控制危险因素，包括调整血压、血糖、血脂、同型半胱氨酸，以及戒大量饮酒、有规律的体育锻炼、控制体重等。已经发生 TIA 的患者或高危人群可长期服用抗血小板药物。肠溶阿司匹林为目前最主要的预防性用药之一。

2. 药物治疗

（1）抗血小板聚集药物：阻止血小板活化、黏附和聚集，防止血栓形成，减少动脉-动脉微栓子。常用药物为：①阿司匹林肠溶片。通过抑制环氧化酶减少血小板内花生四烯酸转化为血栓烷 A_2（TXA_2）防止血小板聚集，各国指南推荐的标准剂量不同，我国指南的推荐剂量为 75～150 mg/d；②氯吡格雷（75 mg/d）。也是被广泛采用的抗血小板药，通过抑制血小板表面的二磷酸腺苷（ADP）受体阻止血小板积聚；③双嘧达莫。为血小板磷酸二酯酶抑制剂，缓释剂可与阿司匹林联合使用，效果优于单用阿司匹林。

（2）抗凝治疗：考虑存在心源性栓子的患者应予抗凝治疗。抗凝剂种类很多，肝素、低分子量肝素、口服抗凝剂（如华法林、香豆素）等均可选用，但除低分子量肝素外，其他抗凝剂如肝素、华法林等应用过程中应注意检测凝血功能，以避免发生出血不良反应。

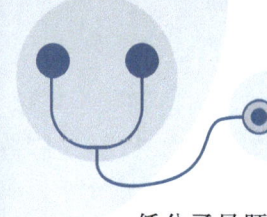

低分子量肝素，每次4000～5000 U，腹部皮下注射，每日2次，连用7～10 d，与普通肝素比较，生物利用度好，使用安全。口服华法林6～12 mg/d，3～5 d后改为2～6 mg/d维持，目标国际标准化比值（INR）范围为2.0～3.0。

（3）降压治疗：血流动力学型TIA的治疗以改善脑供血为主，慎用血管扩张药物，除抗血小板聚集、降脂治疗外，需慎重管理血压，避免降压过度，必要时可给予扩容治疗。在大动脉狭窄解除后，可考虑将血压控制在目标值以下。

（4）生化治疗：防治动脉硬化及其引起的动脉狭窄和痉挛及斑块脱落的微栓子栓塞造成TIA。主要用药有：维生素B_1，每次10 mg，3次/d；维生素B_2，每次5 mg，3次/d；维生素B_6，每次10 mg，3次/d；复合维生素B，每次10 mg，3次/d；维生素C，每次100 mg，3次/d；叶酸片，每次5 mg，3次/d。

3. 手术治疗

颈动脉剥脱术（CEA）和颈动脉支架治疗（CAS）适用于症状性颈动脉狭窄70%以上的患者，实际操作上应从严掌握适应证。仅为预防脑卒中而让无症状的颈动脉狭窄患者冒险手术不是正确的选择。

（三）中西医结合治疗思路

短暂性脑缺血发作治疗的主要意义不仅仅是制止发作，而是预防实质性更大面积脑梗死的发生。2007年Stroke曾提出tripill概念，即抗血小板、降压及他汀类药治疗缺血性脑血管疾病的三大药物，至今也是治疗TIA的主要手段。短暂性脑缺血发作和其他的神经系统疾病可以出现部分相同的临床表现，可以同属"眩晕"临床范畴，但本病与其他疾病的病理过程不同，其预后转归也有区别。应从主要是血管病变还是血液成分改变导致的TIA角度考虑如何消除主要病因，预防脑血管事件的发生。

中医对本病治疗则从扶正祛邪、调整阴阳入手，从而发挥中医的整体观、辨证论治的优势。本病除了发作时的对症治疗外，重点在于预防，防止脑梗死的发生，因此应充分利用中医在预防疾病、改善亚健康状态方面的优势，辨证分析个体的不同证候类型，有的放矢、有针对性地采取防治措施。

在发病期间应以西医治疗为主，发挥西药作用迅速的特点，以使局部缺血得到迅速缓解，不致脑组织发生坏死。此后可采用中医辨证治疗，整体调节人体阴阳平衡及脏腑功能，使机体维持在阴平阳秘的和谐状态。不少相关临床研究证明中医辨证论可有效调整脂代谢、改善血液流变学、改善微循环等。

传统的中医药特别是某些临床有效的中草药已找到了现代科学的依据。譬如现代医学研究发现，活血化瘀通络等药物在某种程度上可以起到改善脑组织血液循环，增加脑血流量，降低血管阻力，防止血小板聚集和释放，以及去纤、降血脂等作用。如丹参可以改善微循环障碍，缓解脑血管痉挛，降低血液黏滞度，改善脑供血，同时可以抑制脑缺血区的脂质过氧化反应，增加超氧化物歧化酶的活性，清除自由基，从而改善脑组织细胞及神经功能。黄芪能扩张脑血管，改善血液循环，具有抗脑组织细胞缺氧功能。有 TIA 发作史的患者通常有高血压、动脉硬化病史，或有糖尿病、心脏病史，或血压低、血液黏度高、血脂高等；但主要还应从中医辨证出发，切不可单独从所谓的单味药物的某些成分而片面理解中医药，更不应走向废医存药的死胡同。

中西医结合从整体调节出发，注重整体与局部结合，辨证与辨病相结合，预防与治疗并重。现代医学对本病的治疗包括治疗原发病，如代谢综合征或糖尿病、高脂血症、高黏滞血症及高凝状态，以及调节血压、积极治疗心脏病、外科手术治疗等全面控制危险因素的综合治疗。在中医辨证论治的同时，可配合改善血流状态的西药，如阿司匹林，并改变不良的生活习惯。中西医共同治疗，可有效预防 TIA 的再次发生，从而降低脑梗死的发病率。

（别红军）

第三节　急性上消化道出血

一、概述

上消化道出血是指屈氏韧带以上的消化道包括食管、胃、十二指肠及胰腺、胆管等病变所引起的出血。胃空肠吻合术后的空肠病变出血亦属这一范围。其临床表现为呕血和（或）便血（黑便），出血量大时伴有血容量减少引起的周围循环衰竭。上消化道出血是临床比较常见的一种急诊，迅速确定出血部位和原因，及时给予处理，对预后有着重要意义。虽由于急诊胃镜等检查的逐渐普及与救治条件的改善，出血性休克的死亡风险已趋下降，但短期内超过 1500 mL 的严重出血、重度的门静脉曲张破裂出血、老年病例、凝血障碍、全身代偿功能差者，仍有较高的死亡率。

本病属中医"血证"范畴。

（一）西医病因病理

1. 病因及分类

（1）上消化道疾病。有食管炎、食管溃疡、食管良性及恶性肿瘤、食管损伤、食管下段或贲门黏膜撕裂综合征；胃、十二指肠疾病有急慢性胃炎、消化性溃疡、胃癌、胃黏膜脱垂、急性胃黏膜病变、胃畸形血管破裂、十二指肠憩室等；空肠上段疾病有吻合口溃疡、肿瘤等。

（2）门静脉高压。可引起食管及胃底静脉曲张破裂或胃静脉高压性胃病出血，常见于肝硬化、门静脉炎、门静脉血栓形成、肝静脉阻塞综合征。

(3）上消化道邻近组织病变。胆管及胆囊结石、胆总管癌、肝癌、动脉瘤破裂进入上消化道、胰腺癌、纵隔肿瘤或脓肿破入食管等。

（4）全身性疾病。败血症、流行性出血热、钩端螺旋体病、白血病、血友病、血小板减少性紫癜、尿毒症、肺源性心脏病、系统性红斑狼疮等。

2. 发病机制

上消化道出血发生机制随病因不同而有所差异，一般归纳为：

（1）溃疡周围小血管充血破裂；溃疡基底部肉芽组织中血管破裂；穿透性溃疡侵蚀血管。

（2）胃黏膜充血、糜烂、炎症等损害胃黏膜屏障功能，从而损伤胃黏膜及其毛细血管，导致出血；胃黏膜分泌量及黏多糖组成发生改变使胃黏膜对酸和胃蛋白酶的抵抗力降低而被消化，损伤血管；脱垂的胃黏膜嵌顿于幽门管，而幽门管持续性痉挛使嵌顿的胃黏膜缺血性坏死，导致出血。

（3）肝硬化、门静脉炎、门静脉血栓形成或门静脉受邻近肿块压迫致门静脉高压时，食管胃底静脉曲张，血管暴露于黏膜下，缺乏周围组织支持和保护，易破裂而大出血。

（4）肝内多发性脓肿或胆管黏膜溃疡侵蚀血管。

（5）食管贲门黏膜糜烂或撕裂造成出血。

（6）癌组织缺血性坏死，糜烂或溃疡，侵蚀血管而出血。

（7）其他高碳酸血症及缺氧，致消化道黏膜糜烂而出血；凝血障碍、毛细血管扩张症、吻合口缝线渗血等。

（二）中医病因病机

1. 胃热壅盛，迫血妄行

多因饮酒过多或嗜食辛辣厚味，滋生湿热，湿热内蕴，熏灼血络，迫血妄行而致。

2. 肝火犯胃，内灼血络

因情志过极，火动于内，肝火横逆犯胃，胃内血络灼伤，血溢脉外，随气逆于上所致。

3. 脾胃虚衰，血失统摄

过食寒凉生冷，或久嗜辛辣醇酒厚味，亦会损伤脾胃，脾胃虚衰，失其健运统摄之职，以致血溢脉外；脾主肌肉，或因过度体劳而伤脾，脾虚不能摄血均可导致本证。

另外可见于重病之时，机体骤虚，或久病、热病之后，机体未能尽快复常，可因后遗之阴津耗伤，阴虚火旺，虚火内灼胃络，迫血妄行而发病；或因气虚为主，脾气虚而失于摄血而致。

以上各种原因均可导致血不循经，血随胃气上逆而成呕血，血下渗肠道则成便血。其病理变化归结为火热熏灼，迫血妄行，以及气虚不摄，血溢脉外两类。血溢脉外，成为离经之血，表现为有形之邪瘀血。瘀血可阻滞血络，而致血不循经导致出血。此时瘀血已由病理产物，转变为继发之病因。

本病病位主要责之于胃，与肝、脾关系密切。从病理性质来分，火热亢盛所致者属于实证，实火中以胃热为主，肝火次之。由阴虚火旺及气虚所致者属于虚证，亦有虚实夹杂之证。脾虚为病之本，胃热为病之标。在病程发展过程中，又常发生由实证向虚证的转化。如开始为火盛气逆，迫血妄行，在反复出血之后，会导致阴血亏损，虚火内生，或因血去气伤，气虚阳衰，不能摄血。若出血过多，会导致气血衰亡，阴阳离决，而表现厥证、脱证之危候。

二、临床表现

上消化道出血的临床表现主要取决于出血的量及速度，以及患者出血前的全身状态。

（一）症状

1. 呕血及黑便

呕血及黑便是上消化道出血的特征性表现。上消化道出血部位在幽门以上者，常见呕血。但幽门以下的十二指肠部位出血，如出血速度快、量大时，血液返流入胃也可引起呕血。反之，食管及胃的少量、慢速出血可不发生呕血。呕血者必然有黑便，而黑便者不一定都有呕血。呕血和黑便的性状主要决定于出血部位、出血量及血液在胃或肠道内停留的时间。若在胃内停留时间长，血液经胃酸作用后变成酸性血红蛋白而呈咖啡色；若出血量大，在胃内停留时间短，未经胃酸充分混合即呕出，则为鲜红色或暗红色。若在肠道停留时间长，血中血红蛋白的铁与肠内硫化物结合成硫化铁而呈柏油样黑便；如出血量大，肠蠕动快，则出现暗红色甚至鲜红色血便。因出血对肠壁的刺激，体检可发现肠鸣音活跃。少数急性上消化道出血患者于早期并无呕血和黑便，仅有周围循环衰竭征象。

2. 失血性周围循环衰竭

上消化道大量出血，常表现为急性周围循环衰竭，其程度取决于出血量的多少、出血速度的快慢及患者机体代偿功能是否完好等多种因素。如出血速度快时，由于循环血容量迅速减少，静脉回心血量也相应减少，导致心排血量明显降低，可出现头昏、心悸、出汗、乏力、恶心、口渴、烦躁不安、黑蒙及晕厥等症状。全身检查时可见患者面色苍白、皮肤湿冷或出现灰紫色花斑，加压后褪色而不易恢复，患者神志淡漠、反应迟钝，甚至意识不清。多数患者尿量减少或无尿，应警惕发生急性肾衰竭。

3. 贫血

患者面色、口唇、黏膜、睑结膜、甲床可表现为苍白，四肢末梢湿冷。初期可感到疲乏无力，活动后心悸、头晕眼花，进一步可出现精神萎靡、烦躁不安，甚至反应迟钝、意识模糊。体检可发现不同程度的血压降低，甚至出现明显休克状态，心率增快，心音低钝，心尖部可有收缩期吹风样杂音。

4. 发热

出血 24 h 之内，多数患者会出现低热，一般不超过 38℃，持续 3～5 d 后可自行恢复到正常。休克患者一般在休克得到控制后才表现为发热。发热的确切原因不明，可能由于血容量减少、贫血、血液分解蛋白产物的吸收等多种因素导致体温调节中枢功能障碍。

5. 氮质血症

可分为以下三种。即上消化道大量出血后，血液蛋白的消化产物在肠道吸收，使血中氮质增高，此为肠源性氮质血症；由于失血致周围循环衰竭，肾血流量减少，肾小球滤过率和肾排泄功能降低，致氮质潴留，此为肾前性氮质血症；由于严重而持久的休克造成肾小管坏死，或出血加重了原有肾病的肾损害，临床出现少尿或无尿，此为肾性氮质血症。肠源性氮质血症一般出现在出血数小时后血中尿素氮开始升高，24～48 h 可达高峰，多数 < 14.3 mmol/L，若无继续出血，1～2 d 可降至正常。

(二) 实验室及其他检查

1. 一般检查

(1) 周围血象。

1) 血红蛋白及红细胞：大量失血可致贫血，但在早期（10 h 以内）由于血管外液尚未大量进入血管，血液尚未明显稀释，血细胞比容及血红蛋白无明显改变。24 h 内网织红细胞可增高，出血停止后 2～3 d 可恢复正常。

2) 白细胞计数：因失血后的应激性反应，在短期内迅速升高，白细胞在出血后 2～5 h 后可升高达 $(10～20) \times 10^9/L$，血止后 2～3 d 可恢复正常。若增高不明显甚至偏低，可见于肝硬化。

(2) 大便潜血试验、呕吐物潜血试验阳性。

(3) 血小板计数减少，出血时间延长，血管脆性试验阳性，应考虑血小板减少引起的出血；凝血酶原、凝血活酶时间延长见于获得性凝血机制障碍性疾病。

2. 生化检查

(1) 血清电解质：上消化道大出血后，微循环功能不全，组织缺氧，此时大量细胞内钾转移至细胞外液，发生高血钾，纠正休克后，血钾逐渐下降。尿毒症并上消化道出血时，血钾偏高，血清钠、氯化物可为正常或偏低。

(2) 血尿素氮升高。

(3) 肝功能异常有助于肝硬化的诊断，出血后短期内发现血清胆红素增高，应考虑胆管出血、肝硬化、壶腹肿瘤。

3. 胃镜检查

目前认为内镜检查是上消化道出血病因诊断的主要手段。有以下优点：①能看到出血部位，结合活检，还可获得出血病变性质的诊断，利于确定治疗方案和判断预后；②可在手术室进行；③可在镜下采取止血措施，如激光、高频电凝、微波、喷洒药物止血剂，以及在出血的曲张静脉内注射硬化剂、套扎治疗等。内镜检查阳性率在80%以上，但其阳性率取决于内镜检查的时机。检查与出血间隔时间越长，其阳性率越低。故一般主张在出血24~48h内检查或在出血当时检查。内镜检查仍有5%~10%的患者查不出原因，这可能与内镜不易到达该出血灶有关。检查时须警惕胃底中的静脉曲张有时呈灰色结节状隆起，触之柔软有弹性，轻易取活检有引起严重出血的危险。

4. X线胃肠钡餐造影

对诊断溃疡病有70%~90%的准确性，一般主张病情稳定48h后再做此项检查，目前在诊断急性上消化道出血已不做首选检查方法条件许可宜选择急诊胃镜检查。

5. 选择性腹腔动脉造影

检查指征为：①对内镜、X线钡餐检查阴性不明原因的上消化道出血，或患心肺严重并发症，同时有活动性出血而不宜做内镜检查者；②内镜检查发现有出血，但难以做出定位定性诊断者；③临床上估计内镜检查不能到达部位者。禁用于严重动脉硬化、对碘过敏和老年患者。该检查灵敏度高，不受胃内积血影，有精确的血管定位诊断价值。除检查血管畸形、动脉瘤、小肠平滑肌瘤外，必须在活动性出血时进行。

6. 放射性核素扫描

经内镜及X线检查阴性的病例可做放射性核素检查。它是一种非创伤性的诊断方法，可重复检查。其敏感性优于动脉造影，常用 ^{99m}Tc 标记红细胞静注后在出血处溢出并聚集，通过扫描探知出血部位。注射一次 ^{99m}Tc 标记的红细胞可监视胃肠道出血达24h。

7. 胶囊内镜

用于常规胃肠镜检查无法找到出血灶的原因未明消化道出血患者。主要用于小肠疾病的检查。优点是无创易接受，可提示活动性出血的部位。缺点是不能操控，病灶暴露有时不理想，也不能取病理活检。

三、诊断

(一) 西医诊断

1. 上消化道出血的早期诊断

上消化道出血量大，早期即出现呕血、黑便及周围循环衰竭等表现，临床上诊断并无多大困难。但有些出血患者、早期无呕血及黑便，而出现周围循环衰竭等征象，此时应根据患者的病史、体格检查及各项实验室检查，迅速与其他病因引起的过敏性休克、中毒性休克、心源性休克、急性出血坏死性胰腺炎、异位妊娠破裂、肝脾破裂、大动脉瘤破裂等做鉴别。有些患者出现黑便，也应注意患者是否为鼻、咽、口腔等部位出血吞下血液后或口服铁剂、铋剂及某些中药而引起的黑便。有些患者以呕血来就诊，则应与咯血作鉴别。

2. 出血量的估计

临床上主要根据血压、脉搏、患者的症状与体征、实验室检查来判断和估计出血量。通常将上消化道大量出血，按失血程度分为三级。

（1）轻度失血：失血量在 500 mL 以下，为全身总血量的 10%～15%。当胃内贮血量达 250～300 mL 时，即可出现呕血。由于机体脾贮血及组织液的补充，故患者脉搏、血压可基本正常，或仅有头昏症状。血红蛋白测定可正常。

（2）中度失血：失血量在 800～1000 mL，约为全身总血量的 20%，患者的脉搏达 100 次 / min 左右，血压偏低，并有眩晕、口渴、心烦、少尿等表现。血红蛋白测定为 70～100 g / L。

（3）重度失血：失血量在 1500 mL 以上，为全身总血量的 30% 以上，患者脉搏增速达 120 次 / min 以上，收缩压下降在（80 mmHg）以下，伴有四肢厥冷、神志恍惚、少尿或无尿。血红蛋白测定在 70 g / L 以下。

3. 出血是否停止的判断

判断上消化道出血是否停止，不能仅根据有无黑便。因一次出血，黑便可持续数天，隐血试验阳性可持续更长时间。应根据患者一般情况做出判断，如患者的神志、体力、食欲、脉搏和血压都逐渐恢复正常，并保持稳定，才可认为已无活动性出血。如遇下列情况，提示有继续出血或再出血：①反复呕血，持续黑便，粪便变稀、次数增多，肠鸣音活跃；②已发生休克的患者，虽经补足血容量，但病情无明显改善，或稍有好转后又恶化；③胃管抽出物有较多新鲜血；④红细胞计数、血红蛋白及血细胞比容持续下降；⑤在补液量和排尿量足够的情况下，原无肾脏疾病的患者血尿素氮持续或再次升高。

4. 出血的病因诊断

对上消化道大出血的患者，应首先纠正休克，同时尽快查找出血部位与病因，以便进一步做病因治疗。

首先应从病史与体征方面进行推断。由于上消化道出血多见于消化性溃疡、急性胃黏膜损害、胃癌和肝硬化所致的食管、胃底静脉曲张破裂所致，应多询问这方面的病史（胃病史、肝病史、消化道出血史、饮酒史、服用非甾体抗感染药等药物史、特殊饮食史、贫血史），并做全面检查。重点是血压、脉搏、呼吸、神志、四肢皮肤温度和湿度、皮肤有无蜘蛛痣、黑褐斑或黄疸、肝脾大小，及有无腹块、腹腔积液等。临床半数以上的患者可做出病因的初步诊断，此后可根据检查条件及患者病情进行及时的辅助检查，如内镜、胃肠钡餐、选择性腹腔动脉造影、放射性核素检查等，进一步明确病因以便对因治疗，提高疗效。

(二)中医辨病与辨证要点

1. 辨病要点

患者以不同程度的黑便,或合并有呕血为主证,可兼有头晕、乏力等症,病程较长或病势较急者,可出现面色苍白,或精神疲惫,甚者大汗淋漓,意识模糊,唇甲色淡,脉多细数。多有胃脘痛、黄疸、胁痛等病史。

2. 辨证要点

本证的基本病机为络伤血溢,辨证求因,当分虚实标本。以胃热炽盛,热伤血络及肝热犯胃,热迫血行为实,脾胃虚弱,气虚失摄为虚;但从病势分析,出血为标,止血当为首要治则,调理脏腑,补虚泻热可同时实施,并可作为后续辨证治疗之重点。

四、治疗

(一)西医治疗

补充血容量纠正休克,采取止血措施,病因治疗。

1. 一般措施

患者应卧床休息,保持呼吸道通畅,避免呕血时血液吸入引起窒息,必要时吸氧,活动性出血期间应禁食。

严密监测患者生命体征,如心率、血压、呼吸、尿量及神志变化,观察呕血与黑便情况,定期复查血红蛋白浓度、红细胞计数、血细胞比容,必要时行中心静脉压测定,对老年患者根据病情进行心电监护等。

2. 补充血容量

保持静脉通道开放,必要时作静脉切开。大量出血者应立即静脉抽血检查血型及配血,准备输血。在配血过程中,可先输平衡液或葡萄糖氯化钠注射液。遇血源紧张,可用右旋糖酐或其他血浆代用品暂时代替输血。改善急性失血性周围循环衰竭的关键是要输血。输血的指征是:①血红蛋白 $< 70\ g/L$,红细胞计数 $< 3 \times 10^{12}/L$;②收缩压 $< 90\ mmHg$;③患者改变体位时出现晕厥。输液量视出血情况而定(右旋糖酐 24 h 不应超过 1000 mL)。输液速度开始宜快,以后最好根据中心静脉压测定结果调整。输血量原则上接近出血量,肝硬化患者应输新鲜血。

3. 止血措施

由于出血机制及处理原则与方法的差异,临床将急性上消化道出血分两大类处理。

(1)非食管胃底静脉曲张出血的治疗。

1)抑酸药物的应用:当胃内 pH 提高至 5 时,胃内胃蛋白酶原的激活明显减少,活性降低,而 pH 升高至 7 时,则胃内的消化酶活性基本消失,对出血部位的凝血块的消化作用消失,从而协助止血。

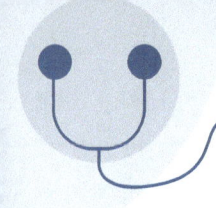

H_2 受体阻滞剂：能强烈地抑制胃酸分泌。第一代代表性的药物为西咪替丁，第二代、第三代分别为雷尼替丁和法莫替丁。法莫替丁作用强度比西咪替丁大 30～100 倍，比雷尼替丁大 4～10 倍，作用持久，毒性作用小，可视为首选药物。用法：西咪替丁 600 mg 加入 5% 葡萄糖注射液 500 mL，持续静脉滴注 4～8 h，每日 2 次；雷尼替丁 50 mg 缓慢静脉注射，每 6～12 h 1 次，或用 150～300 mg 加入液体中持续静脉滴注；法莫替丁 20 mg 溶入生理盐水或葡萄糖注射液 20 mL，缓慢静脉注射，每日 2 次。

质子泵抑制剂：奥美拉唑是一种质子泵抑制剂，它能特异性地作用于胃壁细胞质子泵 H^+、K^+-ATP 酶所在的部位，抑制壁细胞泌酸的最后步骤，对各种刺激因素引起的胃酸分泌均有很强的抑制作用。具体用法是将其 40 mg 加入 20 mL 生理盐水或葡萄糖注射液中静脉注射，每日 1 次。对肝功能不全者慎用。可见常用同类药包括泮托拉唑、雷贝拉唑、兰索拉唑等。

2）止血药的应用。

去甲肾上腺素：该药可使胃肠黏膜出血区域小动脉强烈收缩，减少局部血流量并能减少胃酸分泌而达到止血效果。由于其进入组织后经甲基化和去氨氧化等途径灭活，故大剂量胃内应用一般不会产生全身反应。方法是去甲肾上腺素 8 mg（酒石酸去甲肾上腺素 2 mg 相当于去甲肾上腺素 1 mg）加入冷生理盐水 100～200 mL，用胃管灌注或口服，一般每隔 30 min 灌注 1 次，经 3～4 次仍无效则停用，如有效，可再改为每小时 1 次，共 4～6 次。该药性质不稳，曝光易失效，应临时配制。

凝血酶：本药是一种局部速效外用止血药。其作为凝血因子Ⅱ能活化凝血因子Ⅶ，增强凝血因子Ⅻ和因子Ⅴ的活性，促进血小板发生不可逆的聚集和血小板释放反应，促进上皮细胞生长。本药无明显不良反应，但对其过敏者应立即停药，使用时避免加温，如遇酸碱或重金属盐其活力下降而失效。用法为 8000～20 000 U 溶入 50～100 mL 生理盐水口服或胃管内注入，每 2～6 h 1 次，禁止注射给药。

立止血：含有凝血激酶和凝血酶样物质，直接作用于内外源性凝血系统，形成凝血活酶，促进凝血酶形成而达到凝血作用。首次静脉注射和肌内注射各 1 kU 得立止血，继而每日肌内注射 1 kU，可达到止血作用。静脉用药后 5～10 min 止血，效力可达 24 h。

孟氏液：是一种碱式硫酸铁溶液，具有强烈的表面收敛作用，遇血液后发生凝固，在出血的创面形成一层棕黑色的牢固黏附在表面的收敛膜；常用 5%～10% 孟氏液 10～30 mL，口服后用 4% 碳酸氢钠溶液漱口至咽部后吐出。或用 5%～20% 孟氏液 20～100 mL 胃管内灌注，1 次收效不显，于 4～6 h 后再重复使用。本药可使胃肠道平滑肌强烈收缩，用量过大可致腹痛、呕吐。

其他止血药物：可选用维生素 K、酚磺乙胺、卡络柳钠、氨甲苯酸及中药等。

3）内镜下止血法：可将孟氏液、去甲肾上腺素、凝血酶或无水乙醇等，在内镜直视下直接喷洒在出血部位而达到止血作用。当内镜下发现喷射性出血或血管显露时，也可局部注射高渗钠-肾上腺素溶液。因肾上腺素有强烈的血管收缩作用，高渗钠可延长肾上腺素局部作用时间，并使黏膜下组织肿胀而血流缓慢，有利于止血。还可以用硬化剂1%乙氧硬化醇，或5%鱼肝油酸钠在出血灶周围分数点注射。其止血机制为使局部组织水肿，出血灶周围压力增高，压迫血管，使血管内血栓形成。其主要不良反应是溃疡形成，或血凝块脱落而继发出血。内镜下还有几种止血方法，简单介绍如下。

高频电凝止血法：适用于胃溃疡、食管溃疡出血及小灶性糜烂性出血和小血管畸形出血。不适用于食管静脉破裂出血。止血机制为应用高频电流的热效应，使局部组织蛋白变性达到止血，迅速止血有效率达87%~96%。方法是用凝固电流在出血灶周围电凝，使黏膜下层及肌层的血管凝缩，最后电凝出血血管。并发症有出血、溃疡、穿孔等。

激光照射止血法：激光照射出血组织，使组织蛋白凝固、小血管收缩闭塞、血栓形成而出血停止。止血有效率在80%~90%，可供止血的激光有氩激光及石榴石激光两种，其并发症有胃肠穿孔、出血及胃肠胀气。

微波止血法：该法是集中微波能量于一小的区域，使组织蛋白凝固而达到止血目的。其较激光、高频电凝止血安全。

热探头凝固法：是利用热探头的高温（140~150℃）接触出血灶，使其组织蛋白凝固而止血。该法疗效确切、安全、方法简单。

放置止血夹法：主要适用于小动脉出血。发现病灶后在内镜下经器械管道用持夹器将止血夹送入，夹住动脉血管。伤口愈合后此金属夹子自行脱落，随粪便排出体外。

4）介入治疗：经选择性血管造影导管，向动脉内灌注血管收缩药（如神经垂体后叶素、去甲肾上腺素）或栓塞剂（如自身凝块、吸收性明胶海绵等），使出血的血管被栓塞而止血。该法不如内镜简便，并有动脉造影及灌注药物本身引起的并发症和不良反应，如出血、感染及心律失常等。因此，该法仅适用于内镜无法达到的部位或内镜止血失败的病例。胃、十二指肠出血患者，经保守治疗或血管灌注血管收缩药无效，而又难以耐受外科手术者，可采用动脉内注入栓塞剂，使出血的血管堵塞而止血。对大出血病例，条件具备者，应充分发挥介入治疗栓塞止血的快捷优势。

5）手术治疗：当上消化道出血持续48 h仍未停止；24 h内输血1500 mL仍不能纠正血容量、血压不稳定；保守治疗期间发生再次出血者；内镜下发现有动脉活动性出血而镜下止血无效者；中老年患者原有高血压、动脉硬化，出血不易控制者，无介入止血条件或不宜介入治疗者，均应尽早行外科手术。

（2）食管胃底曲张静脉破裂出血的治疗：肝硬化门静脉高压症患者发生上消化道出血，并不全是由食管胃底静脉曲张破裂所致，而是多种因素共同作用的结果，如门静脉高压性胃病、并存的消化性溃疡、慢性胃炎，以及凝血机制异常的参与等，故其治疗仍应以止血、抑酸等上述措施为基础，同时还应重视以下止血治疗措施。

1）降低门静脉高压。

血管升压素：常用神经垂体后叶素，初始用10～20 U加入10%葡萄糖注射液200 mL静脉滴注，速度为0.2～0.3 U/min，需要时可在2～4 h后重复用药。24 h后若未有继续出血倾向者可减半量，继续观察24 h后停用。如继续出血可重新应用开始剂量。不良反应有腹痛、腹泻、面色苍白、胸前区不适等。可用硝酸甘油类治疗，神经垂体后叶素对冠心病、高血压、孕妇、肾功能不全者禁用。现尚可选用甘氨酰加压素，该药是一种新型血管升压素，在体内，其末端氨基酸裂解，使其缓慢释放活性物质而发挥作用。选择性作用于门静脉，一次用药可使平滑肌收缩时间持续10 h以上。首次用2 mg静脉注射，以后每隔4 h 1次，每次1 mg。

生长抑素及其衍生物：能选择性减少内脏和肝脏循环血流量而降低门静脉压力，无全身性血压变化，还抑制胃酸分泌和胃肠运动，增多胃黏液分泌而适用于各种原因的上消化道出血。如施他宁的首次剂量为250 μg静脉注射，继后以250～500 μg/h连续静脉滴注维持，持续24～72 h。奥曲肽为八肽生长抑素，首次剂量为100～200 μg静脉滴注，以后25 μg/h，静脉滴注。

血管扩张剂：不主张在大量出血时用，与血管收缩剂合用或止血后预防再出血时用较好。常用硝苯地平与硝酸盐类如硝酸甘油等，有降低门脉压力的作用。

2）三腔二囊管压迫止血：经上述紧急处理仍出血不止而又不能立即进行手术治疗者，应立即行此止血术，其止血有效率在40%～90%不等。

3）内镜治疗。

硬化栓塞疗法（EVS）：在齿状线上2～3 cm穿刺出血征象和出血点最明显的曲张静脉血管，注入适量硬化剂，每次可同时注射1～3条血管，但应在不同平面注射，也可同时在静脉旁注射以达到直接压迫作用，1～2周后可重复治疗。多数病例3～5次后可使曲张静脉硬化。

食管静脉曲张套扎术（EVL）：在内镜直视下把曲张静脉用负压吸引入附加在内镜前端特制的内套管中，然后通过牵拉引线，使内套管沿外套管回缩，把原放置在内套管上的特制橡皮圈套入已被吸入内套管内的静脉上，阻断其血流，起到与硬化剂栓塞相同的效果。每次可套扎5～10个部位，与EVS相比，止血率均可达90%左右。

4）经皮经颈静脉肝穿刺肝内门体分流术（TIPS）：在X线监视下，通过颈静脉插管到达肝静脉，用特制穿刺针穿过肝实质，进入门静脉，放置导线后反复扩张，置入金属支架，建立人工瘘管，实施门体分流，降低门脉压力从而控制出血。此术式对技术设备及费用要求较高。

5）手术治疗：经非手术治疗仍不能控制出血者，应做紧急静脉曲张结扎术或门奇静脉断流术，如能同时做门体静脉分流术或断流术可能减少复发率。但此时多因大出血致有效循环血量骤降，肝供血量减少，导致肝功能进一步恶化，患者对手术耐受性低，而将分流及断流术择期进行。

（二）中医治疗

中医辨证治疗首先考虑标本缓急，其次应注意不同证型区别论治。出血发生，首当止血，应急处理，辅以对因治疗，血止后继续治疗，以分型辨治为主，兼以活血止血。

1. 应急治疗

（1）中成药口服。对少量呕血，或仅表现为便血者，给予云南白药 0.6~1.2 g，每日 2~3 次，口服；或紫地合剂 50 mL，每日 3 次；或紫地宁血散 1 支，每日 2~3 次，冲服。

（2）对插胃管患者，可用冷冻紫地合剂，经胃管注入冰冻紫地合剂，250~300 mL/次，3 min 后抽出，反复 2~3 次，抽尽胃内容物后再注入 200 mL 保留胃内，定时抽洗，观察疗效。此法可与西药去甲肾上腺素胃内保留选择性使用。

（3）对气随血脱，神困疲乏，或有厥脱迹象者，应予人参 10 g，水煎冷服或灌胃。

（4）病情危重表现为气血衰脱之时，可先用中药针剂参附注射液 20 mL 静脉注射，并继用参附注射液 60 mL 加入生理盐水 500 mL 中静脉滴注。

2. 辨证论治

本病多为胃中积热、脉络瘀阻、肝郁化火、邪逆乘胃、阳络受伤等所致的实证，也有久病反复、脾胃受伤、气虚不摄之虚证。实热证者治应清热泻火，凉血止血；虚寒证者宜以益气摄血为主；气随血脱者，则急当益气固脱为先。

（1）胃热壅盛。

主要证候：脘腹胀痛，呕血紫黯或鲜红，大便色黑如漆，口干口臭，喜冷饮。舌红苔黄而干，脉弦滑数。

治法：清胃泻火，化瘀止血。

方药：泻心汤合十灰散。

方中泻心汤中生大黄清胃热，凉血止血，并能化瘀血，通瘀热下行；黄芩、黄连清胃热，解毒燥湿。十灰散中，大小蓟、侧柏叶、茅根、大黄清热凉血止血，棕榈皮收敛止血，丹皮、栀子、荷叶、茜草根清热凉血。

血热明显者可加紫珠草、茜草根、生地炭凉血止血，恶心呕吐者，加法半夏、竹茹、代赭石；兼津伤口干舌红者，加麦冬、石斛、天花粉。

（2）肝火犯胃。

主要证候：呕血色鲜红或紫黯，大便色黑如漆，口苦目赤，心烦易怒，或有黄疸胁痛。舌红苔黄，脉弦数。

治法：泻肝清胃，凉血止血。

方药：龙胆泻肝汤。

方中龙胆草泻肝清热，栀子、黄芩清肝胃之热而燥湿，木通、车前子、泽泻渗湿助清肝经之湿热，生地、当归、柴胡清热养血疏肝，甘草调和诸药，使泻中有补，清中有养。

血热明显者，加生大黄、赤芍、生地炭凉血止血；烦热口苦者，加绵茵陈、金钱草、郁金清热利胆以疏肝；出血反复者，加白茅根、藕节、茜草根加强凉血止血之功。

（3）脾失统摄。

主要证候：呕血缠绵不止，血色暗淡，大便漆黑稀溏，面色苍白，唇甲淡白，神疲乏力，头晕纳呆。舌淡苔薄白，脉细弱。

治法：健脾益气，温中止血。

方药：归脾汤。

方中黄芪、党参益气摄血，当归、龙眼肉、大枣补血养血，白术、木香、甘草、生姜健脾理气和胃调中，茯神、远志、枣仁养心安神。

出血反复者，加仙鹤草、白及、乌贼骨固涩止血；若气损及阳，加艾叶、炮姜炭温经止血。

（4）气血衰脱。

主要证候：吐血盈碗倾盆，便血量多溏黑，甚则紫红，面色唇甲苍白，心悸眩晕，烦躁口干，冷汗淋漓，四肢厥冷，尿少，神恍或昏迷。舌淡，脉细数无力或微细欲绝。

治法：益气摄血，回阳固脱。

方药：独参汤或参附汤。方中人参益气摄血而固脱，如用参附汤，更加附子以回阳固脱。

脉微欲绝，大汗不止者可加龙骨、牡蛎；阴竭者加麦冬、五味子以敛阴固脱。

（别红军）

第四节 食管癌

一、概述

食管癌（EC）是起源于食管黏膜上皮的恶性肿瘤，是临床常见的恶性肿瘤之一，以进行性咽下困难、胸骨后疼痛等为主要特征。在全球范围内食管癌的发病率在恶性肿瘤中居第8位，死亡率为第6位。我国是食管癌高发的国家之一，每年食管癌新发病例超过22万例，死亡约20万例。提高我国食管癌诊疗水平是艰巨而紧迫的医学研究难题。食管癌好发于食管的三个生理狭窄处，其中以中段最多，下段次之，上段最少。

食管癌属中医学"噎膈""膈中""关格"范畴，多由于七情郁结，气滞血瘀，脾胃受损，痰湿不化，日久化火，灼伤津液，痰气互结，阻于食道，上下不通而致。噎膈轻证，多由于肝脾气结，痰气交阻，或因胃津亏虚，食管涩滞，以致食物咽下不顺。其重证多系在痰气交阻的基础上，形成痰瘀互结，阻隔胃气，或胃津亏耗而损及肾阴，致使食物水饮难以咽下，甚或食入即吐。其危证系因病情恶化，阴损及阳，肾气耗竭，脾之生化衰败，阴阳离决，致出现水谷不入，二便不通，形体羸瘦日甚。

（一）西医认识

根据流行病学调查及有关的实验研究，认为亚硝胺类化合物和食物霉变有致癌作用。此外，食物灼热或粗硬、饮酒、吸烟等刺激，以及食管慢性炎症、免疫、遗传等因素，也与食管癌发生相关。食管癌的确切病因不明。据专家研究发现，环境和某些致癌物质是重要的致病因素。

（1）乙醇和烟草的作用：乙醇是食管肿瘤的诸多致病因素中十分重要的一个因素，食管肿瘤发生的危险性与每日乙醇、烟草消费的量呈正比，而嗜烟又嗜酒者的发病危险性比单纯嗜烟或嗜酒者的危险性高出数十倍。

（2）亚硝胺类化合物和真菌毒素：现已知有近30种亚硝胺能诱发动物肿瘤。腌制和发霉食物均含有亚硝胺类化合物和真菌毒素。在高发区的粮食和饮用水中，硝酸盐、亚硝酸盐和二级胺含量显著增高，且和当地食管肿瘤和食管上皮重度增生的患病率呈正相关，这些物质在胃内易合成致肿瘤物质亚硝胺。

（3）营养不良和微量元素缺乏：摄入动物蛋白不足和维生素A、维生素B_2、维生素E、维生素C缺乏，微量元素钼、锌、镁、锰、钴、铁等缺少，以及新鲜水果和蔬菜缺乏者易患食管癌。

（4）食管损伤、食管疾病及食物的刺激作用：食管癌高发地区的居民有进食很烫的食物、饮烈酒、吃大量胡椒、咀嚼槟榔或烟丝的习惯，这些慢性理化刺激，均可引起局部上皮细胞增生。食管疾病及长期进食刺激性食物可引起食管黏膜的慢性物理性刺激与损伤，为致癌物质进入创造条件，从而促使癌的发生。在腐蚀性食管灼伤和狭窄、食管贲门失弛缓症、食管憩室或反流性食管炎患者中，食管癌的发病率较一般人群为高。据推测乃是由于食管内滞留而致长期的慢性炎症、溃疡，或慢性刺激，进而食管上皮增生，最后导致癌变。动物实验证明，弥散性或局灶性上皮增生可能是食管癌的癌前期病变。

（5）遗传因素：食管的发病常表现家庭性聚集现象。在我国山西、山东、河南等省的调查发现，有阳性家族史者占1/4~1/2。其中父系最高，母系次之。

（6）环境因素：在我国，癌症的分布在大的范围里，具有明显的地区差异。就是在小的范围里，各种癌症也都有自己特有的地理分布。食管癌高发区主要在北方，其中河南、河北、山西三省交界处的食管癌高发区呈同心圆分布，发病率由中央区向周围逐渐降低。

（二）中医认识

中医称食管癌为"噎膈"，分为"气噎""血噎""痰噎""火噎""食噎"等。其病因正如张景岳所说："噎膈一证，必忧愁思虑，积劳积郁，或酒色过度伤阴，阴伤则精血枯涸，气不行则噎膈病于上，精血枯涸则燥结病于下"。所以本病初起偏于气结，先觉食管梗死，常随精神抑郁而加甚，后逐渐出现血结现象，水饮难入，谷食难入，胸腔时痛，或吐血便血，或吐出物如豆汁，或大便坚如羊粪，津液枯槁已极，形体消瘦，终致水饮点滴不下，胃气告竭。

食管癌常与七情所伤、饮食不洁等有关，特别是饮食之际，情志抑郁，恚怒伤肝，肝气郁结，气滞血瘀，阻于食管。肝失疏泄，克脾犯胃，脾失健运，痰气交阻食管，加之常食辛香燥热之品或饮酒过多，燥伤津液，咽管干涩，日久痰热停留加重食管的气滞血瘀，痰气交阻发展成噎膈。食管癌的主要矛盾是气滞血瘀。

二、临床表现

（一）症状

（1）早期症状：①吞咽食物哽噎感，只有轻的吞咽不适症状，症状发生常与患者情绪波动有关；②胸骨后疼痛或闷胀不适，多在吞咽粗糙硬食、热食或具有刺激性食物时疼痛明显；③食管内异物感，患者感觉食管内有类似米粒或蔬菜片贴附于食管壁，咽不下又吐不出来，与进食无关；④咽喉干燥与咽缩感，咽下食物不利或轻微疼痛，进干燥或粗糙物尤为明显；⑤食物通过缓慢感及滞留感。

（2）中晚期症状。①吞咽困难：进行性吞咽困难是中晚期食管癌最典型的症状，开始为固体食物不能顺利咽下，或用汤水冲后咽下，继之半流质饮食也同样受阻，最后进流质饮食咽下也有困难；②疼痛：胸痛或背部疼痛是中晚期食管癌常见的症状之一，疼痛为钝痛、隐痛或烧灼痛、刺痛，可伴沉重感；③吐黏液：食管病变引起的食管不全或完全梗阻，使分泌物引流不畅，积于食管狭窄上部，刺激食管逆蠕动后吐出；④颈部、锁骨上肿块：是晚期食管癌常见体征，肿块为无痛性，进行性增大，质硬，多为左侧，也可是双侧；⑤声音嘶哑，出血。

（3）终末期症状：全身广泛转移出现相应症状及体征，出现黄疸、腹腔积液、肝功能异常、呼吸困难、咳嗽、头痛、昏迷等。肿瘤侵及食管外膜引起食管穿孔，出现食管－气管瘘、食管－纵隔瘘。肿瘤阻塞食管引起完全梗阻、脱水、电解质紊乱、恶病质、全身衰竭。

（二）体征

食管癌早期体征可缺如；晚期则可出现消瘦、贫血、营养不良、失水或恶病质等体征。当癌转移时，可触及肿大而坚硬的浅表淋巴结，或肿大而有结节的肝等。

（三）辅助检查

1. 食管脱落细胞学检查

此方法简便，受检者痛苦小，适合于食管癌高发区的普查，准确率可达 90% 以上。但脱落细胞学检查难以对食管癌细胞进行准确分级，所获得的细胞难以得出确切的病理类型，对于治疗的选择有一定的限制，同时对有出血倾向、伴有食管静脉曲张、深溃疡、放疗后、全身状况衰弱和严重高血压者有一定的并发症。目前临床上已不建议做此项检查。

2. X 线钡餐造影

为了显示早期病变，必须调好钡餐；并令患者分次小口吞咽，且多轴细致观察，X 线钡餐早期阳性率仅为 70% 左右。

（1）早期征象有：①黏膜皱襞增粗、迂曲或虚线状中断和食管边缘呈毛刺状；②扁平、息肉状小的充盈缺损直径约 0.5 cm；③小溃疡龛影直径为 0.2 ~ 0.4 cm；④局限性管壁发僵，钡剂滞留。

（2）中晚期征象：可见食管病变段管腔狭窄，充盈缺损，管壁蠕动消失，黏膜紊乱，溃疡龛影，软组织影和腔内形的巨大充盈缺损而致管腔变宽的矛盾现象。

3. 内镜检查

为了提高早期食管癌的内镜检出率，在检查过程中，可合用食管黏膜染色法，如甲苯胺蓝、lugol 碘液。

镜下早期表现有：局限性糜烂；局部黏膜充血，边界不清；粗糙小颗粒；其他较少见的小肿物、小溃疡、小斑块。

中晚期食管癌镜下表现比较明确，易于辨认，如结节样、菜花样肿物；食管黏膜充血水肿、苍白发僵，触之易出血；溃疡、管腔狭窄等。

4. 胸部 CT 扫描

有意义的 CT 阳性发现包括：①气管、支气管可能受侵征象，如气管、支气管受挤移位，后壁受压凸向管腔与食管之间的脂肪层消失不可辨认；②心包、主动脉受侵征象，心包、主动脉与病变段食管间脂肪平面消失，而肿瘤上下端脂肪层尚存在；食管病变段与主动脉周围之交角 ≥ 90°；③纵隔、腹腔淋巴结转移，淋巴结直径 > 1 cm，列为可疑；④肝转移。

CT 所见不能鉴别正常体积的淋巴结有无转移；无法肯定肿大的淋巴结是由于炎症或是转移引起；更无法发现直径 < 1 cm 的转移性淋巴结。因此，不能单凭 CT 的"阳性发现"而放弃手术机会。

5. EUS

有助于判断食管癌的壁内浸润深度、异常肿大的淋巴结及肿瘤对周围器官的浸润情况，对肿瘤的分四、治疗方案的选择及预后判断有重要意义。

三、诊断

(一)临床诊断

依据临床表现和辅助检查,典型的食管癌诊断并无很大困难,但早期食管癌的诊断常因患者缺乏明显症状而延误。

1. 局部症状

进食时胸骨后或心窝部有胀闷不适或有针刺样、烧灼样疼痛,吞咽时有异物通过感,或有食物在某一部位短暂的停滞感,进行性吞咽困难,胸痛或背部疼痛,食物反流。

2. 全身症状

消瘦、营养不良、脱水,甚至呈恶病质。

3. 体征

早期常无明显体征,晚期可因肿瘤的转移部位而出现相应的体征。如有淋巴结转移时,可触及锁骨上肿大的淋巴结,肿瘤侵及喉返神经可出现声音嘶哑等。

4. 年龄

在30岁以上、吞咽困难的患者,首先应考虑食管癌的诊断。对可疑食管癌的患者应做以下辅助检查,以明确诊断。

5. 辅助检查

行胃镜及病理检查有助于确诊。

(二)鉴别诊断

1. 食管良性狭窄

食管化学性烧伤或反流性食管炎引起的瘢痕狭窄。前者以儿童及年轻人较多,一般有误服强酸或强碱的历史,后者病变一般位于食管下段,常伴有食管裂孔疝或先天性短食管。鉴别主要靠食管镜及活检。

2. 贲门痉挛

主要症状为吞咽困难,病程长,间歇性发作,患者平均年龄较小,食管造影有典型的改变。

3. 食管憩室

食管中段的憩室常有吞咽障碍、胸骨后疼痛等症状,而吞咽困难较少。食管憩室有发生癌变的机会,因此在诊断食管憩室的时候应避免漏诊。

4. 食管结核

少见,可有吞咽困难,影像学表现为食管黏膜破坏,鉴别主要靠食管镜及活检。

5. 食管其他肿瘤

以平滑肌瘤常见,一般症状较轻,X线检查表现为"涂抹征",进一步鉴别主要依靠食管镜检查，一般不取活检。

6. 其他

如功能性吞咽困难、重症肌无力、食管功能性痉挛及食管外压迫，均须根据患者病史、症状、体征及 X 线检查和食管镜检查来鉴别。

四、治疗

(一) 西医治疗

1. 手术治疗

下列情况的患者，可以考虑手术治疗。

(1) 早期食管癌，应积极采取手术治疗，此外患者无临床症状或临床症状轻微者，食管细胞学检查 2 次以上为阳性，X 射线食管造影及食管镜检查都有早期发现，均应采取手术彻底切除。

(2) 中、下段食管癌病变在 5 cm 以下，上段在 3 cm 以下适宜手术。

(3) 食管病变位于中、上段者病变超过 5 cm，有条件术前放疗与手术切除综合治疗。下段食管病变虽在 6~7 cm 者也可手术切除。

(4) 食管癌放疗后复发，病变范围不大，无远处转移，全身情况良好，也可采取手术切除。

(5) 食管癌高度梗阻，无明显远处转移，患者周身情况允许，应积极探查，采取姑息切除、减量切除或转流吻合减张手术。

2. 放射治疗

食管癌放射治疗的适应证较宽，除了食管穿孔形成食管瘘、远处转移、明显恶病质及严重的心、肺、肝等疾病外，均可行放射治疗。

照射剂量及时间：通常照射肿瘤量为 60~70 Gy/6~7 周。

外照射的反应：①食管反应：照射肿瘤量达 10~20 Gy/1~2 周时，食管黏膜水肿，可以加重咽下困难，一般可不作处理，照射量达 30~40 Gy/3~4 周后，可产生咽下痛及胸骨后痛，宜对症处理；②气管反应：咳嗽，多为干咳，痰少。

3. 化疗

(1) 全身化疗：食管癌的细胞增生周期约 7 d，较正常食管上皮细胞周期稍长。最常用的药物有博来霉素（BLM）、丝裂霉素 C（MMC）、阿霉素（ADM）、5-氟尿嘧啶（5-FU）、氨甲蝶呤（MTX）、洛莫司汀（CCNU）、丙咪脒（MGAG）、长春地辛（VDS）、鬼臼乙叉甙（VP-16），以及顺铂（DDP），单一药物化疗的缓解率在 15%~20%，缓解期为 1~4 个月。联合化疗多数采用以 DDP 和 BLM 为主的联合化疗方案，有效率多数超过 30%，缓解期 6 个月左右。联合化疗不仅用于中晚期食管癌，也用于与手术和放疗的综合治疗。目前临床上常用联合化疗方案有 DDP-BLM、BLM-ADM、DDP-VDS-BML 以及 DDP-ADM-5-FU 等。临床观察，DDP、5-FU 和 BLM 等化疗药物具有放射增敏作用。

（2）食管动脉灌注化疗：选择性食管动脉灌注化疗治疗中晚期食管癌的应用逐渐增多，近期效果显著，明显提高了患者生存率和生活质量。近 5 年来食管动脉灌注化疗治疗中晚期食管癌取得了一定的疗效。

治疗方法：选用 4 F/5 F Cobra、RLG（胃左动脉导管）等多种型号导管，依肿瘤所在部位对肿瘤的供血动脉进行选择性插管造影。一般颈段行双侧甲状颈干或甲状腺下动脉插管。胸段选择两侧支气管动脉和食管固有动脉。根据造影结果选择肿瘤供血靶动脉灌注化疗药物。

化疗方案：采用顺铂（DDP）、5-氟尿嘧啶（5-FU）为基础联合丝裂霉素（MMC）或表柔比星（EPI）三联用药。

药物用量：化疗药物的用量按体表面积计算，依据患者的一般状况适当增减。DDP 80～160 mg，5-FU 750～1000 mg，MMC 8～20 mg，EPI 30～60 mg。重复治疗者间隔 4～6 周后行第 2 次及多次介入治疗。

食管癌就诊时约 80% 的患者已属中晚期，失去了外科手术切除机会。面对大量中晚期食管癌患者目前尚缺乏理想的治疗方法。全身静脉化疗疗效差，且严重的全身毒不良反应使其应用受限。采用介入途径动脉内灌注化疗治疗中晚期食管癌，由于抗癌药物直接进入肿瘤供血动脉，可有效提高肿瘤局部的药物浓度和治疗效果，且全身毒不良反应微小，故近年来临床应用逐渐增多。

4. 内镜治疗

（1）早期食管癌内镜治疗的方法：早期食管癌内镜治疗的主要方法是病变组织切除术和病变组织破坏术。EMR 主要术式有双管道内镜法、透明帽法、套扎器法、剥离活检法等，这些方法均以 EMR 为基本方法逐步演变而来。病变组织破坏术包括激光治疗、光动力学治疗、局部注射治疗等。

（2）进展晚期食管癌的内镜治疗：主要包括微波治疗、激光治疗、光动力学治疗、电化学治疗、内镜下腔内冷冻治疗、内镜食管扩张术及支架植入术。

5. 姑息治疗

（1）食管癌姑息性手术：适应于晚期食管癌，既不能手术切除，又不能放射治疗，而梗阻严重不能饮食者；放射治疗过程中发生严重吞咽困难者。主要手术方式有食管胃侧吻合术、食管腔内置管术及胃造瘘术。

（2）食管癌的姑息性介入治疗：食管癌中晚期，主要症状还是吞咽困难，究其原因主要是由于肿瘤复发或是由于放疗造成广泛粘连使食管狭窄，由于通常患者都失去手术机会，故临床治疗以缓解症状，提高生存质量为主。自 1983 年用自膨氏金属内支架治疗食管狭窄以来，因其操作简捷、安全、有效，能较好地改善患者食管梗阻症状，得以广泛应用。

（3）支持治疗。

1）吞咽困难：是食管癌患者最常见的症状，尤其是局部进展期患者。NCCN 指南将吞咽困难分为 5 种程度：仅能吞咽唾液；仅能进全流质饮食；仅能进半流质饮食；能咽下直径 < 18 mm 的固体食物；间断进食哽咽感，能进不必切成小块的普通固体食物。目前有效地治疗吞咽困难的姑息性手段包括气囊扩张、探条扩张术、近距离照射、自膨式金属支架、化疗及手术等。

完全梗阻的患者，NCCN 指南推荐采用内镜下置鼻胃管营养管或鼻空肠营养管、空肠或胃造瘘术、近距离放射治疗、化疗及手术等；只能进食流质饮食的严重梗阻患者，NCCN 推荐可以选择内镜扩张术、覆膜自膨式支架及上述各方式。

2）疼痛：遵循 NCCN 成人癌性疼痛临床实践指南，若放置食管支架后出现的严重难以控制的疼痛，可以将支架取出以缓解疼痛症状。

3）出血：肿瘤溃破或侵犯大血管如出现主动脉 – 食管瘘可引起大量出血。若存在活动性出血可采用手术、放射治疗或内镜治疗。原发于肿瘤表面的出血可采用内镜下电凝技术如二级电凝技术或氩离子凝固技术控制。

4）恶心与呕吐：遵循 NCCN 镇吐临床实践指南，食管癌患者恶心呕吐也可能是食管管腔梗阻引起，可行胃镜检查以确定是否需要行管腔扩张术。

（二）中医治疗

1. 辨证论治

本病的治疗应权衡本虚标实的程度，酌情处理。初期重在治标，宜理气、化痰、消瘀。降火为主；后期重在治本，宜滋阴润燥，或补气温阳为主。然噎膈之病，病机复杂，虚实每多兼夹，当区别主次兼顾。

（1）痰气交阻证：吞咽时有哽噎感，胸脘痞闷，情绪不舒时可加重，泛吐痰凝，口干咽燥，嗳气呃逆。舌质红，苔薄腻，脉弦细而滑。

治则：理气解郁，润燥化痰。

处方：启膈散加减。

丹参 9 g，郁金 9 g，砂仁（后下）3 g，北沙参 9 g，川贝 5 g，茯苓 12 g，荷叶蒂 5 只，瓜蒌 12 g，陈皮 6 g，夏枯草 9 g。水煎服，每日 1 剂。

（2）热结阴亏证：吞咽哽噎，胸膈灼痛，固体食物难咽，但汤水可下，形体逐渐消瘦，口渴喜饮，大便干结，五心烦热，潮热盗汗。舌红少苔，脉弦细数。

治则：养阴生津。

处方：五汁安中饮加味。

梨汁、藕汁、牛乳各适量，加少量生姜汁、韭菜汁，每日多次少量，频频呷服。

（3）痰瘀互结证：胸骨后刺痛，痛有定处，咽食梗阻不畅，获释后即吐，或呕吐痰涎，或呕出物如赤豆汁，大便干结，坚如羊屎，形体更为消瘦，肌肤枯燥，面色晦滞。舌有紫斑，苔腻，脉弦涩。

治则：化痰破结，开郁行气。

处方：半夏厚朴汤合通幽汤加减。

半夏9g，厚朴9g，紫苏9g，茯苓12g，生地黄12g，当归9g，桃仁5g，红花3g，甘草6g。水煎服，每日1剂。

（4）气虚阳微证：长期饮食不下，汤水难进，精神疲惫，形寒气短，泛吐清涎，面浮肢肿，脘腹胀大，面色灰白，脉细弱或沉细。

治则：益气健脾，温阳补肾。

处方：补气运脾汤合右归丸加味。

党参15g，黄芪15g，白术9g，茯苓12g，半夏9g，陈皮6g，熟地黄12g，山茱萸6g，当归9g，枸杞子12g，鹿角胶12g（炒珠），肉桂3g，杜仲9g，甘草6g。每日1剂，水煎服。

2. 特色治疗

（1）针刺：取穴：足三里、内关、合谷、公孙。脾气虚弱者加脾俞、胃俞、三阴交，针刺用补法；肝气不舒者加中脘、阳陵泉、太冲，针刺用泻法，留针20 min。

（2）穴位贴敷法：将良姜、香附、木香、丁香、白芥子适量等份研末，用姜汁调成糊状，贴敷于穴位（上脘、中脘、下脘、神阙、天枢、关元、脾俞、胃俞、足三里等），以达到温中散寒、行气除胀之功效。四小时后将敷贴去掉。

（别红军）

第五节　消化性溃疡

一、概述

消化性溃疡或消化性溃疡病，指在各种致病因子的作用下，黏膜发生的炎症与坏死性病变，病变深达黏膜肌层，常发生于与胃酸分泌有关的消化道黏膜，其中以胃、十二指肠为最常见，即胃溃疡（GU）和十二指肠溃疡（DU），因溃疡形成与胃酸/胃蛋白酶的消化作用有关而得名。

一般认为人群中约有10%在其一生中患过消化性溃疡病。但在不同国家、不同地区，其发病率有较大差异。消化性溃疡病在我国人群中的发病率尚无确切的流行病学调查资料，有资料报道占国内胃镜检查人群的10.3%～32.6%。本病可见于任何年龄，以20～50岁居多，男性多于女性[（2～5）：1]，临床上十二指肠溃疡多于胃溃疡，两者之比约为3：1。

幽门螺杆菌（Hp）感染和非甾体消炎药（NSAIDs）摄入，特别是前者，是消化性溃疡最主要的病因。另外，糖皮质激素药物、抗肿瘤药物和抗凝药的使用也可诱发消化性溃疡病，同时也是上消化道出血不可忽视的原因之一。吸烟、饮食因素、遗传、胃十二指肠运动异常、应激与心理因素等在消化性溃疡病的发生中也起一定作用。其发病机制主要与胃十二指肠黏膜的侵袭因素和黏膜自身防御/修复因素之间失平衡有关。GU和DU在发病机制上有不同之处，前者主要是防御/修复因素减弱，后者主要是侵袭因素增强。

本病属中医学的胃脘痛范畴，有时表现为吞酸、嘈杂。

脾胃素虚或长期饮食失调，或精神情绪因素的刺激，寒邪犯胃，病情延久及药物刺激是本病发生的主要病因。

1. 脾胃素虚或长期饮食失调或寒邪犯胃

素禀脾胃薄弱，先天遗传，加之忧思劳倦伤脾，或因外寒侵袭，过食生冷，饥饱无常，导致脾胃气虚，甚则及阳，以致脾阳亏虚，寒从内生，出现脾胃虚寒之证。进而使胃失温煦，脉络拘急失养，发生溃疡胃痛。

2. 情志因素

如忧思恼怒，焦虑紧张，可使气郁伤肝，肝失疏泄，横逆犯胃，使胃失和降。或加本体脾虚，不能斡旋中气，以致气滞肝、胃、脾，不通则痛。若肝郁化火，郁火暗耗胃阴，可使胃痛变得顽固。

3. 久病入络

胃病日久，久痛入络，气滞导致血瘀，气血失调，胃络失养，使胃痛持续难解，进一步损伤脾胃之气，甚或内生郁火，血瘀损伤胃络，以及气虚失于统摄，均可导致便血、吐血或溃疡反复。

4. 药物刺激

如一些致溃疡药物辛可芬、组胺、保泰松、利舍平、水杨酸盐、吲哚美辛及肾上腺皮质激素等，刺激损害胃体，影响胃气通降及胃之脉络，诱发胃病或溃疡、出血。

5. 饮食偏嗜或七情因素均可化热化火

或胆邪犯胃，或湿热中阻，或痰火内结，使邪热伤络，血败内腐，形成内痈。若加气虚血瘀，不能托毒生肌敛疮，则溃疡难愈，反复迁延。

上述共同的、也是基本的病机为气机不利、血脉瘀阻，气血不通，不通则痛。盖胃为多气多血之府也。但气血不通的原因很多，必先究其所因，伏其所主。此病病位虽在胃，

但和肝（胆）、脾关系甚为密切

二、临床表现

（一）症状

慢性长期反复发生的周期性、节律性腹上区疼痛，应用碱性药物可缓解。腹痛发生与用餐时间的关系认为是鉴别胃与十二指肠溃疡病的临床依据。

胃溃疡疼痛多在餐后1小时内出现，持续1~2小时自行缓解，直至下餐进食后再复现上述节律。十二指肠溃疡疼痛多在两餐之间发生，持续至下餐进食后缓解，有疼痛→进食→缓解的规律，有时疼痛常在夜间。胃十二指肠复合性溃疡或合并有慢性胃炎等其他胃部疾病时可使疼痛无明显规律。近年来，由于抗酸剂、抑酸剂等药物广泛使用，症状不典型的患者日益增多。由于NSAIDs有较强的镇痛作用，NSAIDs溃疡临床上无症状者居多，部分以上消化道出血为首发症状，也有表现为恶心、畏食、食欲缺乏、腹胀等消化道非特异性症状。

（二）体征

消化性溃疡缺乏特异性体征。在溃疡活动期，多数患者有腹上区局限性轻压痛；十二指肠溃疡患者压痛点常在右上腹；对于反复慢性失血者可有贫血；部分胃溃疡患者体质较瘦弱，呈慢性病容。

（三）内镜检查及胃黏膜组织活检

1. 胃镜检查注意事项

检查过程中应注意溃疡的部位、形态、大小、深度、病期及溃疡周围黏膜的情况。并常规行组织学活检，对不典型或难愈合溃疡，要分析其原因，必要时行超声内镜检查或黏膜大块活检，以明确诊断。

2. 胃镜检查优越性

胃镜检查是消化性溃疡检查的金标准，可发现X检查难以发现的表浅溃疡及愈合期溃疡，并可对溃疡进行分期（活动期，愈合期，瘢痕期），结合直视下黏膜活检，对判断溃疡的良、恶性有较大的价值。同时，内镜可以用于溃疡并发症的治疗，如溃疡大出血时的止血治疗。

3. 胃镜检查特征

（1）发生部位：GU绝大多数发生于胃小弯，特别是胃角或胃角附近，位于胃大弯的溃疡常为恶性溃疡，但也有少数良性溃疡可发生在大弯侧。DU多发生在球部，前壁比后壁多见，偶尔溃疡见于球部以下部位，称球后溃疡。NSAIDs溃疡以胃部多见，分布在近幽门、胃窦和胃底部，溃疡形态多样。

（2）溃疡形态：溃疡常呈圆形或卵圆形，其表面的炎性渗出物和坏死物形成胃镜可见的特征性白苔。

（3）溃疡大小：GU 的直径一般 < 2 cm，DU 的直径一般 < 1.5 cm，但巨大溃疡（GU > 3 cm，DU > 2 cm）亦非罕见，需与恶性溃疡鉴别。

（4）溃疡深度：有不同的深度，浅者仅超过黏膜肌层，深者则可贯穿肌层，甚至浆膜层。

（5）溃疡数量：胃溃疡多为单个，两个或者两个以上为多发性溃疡，胃溃疡合并十二指肠溃疡称复合性溃疡，占 2% ~ 3%。

（6）溃疡分期。溃疡活动期（A，active stage）：① A1 期。溃疡的苔厚而污秽，周围黏膜肿胀，无黏膜皱襞集中；② A2 期。溃疡苔厚而清洁，溃疡四周出现上皮再生所形成的红晕，周围黏膜肿胀面逐渐消失，开始出现向溃疡集中的黏膜皱襞。

溃疡愈合期（H，healing stage）：① H1 期。溃疡缩小，变浅，白苔边缘光滑，周边水肿消失，边缘再生上皮明显，呈红色栅状，皱襞集中，到达溃疡边缘；② H2 期。溃疡明显缩小，白苔变薄，再生上皮范围加宽。溃疡瘢痕期（S，scarring stage）：① S1。溃疡苔消失，中央充血，瘢痕呈红色，又称红色瘢痕期；② S2。红色完全消失，又称白色瘢痕期。

4. X 线钡餐检查

多采用钡剂和空气做双重对比造影技术检查胃和十二指肠。消化性溃疡的 X 线征象有直接和间接两种，前者是诊断本病的可靠依据，后者的特异性有限。

（1）直接征象：龛影，由于溃疡周围组织的炎症和水肿，龛影周围可出现透亮带；因溃疡部位纤维组织增生和收缩，出现黏膜皱襞向溃疡集中的现象。

（2）间接征象：包括局部痉挛、激惹现象、十二指肠壶腹部畸形和局部压痛等。

另外，75% 的溃疡穿孔在腹部平片上可见腹腔游离气体。

（四）其他实验室检查

1. Hp 检测

Hp 感染的诊断已成为消化性溃疡的常规检测项目，其方法分为侵入性非侵入性两大类。

（1）侵入性检查：需做胃镜检查和胃黏膜活检，包括快呋塞米素酶试验（RUT）、胃黏膜直接涂片染色镜检、胃黏膜组织切片染色镜检（如 W-S 银染、改良 Giemsa 染色、甲苯胺蓝染色、免疫组化染色）、细菌培养、基因检测方法（PCR、寡核苷酸探针杂交等）。

（2）非侵入性检查：仅提供有无 Hp 感染的信息，包括 ^{13}C 或 ^{14}C 尿素呼气试验（UBT）、粪便 Hp 抗原（H.pylori stool antigen，Hp SA）检测和血清及分泌物（唾液、尿液等）抗体检测及基因芯片和蛋白芯片检测等。

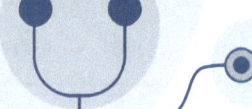

2. 粪便隐血试验检查

活动性溃疡患者粪潜血试验可呈阳性，对于判断溃疡有无活动出血有一定意义。

3. 胃液分析

GU 患者的胃酸分泌正常或低于正常，部分 DU 患者则增多，但与正常人均有很大重叠，故胃液分析对消化性溃疡的诊断和鉴别诊断价值不大。

三、诊断

消化性溃疡的诊断主要依靠急诊内镜检查，其特征是溃疡多发生于高位胃体，呈多发性浅表性不规则的溃疡，直径在 0.5～1.0 cm，甚至更大。溃疡愈合后不留瘢痕。

鉴别诊断如下：

1. 胃的良性溃疡与恶性溃疡的鉴别

胃癌发生的报警信号：①中老年人近期内出现上腹痛伴不明原因上消化道出血；②中老年人出现不明原因的食欲缺乏、贫血或消瘦；③胃溃疡患者疼痛加重，和（或）失去节律性，且抗溃疡治疗无效；④胃溃疡患者胃黏膜活检有重度萎缩/肠化/不典型增生；⑤胃溃疡患者出血与贫血不相符。具体鉴别见表 4-2。

表 4-2 胃良性溃疡与恶性溃疡的鉴别

临床表现		良性溃疡	恶性溃疡
	年龄	青中年居多	多见于中年以上
	病史	周期性间歇发作	进行性持续发展
	病程	较长，多以年计	较短，多以月计
	全身表现	轻	多明显，消瘦显著
	制酸药	可缓解腹痛	效果不佳
胃镜检查	溃疡形状	圆形或椭圆形，规则	呈不规则形
	溃疡边缘	呈钻凿样，锐而光滑，充血	凹凸不平，肿瘤状凸起，较硬而脆，可有糜烂出血
	基底苔色	平滑，洁净，呈灰白或灰黄色苔	凹凸不平，污秽苔，出血，岛屿状残存
	周围黏膜	柔软，皱襞常向溃疡集中	呈癌性浸润，增厚，常见结节状隆起，皱襞中断
	胃壁蠕动	正常	减弱或消失
X 线检查	龛影直径	多 < 2.5 cm	多 > 2.5 cm
	龛影形状	常呈圆或椭圆形	常呈三角形或不规则形
	溃疡边缘	光滑	不整齐
	龛影位置	胃腔外	胃腔内

（续 表）

临床表现		良性溃疡	恶性溃疡
其他	周围黏膜	黏膜纹粗细一致，柔软，龛影四周有炎症性水肿引起的密度较低透明带，溃疡口部常显示1～2mm的透亮细影，即Hampton线	癌性浸润而隆起成结节状或息肉状，黏膜变厚而不规则，僵硬，皱襞中断，断端杵状、变尖，边缘毛糙，龛影无透亮区，也无Hampton线
	胃壁蠕动	正常	减弱或消失
	粪便隐血	活动期可呈阳性，治疗后转阴	多持续阳性
	胃液分析	胃酸正常或偏低	缺酸者较多

2. 溃疡病与促胃液素瘤的鉴别

本病又称 Zollinger-Ellison 综合征，有顽固性多发性溃疡，或有异位性溃疡，胃次全切除术后容易复发，多伴有腹泻和明显消瘦。患者胰腺有非β细胞瘤或胃窦G细胞增生，血清促胃液素水平增高，胃液和胃酸分泌显著增多。

3. 功能性消化不良

本病可有腹上区不适、恶心呕吐，或者酷似消化性溃疡，但常伴有明显的全身神经症症状，情绪波动与发病有密切关系。内镜检查与X线检查未发现明显异常。

4. 慢性胆囊炎和胆石症

多于中年女性，常呈间歇性、发作性右上腹痛，常放射到右肩胛区，可有胆绞痛、发热、黄疸、Murphy征。进食油腻食物常可诱发。B超检查可以做出诊断。

5. 心绞痛、心肌梗死

本病可表现为上腹疼痛，但多为急性起病，伴有胸闷、心慌等症状，心肌酶谱、肌钙蛋白、ECG等可鉴别。

6. 克罗恩病继发的上消化道溃疡

克罗恩病为一种慢性肉芽肿炎症，病变可累及胃肠道各部位，以末端回肠及其邻近结肠为主，呈穿壁性炎症，多为节段性、非对称性分布，临床主要表现为腹痛、腹泻、瘘管、肛门病变等。肠镜检查可以明确诊断。

7. 淋巴瘤继发的上消化道溃疡

非霍奇金淋巴瘤的结外侵犯倾向，累及胃肠道部位以小肠为多，其中半数以上为回肠，其次为胃，可表现为腹痛、腹泻和腹块，症状可类似于消化道溃疡。但本病多以无痛性颈和锁骨上淋巴结肿大为首发表现，可出现发热、盗汗、消瘦等全身症状，血常规检查、骨髓穿刺和淋巴结活检可明确诊断。

四、治疗

(一) 中医证治

脾胃虚寒在溃疡尤其十二指肠溃疡中最为常见。黄芪建中汤加减，注意配合行瘀、止酸、护膜等，在溃疡治疗和防复发维持治疗方面均有重要价值。

对溃疡的中医治疗，不能满足于胃脘痛已获控制，纠正寒热错杂之偏和调整体质阴阳，对抗溃疡复发具有重要意义。

对溃疡的中医治疗，不能被"疡"所局限，仍必须以辨证为主，适当结合辨病，方能取得较满意效果。

中医学、西医学在治疗上具有各自优势，故取长补短应是临床最佳选择方案。在西医迅速发展的药物治疗学面前，不应忽视中医药的作用。溃疡作为内在疮疡，要区别是寒疡还是热毒蕴酿成疡。前者宜温补、补托，后者宜解毒、敛疮生肌。实际上前者多见，中医通过调理纠偏，往往可达到"不治疡而疡自愈"的目的。

1. 脾胃虚寒

主症：空腹胃痛，得食则缓，胃部怕冷，喜温喜按。气候转冷易诱发胃痛，不敢进生冷。舌质多淡或淡黯，脉细或沉细。

治法：建中温阳止痛。

处方：黄芪建中汤合良附丸。炙黄芪 15～30 g，桂枝 10 g，白芍 10～30 g，炙甘草 6 g，生姜 3 片 大枣 5 枚 高良姜 10 g，香附 10 g，乌贼骨 15～30 g，饴糖 30 g（冲入）。

阐述：此证临床最常见，除十二指肠溃疡外，还包括十二指肠炎、十二指肠过敏症、球变形等，占 80% 以上。以上方药改善疼痛症效果明显，每在 2～7 d 内获控制。但对胃脘冷感仅有好转，根除需长期坚持服药，但仍不免有反复，似较西医复发率低。高良姜为止痛药。白芍根据具体情况增减剂量，如苔白润伴脘痞属寒湿者量宜少，6～10 g 即可；如苔少或净，胃痛有拘谨感，可用至 15～30 g。饴糖在便溏或湿重时不宜用。乌贼骨为必用之品，加强止酸，即使没有吞酸症。

如血虚面色无华，加当归 10 g，党参 15 g 或参须 6 g，取归芍六君子汤意。便溏则不宜用当归。便溏者加煨肉蔻 10 g、焦白术 10 g、炮姜炭 10 g。寒痛重者加荜茇 10 g、丁香 3 g、川椒 6 g、吴茱萸 3 g，甚者加附子 10～30 g、细辛 6 g，止痛效果好。个别也有药后疼痛者，可能与大辛大热刺激溃疡局部末梢神经有关。黑便者加伏龙肝 30 g、熟附片 10 g、炮姜炭 10 g、生地榆 15 g、侧柏炭 15 g、阿胶 10 g。脘腹作胀加木香 6 g、甘松 10 g、小茴香 6 g。外寒诱发者加苏叶 10 g、吴茱萸 3 g。泛吐清水者加姜半夏 10 g、吴茱萸 3 g、苏叶 6 g。阳虚饮停，辘辘有声，改用苓桂术甘汤加吴茱萸 3 g、川椒 10 g、姜半夏 10～20 g，重用生姜 10～15 g。脾胃气虚证明显，但阳虚不著时，可改用香砂六君子汤或归芍六君子汤。不能偏信朱丹溪"痛无补法"之说。"若属虚痛，必须补之"（程钟龄语）。生冷伤脾见脘胀腹痛，可用强中汤或扶阳助胃汤。

2. 脾虚肝郁（热）

主症：胃痛无规律，饭前饭后皆可疼痛，痛连胸胁背，伴脘腹胀、吞酸，但口苦，偶或胃灼热，情绪变化易诱发胃脘痛胀。苔薄白或薄黄，脉弦。

治法：疏肝健脾，行气止痛。

处方：逍遥散、四逆散合柴胡疏肝散合方化裁。①肝气为主：柴胡10 g，郁金10 g，白芍10 g，香附10 g，青陈皮各10 g，川芎10 g，瓦楞子15～30 g，川楝子10 g；②脾虚为主：上方酌减2～3味，加白术10 g，茯苓10 g，党参10 g；③气郁化热：主方加丹皮10 g，山栀10 g，青木香10 g，川连3 g，吴茱萸2 g。

阐述：此证多见于胃溃疡活动期，或伴胃炎、胃肠功能失调、慢性胆道疾患者，女性相对多见。用药要灵活，根据肝郁和脾虚或肝热（包括湿热）的主次调整药物，疗效差别较大，部分原因取决于患者的精神情绪状态。对气郁化火者要注意"火郁发之"原则的运用，取柴胡、川芎、香附、桑叶、丹皮、山栀、薄荷、吴茱萸等，火郁易耗阴，阴耗则肝气易急，故宜酌配白芍、木瓜、枸杞子、穞豆衣、沙参、麦冬、当归等以敛肝柔肝止痛，此时白芍量宜大。止酸用瓦楞子、乌贼骨。气郁日久，久痛入络则夹瘀，轻则脘胁刺痛或隐痛，每用疏肝调气而痛不止，重则舌暗有瘀斑点，宜加延胡索、炙五灵脂、三七粉，一般不用川楝子，因该品含川楝素，有小毒，能直接刺激胃肠黏膜，导致炎症、水肿，加重溃疡，并可有引起呕吐、腹泻之虞。故有活动性溃疡、脾虚或胃肠功能薄弱者不宜用此药。瘀痛较重，加丹参饮，甚者加手拈散。肝胃火盛，见口臭龈痛便干，加黄芩、生石膏、酒军、蒲公英。若胆火上炎、胆汁逆胃，见呕苦、口苦、泛酸等，如《灵枢》所说"邪在胆，逆在胃"者，当清胆和胃，改用黄连温胆汤、小柴胡汤、旋覆代赭汤化裁以清降之。或选张锡纯的镇逆汤。常选川连、黄芩、柴胡、清半夏、茯苓、竹茹、生赭石、白芍、龙胆草等。兼呕恶，可改用连苏饮小量疏和，如川连1.5～2 g，白蔻2～3 g，竹茹3 g，苏叶3 g，有时可收功。在应用疏肝法治疗本证时，要注意"疏肝不忘和胃，理气还防伤阴"和"忌刚用柔"的使用原则，尤其伴有火郁和阴伤者。疏肝而不伤阴的药物有佛手、香橼皮、白蒺藜、枳壳、郁金、木蝴蝶、绿萼梅、醋柴胡等，可供选择。

3. 胃阴不足

主症：胃脘隐痛或灼痛，嘈杂，胃灼热，便干少纳。口干咽燥，易生口疮，舌红或嫩红，或有裂纹，苔少或净，或苔剥，脉细。

治法：和阴止痛。

处方：芍药甘草汤合一贯煎、沙参麦冬汤加减。白芍15～30 g，生甘草6～10 g，北沙参 12 g、麦冬 10 g、枸杞子 12 g、当归 10 g、丹参 10~20 g、石斛 10~15 g、玉竹 10~15 g、瓦楞子 15~30 g、青木香 10 g。

阐述：此证在溃疡病中较少见。阴虚证在使用上述方药后，部分患者舌转淡红、嫩红，部分舌质转淡，前者反映了阴虚好转与原有的气虚之本兼见，呈气阴两虚证，宜转手调补气阴，选用太子参、生白术、山药、扁豆、薏米、石斛、玉竹、沙参、麦冬、莲肉等甘平之剂以调补巩固之；后者阴虚好转后呈现素有的气虚、阳虚之本象，在此转化之际，必须药随证变，或养阴与温阳药同用，或甘平剂缓图其功。

阴虚兼气滞，加佛手、香橼皮、白蒺藜、绿萼梅等理气而不燥之品；阴虚夹湿，见舌红苔腻，不可过用辛苦燥，宜芳化淡渗和养阴并用，选用藿香、佩兰、荷梗、冬瓜子、芦根、白芍等；兼呕恶，加赭石、牡蛎、竹茹、芦根以育阴平肝和胃；阴虚虚火内灼，加蒲公英、生地。

4. 气滞血瘀

主症：气滞为主，胃脘胀痛，胀甚于痛，或胀甚则痛，往往兼血瘀征象，如舌质黯滞等；血瘀为主：多呈刺痛，部位固定，舌黯有瘀斑点。

治法：气滞为主，宜行气和络止痛。血瘀为主，和营止痛或化瘀止痛。

处方。①气滞为主：香苏饮合丹参饮加减。香附 10 g、苏梗 10 g、陈皮 6 g、丹参 10~15 g、砂仁 3 g、白檀香 6 g、当归 10 g、延胡索 10 g、枳壳 10 g；②血瘀轻症：桃红四物饮加失笑散、丹参饮化裁。当归 10 g、桃仁 10 g、红花 6~10 g、丹参 10~20 g、赤芍 10 g、川芎 10 g、延胡索 10 g、五灵脂 10 g、香附 10 g、瓦楞子 15~30 g、生蒲黄 10 g、檀香 6 g；③血瘀重症：猬皮香虫汤、活络效灵丹合五香丸、手拈散化裁。炙刺猬皮 6 g、九香虫 6 g、延胡索 10 g、五灵脂 10 g、制乳没各 6 g、炮山甲 10 g、赤芍 10 g、当归 10 g、丹参 15 g、香附 10 g、三七粉 3 g（分冲）。

阐述：气滞与血瘀互相影响，每多兼见，要分清气滞与血瘀孰者为主，还要注意血瘀证之轻重。此证临床可单独出现，也可见于其他证型中，故可以与其他治疗法则配伍应用。溃疡病一般均或多或少存在血瘀证。气滞血瘀往往是导致胃脘痛的直接病机，不通则痛，故应重视。瘀血征除了通常人们所了解的之外，下列情况对血瘀证起提示作用：①性情善郁；②"宿有嗜饮，必有蓄瘀"；③病程久或久治少效，对理气药反应差；④疼痛无规律，持续时间长；⑤痛而拒按，压痛部位固定而局限；⑥有反复胃出血史或新近便血后仍有胃痛；⑦舌底舌背青筋显露，舌质黯红瘀滞、映紫；⑧只痛不胀；⑨胼胝样溃疡或反复发作的慢性溃疡、复发性吻合口溃疡。

胀痛明显属实者，加三棱、莪术、八月札。脐腹作胀，适当重用枳实、槟榔、全瓜蒌、大腹皮，有较好的通便排气作用。气滞夹湿的加川朴 6~10 g、白蔻仁 3~6 g。

使用活血化瘀药应注意：①化瘀药不宜久用，一旦痛止，当以养血和血、益气健脾法巩固之，如当归、丹参、地黄、党参等；②适当配行气药以加强止痛效果；③化瘀药性多偏润，故有脾虚便溏者可暂缓或少用，或适当选用性温之活血药；④便黑有块夹瘀者，当以祛瘀止血、养血和血为主，具有祛瘀止血作用的药物如：制军、丹皮、花蕊石、蒲黄炭、三七粉、茜草、丹参等，可以选用。

5. 寒热错杂

主症：即脾胃虚弱或虚寒证兼见胃经郁火证。见胃灼热吞酸，但不敢进凉食，喜温喜按。舌多淡胖，苔薄黄或淡黄腻，脉细。本证与脾虚肝郁证有近似处，不同之处是脾虚肝郁证有肝郁征象和痛无规律。此二证在胃溃疡多见，尤其溃疡活动阶段。

治法：辛开苦降，寒热并用。

处方：诸泻心汤、左金丸、连理汤、黄连汤等化裁组方。黄连 3 ~ 6 g，熟附片 6 ~ 10 g，吴茱萸 1.5 ~ 3 g，黄芩 10 g，党参 10 g，干姜 6 g，炙甘草 6 g。阐述：此证患者多为素体脾胃虚寒，每因气郁、食积、胃酸增多、胆汁反流或伴发胃炎糜烂，或情志因素等诱发。治疗切不可见有胃灼热而过用寒凉，否则痛愈甚，胃灼热反不止，用温阳健脾和中药或酌配川连、左金丸等能较快消除胃灼热感，而于脾寒之本亦有裨益，可注意适当加用止酸剂。温阳药还可选加公丁香、肉桂，寒凉药仅作反佐，少许川连、淡芩即可。胃灼热重者可再加蒲公英，凉而不伤胃。

（二）西医治疗

1. 治疗目的

缓解症状，促进溃疡愈合，预防并发症，预防复发。

2. 一般治疗

消化性溃疡病是自愈性疾病，在针对可能的病因治疗同时，要注意休息，减少不必要的活动，避免刺激性饮食，但无须少量多餐，每日正餐即可，避免辛辣、过咸食物及浓茶、咖啡等饮料。服用 NSAIDs 者，应尽可能停服，即使患者未服用此类药物，应告诫今后慎用。

3. 抑酸治疗

抑酸治疗是缓解消化性溃疡病症状、愈合溃疡的最主要措施。PPI 是首选药物。如奥美拉唑、雷贝拉唑、埃索美拉唑等。

溃疡的愈合特别是 DU 的愈合与抑酸强度和时间成正比。如果抑制胃酸分泌，使胃内 pH 升高 ≥ 3，每天维持 18 ~ 20 小时，则可使几乎所有十二指肠溃疡在 4 周内愈合。

PPI 制剂作用于壁细胞胃酸分泌终末步骤中的 H^+-K^+-ATP 酶，抑制胃酸作用强，且作用时间持久，消化性溃疡病治疗通常采用标准剂量的 PPI，每日 1 次，早餐前半小时服药。治疗十二指肠溃疡疗程为 4 周，胃溃疡为 6 ~ 8 周，通常内镜下溃疡愈合率均在 90% 以上。新一代的 PPI 抑酸作用更强，缓解腹痛等症状更为迅速。对于 Hp 阳性的消化性溃疡病，应常规行 Hp 根除治疗。在抗 Hp 治疗结束后，仍因继续应用 PPI 至疗程结束。

组胺的效应系统经 H_1 和 H_2 受体介导。H_1 受体位于支气管和小肠平滑肌内，与组胺的致支气管痉挛和小肠平滑肌收缩有关，H_2 受体位于壁细胞上和子宫内，与组胺的致胃酸分泌和子宫收缩作用有关，传统的抗组胺药如苯海拉明，能阻断 H_1 受体，而 H_2 受体只能被特异性 H_2 受体阻滞剂做阻断。H_2-RA 通常采用标准剂量，每日 2 次，疗程同 PPI，但溃疡愈合率低于 PPI，内镜下溃疡愈合率在 65%～85%。

对促胃液素瘤的治疗，通常服用标准剂量的 PPI，但需每日 2 次用药。若 BAO＞10 mmol/h，则还需增加剂量，直到理想的抑酸效果为止。

4. 抗幽门螺杆菌治疗

国内已对 Hp 相关性溃疡的处理达成共识，即无论溃疡初发或复发，无论活动或静止，无论有无并发症，均应该行 Hp 根除治疗。

由于 PPI 能增强抗生素杀灭 Hp 的作用，目前推荐的各类根除 Hp 治疗方案中最常用的是以 PPI 为基础的三联治疗方案（PPI、阿莫西林、克拉霉素），三种药物均采用常规剂量，疗程 7～14 d。Hp 根除率在 70%～90%。为提高根除率，在治疗消化性溃疡病时建议采用 10 d 疗法。

对于首次根除失败者，应采用二、三线方案进行治疗。常用四联疗法，可根据既往用药情况并联合药敏试验，采取补救治疗措施（PPI + 铋剂 + 2 种抗生素）或选用喹诺酮类、呋喃唑酮、四环素等药物，疗程多采用 10 d 或 14 d。

序贯疗法治疗幽门螺杆菌感染具有疗效高、耐受性和依从性好等优点。目前推荐的序贯疗法为 10 d：前 5 d，PPI + 阿莫西林，后 5 d，PPI + 克拉霉素 + 替硝唑；或前 5 d，PPI + 克拉霉素，后 5 d，PPI + 阿莫西林 + 呋喃唑酮。据报道序贯疗法有效率明显优于 7 d 或者 10 d 常规疗法，且不良反应无明显增加。但对序贯疗法国内仍需积累更多的临床经验。

抗 Hp 治疗后复查：抗 Hp 治疗后，确定 Hp 是否根除的试验应该治疗完成后 ≥ 4 周时进行。用基于尿素酶的试验（RUT、UBT）进行检测时，至少在复查前 1 周停用 PPI 或者 H_2-RA，以免影响检测结果，见表 4-3。

表 4-3 常用抗酸分泌药物

药物	每粒剂量	治疗溃疡标准剂量	根除 Hp 标准剂量
奥美拉唑	20 mg	20 mg，每日 1 次	20 mg，每日 2 次
兰索拉唑	30 mg	30 mg，每日 1 次	30 mg，每日 2 次
雷贝拉唑	10 mg	10 mg，每日 1 次	10 mg，每日 2 次
泮托拉唑	40 mg	40 mg，每日 1 次	40 mg，每日 2 次

（续　表）

	药物	每粒剂量	治疗溃疡标准剂量	根除 Hp 标准剂量
	埃索美拉唑	40 mg	40 mg，每日 1 次	40 mg，每日 2 次
H_2-RA	西咪替丁	400 mg 或 800 mg	400 mg，每日 2 次；或 80 mg，睡前一次	
	雷尼替丁	150 mg	150 mg，每日 2 次；或 300 mg，睡前一次	-
	法莫替丁	20 mg	20 mg，每日 2 次；或 40 mg，睡前一次	-

5. 胃黏膜保护剂

对老年人消化性溃疡病、巨大溃疡、复发性溃疡，在抗酸、抗 Hp 治疗同时，建议应用胃黏膜保护剂，这些药物或可在黏膜表面形成保护层，或可中和胃酸吸附胆汁，或可增加黏液的分泌，或可改善黏膜血流促进细胞再生，从而提高消化性溃疡病的愈合质量，减少溃疡的复发率。药物主要有以下三种：

硫糖铝：通过黏附覆盖在溃疡表面而阻止胃酸、胃蛋白酶侵袭溃疡面，同时可促进内源性前列腺素合成，主要用于 GU 的治疗。不良反应为便秘。常用剂量为 1.0 g，一日 3 次。

胶体次枸橼酸铋（CBS）：本药除了具有硫糖铝的作用外，尚有较强的抗 Hp 作用，主要用于根除 Hp 联合治疗。不良反应为舌苔发黑及黑便。常用剂量为 110 mg 一日 4 次。

米索前列醇：本药可能是通过干扰壁细胞内的环磷酸腺苷（cAMP）的生成起作用，主要用于 NSAIDs 相关性溃疡的预防。不良反应为腹泻，前列腺素可引起子宫收缩，故孕妇忌服。常用剂量为 200 μg，一日 4 次。

6. NSAIDs 溃疡的治疗

非甾体消炎药可以消耗组织内贮存的前列腺素，抑制黏膜的碳酸盐分泌，干扰上消化道运动，从而使黏膜发生糜烂出血，甚至溃疡。

单纯的 NSAIDs 相关性溃疡停服 NSAIDs 后，可用常规抗溃疡方案进行治疗。如不能停服 NSAIDs 的患者，则应选用 PPI 进行治疗，而常规剂量的 H_2-RA 效果不佳。

PPI 是防治 NSAIDs 溃疡的首选药物。通过高效抑制胃酸分泌作用，显著改善患者的胃肠道症状、预防消化道出血、提高胃黏膜对 NSAIDs 的耐受性等作用，并能促进溃疡愈合。PPI 疗程与剂量同消化性溃疡病。H_2-RA 仅能预防 NSAIDs 十二指肠溃疡的发生，但不能预防 NSAIDs 胃溃疡的发生。

伴有 Hp 感染的 NSAIDs 相关溃疡，一般认为：长期服用 NSAIDs 前根除 Hp 可降低 NSAIDs 相关溃疡的发生率；已发生溃疡停用 NSAIDs 者应根除 Hp 治疗；已发生溃疡而仍需服用 NSAIDs 者，根除 Hp 不能加快 PPI 治疗溃疡的愈合。

胃黏膜保护剂（如米索前列醇）可增加前列腺素合成、清除并抑制自由基作用，对

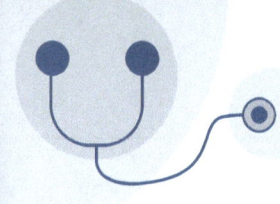

NSAID 溃疡有一定的治疗作用。

7. 消化性溃疡病并发出血的治疗

消化性溃疡病合并活动性出血的首选治疗方法是内镜下止血，建议 24～48 小时急诊内镜，并应同时静脉使用 PPI。PPI 通过抑制胃酸分泌，提高胃内 pH，降低胃蛋白酶活性，减少对血凝块的消化作用，提高血小板的凝集率，从而有助于巩固内镜的止血效果。如大量出血，内科保守治疗无效者，应尽早行外科手术治疗。

8. 消化性溃疡病并发幽门梗阻的治疗

首先采取禁食、胃肠减压，经强有力的抑酸治疗大多能缓解。如长期的幽门梗阻系因反复的溃疡瘢痕挛缩导致，为外科性梗阻，需手术治疗。部分患者胃窦部溃疡恶变也会导致幽门梗阻，胃镜下活检可帮助诊断，同时亦应采取外科手术治疗。

9. 消化性溃疡病并发穿孔的治疗

若 X 线腹部平片见到膈下游离气体时，可明确为并发溃疡穿孔，应及早行胃肠减压并请外科会诊，出现休克时应积极抗休克治疗，为手术争取条件。

10. 消化性溃疡病癌变的治疗

尽快手术根除治疗。

（三）中西医优化选择

客观地说，中西医学对溃疡病的治疗各有所长。近年来治溃疡西药不断涌现，服用方便，疗效较肯定。目前常用的是 H_2 受体阻滞剂，或饮食疗法加抗酸剂，或黏膜保护剂。有人提出以呋喃唑酮作为第一线药加以首选，呋喃唑酮虽然报道效果较好，但不良反应如头晕、恶心、胃部不适往往限制它的应用范围，部分患者较难坚持，疗效也未得到医学界公认。

中医药以辨证为主，结合辨病，较一般止酸解痉剂效果好，近期溃疡愈合率接近 H_2 受体阻滞剂和呋喃唑酮。对一些顽固的、迁延难愈的溃疡也能使部分获得根治，几无不良反应。据报道中医药治疗溃疡的近愈率在 50%～90% 不等，总有效率可达 90% 以上。中药治疗的特点是症状改善快且较稳定，临床印象是溃疡病一旦经中医药治愈，复发率较低。部分经短期治疗后永无复发，推测可能系由辨证施治，调整人体内平衡，促进内环境包括胃内环境的恒定，从而阻断致溃疡因素的一些环节，增强或调整胃的功能，提高黏膜抵抗力，从而促进其溃疡愈合和减少复发。它的主要缺点是疗程较西药治疗时间长，治愈率和复发率具有双盲对照、经严格科研设计的、说服力强的大宗资料不多，因此尚难做出确切肯定的评价，但肯定中西医结合治疗较单纯中医药或西医药为优。其结合途径大致可选择：

（1）对西药正规治疗欠佳者改用中医药。反之，中医药效果不理想的改用西医药，或中医辨证施治加西药。

（2）中医药辨证施治的同时，加西医正规治疗，疗程结束后由西药半量维持治疗，同时间断配服中药,可能起到相加和减少复发作用。

(3)西医正规治疗的同时,用中药减少西药的不良反应,并增强西药的抗溃疡作用。如呋喃唑酮配合运用中药,不仅可使呋喃唑酮疗程顺利进行,而且中药本身也有抗溃疡和调脾胃的功效。

(4)虚寒型十二指肠溃疡,不管中药还是西药,治愈后不管是否用西药维持,要坚持中药温健中阳、活血化瘀作为巩固治疗,可减少复发、提高胃肠功能和改善全身状况。

(5)西医内科治疗无效的顽固性溃疡,如线形溃疡、术后吻合口溃疡、胼胝样溃疡等,应积极采用中医药治疗,部分可获愈,如仍不愈合,再考虑手术治疗。

(6)中西药物组成复方,各取所长,从多途径达到制酸、解痉、消炎、促进溃疡愈合,起到综合协同、增强效果作用。如用呋喃唑酮加 204 片(延胡索、海螵蛸、枯矾),报道治愈率达 90%,有效率达 100%。第一军医大学张万岱对中西药结合组用生胃宁(含生胃酮、呋喃唑酮、中药),中药组按中医辨证分型治疗,西药组用生胃酮治疗。结果中西药结合组总有效率、治愈率(100%、80%、68%)明显高于中药组(94.11%、54.9%)和西药组(98.3%、68.3%),且平均治疗天数较中药组少 9.8 d,较西药组少 2 d。动物实验也取得相似效果。由于大多数西药治愈溃疡后复发率高,而中药对巩固疗效能显示其优越性,故在有效控制溃疡,加速愈合后,通过中西药最佳配伍后的继续巩固治疗,可减少复发,这将是溃疡病今后研究的一个重要方向。

(7)溃疡并发上消化道出血,对中小量出血者应采用以中药为主,或中西医结合治疗。对大量出血者应以西医抢救为主,可考虑适当配合中药。合并功能性幽门梗阻者,应以中药和胃止呕、温化痰饮为主,配合西药调节水、电解质和酸碱平衡、胃肠减压及支持疗法。合并亚急性或慢性穿孔者,应以充分的手术准备为后盾,积极采用中药为主或中西医结合治疗。

(8)符合手术指征,只要在排除胃癌的前提下,仍应尽可能积极采取中医药治疗。也就是说,溃疡手术指征的制定,要在充分考虑中医药潜能的基础上进行,这样也许可使部分患者免除手术之苦。

溃疡病急性发作期:严格限制对胃黏膜有机械性刺激的食物如生、硬食物和化学性刺激食物和药物,包括辛辣刺激性食物、烈酒、酸性饮食、浓茶、咖啡及易致溃疡的化学药物,以保护胃黏膜。给予适量蛋白质和糖,脂肪量可稍高,尽可能补充各种维生素,但属虚寒者不宜吃梨、柿等凉性水果。采用对胃液分泌作用较弱的食品和不含植物纤维的食物,如牛奶、牛奶大米粥、鸡蛋羹、蛋花汤、藕粉、蜂蜜、杏仁霜、果汁等。限制肉汤、鸡汤、鱼汤,因含氮高能强烈刺激胃液分泌,增加胃的代谢负担。清淡饮食,易于消化,每日进餐 6~7 次。每隔 2 小时进餐一次。使食物常与胃酸结合,以缓解症状,促进溃疡愈合。

好转愈合期：逐渐过渡到锻炼性饮食，日餐 5 ~ 6 次。主食可用烤馒头片、面包干、大米粥、细面条、面片等，蛋白质、糖、脂肪量和盐可适当增加。

恢复期：日进餐 4 ~ 5 次。仍以清淡饮食和易消化饮食为主，忌煎炸厚味及辛辣刺激性食物，避免采用强烈促进胃液分泌的食物如酒、咖啡、汽水及芹菜、茴香、青葱、辣椒等，忌用能加重胃负担的含嘌呤较多的豆类、动物内脏和菠菜等。食疗方可采用：花生米 50 g、鲜牛乳 200 mL、蜂蜜 30 mL。将花生米浸清水中 30 min，取出捣烂，将牛乳先煮开后倒入捣烂的花生米，再煮开，取出待凉，加入蜂蜜。每日睡前一次服用。

（别红军）

第六节　细菌性肺炎

一、概述

细菌性肺炎是由细菌引起的常见的呼吸系统感染性疾病。导致细菌性肺炎的主要细菌包括肺炎链球菌、肺炎克雷伯菌、流感嗜血杆菌、溶血性链球菌、金黄色葡萄球菌、铜绿假单胞菌等。本病多发于儿童、老年人及免疫力低下的人群。

（一）细菌性肺炎的中医治疗

1. 辨证论治

（1）风寒袭肺证。

主症：咳嗽声重，气急咽痒，痰稀色白，鼻塞，流清涕，头痛或浮紧。肢体酸楚，恶寒，发热，无汗。舌苔薄白；脉浮或浮紧。

治法：疏风散寒，宣肺止咳。

方剂：三拗汤合止嗽散加减。

基本处方：麻黄 15 g，杏仁 12 g，炙甘草 12 g，荆芥 12 g，桔梗 9 g，白前 6 g，紫菀 10 g，百部 15 g，生姜 9 g。每日 1 剂，水煎服。

注：若素有寒饮伏肺，见证除风寒束表外，兼见咳嗽上气，痰液清稀，胸闷气急，舌质淡红，苔白而滑，脉浮紧或弦滑者，属外寒里饮，治以疏风散寒、温化寒饮，常用小青龙汤加减（小青龙汤：麻黄、芍药、细辛、干姜、炙甘草、桂枝、五味子、半夏）。

（2）风热犯肺证。

主症：咳嗽频剧，气粗或咳声哑，喉燥咽痛，咳痰不爽，痰黏稠或稠黄，咳时汗出，鼻流黄涕，口渴，头痛，恶风，身热。舌脉：舌质红，舌苔薄黄；脉浮数或浮滑。

治法：疏风清热，宣肺止咳。

方剂：桑菊饮加减。

基本处方：桑叶 15 g，菊花 15 g，薄荷 10 g（后下），杏仁 10 g，桔梗 12 g，甘草 15 g，连翘 10 g，芦根 10 g。每日 1 剂，水煎服。

（3）风燥伤肺证。

主症：干咳，连声作呛，无痰或有少量黏痰，不易咳出，喉痒，唇鼻干燥，咳甚则胸痛，或痰中带有血丝，口干，咽干而痛，或鼻塞，头痛，微寒，身热。舌脉：舌质红，苔薄白或薄黄，干而少津；脉浮数或小数。

治法：疏风清肺，润燥止咳。

方剂：桑杏汤加减。

基本处方：桑叶 15 g，淡豆豉 10 g，杏仁 15 g，川贝母 6 g，南沙参 10 g，栀子 10 g。每日 1 剂，水煎服。

注：上述为温燥犯肺，若系凉燥犯肺，此证为燥证与风寒并见，常兼风寒袭表之证，表现干咳少痰或无痰，咽干鼻燥，兼有恶寒发热、头痛无汗、舌苔薄白而干等症，用药当以温而不燥、滑而不凉为原则，治法为疏风散寒、润肺止咳，方用杏苏散加减（紫苏叶、杏仁、半夏、茯苓、前胡、橘皮、桔梗、枳壳、甘草、生姜、大枣）。

（4）痰湿蕴肺证。

主症：咳嗽痰多，咳声重浊，痰白黏腻或稠厚或稀薄，每于晨间咳痰尤甚，因痰而嗽，痰出则咳缓，胸闷，脘痞，呕恶，食欲缺乏，腹胀，大便时溏。舌苔白腻；脉濡滑。

治法：燥湿化痰，理气止咳。

方剂：二陈汤合三子养亲汤加减。

基本处方：制半夏 10 g，茯苓 10 g，陈皮 12 g，炙甘草 10 g，芥子 15 g，紫苏子 12 g，莱菔子 12 g，苍术 15 g，厚朴 10 g。每日 1 剂，水煎服。

（5）痰热郁肺证。

主症：咳嗽气息粗促，或喉中有痰声，痰多、质黏厚或稠黄，咳吐不爽，或有热腥味，或吐血痰，胸肋胀满，咳时引痛，面赤，或有身热，口干欲饮。舌质红，苔薄黄腻；脉滑数。

治法：清热化痰，肃肺止咳。

方剂：清金化痰汤加减。

基本处方：桑白皮 6 g，黄芩 9 g，栀子 12 g，知母 10 g，浙贝母 10 g，瓜蒌壳 10 g，桔梗 10 g，茯苓 15 g，甘草 6 g，陈皮 15 g。每日 1 剂，水煎服。

（6）肝火犯肺证。

主症：气逆作咳阵作，咳时面红目赤，咳时引胁作痛，可随情绪波动增减，烦热咽干，常感痰滞咽喉，咳之难出，量少质黏，或痰如絮条，口干口苦，胸胁胀痛。舌质红，舌苔薄黄少津；脉弦数。

治法：清肺泻肝，化痰止咳。

方剂：黄芩泻白散合黛蛤散。

基本处方：桑白皮15 g，地骨皮10 g，黄芩10 g，甘草15 g，粳米10 g，青黛30 g，蛤壳30 g。每日1剂，水煎服。

（7）肺阴亏耗证。

主症：干咳，咳声短促，痰少黏白，或痰中夹血，或声音逐渐嘶哑，午后潮热，颧红，手足心热，夜寐盗汗，口干咽燥，起病缓慢，日渐消瘦，神疲。舌质红，少苔；脉细数。

治法：养阴清热，润肺止咳。

方剂：沙参麦门冬汤加减。

基本处方：沙参15 g，麦门冬10 g，天花粉10 g，玉竹15 g，桑叶10 g，白扁豆15 g，甘草10 g。每日1剂，水煎服。

（8）痰蒙神窍证。

主症：意识蒙眬，表情淡漠，嗜睡，或烦躁不安，或昏迷，谵妄，撮空理线，肢体抽动，抽搐。咳逆喘促，咳痰黏稠或黄黏不爽，或伴痰鸣。唇甲青紫。舌质暗红或淡紫或紫绛，苔白腻或黄腻；脉细滑数。

治法：涤痰，开窍，息风。

方剂：涤痰汤加减。

基本处方：半夏15 g，胆南星10 g，橘红10 g，茯苓15 g，枳实10 g，人参15 g，石菖蒲10 g，竹茹10 g，甘草6 g。每日1剂，水煎服。

2. 中药制剂

咳嗽痰多者可予强力枇杷露口服化痰止咳，糖尿病患者可使用无糖型。风热犯肺证可予急支糖浆口服清热宣肺、化痰止咳。风热犯肺证和痰热郁肺证可使用痰热清注射液静脉滴注以清热解毒、化痰，静脉滴注前后最好用0.9%氯化钠注射液冲管，避免与其他药物发生反应产生沉淀。

邪郁肺系、热邪壅盛而致发热者可予柴胡注射液双曲池穴位注射，以宣肺散邪、解肌退热。

有气虚兼证者，可予黄芪注射液静脉滴注或穴位注射，以益气扶正。方法：黄芪注射液4 mL，双足三里穴位注射，每穴2 mL，每日1次，7~14 d为1个疗程。

有气阴两虚兼证者，可予生脉注射液（或参麦注射液）静脉滴注或穴位注射，以益气养阴。方法：生脉注射液（或参麦注射液）4 mL，双足三里穴位注射，每穴2 mL，每日1次，7~14 d为一个疗程。

3. 针法

取穴：天突、丰隆、定喘、内关、足三里、尺泽。

手法：中强刺激，年老体弱者用弱刺激。

4. 灸法

（1）证属风寒袭肺者，可灸大椎、肺俞以宣肺散寒止咳。

取穴：大椎、肺俞。

方法：艾箱灸法，20 min，每日 1 次。

（2）证属痰湿蕴肺者，可使用灸法以宣肺理气健脾、化痰止咳。

取穴：主穴有大椎、肺俞、脾俞，配穴有膈俞、足三里。

方法：艾箱灸法，每次灸 20～30 min，每日 1～12 次，7～10 d 为 1 个疗程。

（3）有气虚或阳虚兼证、易于感邪、咳嗽反复发作者，可使用灸法以益气（温阳）补虚、宣肺散邪、化痰止咳。

取穴：主穴有大椎、肺俞、膈俞、脾俞、肾俞；配穴有足三里、关元、气海、膻中、涌泉。

方法：艾箱灸法，每次灸 20～30 min，每日 1～2 次，7～10 d 为 1 个疗程。

（4）有气虚或阳虚兼证、易于感邪、咳嗽反复发作者，可使用灸法以益气（温阳）补虚、宣肺散邪、化痰止咳。

取穴：主穴有大椎、肺俞、膈俞、脾俞、肾俞；配穴有足三里、关元、气海、膻中、涌泉。

方法：艾箱灸法，每次灸 20～30 min，每日 1～2 次，7～14 d 为 1 个疗程。

5. 灌肠疗法

（1）麻杏石甘汤灌肠液：麻黄 10 g，石膏 50 g，杏仁 5 g，甘草 5 g。水煎取汁灌肠，药温 30℃左右，每日 1～3 次。

（2）肺炎 I 号灌肠液：石膏、白芍、金银花各 20 g，黄芩、连翘、丹皮、赤芍各 15 g，桔梗 10 g，荆芥 12.5 g，鱼腥草 40 g，大黄 5 g。水煎取汁灌肠，每日 1～3 次。

临床还可根据辨证分别选用麻杏苡甘汤、射干麻黄汤、沙参麦门冬汤等保留灌肠。尤其适用中药口服困难者。

（二）细菌性肺炎的护理

1. 一般护理

（1）饮食护理：给予高营养饮食，鼓励多饮水，病情危重高热者可给清淡易消化半流质饮食。

（2）注意保暖，尽可能卧床休息。

2. 病情观察

（1）定时测血压、体温、脉搏和呼吸。

（2）观察精神症状，是否有神志模糊、昏睡和烦躁等。

（3）观察有无休克早期症状，如烦躁不安、反应迟钝、尿量减少等。

（4）注意痰液的色、质、量变化。

（5）密切观察各种药物的作用及其不良反应。

3. 对症护理

（1）高热护理：①每4小时监测体温1次，观察热型变化规律；②观察患者的面色、脉搏、呼吸、血压、食欲、出汗等；③卧床休息，降低机体耗能，注意保暖；④进食富含优质蛋白质、维生素和足量热量的易消化、流质或半流质饮食；⑤加强晨、晚间口腔护理，防止口腔感染；⑥体温超过38.5℃时给予物理降温，头部放置冰袋，或乙醇擦浴、温水擦浴等，30 min后观察体温并做记录；⑦患者大量出汗，应及时擦干汗液，更换衣裤、床单、被套；⑧鼓励患者多饮水，每日饮水量2000 mL，必要时静脉补液。

（2）根据病情，合理氧疗。

（3）按医嘱送痰培养2次、血培养1次（用抗生素前）。

（4）咳嗽、咳痰护理：①鼓励患者深呼吸，协助翻身及进行胸部叩击，指导有效咳嗽，清除呼吸道分泌物，保持呼吸道通畅，有利肺部气体交换；②痰液黏稠不易咳出时，按医嘱给予祛痰、解痉药，必要时生理盐水10 mL加糜蛋白酶、地塞米松各5 mg及少量抗生素，超声雾化吸入，每日2次。

（5）胸痛护理：①仔细观察患者疼痛部位、性质和程度；②嘱患者注意休息，调整情绪，转移注意力，减轻疼痛；③协助患者取舒适的体位：患侧卧位。以降低患侧胸廓活动度，缓解疼痛；④指导患者在深呼吸和咳嗽时用手按压患侧胸部以降低呼吸幅度，减轻疼痛；⑤因胸部剧烈活动引起剧烈疼痛时，可在呼气状态下用宽胶布固定患侧胸部，减轻因胸廓大幅度运动而引起的胸痛。

4. 并发症观察

防止患者出现感染性休克等并发症的出现，应做好相关护理措施。

（1）密切观察患者的生命体征，定时测量体温、脉搏、呼吸。

（2）观察患者的面色、神志、肢体末端温度等，发现休克先兆。立即与医生联系。配合医生进行抢救。

（3）安置患者于去枕平卧位，尽量减少搬动。适当保暖。

（4）给予高流量吸氧，迅速建立两条静脉通道，妥善安排输液顺序，输液速度不宜过快，以防诱发肺水肿。

（5）监测动脉血气分析、血电解质等，时刻注意病情的动态变化。

（6）嘱患者绝对卧床休息，做好生活护理。

5. 健康教育

（1）锻炼身体，增强机体抵抗力。

（2）季节交换时避免受凉。

（3）避免过度疲劳，感冒流行时少去公共场所。

（4）尽早防治上呼吸道感染。

二、疾病各论

（一）肺炎链球菌肺炎

肺炎球菌肺炎是由肺炎球菌或肺炎链球菌引起的急性肺组织炎症，约占社区获得性肺炎的半数。本病以冬季与初春为高发季节，男性较多见。多为原先健康的青壮年、老年人或幼儿。临床起病急骤，以高热、寒战、咳嗽、血痰和胸痛为特征。近年来因抗生素及时有效地应用，典型者已日趋减少。

1. 病因病理

（1）中医病因病机：多由于劳倦过度，或寒温失调，起居不慎，卫外功能减弱，暴感外邪，感邪犯肺而发。

1）风热犯肺：肺居上焦，为五脏华盖，上连咽喉，开窍于鼻，外合皮毛，而主卫表。风热之邪侵袭人体，从口鼻而入，首犯肺卫。邪犯肺卫，邪正相争，则发热、恶寒；肺失肃，则咳嗽、咳痰。

2）痰热壅肺：病势不解，卫分邪气入里而达气分，或寒郁化热，或邪热郁肺，或素体热盛，热邪炽盛，灼津炼液成痰，痰热壅肺，肺气不清。

3）热闭心包：失治误治，或正不胜邪，热毒炽盛，热扰心神，则烦躁不安；热闭心包，则神昏谵语，或昏聩不知。

4）阴竭阳脱：如不及时救治，进一步发展则病势凶险，邪热闭阻于内，阳气不达，或邪热太盛，正气不支，或邪正剧争，正气溃败，骤然外脱，则阴津失其内守，阳气不固，终则阴阳不能维系，形成阴竭阳脱之危象。

（2）西医病因病理：肺炎球菌为革兰阳性球菌，常成对或呈短链状排列（故又称肺炎双球菌或肺炎链球菌），20%～40%健康人鼻部可分离出肺炎球菌。当受凉、淋雨、醉酒、全身麻醉时，可导致上呼吸道防御功能受损。存在于上呼吸道的细菌即随呼吸进入下呼吸道在肺泡内繁殖而发病。

肺炎球菌不产生毒素，不引起原发性组织坏死或空洞形成，其致病力是由于含有高分子多糖体的细菌荚膜对组织的侵袭造成的，先引起肺泡壁水肿，接着出现白细胞、红细胞渗出，带菌的渗出液经过肺泡间的 Cohn 孔向肺组织中央部位扩散，严重者甚至蔓延几个肺段或整个肺叶。因病变常起于肺组织的外周，所以叶间分界清楚，且易累及胸膜引起渗出性胸膜炎。

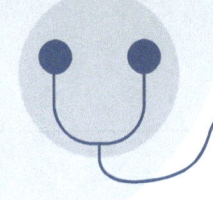

2. 临床表现

(1) 症状。

1) 起病前常有受凉、醉酒、疲劳、病毒感染史,多数有上呼吸道前驱症状。

2) 一般起病急,寒战、发热,体温最高可达39℃以上,下午或傍晚体温达高峰,呈稽留热。

3) 若炎症波及胸膜可见患侧胸部刺痛,当咳嗽或深呼吸时加剧,患侧卧位则减轻。

4) 最初以干咳为主,继而有痰,痰渐黏稠,呈黄绿色,或中带血丝,与痰液混合,呈铁锈色(为肺炎链球菌典型症状)。

5) 病情较重者可在短时间内出现周围循环衰竭、血压下降、急性呼吸窘迫综合征及感染中毒表现。

(2) 体征:急性病容,发热,多数患者体温波动于39℃上下,早期肺部无明显异常体征,仅有呼吸幅度减少、叩诊轻度浊音、听诊呼吸音减低和胸膜摩擦音。肺实变后有典型叩诊浊音、语颤增强及支气管呼吸音典型体征。消散期可闻及湿啰音。病变累及胸膜时可有胸膜摩擦音。伴有胸腔积液时,叩诊呈实音,听诊呼吸音减弱,语颤增强。病情重者可出现发绀。

(3) 并发症:当感染波及胸膜时可并发胸腔积液,偶可发生脓胸。并发心肌炎时可出现期前收缩、阵发性心动过速或心房纤颤等心律失常表现。严重者败血症或毒血症患者并发感染性休克,严重感染还可伴发弥散性血管内凝血、急性呼吸窘迫综合征和神志模糊、烦躁不安、嗜睡、谵妄、昏迷等神经系统症状。

3. 辅助检查

(1) 血液检查:白细胞总数增高,中性粒细胞可达80%以上,伴明显的中性粒细胞核左移。老年人及免疫力低下者则白细胞计数升高不明显,但分类中性粒细胞仍占80%以上。

(2) 痰液、血液培养检查:外观可见血痰或铁锈色痰,黏液脓性痰涂片染色革兰阳性球菌阳性。培养可分离出肺炎链球菌。

4. 诊断

根据寒战、高热、胸痛、咳铁锈色痰、鼻唇疱疹等典型症状和肺实变体征,结合胸部X线检查,可做出初步诊断。病原菌检测是本病确诊的主要依据。

5. 鉴别诊断

(1) 干酪性肺炎:患者常有低热、乏力,痰中容易找到结核菌。X线显示病变多在肺上,呈大片浓密阴影,密度不均,历久不消散,且可形成空洞和肺内播散。

(2) 葡萄球菌肺炎:感染中毒症状严重,咳黄色黏稠脓性痰或脓血痰。X线呈多发性大小不等的斑片状阴影。可有空洞和脓肿形成,可有多变的肺气囊肿形成。

(3) 革兰阴性杆菌:X线检查常呈双下肺散在片状浸润病变,可有小脓肿形成。痰和

（或）血的细菌培养阳性是确诊的依据。

（4）急性肺脓肿：早期临床表现与肺炎球菌肺炎相似，但于发病后10～14 d咳出大量脓臭痰。X线显示大片浓密浸润阴影，并有脓腔和液平形成。

（5）肺癌：患者一般不发热或仅有低热，血白细胞计数不高，抗生素治疗后炎症吸收缓慢或炎症吸收后出现肿块阴影。其主要症状是刺激性咳嗽，伴气急、痰中带血，支气管解痉药效果欠佳。

6. 治疗

（1）中医治疗：请参照细菌性肺炎的中医治疗。

（2）西医治疗。

1）一般治疗：患者应卧床休息，注意补充足够的蛋白质、热量和维生素。注意监测神志、呼吸、脉搏、血压及尿量等，以避免休克的发生。

对胸痛明显患者。可适当少量应用镇痛药物（可待因15 mg口服），但对发热患以物理降温为主，如乙醇擦浴、冰袋冷敷等，一般不用阿司匹林或其他解热镇痛药物，以免过度出汗、脱水，或干扰真实热型，造成临床误诊。需鼓励患者多饮水。对中等或重症患者。$PaO_2 < 8.0$ kPa（60 mmHg）或有发绀时，应清除呼吸道分泌物，保持呼吸道通畅，同时给予吸氧。对腹胀患者可用腹部热敷和肛管排气。

2）抗菌药物治疗：一经诊断就应立即给予抗生素治疗，青霉素为首选，不必等待细菌培养结果。用药途径及用药剂量视病情轻重及有无并发症而定。

对于成年轻症患者，可用240万U/d，分3次肌内注射，重症患者可加至1000万～3000万U/d，分4次静脉滴注。静脉滴注时每次量应尽可能在1小时内滴完，以保证有效血药浓度。

对青霉素过敏的患者，轻症可用红霉素代替，2 g/d，分4次口服，或者1.5 g/d静脉滴注。重症者还可改用其他第1代或第2代头孢菌素，如头孢噻吩钠2～4 g/d，分3次静脉滴注；头孢唑啉钠2～4 g/d，分2次静脉滴注，但头孢菌素有时与青霉素有交叉过敏性，故用药前应做皮肤过敏试验。

喹诺酮类药物（如氧氟沙星、环丙沙星等）口服或静脉滴注，亦可用于对青霉素过敏或耐青霉素菌株感染者。

抗生素治疗疗程一般为5～7 d。或在退热后3 d停药或根据药敏结果及时调整抗生素的应用。

3）感染性休克的治疗：治疗原则是积极控制感染和抗休克。

控制感染：积极控制感染是治疗休克型性肺炎的根本措施。应加大青霉素剂量，1000万U/d静脉滴注；或用第2、第3代头孢菌素，或联合应用2～3种广谱抗生素。

抗休克治疗：①补充血容量。是抗休克的关键。一般先给予低分子右旋糖酐或平衡盐液以维持有效血容量，降低血液黏稠度，预防弥散性血管内凝血。24小时输液量在2500～3000 mL。对明显酸中毒者，应给予5%碳酸氢钠250 mL。静脉滴注。当中心静脉压降低至小于0.49 kPa（5 cmH$_2$O）时可以尽快输液，当中心静脉压达到0.98 kPa（10 cmH$_2$O）时输液应慎重。②血管活性药物，在积极扩容的同时，可加入血管活性药物（如多巴胺、间羟胺、异丙肾上腺素等）能更好地恢复血压，以保证重要脏器供血，当血压维持在12.0～13.3 kPa（90～100 mmHg）时，可逐渐减少血管活性药物用量。同时，感染性休克时也可因小血管强烈收缩，致使外周阻力增强。心排血量减少，组织灌注量降低，此时可在补充血容量的情况下，适当应用血管扩张药物如酚妥拉明（苄胺唑啉）等可改善微循环。当休克并发肾衰竭、心力衰竭时可酌情应用利尿药、强心药等。③糖皮质激素，有利于缓解中毒症状，改善病情及回升血压，可在有效抗生素使用的前提下短期（3～5 d）应用，每日静脉滴注氢化可的松100～200 mg或地塞米松5～10 mg。④纠正水、电解质和酸碱平衡紊乱，输液不宜过快，以免诱发心力衰竭及肺水肿。密切监测并纠正钾、钠、氯紊乱和酸、碱中毒。对血容量已经补足而24小时尿量仍低于400 mL。尿比重小于1.018时看，应注意是否并发急性肾衰竭。

（二）葡萄球菌肺炎

葡萄球菌肺炎是由葡萄球菌引起的急性肺部化脓性感染。病情较重，若治疗不当，病死率较高。肺脓肿、气胸和脓气胸并发率高。常见于糖尿病、血液病、乙醇中毒、肝病、营养不良、艾滋病等免疫功能低下者。儿童在患流感或麻疹后易并发肺炎。皮肤感染灶（痈、疖、伤口感染、毛囊炎、蜂窝织炎）中的葡萄球菌经血液循环到肺部，可引起多处肺实变、化脓和组织坏死。

1. 病因病理

（1）中医病因病机：请参照肺炎链球菌肺炎的病因病机。

（2）西医病因病理：葡萄球菌为革兰染色阳性球菌，可分为凝固酶阳性的葡萄球菌（主要为金黄色葡萄球菌，简称金葡菌）及凝固酶阴性的葡萄球菌（如表皮葡萄球菌和腐生葡萄球菌等）。葡萄球菌的致病物质主要是毒素与酶，如溶血毒素、杀白细胞素、肠毒素等，具有溶血、坏死、杀白细胞及血管痉挛等作用。葡萄球菌致病力可用血浆凝固酶来测定，阳性者致病力较强。金葡菌凝固酶为阳性，是化脓性感染的主要原因，但凝固酶阴性的其他葡萄球菌亦可引起感染。随着医院内感染的增多，由凝固酶阴性的葡萄球菌引起的肺炎也不断增多。医院获得性肺炎中葡萄球菌感染占11%～25%。近年亦有耐甲氧西林金葡萄（MRSA）在医院内暴发流行的报道。

2. 临床表现

（1）症状：本病起病多急骤，寒战，高热，体温多高达39～40℃，胸痛，痰脓性，量多，带血丝或呈脓血状。毒血症症状明显，全身肌肉、关节酸痛，体质衰弱，精神萎靡，病情严重者可早期出现周围循环衰竭。院内感染者通常起病较隐袭，体温逐渐上升。老年人症状可不典型。血源性葡萄球菌肺炎常有皮肤伤口、疖痈、中心静脉导管置入或静脉吸毒史等，咳脓性痰较少见。

（2）体征：早期可无体征，常与严重的中毒症状和呼吸道症状不平行，其后可出现两肺散在性湿啰音。病变较大或融合时可有肺实变体征，气胸或脓气胸时则有相应体征。血源性葡萄球菌肺炎应注意肺外病灶，静脉吸毒者多有皮肤针口和三尖瓣赘生物，可闻及心脏杂音。

（3）并发症：常可形成单个或多发性肺脓肿，穿破胸膜则导致气胸或脓胸。重者还伴发化脓性心包炎、脑膜炎等，也可经血行感染至神经系统、骨髓、关节、皮肤及肝、肾等处。

3. 辅助检查

（1）血液检查：血常规白细胞总数增高，伴明显的中性粒细胞核左移。重症患者白细胞不升高反而降低。C反应蛋白可升高。

（2）痰液、血液培养检查：细菌学检查是确诊葡萄球菌肺炎的依据。痰液涂片革兰染色可见成堆革兰染色阳性球菌和成堆脓细胞。如痰涂片上的白细胞内有吞噬的革兰染色阳性球菌则诊断具有意义。痰液、血培养可呈阳性。胸腔积液、肺穿刺物和血培养分离到葡萄球菌具有肯定诊断价值。其他标本包括下呼吸道防污染技术所采集到的标本培养到葡萄球菌，其诊断价值需结合临床进行判断。

（3）影像学检查：具有多形性、易变性特征，早期为多发片状阴影，逐渐形成脓肿，脓肿形成空洞并有液平，也可有单个液气囊腔，亦常有脓气胸。炎性浸润、肺脓肿、肺气囊、脓胸或脓气胸四大X线征象，在不同类型和不同病期以不同的组合表现。从临床过程来看，除早期病变发展迅速外，金黄色葡萄球菌肺炎的另一特征为呈迁徙性，当临床表现已明显缓解时，肺气囊仍可存在数月，最后可自然痊愈。治疗有效时，病变消散，阴影密度逐渐减低，2~4周后病变完全消失，偶可遗留少许条索状阴影或肺纹理增多等。

（4）血气分析：PaO_2及$PaCO_2$可下降。

4. 诊断

根据典型临床表现、X线征象、呼吸道分泌物涂片和培养可做出诊断，但本病早期临床表现与X线改变不符合，早期诊断常有困难，X线检查随访追踪肺部病变的动态变化对诊断有帮助。诊断可参考以下标准：①常发生于免疫功能受损的患者；②多急骤，寒战、高热，体温多高达39~40℃，胸痛，咳嗽咳痰，痰脓性，量多，带血丝或呈脓血状。大汗，全身肌肉、关节酸痛，发绀等毒血症症状。早期出现循环衰竭；③医院获得性肺炎者起病往往隐匿，主要表现为咳嗽、咳脓样痰、发热；④血行播散型金葡菌肺炎则往往以原发感染灶的表现及毒血症症状为主；⑤体检时双肺呼吸音粗，可闻及湿性啰音，常可发现胸腔积液、脓胸体征；⑥实验室检查血白细胞总数增高，伴明显中性粒细胞核左移并有中毒颗粒；⑦影像学显示可形成肺炎性浸润、肺脓肿、肺气囊、脓胸或脓气胸四大征象；⑧血气分析示 PaO_2 及 $PaCO_2$ 可下降。

5. 鉴别诊断

（1）肺炎链球菌肺炎：也可表现为发热、咳嗽、血白细胞增多，X 线胸片示肺部呈段、叶分布的浸润性阴影，特征性痰呈铁锈色，而葡萄球菌肺炎痰为脓血性或黏液脓性。胸部 X 线变化表现相对较慢，短时间内一般不出现脓腔或脓气胸。治疗上对 β-内酰胺类药物反应良好。痰、血或浆膜腔液等细菌学培养，可以明确诊断。

（2）铜绿假单胞菌肺炎：可以发生于高龄、体弱及原有慢性基础疾病者，细菌入侵途径通常是上呼吸道、皮肤或消化道。除急性肺炎表现外，X 线胸片也可以呈多发性小脓肿表现，但铜绿假单胞菌肺炎痰呈翠绿色，较具特征性。痰或胸腔积液细菌培养有助于鉴别。

（3）支气管扩张：继发细菌感染时，患者也有发热、咳嗽、咳脓痰等表现，在受凉或感冒等诱因下反复发作，X 线胸片表现为粗乱肺纹理中有多个不规则的环状透明阴影或沿支气管的卷发状阴影。根据病史和胸片或胸部 CT 常可做出诊断。

（4）急性肺脓肿：大多数肺脓肿主要由于吸入呼吸道或口腔内含有细菌分泌物引起，常发生于受凉、酗酒、昏迷和中毒等基础上，表现为寒战、高热、咳大量脓性痰等，血白细胞升高，胸片上早期有单个或多个界限模糊的片状影，而后出现脓腔样改变，但痰呈霉臭味，培养常为混合细菌感染。血源性肺脓肿常并发于脓毒血症者，血培养常有致病菌生长。

（5）肺炎克雷伯菌肺炎：起病急，寒战、高热、全身衰竭明显，痰量多，痰液黏稠，呈砖红色胶冻状痰（果酱状）。胸部 X 线检查示肺叶或肺段实变，可出现多个小空洞，呈蜂窝状脓肿，并迅速融合为一大空洞，叶间隙下坠。

（6）大肠埃希菌肺炎：一般有基础慢性病，有发热、脓痰及呼吸困难。胸部 X 线检查示支气管肺炎、脓胸。

（7）流感嗜血杆菌肺炎：患者常常高热、呼吸困难及衰竭。胸部 X 线检查呈现大叶性实变为主，部分为支气管肺炎改变、两肺下叶易犯，75% 可出现胸腔积液，但空洞少见。

（8）厌氧菌性肺炎：有吸入史，常高热、咳嗽、咳腥臭痰、毒血症状明显。胸部 X 线检查呈现支气管肺炎、脓胸、脓气胸、多发肺脓肿。

（9）军团菌肺炎：有前驱症状，如无力、嗜睡等，并出现高热、肌痛、相对缓脉，咳嗽以干咳为主。有明显的肺外症状为军团菌肺炎的特征性表现，如消化系统症状恶心、呕吐、腹泻；神经系统症状头痛、意识障碍、嗜睡；心血管系统如心包炎及心内膜炎；肾功能损害甚至发生肾衰竭。胸部 X 线检查缺乏特异性，通常为下叶或肺外周斑片浸润，甚至实变，进展迅速，无空洞，X 线肺部病变消散缓慢，在特异性治疗后 X 线病变常继续进展为本病特点。

6. 治疗

（1）中医治疗：请参照细菌性肺炎的中医治疗。

（2）西医治疗。

1）一般治疗：注意休息，补充足够的水分、蛋白质、热量和维生素，加强支持疗法，增强抗病能力，保持室内空气流通，注意隔离消毒，预防交叉感染。重症患者要积极治疗原发病，监测神志、体温、呼吸、心率、血压及尿量等，防治可能发生的休克。

2）药物治疗。

对症治疗。①咳嗽、咳痰：主要是止咳祛痰，对已有痰的患者不宜给予镇咳药，以免影响痰液排出，如剧烈干咳时可适当用镇咳药。若伴有支气管痉挛患者，可予解痉平喘和抗过敏药物，如茶碱缓释片和氯雷他定。②发热：鼓励患者多饮水，高热不退者可用乙醇擦浴或服用解热镇痛药。有失液者，纠正水、电解质的失衡，可适当静脉补液。应切观察血压变化，注意可能发生的休克。③其他：剧烈胸痛者，可酌用少量镇痛药，如可卡因。中度或重度患者（$PaO_2 < 60$ mmHg 或有发绀）应给予氧疗。有脓胸或其他部位感染者应予排脓引流。气胸时应予抽气治疗。

抗菌药物的治疗：葡萄球菌的治疗应首选青霉素，但目前对青霉素的耐药率已高达 90% 左右，因此可选用耐青霉素酶的半合成青霉素或头孢菌素类，如苯唑西林钠、氯唑西林、头孢唑啉、头孢呋辛钠等。严重病例或甲氧西林耐药菌株（MRSA）者可选用万古霉素、替考拉宁等。

a. 部分合成青霉素。不良反应：荨麻疹等各类皮疹较常见，白细胞减少、间质性肾炎、哮喘发作和血清病型反应少见；过敏性休克偶见，一旦发生，必须立即抢救，予以保持气道畅通、吸氧及使用肾上腺素、糖皮质激素等治疗措施。静脉使用本品偶尔可产生恶心、呕吐和血清氨基转移酶升高等。大剂量静脉滴注本品可引起抽搐等中枢神经系统毒性反应。有报道婴儿使用大剂量本品后出现血尿、蛋白尿和尿毒症。故应用时应注意有哮喘、湿疹、花粉症、荨麻疹等过敏性疾病及肝病患者应慎用。可透过胎盘进入胎儿体内，亦有少量分泌至乳汁，因此哺乳期妇女用药时宜暂停哺乳。

b. 头孢菌素类：头孢唑林与头孢呋辛钠的不良反应少，头孢唑林可偶有药物热、暂时性血清氨基转移酶、碱性磷酸酶升高；肾功能减退患者应用高剂量（每日 12 g）的本品时可出现脑病反应。因头孢呋辛可通过乳汁分泌，所以哺乳期母亲应用头孢呋辛时应小心。

c. 其他。不良反应及注意事项：可产生休克、过敏样症状（呼吸困难、全身潮红、水肿等），所以应留心观察，若出现症状则停止给药，采取适当处理措施。因可出现急性肾功能不全、间质性肾炎等重要肾功能损害，所以有必要进行定期检查，若出现异常最好停止给药，若必须继续用药，则应减低药量慎重给药。可出现再生障碍性贫血、无粒细胞血症、血小板减少，若发现异常则停止给药，采取适当处理措施。可出现皮肤黏膜综合征

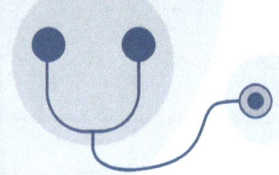

（Stevens-Johnson 综合征）、中毒性表皮坏死症（Lyell 综合征）、脱落性皮炎，所以应留心观察。可出现眩晕、耳鸣、听力低下等第Ⅷ对脑神经损伤症状，所以有必要进行听力检查，而且若上述症状出现最好停止给药，若必须继续用药，则应慎重给药。可出现伴有血便的假膜性大肠炎等严重的肠炎，所以在出现腹痛、腹泻症状时停止给药。可出现 AST（GOT）、ALT（GPT）、AFP 的上升及黄疸，所以有必要进行定期检查，若出现异常应停止给药。

（别红军）

第七节 卵巢癌

一、概述

卵巢癌（常泛指卵巢恶性肿瘤）是妇科常见的三大恶性肿瘤之一。在女性生殖系统恶性肿瘤中，卵巢癌发病率在我国位于宫颈癌和宫体癌之后，居第 3 位，在美国仅次于宫体癌，居第 2 位。近 20 年来，卵巢癌发病率逐年上升，并随年龄增长而升高，并逐渐趋向年轻化。由于卵巢癌发病隐匿，70%～80% 的患者就诊时已属晚期，是妇科三大恶性肿瘤中预后最差的，其死亡率居各类妇科肿瘤的首位，对妇女生命造成严重威胁。由于卵巢的胚胎发育、组织解剖及内分泌功能较复杂，早期症状不典型，术前鉴别卵巢肿瘤的组织类型及良恶性相当困难。卵巢恶性肿瘤中以上皮癌最多见，其次是恶性生殖细胞肿瘤。卵巢上皮癌患者手术中发现肿瘤局限于卵巢的仅占 30%，大多数已扩散到子宫、双侧附件、大网膜及盆腔各器官，所以在早期诊断上是一大难题。近 20 年来，由于外科治疗技术的改进、顺铂联合化疗的进展，卵巢恶性生殖细胞瘤目前已成为化疗可根治的肿瘤，使卵巢癌总的 5 年生存率由 20 世纪 70 年代的 30% 升至 20 世纪 80 年代末的 44%，上皮癌由 30% 升至 39%。目前恶性生殖细胞瘤的 5 年生存率早期超过 90%，晚期达 50%～60%，因此早诊断、早治疗在提高卵巢癌患者生存率上非常重要。但是卵巢癌早期缺乏特异的临床表现和灵敏的筛查方法，这正是诊治卵巢癌面临的一个难点。另一难点表现在治疗上的难度，特别是晚期和复发性卵巢癌的治疗。

卵巢癌属于中医的"症瘕""积聚""肠覃"范畴。症者，有形可征，固定不移，痛有定处；瘕者，假聚成形，聚散无常，推之可移，痛无定处；癥属血病，瘕属气病。中医古籍中对其病机的描述不计其数，最早的要属《黄帝内经》中描述"肠覃"时讲道："寒气客于肠外，与卫气相搏，气不得营，因有所系，癖而内生，恶气乃起，息肉乃生。"

（一）病因

卵巢癌的病因至今仍不清楚，但环境和内分泌影响在卵巢癌的致病因素中最受重视。

此外还受地区差别、种族区分和饮食习惯等的影响。这些因素主要表现在卵巢癌在世界各国的发生率悬殊的原因，最高发病率的挪威（15.3/10万）是最低发病率日本（3.2/10万）的近5倍。美国白人的发病率为12.9/10万，但在美国旧金山居住的中国人发病率为8.5/10万，较白人低，但较上海的5.0/10万及香港的5.8/10万高。定居夏威夷的日本人其卵巢癌的发病率与连续居住该地的年代而进行性增加。美国黑人的发病率（10.3/10万）比白人的（13.3/10万）低。

经流行病学调查研究发现卵巢上皮性癌发生中的保护性因素及危险因素，认为不幸的生活史、A型血者、情绪压抑或愤怒、有卵巢癌家族史和大便不规律等为卵巢上皮癌发生的危险因素，卵巢癌家族史最为重要。在家族性肿瘤史的高危人群中患卵巢癌的危险性可增加2～10倍。而性格开朗、子宫切除和放置宫内节育器等为保护性因素。口服避孕药在卵巢癌发生中具有良好的保护作用，其保护作用与服用避孕药的时间成正比。

另外，子宫内膜癌史、乳腺癌史、不育、绝经后是卵巢癌高危因素。除此外还有些可能导致卵巢癌的因素如X线照射、病毒感染（腮腺炎、感冒等）、化学致癌因素及动物脂肪摄入过多等。

（二）中医发病机制

中医学认为，本病的发生多由脏腑气虚，营卫失调，或因寒气客于脉外，与卫气相搏，气不得营，癖而内著，恶气乃起，息肉乃生。

卵巢癌的发生是由于机体正气不足，风寒湿热之邪内侵，或情志因素、房事所伤、饮食失宜，导致脏腑功能失常，气机阻滞，瘀血、痰饮、湿浊等有形之邪凝结不散，停聚下腹胞宫，日月相积，逐渐而成。由于病程日久，正气虚弱，气血痰湿相互影响，互相兼夹而有所偏重，极少单纯的气滞，血瘀或痰湿。

临床上认为，卵巢癌是因虚而得病，因虚而致实，是一种全身属虚，局部属实的疾病，属"本虚标实"。临床治疗主张早期与手术治疗配合，术后及中晚期与化疗配合。中医治疗上，术前中药扶正为主，兼以软坚消以祛邪，为手术创造条件；术后放化疗期间，予中药健脾和胃，扶助正气，减轻毒不良反应；放化疗间歇期，予以扶正清热解毒，软坚消症。

1. 气滞血瘀

气机郁滞而致血行瘀阻所出现的证候，多由情志不舒，或外邪侵袭引起肝气久郁不解所致，肝失调达，横逆乘脾，肝藏血，脾统血，肝脾失调，可致气血涩滞。

2. 寒凝血瘀

寒性收引，寒主凝滞，机体受寒邪侵袭，可致血行瘀阻，结于一处，则成症块；因感受寒邪，则畏寒冷痛，得温则减；血瘀致经脉不利，则可引起肢冷色青；瘀血停滞，阻碍经血下行，可引起经闭、痛经、经色紫暗有血块，舌紫暗，苔白，脉沉迟而涩为寒凝血瘀之症。

3. 痰湿凝聚

痰湿是脏腑功能失调,水液代谢的局部障碍而引起的病理产物。痰湿困脾,脾虚失于健运,则致形体肥胖或水肿,身倦乏力;痰湿日久,中焦气机不利,日久可致瘀血凝滞,致痰瘀互结,结于少腹,出现胸闷腹满,腹部症块;苔白腻,舌体胖边有齿痕,脉濡缓或滑为痰湿凝聚之象。

4. 湿热毒蕴

经强烈抗肿瘤治疗后,正气逐步恢复,可见乏力等脾虚症状,因脾虚,失转输,水湿内停,郁而化热,故可见水湿、湿热等病理产物,与瘀毒胶结,蕴积于胞脉、胞络之中,日久而成症瘕。

5. 气血亏虚

肿瘤患者因为手术、化疗、放疗等治疗后,正气受损,引起气血耗伤,导致气血亏虚。

6. 气阴两虚

肿瘤患者经过手术、化疗、放疗等治疗后,正亏阴伤,引起气阴耗伤,导致气阴两虚。

7. 脾肾阳虚,水湿停聚

晚期患者累及多脏腑表现,以肝、脾、肾三脏受累为主,晚期患者肾火虚衰,无力推动膀胱气化、温助脾阳,且开阖失司,气化不利,又因肝失疏泄、横逆乘脾,脾失健运,不能散精,水精不能四布,故可见水液停聚,浮肿等证候表现。

（三）病理组织学分类

1. 浆液性肿瘤

（1）良性：①囊腺瘤和乳头状囊腺瘤；②表面乳头状瘤；③腺纤维瘤和囊腺纤维瘤。

（2）交界性（低度恶性潜能）：①囊性肿瘤和乳头状囊性肿瘤；②表面乳头状瘤；③腺纤维瘤和囊腺纤维瘤。

（3）恶性：①腺癌、乳头状腺癌和乳头状囊腺癌；②表面乳头状癌；③纤维腺癌和纤维囊腺癌（腺纤维瘤和囊腺纤维瘤）。

2. 黏液性肿瘤

（1）良性：①囊腺瘤；②腺纤维瘤和囊腺纤维瘤。

（2）交界性（低度恶性潜能）：①囊性肿瘤；②腺纤维瘤和囊腺纤维瘤。

（3）恶性：①腺癌和囊腺癌；②纤维腺癌和纤维囊腺癌（恶性腺纤维瘤和囊腺纤维瘤）。

3. 子宫内膜样肿瘤

（1）良性：①囊腺瘤；②囊腺瘤伴鳞状化生；③腺纤维瘤和囊腺纤维瘤；④腺纤维瘤和囊腺纤维瘤伴鳞状化生。

（2）交界性（低度恶性潜能）：①囊性肿瘤；②囊性肿瘤伴鳞状化生；③腺纤维瘤和囊腺纤维瘤；④腺纤维瘤和囊腺纤维瘤伴鳞状化生。

（3）恶性：①腺癌和囊腺癌；②腺癌和囊腺癌伴鳞状化生；③纤维腺癌和纤维囊腺癌（恶性腺纤维瘤和囊腺纤维瘤）；④纤维腺癌和纤维囊腺癌伴鳞状化生（恶性腺纤维瘤和囊腺纤维瘤伴鳞状化生）。

（4）上皮-间质性和间质性：①腺肉瘤，分为同源性和异源性；②恶性中胚叶（苗勒）混合性肿瘤（癌肉瘤），分为同源性和异源性；③间质肉瘤。

4. 透明细胞肿瘤

（1）良性：①囊腺瘤；②腺纤维瘤和囊腺纤维瘤。

（2）交界性（低度恶性潜能）包括：①囊性肿瘤；②腺纤维瘤和囊腺纤维瘤。

（3）恶性：①腺癌；②纤维腺癌和纤维囊腺癌（恶性腺纤维瘤和囊腺纤维瘤）。

5. 移行细胞肿瘤

（1）勃勒纳瘤。

（2）交界性（增生性）勃勒纳瘤。

（3）恶性勃勒纳瘤。

（4）移行细胞癌（非勃勒纳型）。

6. 粒层-间质细胞肿瘤

（1）粒层细胞瘤：①成年型；②幼年型。

（2）卵泡膜瘤-纤维瘤：①卵泡膜瘤，分经典型、黄素化型；②纤维瘤；③富于细胞性纤维瘤；④纤维肉瘤；⑤伴少量性索成分的间质瘤；⑥硬化性间质瘤；⑦间质黄体瘤；⑧未分类；⑨其他。

7. 支持-间质细胞肿瘤，男性母细胞瘤

（1）高分化型：①支持细胞瘤（管状男性母细胞瘤）；②支持-莱狄细胞（Sertoli-Leydig cell tumor）；③莱狄细胞瘤。

（2）中分化：支持-莱狄细胞瘤变异型-伴异源成分（注明特殊类型）。

（3）低分化（肉瘤样）：支持-莱狄细胞瘤变异型-伴异源成分（注明特殊类型）。

（4）网状型：变异型-伴异源成分（注明特殊类型）。

8. 甾体（脂质）细胞肿瘤

（1）间质黄体瘤。

（2）莱狄细胞瘤，包括门细胞瘤、莱狄细胞瘤（非门细胞型）。

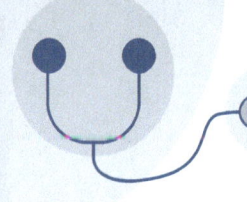

（3）未分类（非特异性）。

9. 无性细胞瘤

变异型 – 伴合体滋养细胞。

10. 卵黄囊瘤（内胚窦瘤）

变异型 – 多囊性卵黄瘤 – 肝样型 – 腺型（也称"子宫内膜样"）。

11. 畸胎瘤

（1）未成熟性。

（2）成熟性：①实性；②囊性（皮样囊肿）；③伴有继发性肿瘤（注明特殊类型）；④胎儿型（小人型）。

（3）单胚层性。①卵巢甲状腺肿：变异型 – 伴有继发性肿瘤（注明特殊类型）；②类癌：包括岛状型、梁状型；③甲状腺肿类癌；④杯状细胞类癌；⑤神经外胚层肿瘤（注明特殊类型）；⑥皮脂腺肿瘤；⑦其他。

12. 性腺母细胞瘤

变异型 – 伴无性细胞瘤或其他生殖细胞瘤。

13. 非性腺母细胞瘤型生殖细胞 – 性索 – 间质肿瘤

变异型 – 伴无性细胞瘤或其他生殖细胞瘤。

14. 卵巢网肿瘤

卵巢网肿瘤包括腺瘤/囊腺瘤、腺癌。

15. 间皮肿瘤

间皮肿瘤包括腺瘤样肿瘤、间皮瘤。

16. 起源未定的肿瘤和杂类肿瘤

（1）小细胞癌。

（2）可能非来源的肿瘤。

（3）肝样癌。

（4）黏液癌。

17. 瘤样病变

（1）孤立性卵泡囊肿。

（2）多发性卵泡囊肿（多囊卵巢病、硬化性囊性卵巢）。

（3）妊娠和产褥期大孤立性黄素化卵泡囊肿。

（4）高反应黄体（多发性黄素化滤泡囊肿）：变异型 – 伴黄体（过度刺激综合征）。

（5）黄体囊肿。

（6）妊娠黄体瘤。

（7）异位妊娠。

(8)间质增生症。

(9)间质卵泡膜增生症。

(10)重度卵巢水肿。

(11)纤维瘤病。

(12)子宫内膜异位症。

(13)囊肿,未分类(单纯性囊肿)。

(14)炎性病变。

18. 其他

包括妊娠滋养细胞疾病、卵巢非特异性软组织肿瘤、恶性淋巴瘤、白血病和浆细胞瘤、未分类肿瘤、继发性(转移性)肿瘤。

二、临床表现

(一)症状

早期常无任何自觉症状,往往难以发现,随着肿瘤的生长和播散,可出现下列症状:

1. 下腹不适或盆腔下坠感

可伴胃食欲缺乏、恶心、胃部不适等肠胃道症状。

2. 腹部膨胀感

卵巢癌即使临床早期也可以出现腹腔积液,或肿瘤生长超出盆腔在腹部就可以摸到肿块。

3. 压迫症状

肿块伴腹腔积液者,除有腹胀外还可引起压迫症状,如横隔抬高可引起呼吸困难,不能平卧,心悸;由于腹内压增加,影响下肢静脉回流,可引起腹壁及下肢水肿;肿瘤压迫膀胱、直肠,可感觉排尿困难、肛门坠胀及大便改变等。

4. 疼痛

卵巢恶性肿瘤极少引起疼痛,如发生肿瘤破裂、出血和(或)感染,或由于浸润、压迫邻近脏器,可引起腹痛、腰痛等。

5. 恶病质体征

由于肿瘤的迅速生长,患者营养不良及体力的消耗,会呈现贫血、消瘦及形成恶病质的体征,此常是卵巢恶性肿瘤的晚期症状。

6. 月经紊乱及内分泌症状

肿瘤间质成分产生激素或肿瘤破坏双侧卵巢,可导致月经紊乱或阴道流血;功能性卵巢恶性肿瘤如颗粒细胞瘤,可产生过多的雌激素,而引起性早熟;临床上会出现不规则阴道流血或绝经后阴道流血。阴道流血除与卵巢恶性肿瘤本身有关外,还常伴有子宫内膜病变,如子宫内膜增生过长或子宫内膜癌。

7. 转移症状

肺转移可产生干咳、咯血、胸腔积液及呼吸困难；骨转移可产生转移灶局部的剧烈疼痛,局部有明显腰痛点；肠道转移者可有大便变形、便血,严重者因发生不可逆的肠梗阻而死亡。

(二)体征

早期卵巢恶性肿瘤患者,只有在肿块体积超出盆腔后才能偶然发现,尤其在膀胱充盈时在耻骨联合上方可扪及肿块,或在妇科检查时发现盆腔肿块。若在直肠阴道陷凹部分检查到不规则结节,提示为恶性肿瘤种植病灶。并发腹腔积液者腹部可叩到移动浊音,但应与卵巢良性肿瘤的胸腹腔积液相鉴别,恶性肿瘤腹腔积液多为血性有时在锁骨上、腹股沟部位可扪及肿大的淋巴结,绝经后妇女即使扪到一个与绝经前妇女相同的正常大小卵巢时,也应高度怀疑肿瘤生长,需做进一步检查。绝经前正常卵巢大小为 3.5 cm×2.0 cm×1.5 cm,绝经早期 1~2 年内为 2.0 cm×1.5 cm×0.5 cm,绝经后 2~5 年继续缩小到 1.5 cm×0.75 cm×0.5 cm,并继续萎缩,此即卵巢可及综合征(PMPOS)。

(三)辅助检查

1. 常规检查

(1) X 线胃肠道检查：了解肿瘤的侵犯范围,并和原发胃肠道肿瘤鉴别。

(2) 超声检查：超声仍是盆腔肿瘤首选的筛选诊断技术。目前常用经腹超声和经阴道超声扫描。彩超在鉴别良、恶性卵巢肿瘤方面有一定价值,再结合超声形态学特征,可提高确诊率。

(3) CT 检查：用于复发性卵巢癌的诊断,曾有广泛的研究。其敏感度、特异度、阳性预测值、阴性预测值分别为 45%、85%、80%、50%。CT 可以作为确认有无大病灶的初步检查方法,但对位于腹膜、肠系膜、大网膜及直径< 2 cm 的病灶难以发现。

(4) MRI 检查：可准确地诊断卵巢良、恶性肿瘤,可为临床提供可靠的诊断依据。MRI 可用来确定盆腔恶性肿瘤的原发部位、器官与组织间的关系,以及手术后残余癌及复发癌的诊断。MRI 可用于卵巢恶性肿瘤术后化疗效果的监测,可为二次剖腹探查术提供可靠的依据。

MRI 用于诊断可疑有大病灶但 CT 检查阴性的复发性卵巢癌患者,单独 MRI 诊断复发的敏感度为 78%；增强 MRI 的敏感度、特异度和准确率分别提高到 91%、87% 和 90%,阴性预测值为 72%；而 MRI 联合血清 CA125 检测的敏感度可达到 100%。但 MRI 对微小病灶的检出仍不够理想。

(5) PET 及其衍生技术：是一种应用前景良好的检查恶性肿瘤的方法,它利用肿瘤高糖代谢的特点对肿瘤进行功能成像。PET检测微小复发病灶的效果优于CT和MRI，特别对血清CA125水平升高而传统影像学检查阴性者。一般PET的敏感度、特异度和准确率高达95%、88%、93%，能够检出8%无任何临床征象的复发患者。另外，PET对诊断腹膜转移灶的敏感度、特异度和准确率分别达到50%、95%和80%，PET还能有效区分复发组织和瘢痕组织，这些特点均优于传统方法。目前认为，PET能替代或推迟对某些CT扫描提示或血清标志物升高的可疑复发患者所进行的开腹探查手术，避免50%~70%的此类手术。但PET对直径<1cm的病灶通常难以识别，而且由于软组织本底的影响，其在病灶的解剖定位和生理组织区分方面的功能相对有限。为了克服PET的某些局限性，最近出现集功能成像与解剖成像于一身的PET CT融合成像系统，具有解剖定位准确、检查舒适、方便省时等特点。将PET CT用于复发性卵巢癌的诊断，发现PET CT的敏感度更高，并可对病灶进行精确的解剖定位。

卵巢癌的病情监测可依赖血清肿瘤标志物如CA125等的测定，可疑复发者行CT或MRI检查。若诊断不明确，但仍高度可疑卵巢癌复发，可行PET检查。PET可作为CT或MRI的补充。PET或PET CT特别适用于血清肿瘤标志物水平升高，而CT或MRI又显示阴性或无诊断意义影像的可疑复发者，并且对确定复发患者是否适合再次手术有益。

2. 血清肿瘤标志的筛查

（1）CA125：是目前应用最多的卵巢癌血清标志物，对于晚期卵巢癌的辅助诊断意义肯定，以往多用于监测卵巢癌的复发，近来也被用于早期患者的诊断。但由于早期患者仅有50%血清CA125水平升高，另有1%健康妇女、3%良性卵巢肿瘤、6%非卵巢相关的良性疾病也可伴血清CA125水平升高，故血清CA125测定对早期卵巢癌诊断的敏感度和特异度均不高。

（2）癌胚抗原（CEA）：在卵巢恶性肿瘤中，黏液性阳性率为87.5%，浆液性的为52.6%。

（3）甲胎蛋白（AFP）：AFP是否升高，取决于肿瘤组织中是否有内胚窦瘤成分。对卵巢内胚窦瘤（卵巢黄瘤）有特异性价值，或对未成熟畸胎瘤、混合性无性细胞瘤中混有卵黄囊成分者，均有诊断意义。肿瘤复发或转移时，即使存在微小瘤灶，AFP亦会再次升高，较其他检查方法敏感。

（4）人绒毛膜促性腺激素（HCG）：测定HCG，可帮助诊断卵巢绒毛膜癌和伴有绒毛膜癌成分的生殖细胞肿瘤，如卵巢为无性细胞瘤，亦可精确反映癌细胞的数量，故也可作为观察病情变化及抗癌治疗效果的指标。

3. 放射免疫显像技术

随着高特异性单克隆抗体（单抗）制备技术和核医学仪器的发展，放射免疫显像技术的应用日益增多。卵巢癌的放射免疫显像主要采用Tc、In和^{123}I标记的卵巢癌单抗，如抗

CA125抗体（OC125）、抗肿瘤相关抗原TAG72抗体（B723）、抗胎盘碱性磷酸酶抗体（H17E2）、抗人乳脂肪球糖蛋白抗体1和2（HMFG1和HMFG2）等，但迄今尚未确定哪种抗体最佳。目前，这种方法还未在临床广泛应用，尚需要大规模临床试验进一步评价其诊断价值。

4. 基因组学和蛋白质组学检测技术

随着新技术的开展，高密度阵列杂交（HDAH）技术被用来筛选肿瘤相关基因；重组cDNA表达文库血清学筛查（serological analysis of re-combinant cDNA expression libraries，SEREX）技术被用来寻找血清中的肿瘤相关蛋白，这些技术多处于实验室研究阶段。

5. 细胞学诊断

（1）脱落细胞学检查：可从三方面获得脱落细胞标本。①阴道、子宫颈管及宫腔；②腹腔积液或腹腔灌洗液；③子宫直肠陷凹穿刺吸取。70%～80%的上皮癌腹腔积液中可发现腺癌或恶性肿瘤细胞，应和胃肠道原发肿瘤鉴别。

（2）细胞穿刺吸取检查：鉴别诊断困难者，可从浅表淋巴结如锁骨上和（或）腹股沟淋巴结获取细胞检查。

6. 腹腔镜检查

腹腔镜在卵巢癌的诊断、鉴别诊断、分期中有重要的价值。同时，腹腔镜已用在检测卵巢癌疗效的二次探查术中，虽不能代替剖腹的二次探查术，但有助于判决化疗后存在的肿块是可以切除或无法切除，还是病灶已广泛播散。

7. 剖腹探查

剖腹探查是卵巢癌确定诊断和手术分期最可靠的方法。

三、诊断

卵巢癌的诊断多依据临床表现、影像学检查、病理学和细胞学检查及血清学检查进行综合判断，其中肿瘤组织学检查、细胞学检查是诊断肺卵巢癌的金标准。

鉴别诊断如下：

1. 与良性肿瘤的鉴别

见表4-4。

表4-4 卵巢良、恶性肿瘤的鉴别

鉴别项目	良性肿瘤	恶性肿瘤
年龄	多发生在生育期年龄组	除生育期年龄组外，其他年龄组亦可发生
病史	多无症状或有并发症的症状，肿瘤生长缓慢	腹胀、腹痛、胃食欲缺乏、便秘或出现排尿异常，呈现恶病质

（续 表）

鉴别项目	良性肿瘤	恶性肿瘤
体征	肿瘤多为单侧，表面光滑，可推动，有囊性感，无腹水	多为双侧，肿块固定，表面不光滑，实质或不均质，伴有腹水
B超检查	多为囊性影像	多为实性影像
血清CA125检测	阴性或低水平上升	阳性，高水平上升

2. 与腹盆腔其他病变鉴别

（1）盆腔子宫内膜异位症：内异症形成的粘连性肿块及直肠子宫凹陷结节与卵巢肿瘤很难鉴别。前者多发于生育年龄妇女，常有进行性痛经、月经失调及不孕等，试用孕激素治疗有效可辅助诊断，超声检查、腹腔镜检查是有效的辅助诊断方法，有时需剖腹探查才能确诊。

（2）盆腔炎性包块：多有长期盆腔炎反复发作史，有发热，下腹痛，肿块固定、结节感、与周围组织粘连，有明显的触痛感，经抗感染治疗后症状缓解，盆腔肿块可缩小，超声检查有助于诊断。

（3）肝硬化腹腔积液：有肝硬化病史，肝功能检查异常，腹腔积液脱落细胞学检查阴性，超声或CT检查可见到肝脏异常。

（4）结核性腹膜炎：也可表现为腹腔或盆腔粘连性包块，常合并腹腔积液，多发生于年轻、不孕妇女。多有肺结核史，全身症状有消瘦、乏力、低热、盗汗、食欲缺乏、月经稀少或闭经。妇科检查肿块位置较高，形状不规则，界限不清，固定不动。腹部检查有特征性的柔韧感，叩诊时鼓音和浊音分界不清。超声检查、腹腔积液抗酸杆菌检查和腹腔积液细胞学检查有助于诊断。必要时行腹腔镜检查或剖腹探查确诊。

（5）转移性卵巢癌：最常继发于胃肠道、乳腺和生殖道癌的转移，约占卵巢所有恶性肿瘤的10%。发病年龄比原发性卵巢癌小10岁左右，有消化道或其他原发癌的病史。

四、治疗

（一）西医治疗

1. 手术治疗

（1）原则。卵巢癌的治疗原则是以手术为基础的多种方法的综合应用。手术不仅是最有效的治疗方法，而且是确定诊断、明确分期及了解病变播散范围的主要方法。

卵巢癌的手术不同于其他恶性肿瘤，是以尽量彻底切除原发肿瘤及其转移病灶为原则，称之为肿瘤减灭术。行最大限度地肿瘤减灭术，使单个肿瘤体积减小至0.5~2cm，术后辅助治疗可以控制其发展，甚至将其消灭，而取得长期缓解。

首次治疗时如肿瘤固定切除困难或有广泛实质脏器转移，在诊断明确条件下可先行新辅助化疗2～3周，然后行手术切除和术后疗。

如首次减灭瘤术不成功，可先行术后化疗3疗程，然后行再次减瘤术（称间隔减瘤术，intervention cytoreductive），再继续化疗。

（2）最新指南要求。①大多数患者采用开腹手术，微创手术也可用于在选择的患者进行手术分期和减瘤术，用于评估是否能够进行满意的减瘤术，评估复发病灶能否切除等，但必须由有经验的妇科肿瘤医生施行；②儿童/年轻患者的手术原则与成人有所不同，保留生育功能者需进行全面的分期手术，但儿童期和青春期的早期生殖细胞肿瘤可不切除淋巴结；③交界性肿瘤是否切除淋巴结不影响总生存率，但大网膜仍需切除并进行腹膜多点活检；④复发患者二次减瘤术需满足下列条件：化疗结束一年以上、孤立病灶可以完整切除、无腹腔积液。

2. 放射治疗

在卵巢恶性肿瘤中，无性细胞肿瘤是对放疗敏感和高度有效的肿瘤，颗粒细胞瘤中度敏感，其他肿瘤不敏感。放射治疗目前主要用于术后残存肿瘤小或无肉眼残存肿瘤者的辅助治疗；化疗难治性或化疗后残存的肿瘤的挽救治疗，或作为孤立转移灶的姑息治疗。随着化疗的进展，即使是敏感的无性细胞瘤因对化疗也高度敏感，并可保留生育功能。目前化疗多已替代放疗作为卵巢无性细胞肿瘤首选的辅助治疗。

卵巢癌的放疗方法主要有：①全腹和盆腔体外照射，全腹照射，一般肿瘤剂量22～30 Gy/6～8周，对肝肾等重要脏器应挡铅板防护。盆腔照射，总量应达到40～50 Gy。全腹照射的急性并发症有恶心、呕吐、腹泻、坠胀、骨髓抑制等；远期并发症主要是肠粘连、肠梗阻；②局部放射治疗，如盆腔局灶病变、腹腔动脉旁转移淋巴结及锁骨上转移淋巴结的放疗。

3. 化学治疗

原则为：①Ⅰa、Ⅰb期，术后酌情应用化疗；②Ⅰc期，传统手术后应用多疗程化疗；③Ⅱ期，传统手术或肿瘤减灭术后，应用多疗程化疗；④Ⅲ、Ⅳ期，尽量施行肿瘤减灭术，术后应用多疗程化疗。适应证为：①对于早期术后无残留肿瘤者，可作为预防性化疗；②术中囊壁破裂，污染腹腔者；③有残留肿瘤者，术后应积极多疗程化疗，争取二探术和二次肿瘤减灭术，以达根治；④术前化疗控制腹腔积液，或肿瘤固定不能切除者化疗后争取手术切除；⑤晚期广泛转移种植者、不宜手术者，应用姑息性化疗，以缓解症状，争取延长存活期。

卵巢癌中大多数对化疗敏感。不同的组织病理学类型，其生物学特性不同，化疗的敏感性及所选药物、方案不同。

（1）卵巢上皮癌：属化疗敏感肿瘤。铂类联合化疗已成为国际公认的治疗卵巢上皮癌的术后常规化疗。随着紫杉醇的问世，紫杉醇与顺铂（或卡铂）的联合化疗已成为防治卵巢癌术后的一线标准化疗。

（2）卵巢上皮交界瘤：是一组具有特殊生物学行为的恶性肿瘤，发病年龄平均40岁，肿瘤细胞具有明显的恶性特征，但很少浸润性生长，可有淋巴转移，而转移和分期无关，治疗效果好。5年生存率在90%以上，肿瘤生长缓慢。目前公认的观点是根治性手术切除－肿瘤减灭术。晚期浆液性交界性瘤有术后复发可能，但此瘤对放、化疗敏感。因肿瘤局限于盆、腹腔，故腹腔内化疗可能有一定优势。

（3）早期上皮癌：包括Ⅰ期和Ⅱ期。约占卵巢癌的1/3。Ⅰa、肿瘤分化好、非透明细胞癌者术后可不采用任何辅助治疗，5年生存率超过90%。对于Ⅰc和Ⅱ期、肿瘤分化差、腹腔积液内找到癌细胞、肿瘤和周围组织有粘连或透明细胞癌者应行术后辅助化疗。目前推荐紫杉醇与顺铂或卡铂联合化疗。一般化疗4～6疗程。Ⅱc期的化疗应同晚期癌。

（4）晚期卵巢癌：众所周知，晚期卵巢癌术后均需采取多疗程化疗。根据肿瘤和患者的个体情况选择适当的化疗药物、方案、剂量和疗程。化疗中应仔细观察疗效和毒性，一般化疗疗效均在1～2疗程时出现。肿瘤标志物检查均在正常时停药观察。也有学者认为卵巢癌系化疗中度敏感肿瘤，故至少应完成6疗程化疗，多数人需6～9疗程。

1）常用化疗方案。

CP方案：CTX（环磷酰胺）750 mg/m²，静脉滴注，第1 d；DDP（顺铂）70～75 mg/m²，静脉注射，第1 d，水化利尿。每3～4周为1个疗程。可将DDP剂量分2 d给药。

顺铂是治疗卵巢癌最有效的药物之一。单药有效率达29%～35%。其主要毒不良反应为严重的胃肠反应如重度恶心、呕吐、肾毒性、末梢神经及听神经毒性。肾和神经毒性是顺铂的剂量限制性毒性，为减少肾毒性，当每次顺铂的剂量≥50 mg/m²时，治疗同时需水化利尿，即给药前一天嘱患者大量饮水（2000～3000 mL）或静脉输液2000 mL以上。给药当日输液至少3000 mL，包括补钾，用DDP前30 min，静脉注射20 mg呋塞米或20%甘露醇125 mL静脉滴注，顺铂后4小时每小时尿量应超过150～200 mL。由于顺铂的累积毒性，总剂量不应超过800～880 mg/m²。DDP的胃肠道反应可用恩丹西酮类药物预防。

卡铂是顺铂的第二代衍生物，临床观察表明其疗效与顺铂相同，基本上无肾脏及神经毒性，胃肠道反应也轻，亦无累积毒性而无总剂量的限制，但有明显的骨髓抑制。卡铂的骨髓抑制毒性特别是血小板减少症和药物的尿路清除有关，即血清药物浓度降低时间曲线下的面积（AUC）相关，卡铂的剂量根据设定的AUC值和肾脏功能测算，卡铂多采用AUC 5～7（AUC 6～7卡铂剂量为350 mg/m²）。常用卡铂剂量为300～400 mg/m²，加5%GS 500 mL静脉滴注，每3～4周为1个疗程。

CAP方案：CTX 500 mg/m²，静脉滴注，第1 d；DDP 50 mg/m²，静脉滴注，第1 d，水化利尿；ADM（阿霉素）30～40 mg/m²，静脉注射（或表4-阿霉素50～60 mg/m²），第

1 d。每 3～4 周为 1 个疗程。

TP 方案：TAX（紫杉醇）175 mg/m² + 5%GS 500 mL，静脉滴注 3 小时，第 1 d；DDP（顺铂）70～75 mg/m² + 0.9%NS 500 mL，静脉滴注，第 2 d，水化利尿或分 2 次剂量，第 2 d 和第 3 d 输入。每 4 周为 1 个疗程。

研究表明，用低剂量的紫杉醇进行周化疗可维持紫杉醇的血药浓度，既保证有效的抗肿瘤作用，又不会引起太重的骨髓抑制。因此采用小剂量治疗方案已被临床所接受，具体用法如下：

TAX 60～80 mg/m²，静脉滴注 1 小时，第 1、8、15 d；DDP 70 mg/m²，静脉滴注，第 2 d，水化利尿。或用 CBP（卡铂）AUC 4～5（250～350 mg/m²），静脉滴注 2 小时，第 2 d。每 3～4 周为 1 个疗程。

2）复发患者的化疗：大约 10% 的早期卵巢癌和大多数的晚期卵巢癌治疗后可能复发。初次手术的化疗常称一线化疗。一线化疗中肿瘤未得到控制或以后复发的化疗称为二线化疗。一般又将顺铂联合化疗中肿瘤进展或化疗结束后 6 个月内肿瘤复发认为肿瘤对顺铂耐药，也称其为难治性卵巢癌，此时采用的化疗称为解救化疗；化疗结束 6 个月后肿瘤复发为顺铂敏感。一线化疗顺铂敏感的肿瘤，二线化疗疗效好，而顺铂耐药肿瘤，则二线化疗应选择与顺铂无交叉耐药的紫杉醇、托泊替康、异环磷酰胺（IFO）、六甲蜜胺等。

复发患者的化疗方案：

CP 或 CAP 方案（或用 CBP 代替 DDP）：主要用于未用或仅用过少量顺铂化疗者。

一线化疗顺铂敏感者（化疗有效并化疗结束后 6 个月复发），仍可选择二线顺铂联合化疗。主要包括以下 2 个方案：

EP 方案（依托泊苷与顺铂联合）：VP-16 60～70 mg/m²，静脉滴注，第 1～5 d；DDP 20 mg/m²，静脉滴注，第 1～5 d，或卡铂 100 mg，静脉滴注，第 1～5 d。4 周为 1 个疗程。

IEP 方案（异环磷酰胺、依托泊苷与顺铂联合）：VP-16 60～70 mg/m²，静脉滴注，第 1～3 d；DDP 30 mg，静脉注射，第 1～3 d；IFO 2 g，静脉滴注，第 1～3 d；Mesna 400 mg，用 IFO 后的 0、4、8 小时静脉注射，第 1～3 d。4 周为 1 个疗程。此方案有较严重的骨髓抑制毒性，对老年体弱、既往化疗有严重骨髓抑制者慎用。

紫杉醇联合化疗：无论顺铂耐药或顺铂敏感，目前紫杉醇联合化疗均是最有效的挽救和二线化疗方案。紫杉醇与顺铂或卡铂联合化疗的剂量及用法同晚期卵巢癌。

六甲蜜胺（HMM）：用于治疗卵巢癌已有 30 余年的历史，常用剂量为 250 mg/m²，口服（分次服用），第 1～15 d。4 周为 1 个疗程。

治疗卵巢癌有效的新药：目前临床应用最多的新药是拓扑特肯，被确认为治疗紫杉醇与顺铂耐药的有效药。此外，健择、依托泊苷口服胶囊、紫杉特尔亦可酌情选用。

(5) 卵巢恶性生殖细胞肿瘤：多发生于儿童及青少年，平均年龄为 19～20 岁，年龄越小，诊断恶性生殖细胞瘤的可能性就越大。此类肿瘤恶性程度高，生长迅速，常伴肿瘤坏死感染而致发热、腹痛或肿瘤扭转出现急腹症。恶性生殖细胞瘤主要由无性细胞瘤、内胚窦瘤及未成熟畸胎瘤组成。无性细胞瘤对放化疗都敏感。内胚窦瘤次之，是一种恶性程度高、易转移的肿瘤。未成熟畸胎瘤手术切除后肿瘤有向良性转化的特点。复发肿瘤可行多次手术切除。

恶性生殖细胞瘤过去被认为是预后最差的肿瘤，现已被认为是继子宫绒癌之后第二种可用手术、化疗治愈的肿瘤。目前认为恶性生殖细胞瘤中，除Ⅰ期Ⅰ级不需化疗外，其余各期的未成熟畸胎瘤、内胚窦瘤、保留生育功能的无性细胞瘤都应手术后辅助化疗。BEP 方案已成为 20 世纪 90 年代以来国际国内公认各期卵巢恶性生殖细胞肿瘤的标准一线化疗方案。具体用药如下：DDP 20 mg/m^2，静脉滴注，第 1～5 d，水化利尿；VP-16 70 mg/m^2，静脉滴注，第 1～5 d；BLM（博莱霉素）15 mg，静脉滴注，第 1～5 d。3～4 周为 1 个疗程。

Ⅰ期患者术后常化疗 3～4 疗程，Ⅱ期以上晚期患者根据肿瘤残留情况化疗 4～6 周期。

对初次治疗失败的恶性生殖细胞肿瘤可用 IEP 方案挽救治疗，用药如下：IFO 1.2 g/m^2，静脉滴注，第 1～3 d，同时用 Mesna 0、4、8 小时静脉注射以解毒；VP-16 75 mg/m^2，静脉滴注，第 1～5 d；DDP 20 mg/m^2，静脉滴注，第 1～5 d。4 周为 1 个疗程。

(6) 卵巢－性索间质瘤：为低度恶性肿瘤，预后好。仅少数表现出明显的恶性行为，预后差。化疗可采用卵巢上皮癌和恶性生殖细胞癌的治疗方案，如 BEP、CAP 等，目前以 BEP 方案为首选。

4. 激素治疗

目前单纯用激素治疗卵巢癌的资料较少，多合用化疗。高剂孕激素对卵巢内膜样腺癌的疗效相对比其他类型好，可在化疗后辅助激素治疗。临床可选用甲黄体酮 250 mg，每周 3 次，肌内注射，2～3 个月后改为每周 2 次；甲地黄体酮每天 400～500 mg，长期服用；也可用三苯氧胺 10 mg，每天 2 次。

5. 不同分期治疗原则

(1) 卵巢上皮癌。

1) Ⅰ期：以外科手术切除为主，首先做全面盆、腹腔探查分期，切除范围包括全子宫、双附件、大网膜、阑尾，并行腹膜后淋巴结清扫。年轻患者要求保留生育功能，仅行单侧附件切除者应具备下述条件：①肿瘤限于ⅠA 期，和周围组织无粘连；②对侧卵巢正常；③肿瘤分化好；④肿瘤类型属非透明细胞癌。Ⅰ期预后差的因素包括ⅠB 或ⅠC 期、肿瘤分化差、属透明细胞癌，术后均应辅助化疗，一般不超过 4～6 个疗程，或辅助放疗。

2）Ⅱ、Ⅲ期：行剖腹探查和肿瘤减灭术，即以尽量彻底切除肿瘤的原发灶及转移灶为原则，包括全子宫、双附件、大网膜、阑尾切除，以及受累腹膜和（或）部分受累脏器切除和腹膜后淋巴结清扫。

3）Ⅳ期：以化疗为主。为提高疗效，延长生命，可辅以手术治疗。

（2）卵巢恶性生殖细胞瘤。

1）Ⅰ、Ⅱ期：手术的目的是明确诊断及分期，切除原发灶及转移灶。由于此组肿瘤多发生于青少年，保留生育功能备受关注。目前认为经探查对侧卵巢及子宫未受肿瘤侵犯者，均可保留生育功能，可行单侧附件切除。术后除ⅠA期中肿瘤分化Ⅰ级的未成熟畸胎瘤外，均需术后化疗。如手术后无残存肿瘤，一般化疗需3～4疗程，并严密随诊。

2）Ⅲ、Ⅳ期：肿瘤减灭术，术后化疗。由于此组肿瘤对化疗高度敏感，一般化疗需6个疗程。

（3）卵巢性索-间质肿瘤：早期患者、年轻并有生育要求者，如为单侧肿瘤、包膜完整、对侧卵巢正常，可行单附件切除，保留生育功能，术后观察。对年长、无生育要求者，应行全宫双附件切除术。Ⅱ期以上病例应按卵巢上皮癌处理，行肿瘤细胞减灭术，术后辅以化疗。

（二）中医治疗

1. 分证论治

（1）气滞血瘀证。

治法：行气活血，软坚散结。

主方：膈下逐瘀汤加减。

常用药：当归，桃仁，红花，赤芍，土茯苓，乌药，制香附，夏枯草，莪术，生牡蛎，猪苓，茯苓，黄芪。

（2）寒凝血瘀证。

治法：温经止痛，活血祛瘀。

主方：少腹逐瘀汤加减。

常用药：小茴香，干姜，延胡索，没药，川芎，当归，莪术，肉桂，赤芍，蒲黄，五灵脂，八月札，土茯苓。

（3）痰湿凝聚证。

治法：化痰除湿，行气散结。

主方：二陈汤加减。

常用药：陈皮，法半夏，土茯苓，莪术，胆南星，香附，夏枯草，青皮，山慈菇，三棱，干蟾皮，黄芪，女贞子。

（4）湿热毒蕴证。

治法：清热化湿，解毒散结。

主方：四妙丸加减。

常用药：生薏苡仁，半枝莲，白花蛇舌草，白英，车前草，土茯苓，大腹皮，鳖甲（先煎），莪术，黄檗，怀牛膝。

（5）气血亏虚证。

治法：益气健脾，滋阴补血。

主方：八珍汤加减。

常用药：生、熟地黄，当归，白芍，白术，茯苓，川芎，生牡蛎，土茯苓，穿山甲，炒鳖甲，黄芪，鸡血藤。

（6）气阴两虚证。

治法：益气健脾，滋补肾阴。

主方：六味地黄丸加减。

常用药：熟地，山药，山茱萸，茯苓，牡丹皮，泽泻，鳖甲，巴戟天，补骨脂，党参，黄芪，女贞子，白花蛇舌草，鸡内金，三棱。

（7）脾肾阳虚，水湿停聚证治法：温补脾肾，利水渗湿。

主方：济生肾气丸加减。

常用药：干地黄，生杜仲，补骨脂，桑寄生，炒白术，生黄芪，炮附子，猪苓，茯苓，泽泻，龙葵，生薏苡仁，白花蛇舌草，地龙，王不留行。若出现湿热者可加用黄芩、黄连、陈皮、厚朴、枳实等。

（8）辨病用药：在辨证论治的基础上，可以加用2～3味具有明确抗癌作用的中草药，如白花蛇舌草、半枝莲、半边莲、山慈菇、夏枯草、石见穿、土茯苓、苦参、龙葵等。

2. 常用中成药

（1）艾迪注射液：黄芪、刺五加、人参、斑蝥。临床应用于妇科恶性肿瘤、恶性淋巴瘤等。每日80～100 mL，21 d为1疗程。

（2）康艾注射液：黄芪、人参、苦参素。临床应用于各种恶性肿瘤。每日40～60 mL，30 d为1疗程。

（3）榄香烯注射液：温郁金的有效成分。可用于卵巢恶性肿瘤出现癌性胸腹腔积液时，每日0.4～0.6 g，14～21 d为1疗程。

（4）复方斑蝥胶囊：斑蝥、人参、黄芪、刺五加、三棱、半枝莲、莪术、山茱萸、女贞子、熊胆粉、甘草等。破血消瘀，攻毒蚀疮。用于原发性肝癌、肺癌、直肠癌、恶性淋巴瘤、妇科恶性肿瘤等，1次3粒，每天2次。

（别红军）

病例 1　苓桂术甘汤治疗痰饮中阻型神经性呕吐

一、病历摘要

姓名：朱××　　性别：女　　年龄：43 岁

过敏史：无。

主诉：呕吐伴心悸头晕 3 周。

现病史：3 周前无诱因反复出现呕吐，呕吐物为清水夹杂痰液，无腹泻腹痛、无发热黄疸、无排尿异常。伴心悸头晕肢体无力，呈阵发性发作，每次 1~5 min 不等，进食后显著，时作时止，当地医院行头颅 MRI 及腹部彩超、胃肠镜检查提示：颅内未见异常、胆汁反流性胃炎。常规予止吐、扩张血管制剂症状无缓解；为进一步治疗即到我院就诊，门诊以"呕吐待查"收住入院。发病以来，神志清，精神差，饮食睡眠差，小便少，大便干结。既往体健，无高血压、高血脂及高血糖病史。

二、查体

体格检查：体温 36.3℃，脉搏 60次/min，呼吸 16次/min，血压 100/60 mmHg。少神，面色苍白，少气懒言，喜热怕冷，口干不欲饮，无鸡胸龟背及肢体畸形；舌质淡苔白，脉弦细。

无欲貌，双侧睑结膜苍白，全身浅表淋巴结未触及肿大，胸廓无畸形，语颤双侧对称，双肺叩诊呈清音，听诊未闻及干湿啰音。心率 60次/min，律齐，各瓣膜听诊区未闻及病理性杂音。腹软无抵抗，肝脾肋下未触及肿大，叩诊呈鼓音，肠鸣音正常。双肾区叩击痛阴性。双下肢轻度水肿。神经系统检查：颈软无抵抗，双侧瞳孔等大等圆，对光反射灵敏，深浅感觉存在，肢体肌力及肌张力正常，病理征阴性。

三、诊断

中医诊断：呕吐，痰饮内停证。

西医诊断：神经性呕吐。

四、诊疗经过

入院后完善各项辅助检查，如血常规、生化检查，提示 K^+ 3.3 mmol/L，治疗予补充氯化钾注射液，配合中医穴位注射缓解恶心呕吐症状。中医四诊合参，症见少气懒言，喜热怕冷，口干不欲饮，心悸头晕，辩证属呕吐痰饮内停证，方选苓桂术甘汤加减。

五、讨论

神经性呕吐因受情绪影响较大,临床治疗较为棘手,但中医治病有其固有的诊疗特色,就是对证用药。《素问·至真要大论》:"诸逆冲上,皆属于火,诸呕吐酸,皆属于热;诸痿喘呕,皆属于上。"但本例呕吐的特点是呕吐伴心悸头晕肢体无力,痰饮内停导致阳气不达,《金匮要略》文"病痰饮者,但以温药和之",临证反以温中化饮得以收效。

(别红军)

病例2 四逆散治疗气厥实证型短暂性脑缺血发作

一、病历摘要

姓名:车×× 性别:男 年龄:65岁

过敏史:无。

主诉:突发意识丧失1小时。

现病史:1小时前与他人发生口角后突发意识丧失,约10 min后苏醒,发病时无四肢抽搐、无异常气味、无呕吐痰涎、无高热肢体瘫痪、无汗出二便失禁;急以"昏迷待查"收治入院。发病以来,神志清,精神差,胸闷纳呆,多梦易醒,小便黄,大便秘结。既往有类似病史发作,未做专科检查。

二、查体

体格检查:体温36.3℃,脉搏54次/min,呼吸16次/min,血压120/80 mmHg。失神,面色青黄,乏力喜卧,畏寒怕冷,嗳气,无鸡胸龟背及肢体畸形;舌质淡嫩苔白厚,脉弦细。发育正常,营养中等,神志清楚,精神差,查体合作,全身皮肤黏膜无出血点、皮疹及黄染。头颅外观无畸形,口眼无歪斜,眼睑无下垂,睑黏膜无苍白,角膜透明,巩膜无黄染,两侧瞳孔等大等圆,直径约3 mm,对光反射灵敏。颈软,颈椎无压痛,肝颈静脉回流征阴性。胸廓无畸形,语颤双侧对称,双肺叩诊呈清音,听诊未闻及干湿啰音。心率54次/min,律齐,各瓣膜听诊区未闻及病理性杂音。腹软无抵抗,肝脾肋下未触及肿大,叩诊呈鼓音,肠鸣音正常。双肾区叩击痛阴性。脊柱四肢无畸形,双下肢无水肿,活动度好。神经系统检查:四肢肌力及肌张力正常,深浅感觉存在,病理征阴性。

三、诊断

中医诊断:厥证,气厥实证。

西医诊断:①短暂性脑缺血发作;②窦性心动过缓。

四、诊疗经过

入院后完善头颅 MRI、动态心电图、脑电图及肝肾功能、电解质等辅助检查,未见器质性病变。治疗给予扩张血管、脑细胞活化剂应用,无再次发作。中医四诊合参,肝气疏泄失常不能达于四肢及阳明,故嗳气昏厥,四肢不温,大便秘结,辩证属厥证肝气郁滞型,方选四逆散加减,配合情志疏导。

五、讨论

本病发病以肝失疏泄而郁结不解,气机不行阳郁不达,窍闭不宣,故肢冷厥逆遂发。《伤寒论》少阴病篇论述四逆散,"四逆,其人或咳,或悸,或小便不利,或腹中痛,或泄利下重者,四逆散主之。"肝主条达,病由气生的特点,重视做好思想工作,配合精神疗法,从而起到了相得益彰的作用。

(别红军)

病例 3 旋复代赭石汤治疗胃虚痰阻型食管癌

一、病历摘要

姓名:王××   性别:女   年龄:62 岁

过敏史:无。

主诉:进行性吞咽困难 3 月余,腹胀呃逆 1 周。

现病史:3 月前无诱因出现吞咽不利,进食粗糙食物加重,严重时流质食物亦有困难,时吐白色黏液,无胸痛心悸、无咳嗽咳痰、无面目浮肿无声音嘶哑。遂至×××肿瘤医院行胃镜及胸部 CT 检查:诊断为食管中段中分化鳞癌($T_3N_1M_6$),方案为 5-FU + DDP 方案 3 周期,病情稳定,吞咽不利症状缓解。1 周前进食生冷后出现腹胀呃逆不止,呕吐痰涎,自服多潘立酮片 10 mg tid po/ 3 d,症状无缓解,遂至我院就诊,以"食管 Ca"收治入院。发病以来:神志清,精神差,少量流质食物,小便频数,大便数日 1 次粪如羊屎。

二、查体

体格检查:体温 36.5 ℃,脉搏 80 次/ min,呼吸 20 次/ min,血压 130/ 80 mmHg。少神,面色萎黄,爪甲苍白,少气懒言,呃逆不止声低而频,无鸡胸龟背及肢体畸形;舌质红苔白厚,脉沉。慢性面容,双侧睑结膜苍白,全身浅表淋巴结未触及肿大,胸廓无畸形,语颤双侧对称,双肺叩诊呈清音,听诊未闻及干湿啰音。心率 80 次/ min,律齐,各瓣膜听诊区未闻及病理性杂音。腹软无抵抗，肝脾肋下未触及肿大，叩诊呈鼓音，肠鸣音正常。双下肢轻度水肿。神经系统检查无阳性体征。

三、诊断

中医诊断：噎膈，胃虚痰阻证。
西医诊断：食管恶性肿瘤。

四、诊疗经过

入院后及时行腹部 CT 检查、肝肾功能及电解质等辅助检查，排除器质性病因。治疗予对症处理，配合足三里穴位注射（异丙嗪注射液 12.5 mg）症状缓解。中医四诊合参，症见腹胀食欲缺乏，呕吐痰涎，嗳气不止，面色萎黄，便干难排，辩证属胃虚痰饮内停，方选旋复代赭石汤加减，两剂症患皆消。

五、讨论

本病原发病虽为噎膈，病位在食道与肝脾肾有关，但此次呃逆腹胀为中阳不足，运化失常，致痰饮阻滞，病位在膈肌与脾胃有关，临证病机不可不查，切不可拘泥于一法，有一证便有一方，"伤寒发汗，若吐若下，解后心下痞硬。嗳气不除者。旋复代赭汤主之"。

（别红军）

病例 4　大黄泻心汤治疗急性上消化道出血

一、病历摘要

姓名：朱××　　性别：男　　年龄：41 岁
过敏史：无。
主诉：吐血 3 小时。
现病史：3 小时前大量饮酒后突然出现呕血，颜色鲜红夹杂食物及刺鼻乙醇味，量约 200 mL，无腹痛黄疸、无发热黑便、无心悸，同伴急送我院诊治。发病以来，意识模糊，小便一次，大便未排。既往无肝病病史。

二、查体

体格检查：体温 36.6℃，脉搏 92次/min，呼吸 22次/min，血压 110/70 mmHg。言语错乱，声高气粗，面红目赤，呕吐声重，无鸡胸龟背及肢体畸形；舌质红苔黄腻，脉弦数。醉酒步态,双侧睑结膜充血,全身浅表淋巴结未触及肿大,胸廓无畸形,语颤双侧对称,双肺叩诊呈清音,听诊未闻及干湿啰音。心率92次/min,律齐,各瓣膜听诊区未闻及病理性杂音。腹软无抵抗,剑突下压痛,肝脾肋下未触及肿大,肝颈静脉回流征阴性,腹部叩诊呈鼓音,肠鸣音正常。双下肢无水肿。神经系统检查:双侧瞳孔等大等圆,对光反射存在,双侧肢体浅感觉存在,病理征阴性。

三、诊断

中医诊断:血证、吐血,火热上犯证。
西医诊断:①上消化出血;②急性糜烂性胃炎。

四、诊疗经过

入院后常规行生化检查、血常规及出血量评估,治疗上予禁食、胃肠减压及质子泵抑制剂应用,24小时后行急诊胃镜检查提示,急性糜烂性胃炎;中医四诊合参,症见血色鲜红夹杂瘀块,面红目赤,声高气粗,小便黄赤,辩证属血证.吐血,证属胃火炽盛,方用泻心汤加减。

五、讨论

三黄泻心汤来源金匮要略,由大黄、黄连和黄芩组成,属于汤剂,有泻火解毒,燥湿泄热的功效。清代陈修园有训:治疗一切吐血、咯血、尿血及便血诸证。实际临床上多为实热,如见到脾虚及阳气暴脱则不可擅用,临证不可不查。

(别红军)

病例5　四逆散合越鞠丸治疗肝气犯胃型十二指肠溃疡

一、病历摘要

姓名:李××　性别:男　年龄:23岁
过敏史:无。
主诉:腹上区胀痛1月,加重3d。
现病史:患者1月前与他人争吵后出现腹上区胀痛,放射至胸背部,伴恶心呕吐,为胃内容物,时有反酸,得嗳气矢气则舒,无胸痛心悸、无咳嗽咳痰发热、无黑便呕血,当地医院行腹透及心电图检查提示:横结肠大量积气;给予西沙必利片、枳术宽中胶囊及小建中颗粒口服后症状稍缓解,3d前进食生冷后加重,呈持续性胀痛放射至腰部,喜热怕冷，服用上药无效即到我院就诊。发病以来；神志清，精神差，大便 2 d 未排，畏食食欲缺乏，小便正常。

二、查体

体格检查：体温 36.6 ℃，脉搏 70次/min，呼吸 18次/min，血压 130/80 mmHg。得神，面色青黄，无鸡胸龟背及肢体畸形；可闻及呕吐及嗳气，声重吐物酸腐，切诊心下硬满，舌质红苔白腻，脉弦。全身浅表淋巴结未触及肿大，胸廓无畸形，语颤双侧对称，双肺叩诊呈清音，听诊未闻及病理性杂音。心率 70次/min，律齐，各瓣膜听诊区未闻及病理性杂音。腹软无抵抗，剑突下压痛，反跳痛阴性，肝脾肋下未触及肿大，叩诊呈鼓音，肠鸣音正常。神经系统检查未见异常。

三、诊断

中医诊断：胃痛，肝气犯胃证。
西医诊断：十二指肠溃疡。

四、诊疗经过

入院后完善各项检查：胃镜提示十二指肠溃疡；腹部 CT 提示胆囊轻度毛糙。药物予 PPI、胃黏膜保护剂及对症处理。中医四诊和参，辩证属于胃脘痛，证型为肝气犯胃夹杂食积，同时与腹痛、真心痛和胁痛相鉴别，方用四逆散合越鞠丸加减。

五、讨论

胃脘痛为临床常见病症，十二指肠溃疡中医辩证以脾胃虚寒证多见，且多试建中汤类加减，该患者用之则不效；该患者以肝气犯胃夹杂食积，有是证用是方，不拘泥于常法，故以四逆散合越鞠丸取效。四逆散见于《伤寒论》少阴病脉证，其人或咳、或悸或小便不利，或腹中痛，或泄利下重者，四逆散主之。

（别红军）

病例 6 小青龙汤治疗寒饮犯肺型肺部感染

一、病历摘要

姓名：李××　　性别：男　　年龄：70 岁
过敏史：无。

主诉：反复咳嗽气喘 3 年余，加重 1 周。

现病史：3 年前淋雨后反复出现咳嗽，咯白色黏痰伴气喘，冬春季节多发严重时伴下肢水肿，不能平卧；当地医院诊断为慢支、肺气肿，长期口服复方甲氧那明胶囊、复方甘草片。1 周前受凉后加重，咳嗽咳痰频繁，咳痰清稀夹杂泡沫，平卧后加重，形寒肢冷，涕泪并出，当地予抗生素（具体不详）应用后症状无缓解，遂至我院就诊；发病以来，神志清，精神差，饮食睡眠差，大便清稀，小便频数。

二、查体

体格检查：体温 37.6℃，脉搏 90 次 / min，呼吸 24 次 / min，血压 140/ 80 mmHg。少神，面目俱肿，口干不欲饮，无鸡胸龟背及肢体畸形；可闻及气喘痰鸣，切诊心下满，舌质淡苔白滑，脉浮弦。全身浅表淋巴结未触及肿大，胸廓无畸形，语颤双侧对称，双肺叩诊呈清音，左肺下部听诊可闻及少量湿啰音。心率 90 次 / min，律齐，各瓣膜听诊区未闻及病理性杂音。腹软无抵抗，肝脾肋下未触及肿大，叩诊呈鼓音，肠鸣音正常。神经系统检查未见异常。

三、诊断

中医诊断：喘证，寒饮犯肺证。
西医诊断：①肺部感染；②慢性支气管炎；③慢性阻塞性肺气肿。

四、诊疗经过

患者入院后经完善胸部 CT 及生化检查，痰培养，予抗生素及对症处理应用咳嗽气喘缓解。中医四诊和参，症见咳嗽气喘，形寒肢冷，面目俱肿涕泪交加，口干不欲饮，心悸乏力，小便清长，舌质淡苔白滑，脉浮弦，均寒饮犯肺证候，方用小青龙汤加减。住院 2 周后治愈出院，以香砂六君子丸调理数月。

五、讨论

内经有言诸痿喘呕皆属于上，本病咳嗽气喘辩证为寒饮犯肺；喘证不仅以火热刑金多见，而寒饮郁肺亦可致肺气上逆。拟用温肺涤饮之法兼益脾温肺，为治老年人喘咳之常法。"脾为生痰之源，肺为贮痰之器"，脾肺气虚，痰饮中阻，只能温运，徐图气机通畅，不可峻补急攻以招变。

（别红军）

病例 7　大陷胸汤治疗水热互结型急性肺部感染

一、病历摘要

姓名：张××　　性别：男　　年龄：40岁

过敏史：无。

主诉：胸痛 2 d。

现病史：2 d 前饮酒及恣食油腻后突然出现左侧胸部及肋弓持续性锐痛及烧灼感，咳嗽及深吸气加重，伴干咳胸闷，无心悸汗出、无发热腰痛、无小便异常，无持续腰背疼痛；当地卫生室予止咳对症处理后症状持续不减，急到我院就诊，以"胸痛待查"收住我科。发病以来：神志清，精神差，痛苦面容，饮食睡眠差，大便干结，小便短赤。

二、查体

体格检查：体温 36.5 ℃，脉搏 90次/min，呼吸 22次/min，血压 140/80 mmHg。少神，面色暗红，形体肥胖，干咳少痰，咳唾牵引胸胁，无鸡胸龟背及肢体畸形；舌质红苔黄厚腻，脉弦。痛苦面容，强迫体位，双侧睑结膜充血，全身浅表淋巴结未触及肿大，胸廓无畸形，语颤不能完成，右肺叩诊呈清音，左下肺叩诊呈浊音，左肺听诊可闻及干啰音，胸膜摩擦音未闻及。心率 90次/min，律齐，各瓣膜听诊区未闻及病理性杂音。腹软无抵抗，肝脾肋下未触及肿大，叩诊呈鼓音，肠鸣音正常。双下肢轻度水肿。神经系统检查无阳性体征。

三、诊断

中医诊断：饮证、悬饮，水热互结证。

西医诊断：肺部感染。

四、诊疗经过

入院后完善血常规、生化检查及胸部 CT、心电图等辅助检查，结果提示：左下肺感染，部分胸膜增厚。中医四诊合参，症见咳唾牵引胸胁，气短目肿，汗出气喘，大便秘结，舌质红苔黄腻，脉弦数，证属饮证悬饮范畴，证属水热互结，方用大陷胸汤加减。

五、讨论

胸痛之病，临床多参考胸痹、咳嗽及心悸等，本病则不然，发病多以饮食肥甘，水饮内停化热犯于肺叶，肺气失于宣降，则见咳嗽胸痛，"急则治其标，缓则治其本"，病之初当以攻逐水饮，方选大陷胸汤加减，此方但以中病即止，待病情稳定当以缓药图之。

（别红军）

病例 8　抵挡汤合桃红四物汤治疗卵巢癌合并腹腔积液

一、病历摘要

姓名：张××　　性别：女　　年龄：61 岁

过敏史：无。

主诉：反复腹胀 1 年余。

现病史：1 年前无诱因反复出现耻区胀满，食欲减退，无恶心呕吐、无黄疸发热、无排便异常、无心悸气短，当地医院多次行腹部彩超检查提示：肝脾未见明显异常、腹腔大量积液（最深约 79 mm），间断口服螺内酯 100 mg、双氢克尿噻片 40 mg，病情时轻时重；为进一步明确病因特来我院就诊，发病以来，神志清，精神差，饮食睡眠可，二便正常。

二、查体

体格检查：体温 36.2 ℃，脉搏 60 次/min，呼吸 22 次/min，血压 100/70 mmHg。少神，面色黧黑，肌肤甲错，时有胸背刺痛，无鸡胸龟背及肢体畸形；腹部隆起，质地柔软可闻及水气，舌质暗紫苔白，脉涩。形体消瘦，慢性面容，全身浅表淋巴结未触及肿大，胸廓无畸形，语颤双侧对称，双肺叩诊呈清音，听诊未闻及干湿啰音。心率 60 次/min，律齐，各瓣膜听诊区未闻及病理性杂音。腹部膨隆，腹肌无抵抗，肝脾肋下未触及肿大，移动性浊音阳性，肠鸣音正常。双下肢无水肿。神经系统检查无异常。

三、诊断

中医诊断：鼓胀，瘀水互结证。

西医诊断：①腹腔积液；②卵巢癌。

四、诊疗经过

患者入院后完善相关检查如腹上区 CT、心脏彩超及肾脏生化检查，择期行腹腔穿刺放腹腔积液治疗并送检，脱落细胞学考虑卵巢癌，常规予 TP 方案（紫杉醇 120 mg d1，顺铂 40 mg d1～d5，配合腹腔灌注 5-FU + 顺铂 80 mg）；中医四诊合参，症见腹胀，面色鳌黑，肌肤甲错，舌质紫暗苔白脉涩，辩证属鼓胀，瘀水互结证，方选抵挡汤合桃红四物汤加减。3周后诸症皆消，以丹参饮合当归芍药散善后。

五、讨论

鼓胀系指肝病日久，肝脾肾功能失调，气滞、血瘀、水停于腹中所导致的以腹胀大如鼓，皮色苍黄，脉络暴露为主要临床表现的一种病证。本病在古医籍中又称单腹胀、臌、蜘蛛蛊等。本病虽辩证为鼓胀，证属太阳膀胱蓄血症，以伤寒论中经典处方抵挡汤应用，"伤寒有热，少腹满，应小便不利，今反利者，为有血也，当下之，不可余药"病证相符故收效迅速。

（别红军）

病例 9 脾肾双补丸治疗脾肾亏虚型骨髓增生异常综合征

一、病历摘要

姓名：倪×× 性别：男 年龄：65岁

过敏史：无。

主诉：头晕乏力3月，加重伴双下肢水肿2周。

现病史：3月前无诱因反复出现头晕乏力，腰痛，时有耳鸣心悸，无恶心呕吐、无低热黄疸、无汗出，未引起重视，自服用益气生血颗粒症状缓解不佳，遂至河南省人民医院行骨髓穿刺术确诊为MDS，间断口服利血生片、环磷酰胺片及芪黄颗粒，病情稳定。2周前劳累后症状再次加重，头晕目眩，腰痛放射至后背，不能耐受一般体力劳动，伴双下肢轻度水肿，无气喘发热、无胸痛，为巩固治疗到我院就诊，以"MDS（骨髓增生异常综合征）"收住入院；发病以来，神志清，精神差，面色萎黄，体倦乏力，心悸汗出，大便5 d一行，小便清长。

二、查体

体格检查：体温36.6℃，脉搏90次/min，呼吸22次/min，血压100/80 mmHg。少神，面色萎黄，爪甲苍白，少气懒言，无鸡胸龟背及肢体畸形；舌质淡嫩苔白，脉沉细。贫血貌，双侧睑结膜苍白，全身浅表淋巴结未触及肿大，胸廓无畸形，胸骨后压痛阴性，语颤双侧对称，双肺叩诊呈清音，听诊未闻及干湿啰音。心率90次/min，律齐，各瓣膜听诊区未闻及病理性杂音。腹软无抵抗，肝脾肋下未触及肿大，叩诊呈鼓音，肠鸣音正常。双肾区叩击痛阴性。双下肢轻度水肿。

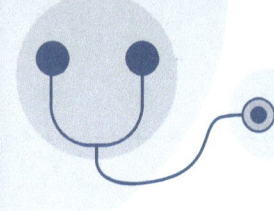

三、诊断

中医诊断：虚劳，脾肾亏虚证。
西医诊断：骨髓增生异常综合征。

四、诊疗经过

入院后常规行血常规及肝肾功能检查，提示中度贫血，西医予补充铁剂、雄激素及免疫抑制剂应用。中医四诊合参，症见面色萎黄，体倦乏力，心悸汗出，畏寒怕冷便秘，辩证属虚劳脾肾亏虚型，方予脾肾双补丸加减。

五、讨论

"虚劳"之疾，宜从脾、肾、肝人治，以治肾为本。"气之源头在乎脾，血之源头在乎肾""调血者当求之于肝，肾主骨生髓"。本病精涸髓干，干涸之精难以速生，需持续治疗调摄。在应用补益这个基本原则治疗虚劳的时候，应注意以下三点：①重视补益脾肾在治疗虚劳中的作用。以脾胃为后天之本，为气血生化之源，脾胃健运，五脏六腑、四肢百骸方能得以滋养。肾为先天之本，寓元阴元阳，为生命的本元。重视补益脾肾，先后天之本不败，则能促进各脏虚损的恢复；②对于虚中夹实及兼感外邪者，当补中有泻，扶正祛邪。从辨证的关系看，祛邪亦可起到固护正气的作用，防止因邪恋而进一步损伤正气；③虚劳的病程较长，影响的因素较多，要将药物治疗与饮食调养及生活调摄密切结合起来，方能收到更好的治疗效果。

（别红军）

病例10　半夏白术天麻汤治疗痰湿上犯型美尼尔氏综合征

一、病历摘要

姓名：袁××　　性别：男　　年龄：67岁
过敏史：无。
主诉：头晕恶心1周。
现病史：1周前劳累后突然出现头晕，视物旋转，耳鸣伴恶心呕吐，呕吐物为黄色黏痰，平卧后缓解，无发热肢体瘫痪、无头痛心悸，自服"多潘立酮片、茶苯海明片"症状时轻时重；为进一步明确病因，即到我院就诊，门诊以"周围性眩晕"收住。发病以来，神志清，精神差，恶心呕吐，小便少，大便黏腻。既往有类似病史发作，无高血压、冠心病病史。

二、查体

体格检查：体温 36.7℃，脉搏 90次/min，呼吸 20次/min，血压 120/80 mmHg。少神，面色白，形体肥胖，呕吐痰涎，声音重着，胸脘痞闷，视物旋转，无鸡胸龟背及肢体畸形；舌质淡苔白厚腻，脉沉。强迫体位，全身浅表淋巴结未触及肿大，胸廓无畸形，语颤对称双肺叩诊呈清音，听诊未闻及干湿啰音。心率 90次/min，律齐，各瓣膜听诊区未闻及病理性杂音。腹软无抵抗，肝脾肋下未触及肿大，叩诊呈鼓音，肠鸣音正常。双下肢无水肿。神经系统检查：双侧瞳孔等大等圆，眼震（+），颈软无抵抗，四肢深浅感觉存在，肌力及肌张力正常，病理征未引出。

三、诊断

中医诊断：眩晕，痰湿中阻证。
西医诊断：美尼尔氏综合征。

四、诊疗经过

入院后完善血常规、生化检查及颅脑 MRI、心电图等辅助检查，结果提示：内耳迷路结石；排除中枢性病因如占位、血管异常。中医四诊合参，症见呕吐痰涎，声音重着，胸脘痞闷，视物旋转，舌质淡苔白腻，脉弦，辩证属眩晕范畴，证属痰湿中阻，方用半夏白术天麻汤加减。

五、讨论

眩晕病，临床多见肝阳上亢、气血虚弱、肾精不足、瘀血内停及痰湿中阻，该患者平素喜食肥甘，加之思卧少动，痰湿之邪则从中生，痰湿犯病病症多为复杂，既有有形之痰如眩晕、皮下结块、肺胀，无形之痰如癫痫、狂证、郁病等，总的治疗为健脾化痰利湿。

（别红军）

第五章 脾胃疾病的中医治疗

第一节 呕吐

一、概述

呕吐是指胃失和降，气逆于上，胃内容物经食管、口腔吐出的一类病证。古代医家认为呕吐有别，谓"有物有声为呕""有物无声为吐"。但呕与吐常同时发生，很难截然分开，故并称为呕吐。呕吐可见于多种急慢性病证中，本篇讨论的是以呕吐为主症的病证。

西医学的急慢性胃炎、胃黏膜脱垂症、贲门痉挛、幽门梗阻、十二指肠壅积症、肠梗阻、肝炎、胰腺炎、胆囊炎、尿毒症、颅脑疾病以及一些急性传染病等，当以呕吐为主要表现时，可参考本篇辨证论治。

二、病因病机

胃主受纳和腐熟水谷，其气主降，以下行为顺，若邪气犯胃，或胃虚失和，气逆而上，则发生呕吐。《圣济总论·呕吐》曰："呕吐者，胃气上逆而不下也。"

（一）外邪犯胃

感受风寒湿燥火之邪，或秽浊之气，邪犯胃腑，气机不利，胃失和降，水谷随逆气上出，发生呕吐。正如《古今医统大全·呕吐哕》所言："无病之人猝然而呕吐，定是邪客胃府，在长夏暑邪所干，在秋冬风寒所犯。"由于感邪不同，正气之盛衰，体质之差异，胃气之强弱，外邪所致的呕吐，常因性质不同而表现各异，以寒邪致病居多。

（二）饮食不节

暴饮暴食，温凉失宜，或过食生冷油腻不洁之物，皆可伤胃滞脾，食滞内停，胃失和降，胃气上逆，发生呕吐。如《重订严氏济生方·呕吐论治》所曰："饮食失节，温凉失调，或喜食腥脍乳酪，或贪食生冷肥腻，露卧湿处，当风取凉，动扰于胃，胃既病矣，则脾气停滞，清浊不分，中焦为之痞塞，遂成呕吐之患焉。"

（三）情志失调

恼怒伤肝，肝失条达，横逆犯胃，胃失和降，胃气上逆；或忧思伤脾，脾失健运，食停难化，胃失和降，亦可致呕。《景岳全书·呕吐》云："气逆作呕者，多因郁怒致动肝气，胃受肝邪，所以作呕。"

（四）脾胃虚弱

脾胃素虚，病后体虚，劳倦过度，耗伤中气，胃虚不能受纳水谷，脾虚不能化生精微，停积胃中，上逆成呕。《古今医统大全·呕吐哕》谓："久病吐者，胃气虚不纳谷也。"若脾阳不振，不能腐熟水谷，以致寒浊内生，气逆而呕；或热病伤阴，或久呕不愈，以致胃阴不足，胃失濡养，不得润降，而成呕吐。如《证治汇补·呕吐》所谓："阴虚成呕，不独胃家为病，所谓无阴则呕也。"

（五）其他因素

误食毒物或使用化学药物，伤及胃肠，加之情志因素及饮食调养失当，导致脾胃进一步损伤，脾胃虚弱、升降失常而出现恶心呕吐，脘腹胀满，纳呆，体倦乏力等症；后天之本受损，则气血化源不足，日久气阴亏虚。

呕吐的病因是多方面的，外感六淫，内伤饮食，情志不调，脏腑虚弱均可致呕。且常相互影响，兼杂致病。如外邪可以伤脾，气滞可以食停，脾虚或可成饮，故临床当辨证求因。

呕吐病位在胃，与肝、脾相关。胃气之和降，有赖于脾气的升清运化以及肝气的疏泄条达，若脾失健运，则胃气失和，升降失职；肝失疏泄，则气机逆乱，胃失和降，均可致呕吐。

呕吐实者由外邪、饮食、痰饮等邪气犯胃，致胃失和降，气逆而发；虚者由气虚、阳虚、阴虚等正气不足，使胃失温养、濡润，胃气不降所致。一般说来，初病多实，呕吐日久，损伤脾胃，中气不足，由实转虚。基本病机在于胃失和降，胃气上逆。《景岳全书·呕吐》云："呕吐一证，最当详辨虚实，实者有邪，去其邪则愈；虚者无邪，则全由胃气之虚也。所谓邪者，或暴伤寒凉，或暴伤饮食，或因胃火上冲，或因肝气内逆，或以痰饮水气聚于胸中，或以表邪传里，聚于少阳阳明之间，皆有呕证，此皆呕之实邪也。所谓虚证，或其本无内伤，又无外感，而常为呕吐者，此既无邪，必胃虚也。或遇微寒，或遇微劳，或遇饮食少有不调，或肝气微逆，即为呕吐者，总胃虚也。"

三、诊断与鉴别诊断

（一）诊断

（1）以呕吐食物、痰涎、水液诸物为主症，一日数次不等，持续或反复发作，常兼有脘腹不适，恶心纳呆，泛酸嘈杂等症。

（2）起病或急或缓，常有先恶心欲吐之感，多由气味、饮食、情志、冷热等因素而诱发，或因服用化学药物，误食毒物而致。

（二）鉴别诊断

1. 反胃

反胃多系脾胃虚寒，胃中无火，难于腐熟，食入不化所致。表现为食饮入胃，滞停胃中，良久尽吐而出，吐后转舒，即古人称"朝食暮吐，暮食朝吐"。而呕吐是以有声有物为特征，病机为邪气干扰，胃虚失和所致。实者食入即吐，或不食亦吐，并无规律，虚者时吐时止，但多吐出当日之食。

2. 霍乱

急性呕吐当与霍乱鉴别。急性呕吐以呕吐为主，不伴腹泻；而霍乱则上吐下泻，或伴有腹痛如绞，吐泻剧烈者可出现肢冷、脉沉等危象。

3. 噎膈

呕吐与噎膈，皆有呕吐的症状。然呕吐之病，进食顺畅，吐无定时。噎膈的病位在食管，呕吐的病位在胃。噎膈之病，进食哽噎不顺或食不得入，或食入即吐，甚者因噎废食。呕吐大多病情较轻，病程较短，预后尚好。而噎膈多病情深重，病程较长，预后欠佳。

四、辨证论治

（一）辨可吐不可吐

降逆止呕为治疗呕吐的正治之法，但人体在应激反应状态下会出现保护性的呕吐，使胃内有害物质排出体外，不需要运用止吐的方法。如胃有痰饮、食滞、毒物、痈脓等有害之物发生呕吐时，不可见呕止呕，因这类呕吐可使邪有出路，邪去则呕吐自止。甚至当呕吐不畅时，尚可用探吐之法，切不可降逆止呕，以免留邪，与应该止吐之证区别清楚。

（二）辨实与虚

因外邪、饮食、七情因素，病邪犯胃所致，发病急骤，病程较短，呕吐量多，呕吐物多酸腐臭秽，或伴有表证，脉实有力，多为实证；因脾胃虚寒，胃阴不足而成，起病缓慢，病程较长，呕而无力，时作时止，吐物不多，酸臭不甚，常伴有精神萎靡，倦怠乏力，脉弱无力，多为虚证。

（三）辨呕吐物

吐物的性质常反映病变的寒热虚实、病变脏腑等。如酸腐难闻，多为食积内腐；黄水味苦，多为胆热犯胃；酸水绿水，多为肝气犯胃；痰浊涎沫，多为痰饮中阻；泛吐清水，多属胃中虚寒，或有虫积；黏沫量少，多属胃阴不足。

（四）辨可下与禁下

呕吐之病不宜用下法，病在胃不宜攻肠，以免引邪内陷。且呕吐尚能排除积食、败脓等，若属虚者更不宜下，兼表者下之亦误。所以，仲景有"患者欲吐者不可下之"之训。但若确属胃肠实热，大便秘结，腑气不通，而致浊气上逆，气逆作呕者，可用下法，通其便，折其逆，使浊气下行，呕吐自止。

五、治疗

呕吐的治疗原则以和胃降逆为主。实者重在祛邪，根据病因分别施以解表、消食，化痰、降气之法，辅以和胃降逆之品，以求邪去胃安呕止。虚者重在扶正，分别施以益气、温阳、养阴之法，辅以降逆止呕之药，以求正复胃和呕止之功。虚实夹杂者，应适当兼顾治之。

（一）实证

1. 外邪犯胃

主证：发病急骤，突然呕吐。

兼次证：常伴发热恶寒，头身疼痛，或汗出，头身困重，胸脘满闷，不思饮食。

舌脉：苔白；脉濡缓。

分析：外感风寒之邪，或夏令暑秽浊之气，动扰胃腑，浊气上逆，故突然呕吐，胸脘满闷，不思饮食；邪束肌表，营卫失和，故恶寒发热，头身疼痛；伤于寒湿，则苔白，脉濡缓。

治法：解表疏邪，和胃降逆。

方药：藿香正气散加减。

方中藿香辛散风寒，芳化湿浊，和胃悦脾；辅以半夏燥湿降气，和胃止呕；厚朴行气化湿，宽胸除满；苏叶、白芷助藿香外散风寒，兼可芳香化湿；陈皮理气燥湿，并能和中；茯苓、白术健脾运湿；大腹皮行气利湿；桔梗宣肺利膈；生姜、大枣和脾胃，共为佐药；使以甘草调和诸药。若风寒偏重，寒热无汗，可加荆芥、防风疏风散寒；若暑湿犯胃，身热汗出，可加香薷饮解暑化湿；如秽浊犯胃，呕吐甚剧，可吞服玉枢丹辟秽止呕；若风热犯胃，伴头痛身热，可用银翘散去桔梗之升提，加橘皮、竹茹清热和胃；若兼食滞，脘闷腹胀，嗳腐吞酸，可去白术、甘草，加神曲、鸡内金、莱菔子以消积导滞；若暑热犯胃，壮热口渴，可选用连朴饮。

2. 饮食停滞

主症：呕吐酸腐，脘腹胀满，嗳气畏食，得食愈甚，吐后反快。

兼次症：大便或溏或结，气味臭秽。

舌脉：苔厚腻；脉滑实。

分析：食滞内阻，浊气上逆，故呕吐酸腐；食滞中焦，气机不利，故脘腹胀满，嗳气畏食；升降失常，传导失司，则大便不正常，化热与湿相搏，则便溏，热邪伤津，则便结；湿热内蕴，则苔厚腻，脉滑实。

治法：消食导滞，和胃降逆。

方药：保和丸加减。

方中山楂为主药，以消一切饮食积滞；辅以神曲消食健脾，莱菔子消食下气；佐以半夏、陈皮行气化滞，和胃止呕；茯苓健脾利湿和中；食积易化热，故佐连翘清热而散结。若积滞化热，腹胀便秘，可合小承气汤通腑泄热，使浊气下行，呕吐自止；若食已即吐，口臭干渴，胃中积热上冲，可用大黄甘草汤清胃降逆；若误食不洁、酸腐败物，而见腹中疼痛，欲吐不得者，可因势利导，用瓜蒂散探吐祛邪。

3. 痰饮内停

主症：呕吐多为清水痰涎，头眩心悸。

兼次症：胸脘痞闷，不思饮食，或呕而肠鸣有声。

舌脉：苔白腻；脉滑。

分析：脾不运化，痰饮内停，胃气不降，则胸脘痞闷，呕吐清水痰涎。水饮上犯，清阳之气不展，故头眩。水气凌心则心悸。苔白腻，脉滑，为痰饮内停之征。

治法：温化痰饮，和胃降逆。

方药：小半夏汤合苓桂术甘汤加减。

前方重在和中止呕，为治痰饮呕吐的基础方；后方重在健脾燥湿，温化痰饮。方中半夏、生姜和胃降逆，茯苓、桂枝、白术、甘草温脾化饮。若气滞腹痛者，可加厚朴、枳壳行气除满；若脾气受困，脘闷不食，可加砂仁、白豆蔻、苍术开胃醒脾；若痰浊蒙蔽清阳，头晕目眩，可用半夏白术天麻汤；若痰郁化热，烦闷口苦，可用黄连温胆汤清热化痰。另还可辨证选用二陈汤、甘遂半夏汤等。

4. 肝气犯胃

主症：呕吐吞酸，嗳气频作。

兼次症：胸胁胀满，烦闷不舒，每因情志不遂而呕吐吞酸更甚。

舌脉：舌边红，苔薄腻；脉弦。

分析：肝气不疏，横逆犯胃，胃失和降，因而呕吐吞酸，嗳气频作，气机阻滞，肝失疏泄，胸胁胀满，烦闷不舒；舌边红，苔薄腻，脉弦，为气滞肝旺之征。

治法：疏肝理气，和胃止呕。

方药：半夏厚朴汤合左金丸加减。

前方以厚朴、紫苏理气宽中，半夏、生姜、茯苓降逆和胃止呕；后者黄连、吴茱萸辛开苦降以止呕。若气郁化火，心烦口苦咽干，可合小柴胡汤清热止呕；若兼腑气不通，大便秘结，可用大柴胡汤清热通腑；若气滞血瘀，胁肋刺痛，可用膈下逐瘀汤活血化瘀。还可辨证选用越鞠丸、柴胡疏肝散等。

（二）虚证

1. 脾胃虚寒

主症：饮食稍有不慎，即易呕吐，大便溏薄，时作时止。

兼次症：胃纳不佳，食入难化，脘腹痞闷，口淡不渴，面色少华，倦怠乏力。

舌脉：舌质淡，苔薄白；脉濡弱。

分析：脾胃虚弱，中阳不振，水谷熟腐运化不及，故饮食稍有不慎即吐，时作时止，阳虚不能温布，则面白少华，倦怠乏力；中焦虚寒，气不化津，故口干而不欲饮。脾虚则运化失常，故大便溏薄。舌质淡，苔薄白，脉濡弱，乃脾阳不足象。

治法：益气健脾，和胃降逆。

方药：理中丸加味。

方中人参甘温入脾，补中益气；干姜辛热温中；白术燥湿健脾；炙甘草和中扶正，以达益气健脾，和胃降逆。若胃虚气逆，心下痞硬，干噫食臭，可用旋覆花代赭汤降逆止呕；若中气大亏，少气乏力，可用补中益气汤补中益气，升阳举陷；若病久及肾，肾阳不足，腰膝酸软，肢冷汗出，可用附子理中汤加肉桂、吴茱萸等温补脾肾。

2. 胃阴不足

主症：呕吐反复发作，时作干呕。

兼次症：呕吐量不多，或仅涎沫，口燥咽干，胃中嘈杂，似饥而不欲食。

舌脉：舌质红，少津；脉细数。

分析：胃热不清，耗伤胃阴，以致胃失濡养，气失和降，所以呕吐反复发作，时作干呕，似饥而不欲食。津液不能上承，故口燥咽干；舌质红少津，脉细数，为津液耗伤，虚中有热之象。

治法：滋养胃阴，降逆止呕。

方药：麦门冬汤加减。

方以人参、麦门冬、粳米、甘草等滋养胃阴，半夏降逆止呕。若阴虚甚，五心烦热者，可加石斛、天花粉、知母养阴清热；若呕吐较甚，可加橘皮、竹茹、枇杷叶降气化痰止呕；若阴虚便秘，可加火麻仁、瓜蒌仁、白蜜润肠通便；阴虚呕吐者，去半夏加鲜芦根、刀豆子。

六、转归及预后

疾病的过程，是一个不断变化的过程，其转归，常和致病原因、罹患时间久暂、正气亏损情况、治疗正确与否、素体禀赋强弱都有密切关系。就一般呕吐而论，本病并非凶险大病，如果及时治疗，药证合拍，多能向愈。但如果失治或治疗不当，其转归就不一样。如实证呕吐，若治疗失宜，缠绵不愈，脾胃受损，就有可能转化为虚证呕吐。又如肝气犯胃，郁而化热，耗伤胃阴，就可变为胃阴不足之呕吐。再如呕吐中虚，多食滋补，使虚中夹食滞不化，这些都可能造成本病的虚实之间互相转变。

呕吐的预后，就一般而论，初病呕吐，正气未虚，若能正确治疗，大多预后良好。倘若呕吐日久，反复不愈，耗伤气阴，致脾胃虚弱，病情必缠绵难复。若呕吐而饮食难进，形体消瘦，脾胃衰败者难治。《医宗金鉴·呕吐哕总括》指出呕吐而见面色青，指甲黑，中痛不止，肢厥不回者凶。大抵呕吐出现这些症状时，多表示预后不佳。

七、预防与调护

预防本病，要注意"虚邪贼风，避之有时"，要注意饮食卫生，不食生冷不洁食物，不过食肥甘厚味之品，不饥饱无度，以免损伤脾胃。要注意精神上调摄，心情舒畅，避免肝气横逆，犯胃作呕。保护脾胃正气，使脾胃功能正常，便能达到"四季脾旺不受邪"的目的。

发生呕吐时，要注意适当休息，注意病者寒温适宜，食物要易于消化，宜清淡，少量多餐。服食止呕中药，宜少量渐进，过多过快服药常可导致将所服药液吐出；如果少量服食仍呕吐时，可于药液中放入姜汁少许。若呕吐剧烈，粥汤入胃即吐出之危重病者，系胃气衰败，可用《景岳全书·呕吐》篇人参煮粥食之法，此取人参粥以救胃气。对于病情较重，神志不清的患者，呕吐时需将其头部转向一侧，以免呕吐物吸入呼吸道而致窒息。

此外，中医食疗对于呕吐的防治亦有良好疗效。如外邪犯胃者，可用鲜生姜煎汤加适量红糖热服。食滞内停者，可予焦山楂、鸡内金等开水调服。肝气郁结者，可用佛手片、陈皮等煎汤代茶服用。脾气虚弱者，可用山药、红枣、黄芪等煮食。胃阴不足者，可用五汁饮或鲜茅根、石斛等煎汤代茶饮用。

（石小智）

第二节　呃逆

一、概述

呃逆是以喉间呃呃有声，声短而频，不能自控为主要临床表现的一种病证。古称"哕"，又称"哕逆"，俗称打嗝。

呃逆在《内经》中称"哕"，并阐发了其病机，《素问·宣明五气》篇曰："胃气上逆，为哕。"同时记载了三种简便的治疗方法，如《灵枢·杂病》云："哕，以草刺鼻，嚏而已；无息而立迎引之，立已；大惊之，亦可已。"至元·朱丹溪始称"呃"，《丹溪心法·呃逆》篇曰："古谓之哕，近谓之呃，乃胃寒所生，寒气自逆而呃上。亦有热呃，亦有其他病发呃者"。至明代统称"呃逆"，《景岳全书·呃逆》篇曰："而呃之大要，亦惟三者而已，则一曰寒呃，二曰热呃，三曰虚脱之呃。"对本病分类可谓提纲挈领。清代李用粹《证治汇补·呃逆》篇，将呃逆分为火、寒、痰、虚、瘀五种，并对每种呃逆的临床表现进行了较详细的论述，至今仍有一定的临床指导意义。

二、病因病机

呃逆的病因多为饮食不当、情志不舒和正气亏虚等，或突然吸入冷空气而引发呃逆。其病机主要是胃失和降，胃气上逆，动膈冲喉。

（一）外感寒邪

外感寒邪，胃中吸入冷气，寒遏胃阳，气机不利，气逆动膈，上冲于喉，发出呃呃之声，不能自制。

（二）饮食不当

由于过食生冷，或因病而服寒凉药物过多，寒气蕴结中焦，损伤胃阳，胃失温煦，或过食辛辣煎炒之物，或醇酒厚味，或因病过用温补之剂，燥热内生，胃火炽盛，胃失和降，反作上逆，发生呃逆。

（三）情志不舒

因恼怒太过，肝失条达，气机不利，以致肝气横逆犯胃，胃失和降，气逆动膈。或因肝气郁结，不能助脾运化，聚湿生痰；或因忧思伤脾，脾失健运，滋生痰湿；或因气郁化火，灼津成痰；或素有痰饮内停，复因恼怒，皆可致逆气挟痰，上犯动膈而发生呃逆。

（四）体虚病后

禀赋不足，年老体弱，久病肾虚，或劳累太过耗伤中气，脾阳失温，胃气虚衰，清气不升，浊气不降，气逆动膈冲喉而发生呃逆。或过汗、吐、下，虚损误攻，妇人产后，或热病伤阴，使胃阴不足，失于润养，和降失职，虚火上炎动膈冲喉而发生呃逆。

呃逆之病位在膈，病变关键脏腑在胃，与肺、肝、脾、肾诸脏有关。膈位于肺胃之间，膈上为肺，膈下为胃，二脏与膈位置邻近，经脉又相连属。若肺失肃降或胃气上逆，皆可致膈间气机不利，逆气动膈，上冲喉间，发出呃呃之声。手太阴肺之经脉，起于中焦，下络大肠，还循胃口，上膈属肺，将胃、膈、肺三者紧密相连。另外，胃之和降，还赖于肝之条达，若肝气郁滞，横逆犯脾胃，气逆动膈，亦成呃逆。肺胃之气的和降，又赖于肾气的摄纳，若久病伤肾，肾失摄纳，则肺胃之气不能顺降，上逆动膈而发呃逆。可见呃逆病机关键在于胃失和降，胃气上逆，动膈冲喉。胃气上逆，除胃本身病变外，同时与肺气肃降，肾气摄纳，肝气条达之功能紊乱等均有关系。

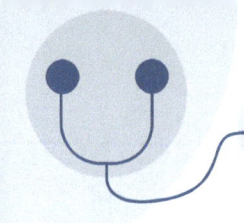

三、诊断与鉴别诊断

（一）诊断

1. 症状

自觉气逆上冲，喉间呃呃连声，声短而频，不能自制为主证，其呃声或高或低，发作间隔或疏或密，间歇时间不定。伴有胸膈痞闷，胃脘不舒，嘈杂灼热，腹胀嗳气，心烦不寐等症状。多与受凉、过食寒凉、辛辣，或情志郁怒等诱发因素有关。偶发性的呃逆，或病危胃气将绝时之呃逆，为短暂症状，不列为呃逆病。

2. 检查

X线胃肠钡透及内镜等检查有助于诊断。必要时检查肝、肾功能、B超、心电图、CT等有助于鉴别诊断。

（二）鉴别诊断

1. 嗳气

嗳气与呃逆同属胃气上逆之证，嗳气声音低缓而长，可伴酸腐气味，气排出后自感舒适，病势较缓，多在饱食、情志不畅时发病。而不同于呃逆喉间呃呃连声，声短而频，不能自制。

2. 干呕

干呕与呃逆同属胃气上逆之证，干呕患者可见呕吐之状，但有声无物，或有少量痰涎而无食物吐出。干呕之声为呕声，也不同于呃逆的呃呃连声，声短而频。

四、辨证论治

辨证时首先要分清功能性呃逆、病理性呃逆。若因受寒或肝郁出现短暂的呃逆，又无明显兼症，可不治自愈。非器质性病变引起的呃逆为功能性疾病，经治可愈。若呃逆反复发作，并有明显的兼症，或出现在其他慢性病症的过程中，可视为病理性呃逆，当辨证治疗。首先辨清此病的寒热虚实。寒者呃声沉缓有力，得热则减，遇冷加重，伴胃脘不适，苔白脉缓；热者呃声洪亮，声高短促，伴口臭烦渴，便秘溲赤，苔黄脉大；虚者呃声低长，时断时续，体虚脉弱；实者呃声洪亮，连续发作，脉弦有力等。

（一）胃寒气逆

1. 证候

呃逆声沉缓有力，得热则减，遇寒加重，喜食热饮，恶食冷饮，膈间及胃脘痞满不适，或有冷感，口淡不渴，舌质淡，苔白或白滑，脉象迟缓。多在过食生冷，受凉、受寒后发病。

2. 分析

由过食生冷或受凉等，致寒积中焦，胃气为寒邪阻遏，胃失和降，上逆动膈冲喉而成呃逆；胃中实寒，故呃声沉缓有力；胃气不和，故脘膈痞闷不适。得热则减，遇寒更甚者，是因寒气得温则行，遇寒则凝之故；口淡不渴，舌苔白，脉迟缓者，均属胃中有寒之象。

（二）胃火上逆

1. 证候

呃声洪亮，冲逆而出，口臭烦渴，多喜冷饮，尿黄便秘，舌红苔黄或黄燥，脉滑数。多在过食辛辣，或饮酒等后发病。

2. 分析

由于嗜食辛辣烤制及醇酒厚味之品，或过用温补药物，或素体阳盛再加辛辣等品，久则胃肠积热化火，胃火上冲，故呃声洪亮，冲逆而出；阳明热盛，灼伤胃津，故口臭烦渴而喜冷饮；热邪内郁，肠间燥结，故大便秘结，小便短赤；舌苔黄，脉滑数，均为胃热内盛之象。

（三）气逆痰阻

1. 证候

呃逆连声，呼吸不利，脘胁胀满，或肠鸣矢气，可伴恶心嗳气，头目昏眩，脘闷食少，或见形体肥胖，平时多痰，舌苔薄腻，脉象弦滑。常在抑郁恼怒后加重，情志舒畅时缓解。

2. 分析

因七情所伤，肝气郁结，失于条达，横犯脾胃，胃气上冲动膈而成呃逆；肝郁气滞，故胸胁胀满不舒；气郁日久化火，灼津成痰，或因肝木克脾，脾失健运，聚湿成痰，痰气互结，阻于肺则呼吸不利，阻于胃则恶心嗳气，阻于肠则肠鸣矢气；清气不升，浊阴不降，故见头目昏眩；舌苔薄腻，脉象弦滑，皆为气逆痰阻之象。

（四）脾胃虚寒

1. 证候

呃声低沉无力，气不得续，泛吐清水，面色苍白，手足欠温，伴有脘腹冷痛，食少乏力，或见腰膝无力，大便稀溏或久泻。舌淡苔白，脉沉细而弱。

2. 分析

若饮食不节或劳倦伤中，使脾胃阳气受损；或素体阳虚，脾胃无力温养，脾胃升降失调，则胃气上逆，故呃声低弱无力，气不得续。脾胃俱虚，运化无力，则食少乏力；阳虚则水饮停胃，故泛吐清水；若久病及肾，肾阳衰微，则腰膝无力，便溏久泻；手足不温，舌淡苔白，脉沉而细，均为阳虚之象。

(五)胃阴不足

1. 证候

呃声短促,气不连续,口干舌燥,烦渴少饮,伴不思饮食,或食后饱胀,大便干燥,舌质红少苔,或有裂纹,脉细而数。

2. 分析

由于热病或郁火伤阴,或辛温燥热之品耗损津液,使胃中津液不足,胃失濡养,难以和降,气逆扰膈,故呃声短促,虚则气不连续;胃阴耗伤不能上润,则见口干舌燥,烦渴少饮;脾胃虚弱,运化无力,故见不思饮食,食后饱胀;津液耗伤,大肠失润,故大便干燥;舌质红,苔少而干,脉细数,均为阴虚之象。

五、治疗

呃逆治疗当以和胃、降逆、平呃为主。但要根据病情的寒热虚实之偏重不同,分别以寒则温之,热则清之,实则泻之,虚则补之。若重病中出现呃逆,治当大补元气,或滋阴养液以急救胃气。

(一)中药治疗

1. 胃寒气逆

(1)治法:温中散寒,降逆止呃。

(2)处方:丁香散(《古今医统》)。方中丁香辛温,散寒暖胃为君,柿蒂味苦,下气降逆止呃为臣,二者相合,温中散寒,降逆止呃,两者相得益彰,疗效甚好,为临床治疗呃逆常用要药;佐以良姜温中散寒,宣通胃阳;使以炙甘草和胃益气。

若兼痰湿者,症见脘闷腹胀不舒,可加半夏、厚朴、陈皮等和降胃气,化痰导滞;兼表寒者,加苏叶、藿香以散寒解表,和胃降逆。

寒呃日久,中阳受伤可选用丁香柿蒂汤,以益气温中,降逆止呃;日久虚寒呃逆,可选用加味四逆汤,以补阳散寒,降逆止呃。

另可选用朴沉化郁丸,每次 9 g,每日 2 次,温开水送服;或用荜澄茄、良姜各等份,研末,加醋少许调服,每日 1 剂,连用 3 d。

2. 胃火上逆

(1)治法:清热和胃,降逆止呃。

(2)处方:竹叶石膏汤。方中竹叶、生石膏辛凉甘寒,清泻胃火为主药;佐以法半夏和胃降逆;人参、麦冬养胃生津;粳米、甘草益胃和中。

若胃气不虚者去人参,常加柿蒂、竹茹降逆止呃;便秘者则合小承气汤,用大黄、枳实、厚朴通利大便,釜底抽薪,此乃上病下治之法;若中焦积热日久伤阴,可选用清胃散以清泻胃火,凉血养阴,降逆止呃。

另可用左金丸，每次 9 g，每日 2 次，温开水送服；或用柿蒂、黄连各 10 g，水煎内服治疗热呃。

3. 气逆痰阻

（1）治法：理气化痰，降逆止呃。

（2）处方：旋覆代赭石汤方中旋覆花下气消痰，代赭石重镇降逆，二药相配，一轻一重，共成和降之功为主药；法半夏、生姜化痰和胃，佐以人参补中益气；甘草、大枣和中并引药归经。

如胃气不虚，可去人参、甘草、大枣，以防壅滞气机，加木香以行气止呃；若痰湿明显，可加陈皮、茯苓、浙贝以醒脾化痰；若兼热象，可加黄芩、竹茹以清热化痰。

本型还可选用木香顺气丸，每次 6 g，每日 2 次，温开水冲服；疏肝丸，每次 1 丸，每日 2 次，温开水送服。

4. 脾胃虚寒

（1）治法：温补脾胃，和中降逆。

（2）处方：理中丸加减。方中干姜温中祛寒为主药；辅以人参、白术、炙甘草健脾益胃；加入刀豆甘温，温中下气，善治呃逆；丁香、白豆蔻辛温芳香，行气暖胃，宽膈止呃。

若寒甚者，加附子温中祛寒；肾阳不足者加肉桂、山萸肉等以温肾补脾。本型也可选用附子理中丸，每次 1 丸，每日 2 次，温开水送服。

5. 胃阴不足

（1）治法：益气养阴，和胃止呃。

（2）处方：益胃汤加减。方中沙参、麦冬、玉竹、生地、冰糖甘润养阴益胃；可酌加柿蒂、刀豆、枇杷叶等顺气降逆。全方合用以达益气养阴、和胃止呃之效。

若神疲乏力，气阴两虚者，可加沙参、白术、怀山药；若食欲缺乏腹胀加炒麦芽、炒谷芽等；若阴虚火旺，咽喉不利加石斛、芦根以养阴清热。

本型也可选用枇杷膏，每次 10 g，每日 3 次，温开水冲服；或用大补阴丸，每次 1 丸，每日 2 次，温开水送服。

（二）针灸治疗

1. 基本处方

取穴：膈俞、内关、膻中、中脘、足三里。

膈俞利膈止呃；内关宽胸利膈，畅通三焦气机；膻中宽胸理气，降逆止呃；中脘、足三里和胃降逆。

2. 加减运用

（1）胃寒气逆证：加梁门、气海以温胃散寒、疏通膈气、降逆止呃，针用补法，或加灸法。余穴针用平补平泻法，或加灸法。

（2）胃火上逆证：加内庭以清泻胃火、降逆止呃。诸穴针用泻法。

（3）气逆痰阻证：加太冲、阴陵泉以降逆化痰。诸穴针用平补平泻法。

（4）脾胃虚寒证：加关元、命门以温补中焦、和胃止呃。诸穴针用补法，或加灸法。

（5）胃阴不足证：加胃俞、三阴交以养阴止呃。诸穴针用补法。

3. 其他

（1）耳针疗法：取耳中、胃、神门、肝、心，毫针强刺激，留针 30 min，每日 1 次；也可采用耳针埋藏或用王不留行籽贴压法。

（2）拔罐法：取中脘、梁门、气海，或用膈俞、肝俞、胃俞，每次留罐 15～20 min，每日 1～2 次。

（3）穴位贴敷法：用麝香粉 0.5 g，放入神阙穴内，用伤湿止痛膏固定，适用于实证呃逆，尤其以肝郁气滞者取效更捷；或用吴茱萸 10 g，研细末，用醋调成膏状，敷于双侧涌泉穴，胶布或伤湿止痛膏固定，可引气火下行，适用于各种呃逆，对肝、肾气逆引起的呃逆尤为适宜。

（4）指压疗法：翳风、攒竹、内关、天突，任取 1 穴，用拇指或中指重力按压，以患者能耐受为度，连续按揉 1～3 min，同时令患者深吸气后屏住呼吸，常能立即止呃；或取 T_2～L_1 双侧夹脊穴、肺俞～肾俞的膀胱经，先用拇指或掌根摩揉，再提捏膀胱经 3～5 遍，后用拇指点按双侧膈俞 1～2 min。

（石小智）

第三节　噎膈

一、概述

噎膈是指以吞咽食物哽噎不顺，重则食物不能进入胃腑，食入即吐为主要临床表现的一种病证。噎，指吞咽时梗死不顺；膈，指格拒，食物不能下，下咽即吐。噎较轻，是膈之前期表现，在临床中往往二者同时出现，故并称噎膈。

膈之病名，首见于《内经》。《素问·阴阳别论》篇指出"三阳结，谓之膈"。《灵枢·上膈》篇曰："脾脉·微急为膈中，食饮之而出，后沃沫"。在《内经》的许多章节中还记述了本病证的病因、病位、传变及转归，认识到其发病与精神因素、阳结等有关，所病脏腑多在胃腑，对后世治疗启迪很大。隋朝对此病有进一步的认识，如巢元方《诸病源候论·痞膈病诸候·气膈候》中认为："此由阴阳不和，脏气不理，寒气填于胸膈，故气噎塞不通，而谓之气噎"。并将噎膈分为气、忧、食、劳、思五噎；忧、恚、气、寒、热五膈。唐宋以后将噎膈并称，孙思邈《备急千金要方·噎塞论》引《古今录验》，对五噎的证候，作了详细描述："气噎者，心悸，上下不通，噎哕不彻，胸胁苦满"。至明清时期对其病因病机的认识较为全面，如李用粹在《证治汇补·噎膈》篇中曰："有气滞者，有血瘀者，有火炎者，有痰凝者，有食积者，虽有五种，总归七情之变，由气郁化火，火旺血枯，津液成痰，痰壅而食不化也"。这些理论至今仍有重要的指导意义。

现代医学的食管癌、贲门癌以及贲门痉挛、贲门弛缓、食管憩室、反流性食管炎、弥漫性食管痉挛、胃神经官能症等疾病，出现噎膈的临床表现时，可参考本节进行辨证论治。

二、病因病机

噎膈之病，主要为七情内伤，饮食不节，年老体弱等原因，致使气、痰、瘀相互交阻，日久津气耗伤，食管失于润养，胃失通降而见噎膈。

（一）七情内伤

由于忧思恼怒，情志不遂，肝郁气滞，肝气横犯脾胃，脾伤则气结，运化失司，水湿内停，滋生痰浊，痰气相搏，阻于食管，食管不利或狭窄而见噎膈；肝伤则气郁，气郁则血凝，瘀血阻滞食管，饮食噎塞难下而成噎膈。

（二）饮食不节

因过食肥甘辛辣燥热之品，或嗜酒过度，造成胃肠积热，则津伤血燥，以致食管干涩而成噎膈。或常食发霉、粗糙之品，损伤食管脾胃而致噎膈。

（三）久病年老

由于大病久病，或年老气虚，或阴损及阳，久则脾肾衰败，阳气虚衰，运化无力，浊气上逆，壅阻食管咽喉，则吞咽困难而成噎膈。

噎膈之病位在食管，属胃所主，其病变脏腑又与肝、脾、肾有密切关系，因三脏与胃、食管皆有经络联系。脾为胃行其津液，若脾失健运，可聚湿生痰，阻于食管。胃气之和降，赖于肝气之条达，若肝失疏泄，则胃失和降，气机郁滞，久则气滞血瘀，食管狭窄。中焦脾胃赖于肾阴的濡养和肾阳的温煦，若肾阴不足，失于濡养，或脾肾衰败，阳气虚弱，运化受阻，浊气上逆均可发为噎膈。

噎膈之病因病机复杂，但主要为七情内伤，饮食不节，日久则气郁生痰，气滞血阻，滞于食管而见噎膈；其次为年老体弱等原因，致阴津亏虚，气血枯燥，食管失于润养，干涩难下而见噎膈。但时常虚实交错，相互影响，互为因果，因而使病证极为复杂，病情缠绵难愈。

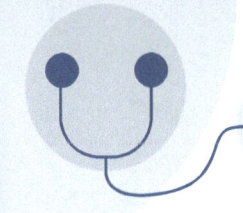

三、诊断与鉴别诊断

（一）诊断

1. 症状

初起咽部或食管内有异物感，进食时有停滞感，继则咽下哽噎，重则食不得咽下或食入即吐。常伴有胃脘不适，胸膈疼痛，甚则形体消瘦，肌肤甲错，精神疲惫等。

2. 检查

口腔与咽喉检查，食管、胃的 X 线检查，食管与胃的内镜及病理组织学检查，食管脱落细胞检查以及 CT 检查有助于早期诊断。

（二）鉴别诊断

1. 梅核气

噎膈与梅核气两者均见吞咽过程中梗死不舒的症状。梅核气自觉咽喉中有物梗死，吐之不出，咽之不下，但饮食咽下顺利，无噎塞感，系气逆痰阻于咽喉所致。噎膈则饮食咽下暗梗阻难下，甚则不通。

2. 反胃

噎膈与反胃两者均有食入复出的症状，但反胃饮食能顺利咽下入胃，经久复出，朝食暮吐，暮食朝吐，宿谷不化，病证较噎膈轻，预后较好。

四、辨证论治

首先辨清噎膈的虚实。气滞血瘀，痰浊内阻者为实；津枯血燥，气虚阳弱者为虚。新病多实，或实多虚少；久病多虚，或虚中夹实。吞咽困难，梗死不顺，胸膈胀痛者多实；食管干涩，饮食难下，或食入即吐者多虚。然而临证时，多为虚实相杂，应注意详辨。噎膈以正虚为本，夹有气滞、痰阻、血淤等为标志。初起以标实为主，可见梗死不舒，胸膈胀满、疼痛等气血郁滞之证。后期以正虚为主，出现形体消瘦，皮肤枯燥，舌红少津等津亏血燥之候；面色㿠白，形寒气短，面浮足肿等气虚阳微之证。临证时应仔细辨明标本的轻重缓急，利于辨证施治。

（一）气滞痰阻

1. 证候

咽食梗阻，胸膈痞满，甚则疼痛，随情志变化可加重或减轻，伴有嗳气呃逆，呕吐痰涎，口干咽燥，大便干涩，舌质红，苔薄腻，脉弦滑。

2. 分析

由于气滞痰阻于食管，食管不利，则咽食困难，胸膈痞满，遇情绪舒畅可减轻，精神抑郁则加重；气结津液不能上承，且郁热伤津，故口干咽燥；津不下润则大便干涩；痰气交阻，胃气上逆，则嗳气呃逆，呕吐痰涎；舌质红，苔薄腻，脉弦滑，为气郁痰阻，兼有郁热伤津之象。

（二）瘀血阻滞

1. 证候

吞咽梗阻，胸膈疼痛，食不得下，甚则滴水难进，食入即吐，或吐出物如赤豆汁，兼面色黧黑，肌肤枯燥，形体消瘦，大便坚如羊屎，或便血，舌质紫暗，或舌红少津，脉细涩。

2. 分析

血淤阻滞食管或胃口，道路狭窄，故吞咽困难，胸膈疼痛，食不得下，食入即吐；久病阴伤肠燥，故大便干结，坚如羊屎；久瘀伤络，血渗脉外，则吐物如赤豆汁，或便血；长期饮食不入，化源告竭，肌肤失养，故形体消瘦，肌肤枯燥；面色黧黑，为瘀血阻滞之征；舌质紫暗，少津，脉细涩为血亏瘀结之象。

（三）津亏热结

1. 证候

进食时咽喉梗涩而痛，水饮可下，食物难进，或入食即吐，兼胸背灼痛，五心烦热，口干咽燥，形体消瘦，肌肤枯燥，大便干结，舌质红而干，或有裂纹，脉弦细数。

2. 分析

由于胃津亏耗，不能上润，故进食时咽喉梗涩而痛；热结痰凝，阻塞食管，故食物反出；热结灼阴，津亏失润，则口干咽燥，大便干结；胃不受纳，无以化生精微，故五心烦热，形体消瘦，肌肤枯燥；舌红而干，或有裂纹，脉弦细而数，均为津亏热结之象。

（四）脾肾阳衰

1. 证候

长期吞咽受阻，饮食不下，胸膈疼痛，面色㿠白，形瘦神衰，气短畏寒，面浮足肿，泛吐清涎，腹胀便溏，舌淡苔白，脉细弱。

2. 分析

噎膈日久，阴损及阳，脾肾阳衰，饮食无以受纳和运化，浊气上逆，故吞咽受阻，饮食不下，泛吐涎沫；脾肾衰败，化源衰微，肌体失养，故面色㿠白，形瘦神衰；阳气衰微，寒湿停滞，气短畏寒，面浮肢肿，腹胀便溏；舌淡苔白，脉细弱，均为脾肾阳衰之象。

五、治疗

噎膈的治疗在初期重在治标，宜以行气化痰、活血祛瘀为主；中、后期重在治本，以滋阴润燥、补气温阳为主。但本病表现极为复杂，常常虚实交错，治疗时应根据病情区分主次，全面兼顾。

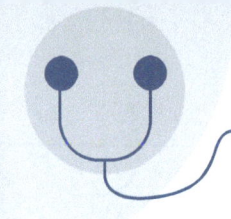

（一）中药治疗

1. 气滞痰阻

（1）治法：化痰解郁，润燥降气。

（2）处方：启膈散。方中丹参、郁金、砂仁理气化痰，解郁宽胸；沙参、贝母、茯苓润燥化痰，健脾和中；荷叶蒂和胃降逆；杵头糠治卒噎。

痰湿较重可加瓜蒌、天南星、半夏以助化痰之力；若津液耗伤加麦冬、石斛、天花粉以润燥；若郁久化热，心烦口干者，加黄连、栀子、山豆根；若津伤便秘者加桃仁、蜂蜜以润肠通便。

2. 瘀血阻滞

（1）治法：活血祛瘀，滋阴养血。

（2）处方：通幽汤（《脾胃论》）。方中生地、熟地、当归身滋阴润肠，解痉止痛；桃仁、红花活血祛瘀，通络止痛；甘草益脾和中；升麻升清降浊。

若胸膈刺痛，酌加三七、丹参、赤芍、五灵脂活血祛瘀，通络止痛；胸膈闷痛，加海藻、昆布、贝母、瓜蒌软坚化痰，宽胸理气；若呕吐痰涎，加莱菔子、生姜汁以温胃化痰。

3. 津亏热结

（1）治法：滋阴养血，润燥生津。

（2）处方：沙参麦冬汤加减。方中沙参、麦冬、玉竹滋补津液；桑叶、天花粉养阴泻热；扁豆、甘草安中和胃；可加玄参、生地、石斛以助养阴之力；加栀子、黄连、黄芩以清肺胃之热。

若肠燥失润，大便干结，可加当归、瓜蒌仁、生首乌润肠通便；若腹中胀满，大便不通，胃肠热盛，可用人参利膈丸或大黄甘草汤泻热存阴，但应中病即止，以免耗伤津液；若食管干涩，口燥咽干，可用滋阴清膈饮以生津养胃。

4. 脾肾阳衰

（1）治法：温补脾肾，益气回阳。

（2）处方：补气运脾汤（《统旨方》）加减。方中人参、黄芪、白术、茯苓、甘草补脾益气；砂仁、陈皮、半夏和胃降逆；加旋覆花降逆止呕；加附子、干姜温补脾阳；加枸杞子、杜仲温养肝肾，填充精血。若气阴两虚加石斛、麦冬、沙参以滋阴生津。

若中气下陷、少气懒言可用补中益气汤；若气血两亏、心悸气短可用十全大补汤加减。

在此阶段，阴阳俱竭，如因阳竭于上而水谷不入，阴竭于下而二便不通，称为关格，系开合之机已废，为阴阳离决的一种表现，当积极救治。

（二）针灸治疗

1. 基本处方

取穴：天突、膻中、内关、上脘、膈俞、足三里、胃俞、脾俞。天突散结利咽，宽贲门；膻中、内关宽胸理气，降逆止吐；上脘和胃降逆，调气止痛；膈俞利膈宽胸；足三里、胃俞、脾俞和胃扶正。

2．加减运用

（1）气滞痰阻证：加丰隆、太冲以理气化痰，针用泻法。余穴针用平补平泻法。

（2）瘀血阻滞证：加合谷、血海、三阴交以行气活血，针用泻法。余穴针用平补平泻法。

（3）津亏热结证：加天枢、照海以滋补津液、泻热散结，针用补法。余穴针用平补平泻法。

（4）脾肾阳衰证：加命门、气海、关元以温补脾肾、益气回阳。诸穴针用补法，或加灸法。

3．其他

（1）耳针疗法：取神门、胃、食管、膈，用中等刺激，每日1次，10次为1个疗程，或贴压王不留行籽。

（2）穴位注射疗法：取足三里、内关，用维生素B_1、维生素B_{12}注射液，每穴注射1 mL，每3 d注射1次，10次为1个疗程。

六、转归及预后

1．饮食

（1）饮食以补养为主，宜细软、多汁。阴虚者多用豆浆、甲鱼、淡菜、银耳、鸭蛋之类；阳虚者多选瘦猪肉、羊牛肉、鸽子肉、乳品、豆制品、鸡蛋等。

（2）忌食生冷瓜果，辛辣、煎烤及烟酒刺激之品。

2．保健

（1）情志调护，保持心情舒畅，肝气条达，气血和顺。

（2）保证大便通畅，必要时给缓泻剂。

（3）根据体力及病情适当安排活动量。

（石小智）

第四节 痞满

一、概述

痞满是指以自觉心下痞塞，胸膈胀满，触之无形，按之柔软，压之无痛为主要症状的病证。按部位痞满可分为胸痞、心下痞等。心下痞即胃脘部。本节主要讨论以胃脘部出现上述症状的痞满,又可称胃痞。

二、病因病机

感受外邪、内伤饮食、情志失调等可引起中焦气机不利,脾胃升降失职而发生痞满。

(一)病因

1. 感受外邪

外感六淫,表邪入里,或误下伤中,邪气乘虚内陷,结于胃脘,阻塞中焦气机,升降失司,遂成痞满。如《伤寒论》曰:"脉浮而紧,而复下之,紧反入里,则作痞,按之自濡,但气痞耳。"

2. 内伤饮食

暴饮暴食,或恣食生冷,或过食肥甘,或嗜酒无度,损伤脾胃,纳运无力,食滞内停,痰湿阻中,气机被阻,而生痞满。如《伤寒论》云:"胃中不和,心下痞硬,干噫食臭";"谷不化,腹中雷鸣,心下痞硬而满"。

3. 情志失调

抑郁恼怒,情志不遂,肝气郁滞,失于疏泄,横逆乘脾犯胃,脾胃升降失常,或忧思伤脾,脾气受损,运化不力,胃腑失和,气机不畅,发为痞满。如《景岳全书·痞满》言:"怒气暴伤,肝气未平而痞。"

(二)病机

脾胃同居中焦,脾主运化,胃主受纳,共司饮食水谷的消化、吸收与输布。脾主升清,胃主降浊,清升浊降则气机调畅。肝主疏泄,调节脾胃气机。肝气条达,则脾升胃降,气机顺畅。上述病因均可影响到胃,并涉及脾、肝,使中焦气机不利,脾胃升降失职,而发痞满。

痞满初期,多为实证,因外邪入里,食滞内停,痰湿中阻等诸邪干胃,导致脾胃运纳失职,清阳不升,浊阴不降,中焦气机阻滞,升降失司出现痞满;如外感湿热、客寒,或食滞、痰湿停留日久,均可困阻脾胃而成痞;肝郁气滞,横逆犯脾,亦可致气机郁滞之痞满。实痞日久,可由实转虚,正气日渐消耗,损伤脾胃,或素体脾胃虚弱,而致中焦运化无力;湿热之邪或肝胃郁热日久伤阴,阴津伤则胃失濡养,和降失司而成虚痞。因痞满常与脾虚不运、升降无力有关,脾胃虚弱,易招致病邪内侵,形成虚实夹杂、寒热错杂之证。此外,痞满日久不愈,气血运行不畅,脉络淤滞,血络损伤,可见吐血、黑便,亦可产生胃痛或积聚、噎膈等变证。

总之,痞满的基本病位在胃,与肝、脾的关系密切。中焦气机不利,脾胃升降失职为导致本病发生的病机关键。病理性质不外虚实两端,实即实邪内阻(食积、痰湿、外邪、气滞等),虚为脾胃虚弱(气虚或阴虚),虚实夹杂则两者兼而有之。因邪实多与中虚不运，升降无力有关，而中焦转运无力，最易招致病邪的内阻。

三、诊断与鉴别诊断

（一）诊断

（1）临床以胃脘痞塞，满闷不舒为主症，并有按之柔软，压之不痛，望无胀形的特点。

（2）发病缓慢，时轻时重，反复发作，病程漫长。

（3）多由饮食、情志、起居、寒温等因素诱发。

（4）相关检查：电子胃镜或纤维胃镜可诊断慢性胃炎并排除溃疡病、胃肿瘤等，病理组织活检可确定慢性胃炎的类型以及是否有肠上皮化生、异型增生，X线钡餐检查也可以协助诊断慢性胃炎、胃下垂等，胃肠动力检测（如胃肠测压、胃排空试验、胃电图等）可协助诊断胃动力障碍、紊乱等，幽门螺杆菌（Hp）相关检测可查是否为Hp感染，B超、CT检查可鉴别肝胆疾病及腹水等。

（二）鉴别诊断

1. 痞满与胃痛

两者病位同在胃脘部，且常相兼出现。然胃痛以疼痛为主，胃痞以满闷不适为患，可累及胸膈；胃痛病势多急，压之可痛，而胃痞起病较缓，压无痛感，两者差别显著。

2. 痞满与鼓胀

两者均为自觉腹部胀满的病证，但鼓胀以腹部胀大如鼓，皮色苍黄，脉络暴露为主症；胃痞则以自觉满闷不舒，外无胀形为特征；鼓胀发于大腹，胃痞则在胃脘；鼓胀按之腹皮绷急，胃痞却按之柔软。如《证治汇补·痞满》曰："痞与胀满不同，胀满则内胀而外亦有形，痞满则内觉满塞而外无形迹。"

3. 痞满与胸痹

胸痹是胸中痞塞不通，而致胸膺内外疼痛之症，以胸闷、胸痛、短气为主症，偶兼脘腹不舒。如《金匮要略·胸痹心痛短气病脉证治》云："胸痹气急胀满，胸背痛，短气。"而胃痞则以脘腹满闷不舒为主症，多兼饮食纳运无力之症，偶有胸膈不适，并无胸痛等表现。

4. 痞满与结胸

两者病位皆在脘部，然结胸以心下至小腹硬满而痛，拒按为特征；痞满则在心下胃脘，以满而不痛，手可按压，触之无形为特点。

四、辨证论治

辨证要点：应首辨虚实。外邪所犯，食滞内停，痰湿中阻，湿热内蕴，气机失调等

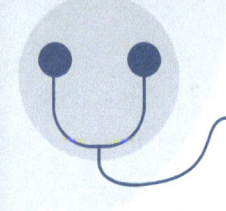

所成之痞皆为有邪,有邪即为实痞;脾胃气虚,无力运化,或胃阴不足,失于濡养所致之痞,则属虚痞。痞满能食,食后尤甚,饥时可缓,伴便秘,舌苔厚腻,脉实有力者为实痞;饥饱均满,食少纳呆,大便清利,脉虚无力者属虚痞。次辨寒热。痞满绵绵,得热则减,口淡不渴,或渴不欲饮,舌淡苔白,脉沉迟或沉涩者属寒;而痞满势急,口渴喜冷,舌红苔黄,脉数者为热。临证还要辨虚实寒热的兼夹。

五、治疗

痞满的基本病机是中焦气机不利,脾胃升降失宜。所以,治疗总以调理脾胃升降、行气除痞消满为基本法则。根据其虚、实分治,实者泻之,虚者补之,虚实夹杂者补消并用。扶正重在健脾益胃,补中益气,或养阴益胃。祛邪则视具体症候,分别施以消食导滞、除湿化痰、理气解郁、清热祛湿等法。

(一)实痞

1. 饮食内停证

脘腹痞闷而胀,进食尤甚,拒按,嗳腐吞酸,恶食呕吐,或大便不调,矢气频作,味臭如败卵,舌苔厚腻,脉滑。

(1)证机概要:饮食停滞,胃腑失和,气机壅塞。

(2)治法:消食和胃,行气消痞。

(3)代表方:保和丸加减。本方消食导滞,和胃降逆,用于食谷不化,脘腹胀满者。

(4)常用药:山楂、神曲、莱菔子消食导滞,行气除胀;制半夏、陈皮和胃化湿,行气消痞;茯苓健脾渗湿,和中止泻;连翘清热散结。

若食积较重者,可加鸡内金、谷芽、麦芽以消食;脘腹胀满者,可加枳实、厚朴、槟榔等理气除满;食积化热,大便秘结者,加大黄、枳实通腑消胀,或用枳实导滞丸推荡积滞,清利湿热;兼脾虚便溏者,加白术、扁豆等健脾助运,化湿和中,或用枳实消痞丸消除痞满,健脾和胃。

2. 痰湿中阻证

脘腹痞塞不舒,胸膈满闷,头晕目眩,身重困倦,呕恶纳呆,口淡不渴,小便不利,舌苔白厚腻,脉沉滑。

(1)证机概要:痰浊阻滞,脾失健运,气机不和。

(2)治法:除湿化痰,理气和中。

(3)代表方:二陈平胃汤加减。本方燥湿健脾,化痰利气,用于脘腹胀满,呕恶纳呆之症。

(4)常用药:制半夏、苍术、藿香燥湿化痰;陈皮、厚朴理气消胀;茯苓、甘草健脾和胃。

若痰湿盛而胀满甚者，可加枳实、紫苏梗、桔梗等，或合用半夏厚朴汤以加强化痰理气；气逆不降，嗳气不止者，加旋覆花、代赭石、枳实、沉香等；痰湿郁久化热而口苦、舌苔黄者，改用黄连温胆汤；兼脾胃虚弱者加用党参、白术、砂仁健脾和中。

3．湿热阻胃证

脘腹痞闷，或嘈杂不舒，恶心呕吐，口干不欲饮，口苦，纳少，舌红苔黄腻，脉滑数。

（1）证机概要：湿热内蕴，困阻脾胃，气机不利。

（2）治法：清热化湿，和胃消痞。

（3）代表方：泻心汤合连朴饮加减。前方泻热破结，后方清热燥湿，理气化浊，两方合用可增强清热除湿，散结消痞，用于胃脘胀闷嘈杂，口干口苦，舌红苔黄腻之痞满者。

（4）常用药：大黄泻热散痞，和胃开结；黄连、黄芩苦降泻热和阳；厚朴理气祛湿；石菖蒲芳香化湿，醒脾开胃；制半夏和胃燥湿；芦根清热和胃，止呕除烦；栀子、豆豉清热除烦。

若恶心呕吐明显者，加竹茹、生姜、旋覆花以止呕；纳呆不食者，加鸡内金、谷芽、麦芽以开胃导滞；嘈杂不舒者，可合用左金丸；便溏者，去大黄，加扁豆、陈皮以化湿和胃。如寒热错杂，用半夏泻心汤苦辛通降。

4．肝胃不和证

脘腹痞闷，胸胁胀满，心烦易怒，善太息，呕恶嗳气，或吐苦水，大便不爽，舌质淡红，苔薄白，脉弦。

（1）证机概要：肝气犯胃，胃气郁滞。

（2）治法：疏肝解郁，和胃消痞。

（3）代表方：越鞠丸合枳术丸加减。前者长于疏肝解郁，善解气、血、痰、火、湿、食六郁，后者消补兼施，长于健脾消痞，合用能增强行气消痞功效，适用于治疗胃脘胀满连及胸胁，郁怒心烦之痞满者。

（4）常用药：香附、川芎疏肝散结，行气活血；苍术、神曲燥湿健脾，消食化滞；栀子泻火解郁；枳实行气消痞；白术健脾益胃；荷叶升养胃气。

若气郁明显，胀满较甚者，酌加柴胡、郁金、厚朴等，或用五磨饮子加减以理气导滞消胀；郁而化火，口苦而干者，可加黄连、黄芩泻火解郁；呕恶明显者，加制半夏、生姜和胃止呕；嗳气甚者，加竹茹、沉香和胃降气。

（二）虚痞

1．脾胃虚弱证

脘腹满闷，时轻时重，喜温喜按，纳呆便溏，神疲乏力，少气懒言；语声低微，舌质淡，苔薄白，脉细弱。

（1）证机概要：脾胃虚弱，健运失职，升降失司。

（2）治法：补气健脾，升清降浊。

（3）代表方：补中益气汤加减。本方健脾益气，升举清阳，用于治疗喜温喜按、少气乏力的胃脘胀满者。

（4）常用药：黄芪、党参、白术、炙甘草益气健脾，鼓舞脾胃清阳之气；升麻、柴胡协同升举清阳；当归养血和营以助脾；陈皮理气消痞。

若胀闷较重者，可加枳壳、木香、厚朴以理气运脾；四肢不温，阳虚明显者，加制附子、干姜温胃助阳，或合理中丸以温胃健脾；纳呆畏食者，加砂仁、神曲等理气开胃；舌苔厚腻，湿浊内蕴者，加制半夏、茯苓，或改用香砂六君子汤加减以健脾祛湿，理气除胀。

2. 胃阴不足证

脘腹痞闷，嘈杂，饥不欲食，恶心嗳气，口燥咽干，大便秘结，舌红少苔，脉细数。

（1）证机概要：胃阴亏虚，胃失濡养，和降失司。

（2）治法：养阴益胃，调中消痞。

（3）代表方：益胃汤加减。本方滋养胃阴，行气除痞，用于口燥咽干、舌红少苔之胃痞不舒者。

（4）常用药：生地、麦冬、沙参、玉竹滋阴养胃；香橼疏肝理脾，消除心腹痞满。若津伤较重者，可加石斛、花粉等以加强生津；腹胀较著者，加枳壳、厚朴花理气消胀；食滞者加谷芽、麦芽等消食导滞；便秘者，加火麻仁、玄参润肠通便。

六、转归及预后

痞满之证，可因病久而出现虚实转化，由误治而引起的变证亦复不少，如痞满初起，每因七情、饮食或痰滞致病，此时邪气方盛而正气未虚，多属实证。若日久不愈，或时发时止，胸脘痞满而饮食少进，脾胃受损，或过用克伐药物耗伤脾气，则可由此而转为脾胃虚弱。而脾胃虚弱之痞满，又可因复感新邪、七情、饮食所犯，或过服滋腻温补，积滞中宫，也能由正虚转成邪实，或虚实夹杂。此外，伤寒表未解而误下成痞，或既已成痞，医者不辨虚实，一见痞满即作有邪治之，妄行消导泻利克伐之剂，耗损脾气，不但能使虚者更虚，痞满反复不愈，甚至还可进一步发展为气虚中满，治疗上也就愈加棘手。

痞满，若能正确治疗，多能获愈。倘若迁延不愈，导致脾胃虚弱，亦有转成气虚中满之鼓胀者，则其预后欠佳。

七、预防与调护

根据本病发生的原因，应注意以下3个方面的调摄。

（1）饮食有节，食宜清淡，勿恣食生冷肥甘，以免损伤脾胃，滞气酿痰。
（2）保持心情愉快，避免精神刺激，以免气机郁滞。
（3）适当参加体育锻炼和有益于身心的文体活动。

（石小智）

第五节　反胃

一、概述

反胃是以脘腹痞胀，宿食不化，朝食暮吐，暮食朝吐为主要临床表现的一种病。

反胃又称胃反。胃反之名，首见于汉代张仲景《金匮要略·呕吐哕下利病脉证治》篇。宋代《太平圣惠方·治反胃呕吐诸方》则称之为"反胃"。其后亦多以反胃名之。

二、病因病机

反胃多由饮食不节，酒色过度，或长期忧思郁怒，损伤脾胃之气，并产生气滞、血瘀、痰凝阻胃，使水谷不能腐熟，宿食不化，导致脘腹痞胀，胃气上逆，朝食暮吐，暮食朝吐。

（一）脾胃虚寒

饥饱失常，嗜食寒凉生冷，损及脾阳，以致脾胃虚寒，不能消化谷食，终至尽吐而出。思虑不解，或久病劳倦多可伤脾，房劳过度则伤肾，脾伤则运化无能不能腐熟水谷；肾伤则命火衰微，不能温煦脾土，则脾失健运，谷食难化而反。

（二）痰浊阻胃

酒食不节、七情所伤、房室、劳倦等病因，均可损伤脾胃，因之水谷不能化为精微而成湿浊，积湿生痰，痰阻于胃，逐使胃腑失其通降下行之功效，宿食不化而成反胃。

（三）瘀血积结

七情所伤，肝胃气滞，或遭受外伤，或手术创伤等原因可导致气滞血瘀。胃络受阻，气血不和，胃腑受纳、和降功能不及，饮食积结而成反胃。

（四）胃中积热

多由于长期大量饮酒，吸烟，嗜食甘肥浓、膏粱厚味，经常进食大量辣椒等辛烈之品，均可积热成毒，损伤胃气，而成反胃之证。抑或痰浊阻胃，瘀血积结，郁久化热。邪热在胃，火逆冲上，不能消化饮食，而见朝食暮吐，暮食朝吐。此即《素问·至真要大论篇》病机十九条中所说"诸逆冲上，皆属于火""诸呕吐酸，皆属于热"之意。

由此可见，本病病位在胃，脾胃虚寒、不能腐熟水谷是导致本病的最主要因素，但同

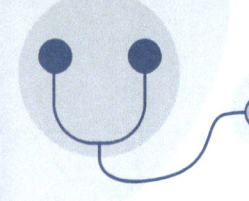

时与肝、脾、肾等脏腑密切相关。除气滞、气逆外，还有痰浊、水饮、积热、瘀血等病理因素共同参与发病过程，而且各种病因病机之间往往相互转化。痰浊、水饮多为脾胃虚寒所致；痰浊、瘀血等可使气虚、气滞、食停，同时也可郁久化热；诸因均可久病入络，而成瘀血积结。

三、诊断与鉴别诊断

（一）诊断

1. 发病特点

反胃在临床上较为常见，患者以成年人居多，男女性别差异不大，对老年患者要特别提高警惕，注意是否有癌肿等病存在。

2. 临床表现

本病一般多为缓起，先有胃脘疼痛，吐酸，嘈杂，食欲缺乏，食后脘腹痞胀等症状，若迁延失治或治疗不当，病情则进一步加剧，逐渐出现脘腹痞胀加剧，进食后尤甚，饮食不能消化下行，停积于胃腑，终致上逆而呕吐。其呕吐的特点是朝食暮吐，暮食朝吐，呕出物多为未经消化的宿食，或伴有痰涎血缕；严重患者亦可呕血。

患者每因呕吐而不愿进食，人体缺乏水谷精微之濡养，日渐消瘦，面色萎黄，倦怠无力。由于饮食停滞于胃脘不能下行，按压脘部则感不适，有时并可触及包块；振摇腹部，可听到漉漉水声。

脉象，舌质，舌苔，则每随其或寒或热，或虚或实而表现不同，可据此作为进一步的辨证依据。

（二）鉴别诊断

1. 呕吐

从广义言，呕吐可以包括反胃，而反胃也主要表现为呕吐。但一般呕吐多是食已即吐，或不食亦吐，呕吐物为食物、痰涎、酸水等，一般数量不多。反胃则主要是朝食暮吐，暮食朝吐，患者一般进食后不立即呕吐，但因进食后，食物停积于胃腑，不能下行，至一定时间，则尽吐而出，吐后始稍感舒畅。所吐出的多为未经消化的饮食，而且数量较多。

2. 噎膈

噎膈是指吞咽时哽噎不顺，饮食在胸膈部阻塞不下，和反胃不同。反胃一般多无吞咽哽噎，饮食不下是饮食不能下通幽门，在食管则无障碍。噎膈则主要表现为吞咽困难，饮食不能进入贲门。噎膈虽然也会出现呕吐，但都是食入即吐，呕吐物量不多，经常渗唾痰涎，据此亦不难作出鉴别。

四、辨证论治

(一) 辨证要点

1. 注意呕吐的性质和呕吐物的情况

反胃的主要特征是朝食暮吐，暮食朝吐，因此在辨证中必须掌握这一特点。要详细询问病史，例如呕吐的时间、呕吐的次数、呕吐物性状及多少等，这对于辨证很有价值。

2. 要细辨反胃的证候

反胃的辨证可概括为寒、热、痰、瘀四个主要证型。除从呕吐物的性质内容判断外，其他症状、脉象、舌质、舌苔、患者过去和现在的病史、身体素质等，均有助于辨证。

(二) 证候

1. 脾胃虚寒

症状：食后脘腹胀满，朝食暮吐，暮食朝吐，吐出宿食不化及清稀水液，吐尽始觉舒适，大便溏少，神疲乏力，面色青白，舌淡苔白，脉细弱。甚者面色苍白，手足不温，眩晕耳鸣，腰酸膝软，精神萎靡。舌淡白，苔白滑，脉沉细无力。

病机分析：此证之主要病机是脾胃虚寒，即胃中无火。因胃中无火，胃失腐熟通降之职，不能消化与排空，乃出现朝食暮吐，暮食朝吐，宿食不化之症状，一旦吐出，消除停积，故吐后即觉舒适。《素问·至真要大论篇》云："诸病水液，澄澈清冷，皆属于寒。"患者吐出清稀水液，故云属寒，大便溏少，神疲乏力，面色青白，亦属脾胃虚寒；舌淡白，脉弱，均为阳气虚弱之症。其严重者面色苍白，手足不温，舌质淡白，脉沉细无力，为阳虚之甚；腰酸膝软，眩晕耳鸣属肾虚；精神萎靡属肾精不足神气衰弱之征。这些表现，是由肾阳衰弱，命火不足，火不生土，脾失温煦而致，此属脾肾两虚之证，较前述之脾胃虚寒更为严重。

2. 胃中积热

症状：食后脘腹胀满，朝食暮吐，暮食朝吐，吐出宿食不化及混浊酸臭之稠液，便秘，溺黄短，心烦口渴，面红。舌红干，舌苔黄厚腻，脉滑数。

病机分析：朝食暮吐，暮食朝吐，宿食不化，是属反胃之症。《素问·至真要大论篇》说："诸转反戾，水液混浊，皆属于热。"今患者吐出混浊酸臭之液，故属于热证。内热消烁津液，故口渴便秘，小便短黄；内热熏蒸，故心烦，面红。舌红干，苔黄厚，脉滑数，皆为胃中积热之征。

3. 痰浊阻胃

症状：经常脘腹胀满，食后尤甚，上腹或有积块，朝食暮吐，暮食朝吐，吐出宿食不化，并有或稠或稀之痰涎水饮，或吐白沫，眩晕，心下悸。舌苔白滑，脉弦滑，或舌红苔黄浊，脉滑数。

病机分析：有形痰浊，阻于中焦，故不论已食未食，经常都见脘腹胀满。呕吐白色痰涎水饮或白沫，乃痰浊之征；痰浊积于中焦，故可见腹上区积块；眩晕乃因痰浊中阻，清阳不升所致；心下悸为痰饮阻于心下；舌苔白滑，脉弦滑，是痰证之特征；舌红，苔黄浊，脉滑数者，是属痰郁化热的表现。

4. 血瘀积结

症状：经常脘腹胀满，食后尤甚，上腹或有积块，朝食暮吐，暮食朝吐，吐出宿食不化，或吐黄沫，或吐褐色浊液，或吐血便血，上腹胀满刺痛拒按，腹上区积块坚硬，推之不移。舌质暗红或兼有瘀点，脉弦涩。

病机分析：有形之瘀血，阻于胃关，影响胃气通降下行，故不论已食未食，经常都见腹部胀满；吐黄沫或褐液，解黑便，皆由瘀血阻络，血液外溢所致；腹胀刺痛属血瘀；上腹积块坚硬，推之不移，舌暗有瘀点，脉涩等皆为血瘀之征。

五、治疗

（一）治疗原则

1. 降逆和胃

以降逆和胃为基本原则，阳气虚者，合以温中健脾，阴液亏者，合以消养胃阴，气滞则兼以理气，有瘀血或痰浊者，兼以活血祛痰。病去之后，当以养胃气、胃阴为主。如此，方能巩固疗效，促进健康。

2. 注意服药时机

掌握服药的时机，也是治疗反胃的一个关键。由于反胃患者，宿食停积胃腑，若在此时服药，往往不易吸收，影响药效。故反胃患者应在空腹时服药，或在宿食吐净后再服药，疗效较佳。

（二）治法方药

1. 脾胃虚寒

治法：温中健脾，和胃降逆。

方药：丁蔻理中汤加减。方中以党参补气健脾，干姜温中散寒；寒多以干姜为君，虚多以党参为君；辅以白术健脾燥湿；甘草补脾和中，加白豆蔻之芳香醒胃，丁香之理气降浊，共奏温阳降浊之功。

吐甚者，加半夏、砂仁，以加强降逆和胃作用。病久脾肾阳虚者，可在上方基础上，加入温补命门之药，如附子、肉桂、补骨脂、吴茱萸之类；如寒热错杂者，可用乌梅丸。

除上述方药之外，尚可用丁香透膈散或二陈汤加味。如《证治汇补·反胃》说："主以二陈汤，加藿香、蔻仁、砂仁、香附、苏梗；消食加神曲、麦芽；助脾加人参、白术；抑肝加沉香、白芍；温中加炮姜、益智仁；壮火加肉桂、丁香，甚者用附子理中汤，或八味丸。"又介绍用伏龙肝水煎药以补土，糯米汁以泽脾，代赭石以镇逆。《景岳全书·反胃》用六味回阳饮，或人参附子理阴煎，或右归饮之类，皆经验心得之谈，可供临床参考。

2. 胃中积热

治法：清胃泻热，和胃降浊。

方药：竹茹汤加减。方中竹茹、栀子清胃泄热，兼降胃气；半夏、陈皮、枇杷叶和胃降浊。

热重可加黄芩、黄连；热积腑实，大便秘结，可加大黄、枳实、厚朴以降泄之。

久吐伤津耗气，气阴两虚，表现反胃而唇干口燥，大便干结，舌红少苔，脉细数者，宜益气生津养阴，和胃降逆，可用大半夏汤加味。《景岳全书·反胃》谓："反胃出于酒湿伤脾者，宜葛花解酒汤主之；若湿多成热，而见胃火上冲者，宜黄芩汤，或半夏泻心汤主之。"亦可随宜选用。

3. 痰浊阻胃

治法：涤痰化浊，和胃降逆。

方药：导痰汤加减。方中以半夏、南星燥湿化痰浊；陈皮、枳实以和胃降逆；茯苓、甘草以渗湿健脾和中。

痰郁化热者，宜加黄芩、黄连、竹茹；若体尚壮实者可用礞石滚痰丸攻逐顽痰。痰湿兼寒者，可加干姜、细辛；吐白沫者，其寒尤甚，可加吴茱萸汤；脘腹痞满、吐而不净者可选《证治汇补》木香调气散（白豆蔻、丁香、木香、檀香、藿香、砂仁、甘草）行气醒脾、化浊除满。

吐出痰涎如鸡蛋清者，可加人参、白术、益智仁，以健脾摄涎。如《杂病源流犀烛·噎膈反胃关格源流》云："凡饮食入胃，便吐涎沫如鸡子白，脾主涎，脾虚不能约束津液，故痰涎自出，非参、术、益智不能摄也。"

4. 瘀血积结

治法：祛瘀活血，和胃降浊。

方药：膈下逐瘀汤加减。方中以香附、枳壳、乌药理气和胃，气为血帅，气行则血行；复以川芎、当归、赤芍以活血；桃仁、红花、延胡索、五灵脂以祛瘀；丹皮以清血分之伏热。可再加竹茹、半夏以加强降浊作用。

吐黄沫，或吐血，便血者，可加降香、田七以活血止血；上腹剧痛者可加乳香、没药；上腹结块坚硬者，可加鳖甲、牡蛎、三棱、莪术。

（三）其他治法

（1）九伯饼：天南星、人参、半夏、枯矾、枳实、厚朴、木香、甘草、豆豉为末，老米打糊为饼，瓦上焙干，露过，每服一饼，细嚼，以姜煎平胃散下，此方加阿魏甚效。

（2）壁虎（即守宫）1～2只（去腹内杂物捣烂），鸡蛋1个。用法：将鸡蛋一头打开，装入壁虎，仍封固蒸熟，每日服1个，连服数日。

（3）雪梨1个、丁香50粒，梨去核，放入丁香，外用纸包好，蒸熟食用。

六、转归及预后

反胃之证，可由胃痛、嘈杂、泛酸等证演变而来，一般起病缓慢，变化亦慢。临床所分四证，可以独见，亦可兼见。

病初多表现为单纯的脾胃虚寒或胃中积热，其病变在无形之气，温之清之，适当调治，较易治疗。

患病日久，反胃频繁，除影响进食外，还可损伤胃阴，常在脾胃虚寒的同时并见气血、阴液亏虚；同时多为本虚而标实，或见寒热错杂，或合并痰浊阻胃或瘀血积结，其病变在有形之积，耗伤气血更甚，较难治疗。此时治疗时应注重温清同进，补泻兼施，用药平稳，缓缓图之。

久治不效，应警惕癌变可能。年高体弱者，发病之时已是脾肾两亏，全身日见衰弱，四种证候可交错兼见，进而发展为真阴枯竭或真火衰微之危症，则预后多不良。

七、预防与调护

要注意调节饮食，戒烟酒刺激之品，保持心情舒畅，避免房事劳倦。出现胃痛、嘈杂、泛酸之证者，应及时诊治，尽量避免贪食竹笋和甜腻等食品，以免变生反胃。得病之后，饮食宜清淡流质，避免粗硬食物；患者呕吐之时，应扶住患者以利吐出。药汁宜浓缩，空腹服。中老年患者一旦出现反胃，应注意排除癌肿可能。

（石小智）

第六节　胃痛

一、概述

胃痛是指以胃脘部近心窝处疼痛为主要临床表现的一种病证。又称胃脘痛。胃脘部在上腹近心窝处，胃脘痛和心绞痛要区别开来，在体表定位上二者经常有重叠现象，故古代文献中常有将胃痛混称为心痛的现象。

其实胃痛和真心痛是有区别的，以脏腑定位，前者在胃，后者在心，对此，历代医家已有明确的认识，如《证治准绳》云："因胃脘痛处在心下，故有当心而痛之名，岂胃脘痛即心痛者哉？"指出了胃痛可以表现为心下痛，但不是心病。虞抟云："古方九种心痛，详其所由，皆在胃脘，而实不在于心也。"指出了胃脘痛病位不在心，胃痛和真心痛可以依据发病时的伴随症状加以鉴别。一般说来，胃痛多兼有本经病变，如"或满或胀，或呕吐吞酸，或不食，或便难，或泄利，或面浮黄，四肢倦怠"等（《杂病源流犀烛》）；若真心痛则常常表现为"手足青至节，心痛甚，旦发夕死，夕发旦死"（《灵枢·厥病》）。另外，结合西医学的检查，区分二者也不很困难。

长期胃痛的患者，应密切注意病情变化。如疼痛加重，形体日渐消瘦者，当进行进一步的检查，如心电图、胃镜等，以确定是否有其他严重病变存在，以防癌变或冠状动脉供血不足等。

胃脘痛多见于急、慢性胃炎，胃、十二指肠溃疡病，胃癌、胃神经官能症等，临床上以胃脘痛为主要表现者，可参照本节论治。

胃脘痛之名始见于东垣著作中。但类似胃痛的症状描写，在《内经》中已经出现，并且《内经》中还提出了肝郁、客寒和饮食等可以导致病痛的观点。《内经》称胃脘痛为心痛，《素问·至真要大论篇》谓："厥阴司天，风淫所胜，民病胃脘当心而痛"，相似论述还见于其他篇中。张仲景《金匮要略》提出了宿食和疼痛虚实的鉴别方法；孙思邈有九种心痛之论，从病因学和临床表现等对心胃痛加以归类；李东垣主张用益气、温中、理气、和胃等法治疗胃脘痛；朱丹溪指出了中焦脾胃是病变的中心，有寒、热、气、湿、痰、积、死血、虚、虫之分。这些医家均对胃痛的论治做出了贡献。明清以后，医家对胃脘痛的认识有了进一步的发展，如对心痛、胃痛的鉴别和痛无补法的认识等均有提高。值得一提的是江涵暾氏，他在《笔花医镜》中分虚、实、寒、热论治胃痛，至今仍有较高的参考价值。

二、病因病机

胃痛的发生，主要责之于外邪犯胃、饮食伤胃、情志不畅和先天脾胃虚弱等，致胃气郁滞，胃失和降，不通则痛。

（一）外邪犯胃

外邪之中以寒邪最易犯胃，夏暑之季，暑热、湿浊之邪也间有之。邪气客胃，胃气受伤，轻则气机壅滞，重则和降失司，而致胃脘作痛。寒主凝滞，多见绞痛；暑热急迫，常致灼痛；湿浊黏腻，常见闷痛。

（二）饮食伤胃

若纵恣口腹，过食肥甘，偏嗜烟酒，或饥饱失调，寒热不适，或用伤胃药物，均可伐伤胃气，气机升降失调而作胃痛。尤厚味及烟酒，皆湿热或燥热之性，易停于胃腑伤津耗液为先，久则损脾。

（三）情志不畅

情志不舒，伤肝损脾，亦致胃痛。如气郁恼怒则伤肝，肝失疏泄条达，横犯脾胃，而致肝胃不和或肝脾不和，气血阻滞则胃痛；忧思焦虑则伤脾，脾伤则运化失司，升降失常，气机不畅也致胃痛。

（四）脾胃虚弱

身体素虚，劳倦太过，久病不愈，可致脾胃不健，运化无权，升降转枢失利，气机阻滞，而致胃痛；或因胃病日久，阴津暗耗，胃失濡养，或伴中气下陷，气机失调；或因脾胃阳虚，阴寒内生，胃失温养，均可导致胃痛。

胃痛与胃、肝、脾关系最为密切。胃痛初发多属实证，病位主要在胃，间可及肝；病久常见虚证，其病位主要在脾；亦有虚实夹杂者，或脾胃同病，或肝脾同病。

胃痛病因虽有上述不同，病性尚有虚实寒热、在气在血之异，但其发病机制有其共性，即所谓"不通则痛"。胃为阳土，喜润恶燥，主受纳、腐熟水谷，以降为顺。胃气一伤，初则壅滞，继则上逆，此即气滞为病。其中首先是胃气的壅滞，无论外感、食积均可引发；其次是肝胃气滞，即肝气郁结，横逆犯胃所造成的气机阻滞。另外，气为血帅，气行则血行，气滞日久，必致血瘀，也即久患者络之意；"气有余便是火"，气机不畅，可蕴久化热，火能灼伤阴津，或出血之后，血脉淤阻而新血不生，致阴津亦虚，均可致胃痛加重，每每缠绵难愈。脾属阴土，喜燥恶湿，主运化，输布精微，以升为健，与胃互为表里，胃病延久，可内传于脾。脾气受伤，轻则中气不足，运化无权；继则中气下陷，升降失司；再则脾胃阳虚，阴寒内生，胃络失于温养。若胃痛失治误治，血络损伤，还可见吐血、便血等证。

三、诊断与鉴别诊断

（一）诊断

1. 症状

胃脘部疼痛，常伴有食欲缺乏，痞闷或胀满，恶心呕吐，吞酸嘈杂等。发病常与情志不遂、饮食不节、劳累、受寒等因素有关。起病或急或缓，常有反复发作的病史。

2. 检查

上消化道 X 线钡餐造影、纤维胃镜及病理组织学检查等，有助诊断。

（二）鉴别诊断

1. 胃痞

二者部位同在心下，但胃痞是指心下痞塞，胸膈满闷，触之无形，按之不痛的病证。胃痛以痛为主，胃痞以满为患，且病及胸膈，不难区别。

2. 真心痛

心居胸中，其痛常及心下，出现胃痛的表现，应高度警惕，防止与胃痛相混。典型真心痛为当胸而痛，其痛多刺痛、剧痛，且痛引肩背，常有气短、汗出等症，病情较急，如

《灵枢·厥病》曰:"真心痛,手足青至节,心痛甚,旦发夕死,夕发旦死。"中老年人既往无胃痛病史,而突发胃脘部位疼痛者,当注意真心痛的发生。胃痛部位在胃脘,病势不急,多为隐痛、胀痛等,常有反复发作史。X线、胃镜、心电图及生化检查有助鉴别。

四、辨证论治

胃痛的主要部位在上腹胃脘部近心窝处,往往兼见胃脘部痞满、胀闷、嗳气、吐酸、纳呆、胁胀、腹胀,甚至出现呕血、便血等症。常反复发作,久治难愈。至于临床辨证,当分虚实两类。实证多痛急拒按,病程较短;虚证多痛缓喜按,缠绵难愈,这是辨证的关键。

(一)寒邪客胃

证候:胃痛暴作,得温痛减,遇寒加重;恶寒喜暖,口淡不渴,或喜热饮,舌淡,苔薄白,脉弦紧。

分析:寒凝胃脘,气机阻滞,则胃痛暴作,得温痛减,遇寒加重;阳气被遏,失去温煦,则恶寒喜暖,口淡不渴,或喜热饮;舌淡,苔薄白,脉弦紧,为内寒之象。

(二)饮食伤胃

证候:胃脘疼痛,胀满拒按,嗳腐吞酸,或呕吐不消化食物,其味腐臭,吐后痛减,不思饮食,大便不爽,得矢气及便后稍舒,舌苔厚腻,脉滑。

分析:饮食积滞,阻塞胃气,则胃脘疼痛,胀满拒按;食物不化,胃气上逆,则嗳腐吞酸,或呕吐不消化食物,其味腐臭,吐后痛减;胃失和降,腑气不通,则不思饮食,大便不爽,得矢气及便后稍舒;舌质淡,苔厚腻,脉滑,为饮食内停之征。

(三)肝气犯胃

证候:胃脘胀痛,连及两胁,攻撑走窜,每因情志不遂而加重,善太息,不思饮食,精神抑郁,夜寐不安,舌苔薄白,脉弦滑。

分析:肝气郁结,横逆犯胃,肝胃气滞,故胃脘胀痛;胁为肝之分野,故胃痛连胁,攻撑走窜;因情志不遂加重气机不畅,故以息为快;胃失和降,受纳失司,故不思饮食;肝郁不舒,则精神抑郁,夜寐不安;舌苔薄白,脉弦滑为肝胃不和之象。

(四)湿热中阻

证候:胃脘灼热而痛,得凉则减,遇热加重。伴口干喜冷饮,或口臭不爽,口舌生疮。甚至大便秘结,排便不畅,舌质红,苔黄少津,脉滑数。

分析:胃气阻滞,日久化热,故胃脘灼痛,得凉则减,遇热加重,口干喜冷饮或口臭不爽,口舌生疮;胃热久积,腑气不通,故大便秘结,排便不畅;舌质红,苔黄少津,脉象滑数,为胃热蕴积之象。

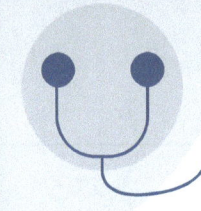

(五)瘀血停胃

证候：胃脘疼痛，状如针刺或刀割，痛有定处而拒按，入夜尤甚。病程日久，胃痛反复发作而不愈，面色晦暗无华，唇黯，舌质紫黯或有瘀斑，脉涩。

分析：气滞则血淤，或吐血、便血之后，离经之血停积于胃，胃络不通，而成瘀血，瘀血停胃，故疼痛状如针刺或刀割，固定不移，拒按；瘀血不净，新血不生，故面色晦暗无华，唇黯；舌质紫黯，或有瘀点、瘀斑，脉涩，为血脉淤阻之象。

(六)胃阴亏耗

证候：胃脘隐痛或隐隐灼痛，伴嘈杂似饥，饥不欲食，口干不思饮，咽干唇燥，大便干结，舌体瘦，质嫩红，少苔或无苔，脉细而数。

分析：气郁化热，热伤胃津，或瘀血积留，新血不生，阴津匮乏，阴津亏损则胃络失养，故见胃脘隐痛；若阴虚有火，则可见胃中灼痛隐隐；胃津亏虚则胃纳失司，故嘈杂似饥，知饥而不欲纳食；阴液匮乏，津不上承，故咽千唇燥；阴液不足则肠道干涩，故大便干结；舌体瘦舌质嫩红，少苔或无苔，脉细而数，皆为胃阴不足而兼虚火之象。

(七)脾胃虚寒

证候：胃脘隐痛，遇寒或饥时痛剧，得温或进食则缓，喜暖喜按。伴面色不华，神疲肢怠，四末不温，食少便溏，或泛吐清水。舌质淡而胖，边有齿痕，苔薄白，脉沉细无力。

分析：胃病日久，累及脾阳。脾胃阳虚，故胃痛绵绵，遇寒或饥时痛剧，得温熨或进食则缓，喜暖喜按；气血虚弱，故面色不华，神疲肢怠；阳气虚不达四末，故四肢不温；脾虚不运，转输失常，故食少便溏；脾阳不振，寒湿内生，饮邪上逆，故泛吐清水；舌质淡而胖，边有齿痕，苔薄白，脉沉细无力，为脾胃虚寒之象。

五、治疗

治疗以理气和胃止痛为主，审证求因，辨证施治。邪盛以祛邪为急，正虚以扶正为先，虚实夹杂者，则当祛邪扶正并举。虽有"通则不痛"之说，但绝不能局限于狭义的"通"法，要从广义的角度理解和运用"通"法。属于胃寒者，散寒即所谓通；属于血瘀者，化瘀即所谓通；属于食停者，消食即所谓通；属于气滞者，理气即所谓通；属于热郁者，泻热即所谓通；属于阴虚者，益胃养阴即所谓通；属于阳虚者，温运脾阳即所谓通。

(一)中药治疗

1. 寒邪客胃

治法：温胃散寒，行气止痛。

处方：香苏散合良附丸加减。

方中高良姜、吴茱萸温胃散寒；香附、乌药、陈皮、木香行气止痛。

如兼见恶寒、头痛等风寒表证者，可加苏叶、藿香等以疏散风寒，或内服生姜汤、胡椒汤以散寒止痛；兼见胸脘痞闷，胃纳呆滞，嗳气或呕吐者，是为寒夹食滞，可加枳实、神曲、鸡内金、制半夏、生姜等以消食导滞，降逆止呕。若寒邪郁久化热，寒热错杂，可用半夏泻心汤辛开苦降，寒热并调。

中成药可选用良附丸、胃痛粉等。

2. 饮食伤胃

治法：消食导滞，和胃止痛。

处方：保和丸加减。

方中神曲、山楂、莱菔子消食导滞；茯苓、半夏、陈皮和胃化湿；连翘散结清热。

若脘腹胀甚者，可加枳实、砂仁、槟榔等以行气消滞；若胃脘胀痛而便闭者，可合用小承气汤或改用枳实导滞丸以通腑行气；胃痛急剧而拒按，伴见苔黄燥，便秘者，为食积化热成燥，则合用大承气汤以泻热解燥，通腑荡积。

中成药可选用加味保和丸、枳实消痞丸等。

3. 肝气犯胃

治法：疏肝解郁，理气止痛。

处方：柴胡疏肝散加减。

方中柴胡、芍药、川芎、郁金、香附疏肝解郁；陈皮、枳壳、佛手、甘草理气和中。

若胃痛较甚者，可加川楝子、延胡索以加强理气止痛作用；嗳气较频者，可加沉香、旋覆花以顺气降逆；泛酸者加乌贼骨、煅瓦楞子中和胃酸。痛势急迫，嘈杂吐酸，口干口苦，舌红苔黄，脉弦或数，乃肝胃郁热之证，改用化肝煎或丹栀逍遥散加黄连、吴茱萸以疏肝泻热和胃。

中成药可选用气滞胃痛冲剂、胃苏冲剂等。

4. 湿热中阻

治法：清化湿热，理气和胃。

处方：清中汤加减。

方中黄连、栀子清热燥湿；制半夏、茯苓、草豆蔻祛湿健脾；陈皮、甘草理气和中。

湿偏重者加苍术、藿香燥湿醒脾；热偏重者加蒲公英、黄芩清胃泻热；伴恶心呕吐者，加竹茹、橘皮以清胃降逆；大便秘结不通者，可加大黄（后下）通下导滞；气滞腹胀者加厚朴、枳实以理气消胀；纳呆少食者，加神曲、谷芽、麦芽以消食导滞。

中成药可选用清胃和中丸。

5. 瘀血停胃

治法：理气活血，化瘀止痛。

方药：失笑散合丹参饮加减。

前方以五灵脂、蒲黄活血祛瘀，通利血脉以止痛；后方重用丹参活血化瘀，檀香、砂仁行气止痛。

若因气滞而致血淤，气滞仍明显时，宜加理气之品，但忌香燥太过。若血淤而兼血虚者，宜合四物汤等养血活血之味。若血淤而兼脾胃虚衰者，宜加炙黄芪、党参等健脾益气以助血行。若瘀血日久，血不循常道而外溢出血者，应参考吐血、便血篇处理。

中成药可选用九气拈痛丸。

6. 胃阴亏耗

治法：滋阴益胃，和中止痛。

处方：益胃汤合芍药甘草汤加减。

方中沙参、玉竹补益气阴；麦冬、生地滋养阴津；冰糖生津益胃；芍药、甘草酸甘化阴，缓急止痛。

若气滞仍著时，加佛手、香橼皮、玫瑰花等轻清畅气而不伤阴之品；津伤液亏明显时，可加芦根、天花粉、乌梅等以生津养液；大便干结者，加火麻仁、郁李仁、瓜蒌仁等润肠之品。若兼肝阴亦虚，症见脘痛连胁者，可加白芍、枸杞、生地等柔肝之品，也可用一贯煎化裁为治。

中成药可选用养胃舒胶囊。

7. 脾胃虚寒

治法：温中健脾。

方药：黄芪建中汤加减。

方中以黄芪补中益气、饴糖益气养阴为君；以桂枝温阳气、芍药益阴血为臣；以生姜温胃、大枣补脾为佐；炙甘草调和诸药，共奏温中健脾，和胃止痛之功。

若阳虚内寒较重者，也可用大建中汤化裁，或加附子、肉桂、荜茇等温中散寒；兼泛酸者，可加黄连汁炒吴茱萸、煅瓦楞、海螵蛸等制酸之品；泛吐清水时，可予小半夏加茯苓汤或苓桂术甘汤合方为治；兼见血虚者，也可用归芪建中汤治之。若胃脘坠痛，证属中气下陷者，可用补中益气汤化裁为治。

此外，临床上胃强脾弱，上热下寒者也不少见，症状除胃脘疼痛以外，还可见恶心呕吐，嗳气，肠鸣便溏或大便秘结，舌质淡，苔薄黄腻，脉细滑等，治疗时，可选用半夏泻心汤、黄连理中汤或乌梅丸等以调和脾胃，清上温下。

中成药可选用人参健脾丸、参苓白术丸等。

(二) 针灸治疗

1. 基本处方

中脘、内关、足三里。

中脘、足三里募合相配，内关属心包经，历络三焦，通调三焦气机而和胃，三穴远近结合，共同调理胃腑气机。

2．加减运用

（1）寒邪客胃证：加神阙、梁丘以散寒止痛，神阙用灸法。余穴针用平补平泻法。

（2）饮食伤胃证：加梁门、建里、璇玑以消食导滞。诸穴针用泻法。

（3）肝气犯胃证：加期门、太冲以疏肝理气，针用泻法。余穴针用平补平泻法。

（4）湿热中阻证：加阴陵泉、内庭以清利湿热，阴陵泉针用平补平泻法。余穴针用泻法。

（5）瘀血停胃证：加膈俞、阿是穴以化瘀止痛，针用泻法。余穴针用平补平泻法，或加灸法。

（6）胃阴亏耗证：加胃俞、太溪、三阴交以滋阴养胃。诸穴针用补法。

（7）脾胃虚寒证：加神阙、气海、脾俞、胃俞以温中散寒，神阙用灸法。余穴针用补法，或加灸法。

3．其他

（1）指针疗法：取中脘、至阳、足三里等穴，以双手拇指或中指点压、按揉，力度以患者能耐受并感觉舒适为度，同时令患者行缓慢腹式呼吸，连续按揉 3～5 min 即可止痛。

（2）耳针疗法：取胃、十二指肠、脾、肝、神门、下脚端，每次选用 3～5 穴，毫针浅刺，留针 30 min；或用王不留行籽贴压。

（3）穴位注射疗法：根据中医辨证，分别选用当归注射液、丹参注射液、参附注射液或生脉注射液等，也可选用维生素 B_1 或维生素 B_{12} 注射液，按常规取 2～3 穴，每穴注入药液 2～4 mL，每日或隔日 1 次。

（4）埋线疗法：取穴：肝俞、脾俞、胃俞、中脘、梁门、足三里。方法：将羊肠线用埋线针植入穴位内，无菌操作，每月 1 次，连续 3 次。适用于慢性胃炎之各型胃痛症者。

（5）兜肚法：取艾叶 30 g，荜茇、干姜各 15 g，甘松、山柰、细辛、肉桂、吴茱萸、延胡索、白芷各 10 g，大茴香 6 g，共研为细末，用柔软的棉布折成 15 cm 直径的兜肚形状，将上药末均匀放入，紧密缝好，日夜于中脘穴或疼痛处，适用于脾胃虚寒胃痛。

六、转归及预后

临床上，胃痛虽表现为不同证候，但各证候之间在病因病机上常可相互关联、相互影响，甚至互为因果。如寒凝胃中，气机为外邪壅滞，则可导致气滞，又易于招致食积胃脘；日久终致脾胃受损而虚弱。饮食停积影响脾胃运化，可变生湿热；影响气机升降，土壅木郁可加重气滞；并可或蕴热于内，或致虚于脾。肝郁气滞不除，初病在气，久病及络，导致血瘀；气郁久化火，可致肝胃郁热；郁热进一步灼伤胃津可致胃阴亏损。脾胃素虚、胃阳不振，既易感寒受冷，又易积食停滞。大抵，病之初起多见寒凝、食积、气滞、热郁、血瘀等实证，邪气久羁，消耗正气，病机由实转虚，气血不足，或为脾胃虚寒，或为胃阴亏虚。临床上更有气血同病、虚实互见、寒热夹杂等复杂证候出现。

胃痛虽然病位在胃，但胃与脾相表里，与肠相通，易受肝之疏泄功能的影响，故在临床上常出现与这些脏腑相关联的病证，如呕吐、反胃、吐酸、嘈杂、呃逆、噎膈、泄泻、便秘，以及吐血、呕血、便血等。

急性重症胰腺炎表现为腹上区疼痛剧烈拒按，大汗淋漓，四肢厥冷，脉微欲绝，为虚脱危证，如不急加救治，危殆立至。应与胃痛加以鉴别。胃痛的预后，一般实证易于治疗；虚实夹杂或正虚邪实者，治疗也并不十分困难。胃痛反复发作，每因疼痛持续、进食少而羸弱者，易于出现胃出血并发症，病机表现为脾胃虚寒、气不摄血或血热妄行、瘀久伤络，如仅系大便色黑隐血，根据辨证论治尚易于治疗；如吐血、泻血，来势急暴，出血量多而不止，则治疗相对棘手。胃痛突然引起满腹剧烈疼痛，病情较为严重，预后欠佳，应引起高度重视。

七、预防与调护

胃痛之起，多与情志不遂、饮食不节有关。因此，在预防上要重视精神与饮食的调摄。保持平和心态，饮食切忌暴饮暴食，或饥饱不匀。一般可少食多餐，以清淡易消化的食物为宜。舌苔黄腻、灰腻，久而不化者，应限制肥甘厚味，烈性酒尤当禁忌；舌质光红无苔或舌红苔少者，要忌食辛辣刺激性食物。胃痛持续不已者，必要时进流质或半流质饮食。

在调护方面，如胃痛持续不已，疼痛较剧烈者，应卧床休息，缓解后始可下床活动。出现大量黑便或吐血、便血或胃痛突然引起满腹剧烈疼痛，应及时住院治疗。内服汤药，对虚寒性胃痛，宜温服，并宜在疼痛发作前服药；对虚热性胃痛，则宜稍凉服。如患者呕吐，可在服药前用鲜生姜擦舌面，汤药改作多次分服。有些丸药质地较硬，则须用温开水化开服用。

（石小智）

第七节 胃痞

一、概述

胃痞多因身体瘦弱、劳倦过度、久病重病，使脾虚失运，或因腹部手术之后、暴饮暴食、腹内肿块挤压等，使胃气阻滞，饮食停聚，胃气不降而成。以脘部触及痞块，脘腹疼痛，呕吐等为主要表现的积聚类疾病。

本病常见于西医学所指十二指肠壅滞症、急性胃扩张。

二、诊断与鉴别诊断

(一)诊断

(1)本病发病以成年女性、瘦长体型或长期卧床者多见。或于腹部手术、暴饮暴食后发生。

(2)临床表现:间歇性反复发作性脘腹痞胀疼痛,嗳气,呕吐宿食及胆汁,常于进食2~3小时或晚间发作,俯卧、胸膝位、左侧卧位或足高头低位时症状缓解。常伴有乏力、消瘦、贫血、头痛、顽固性隐疹等症。

(3)发作时脘腹部可见蠕动波,偶可扪及痞块,腹肌松弛无力,或可触及下垂的肾、肝、脾等内脏。

(4)因腹部手术等之后所致者,则先见脘腹胀痛,恶心,继而呕吐大量深色或含胆汁的呕吐物,腹部进行性膨隆,叩之呈鼓音,有振水音。

(5)X线钡餐检查特征:十二指肠水平部见钡柱中断(突然垂直切断);受阻近段肠管强有力的顺向蠕动与逆蠕动构成的钟摆运动;俯卧位时钡剂顺利通过,逆蠕动消失。因腹部手术等所致者,X线透视示扩张胃中的巨大液平面。

(二)鉴别诊断

1. 胃反

以朝食暮吐、暮食朝吐为特点,脘腹部叩诊呈鼓音,振水音明显,闻及漉漉水声,X线钡剂检查及胃镜等检查可资鉴别。

2. 胃疡

以胃脘部疼痛具有节律性和周期性为特点,与饮食关系密切,X线钡餐及胃镜检查可见溃疡征象。

3. 胃瘅

起病较急,多有感受邪毒,或饮食不节、不洁史,胃脘胀痛,畏食,嗳腐,恶心呕吐或伴腹泻等症。

三、辨证要点

1. 辨病之轻重

轻者胃脘部持续胀痛,呃逆,嗳气,恶心呕吐;重者由于频繁呕吐,丢失津液,患者精神萎靡,头晕,面色苍白,四肢逆冷,口渴,手足麻木,出冷汗,脉沉细而数,呈现阴阳两竭的现象。

2. 辨病证之特征

饮食停积证的特征为呕吐酸腐,畏食脘胀、吐后反快;寒饮停胃证的特征为脘腹痞胀

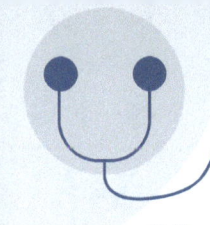

疼痛，呕吐清水痰涎，头晕心悸，苔白滑腻；肝胃不和证的特征是脘腹痛及两胁，呕吐吞酸，嗳气胸闷，发作与情绪刺激有关；脾胃虚寒证的特征是饮食稍多则吐清水或食物，四肢不温，脘腹隐痛，喜温喜按，大便溏薄舌淡脉细；胃阴不足证的特征是呕吐时作，量少或酸或苦，饥不欲食，胃脘灼痛隐隐，口干少津，舌红少苔。

3．辨病性虚实

本病开始以实证为主，正气尚旺，后期则正气耗竭，转为以虚为主的病证。

四、治疗

（一）辩证治疗

1．食阻胃脘证

证候：脘腹痞满胀痛，嗳腐吞酸，恶心呕吐食物残渣，大便秘结或轻泻，舌红苔厚腻，脉沉实。

治法：消食导滞。

方药：枳实导滞丸加减。大黄10 g，枳实10 g，神曲12 g，茯苓15 g，黄芩6 g，黄连6 g，白术10 g，泽泻10 g。

加减：

呕吐者，加姜半夏12 g，姜竹茹12 g。

腹胀甚者，加槟榔10 g，莱菔子15 g。胃胀者，加厚朴10 g，陈皮10 g，苍术10 g。

2．寒饮停胃证

证候：胸脘痞闷，头眩心悸，呕吐清水痰涎，胃中有振水音，舌淡，苔白滑腻，脉沉弦或伏。

治法：温中降逆，通阳化饮。

方药：小半夏汤合苓桂术甘汤化裁。姜半夏12 g，生姜6 g，茯苓15 g，川桂枝90 g，白术10 g，甘草6 g，吴茱萸3 g。

加减：痰饮郁久化热兼见心烦口苦者，可用温胆汤治疗；如腹胀，肠鸣辘辘有声，呕吐酸腐，大便不通者，可加用生大黄、甘遂末。

3．肝胃不和证

证候：脘腹攻窜胀痛，痛及两胁，嗳气吞酸，呕吐苦水，宿食，心烦易怒，舌红苔薄或薄黄，脉弦。

治法：疏肝理脾，和胃降逆。

方药：柴胡疏肝散合左金丸加减。柴胡10 g，枳实12 g，白芍12 g，香附10 g，郁金10 g，黄连9 g，吴茱萸3 g，苏叶10 g，姜半夏10 g，云茯苓15 g，生甘草6 g。

加减：呕吐黄苦水者，加金钱草30 g。

火郁伤者，加北沙参 15 g，麦冬 12 g 等。

肝阳夹胃气上逆者，加天麻 10 g，钩藤 10 g，生石决明 30 g（先煎）。

4. 脾胃虚寒证

证候：饮食稍多即吐清水或食物，脘腹隐痛，喜温喜按，面色㿠白，倦怠乏力。

治法：温中健脾，和胃降逆。

方药：理中汤合香砂六君子汤加减。潞党参 15 g，生白术 12 g，云茯苓 15 g，广陈皮 10 g，姜半夏 10 g，炮姜 6 g，砂仁 4 g，（后下），粉甘草 6 g。

加减：胃脘隐隐作痛不止者，可加黄芪 15 g，良姜 10 g，川椒 6 g。

肾阳虚者，则腹中冷痛，腰膝酸痛，加炮附子 10 g，肉桂 6 g。

5. 胃阴不足证

证候：胃脘隐隐灼痛，呕吐反复发作而量少，或时作干呕，口干咽燥，饥不欲食，舌红少津，苔少或光红无苔，脉细数。

治法：养阴益胃，降逆止呕。

方药：麦门冬汤加减。麦冬 30 g，太子参 15 g，北沙参 15 g，姜半夏 10 g，淡竹茹 10 g，陈皮 10 g，枇杷叶 10 g（包）。

加减：大便干结，舌质红绛者，加生地 15 g，石斛 10 g，鲜何首乌 10 g，生大黄 9 g（后下），芒硝 6 g（冲服）。

（二）其他治疗

1. 中成药

（1）小半夏合剂，每次服 6～9 g。日服 2～3 次，温开水送服，功用止呕降逆，燥湿化痰。

（2）枳实导滞丸，1 次 6～9 g，1 日 2 次。功用消积导滞，清热利湿。

（3）枳术丸，口服 1 次 6 g，1 日 3 次，小儿酌减。

（4）枳实消痞丸，口服，成人 1 次 9 g，1 日 3 次，温开水送服。

（5）不换金正气散，口服，每次 6～9 g，温开水送服。

（6）木香顺气丸，口服，成人每次 1 丸，每日 2 次。

2. 单方验方

（1）代赭石 12 g（先煎），旋覆花（包）、半夏、山药、焦山楂、角神曲、大腹皮、茯苓、枇杷叶（包）、制苍术各 9 g，人参须、炒枳壳各 6 g，煨木香、姜汁炒川黄连各 3 g，日 1 剂，水煎频服。本方具有和胃理气降逆之功。用于胃扩张症。

（2）煨甘遂 3 g，生大黄（后下）、炒枳实、花槟榔、广木香各 10 g，制川厚朴 15 g，淡干姜 5 g，炒莱菔子（杵）30 g。上药煎 2 次，每次取 150 mL，混合后分 2 次由胃管注入。用于胃扩张症。

(3）以食盐30 g，炒黄煎汤300 mL，取100 mL探吐，5分钟后，再取100 mL，再探吐，如此3次，基本将胃内容物吐净，随即输入葡萄糖生理盐水1000 mL调理，口服保和丸2剂，用于暴饮暴食引起的急性胃扩张。

（4）大黄、防己各10 g，椒目、葶苈子各10 g。每日1剂，水煎2次，分2~3次服。配合补液及胃肠减压。适宜于邪热内结，肠腑不通者。

（5）半夏、党参、炙甘草、延胡索各10 g，黄芩、干姜、黄连各5~10 g，炒麦芽30 g，随证加减用于本病各型。

（6）熟附子、姜半夏、红花、生大黄（后下）、芒硝（冲）各9 g，补骨脂、旋覆花（包煎）、陈皮、桃仁、枳实、厚朴各12 g，代赭石（先煎）30 g，水煎，每日1剂，分2次空腹温服，主治积症属脾胃阳虚者。

（7）半夏24 g，生姜18 g，茯苓30 g，每日1剂，水煎2次，早晚分服。呕吐严重者，少量多次频服。随症加减用于本病各型。

3．药物外治

（1）用巴豆壳15 g，皮硝250 g，捣碎，布包，敷脐部。

（2）取食盐适量，皂角子10粒，连根葱10根，共炒热，醋烹布包，乘热熨脘腹部。主治暴饮暴食引起的急性胃扩张。

（3）大黄、厚朴、枳实、芒硝各30 g，瘀毒加桃仁、丹皮、赤芍，湿热加黄连、黄檗、白头翁，痰热加竹茹、半夏、胆星，寒实加附片、干姜、巴豆，火毒加黑丑、甘遂、大戟。上药水煎，过滤，联浓汁400 mL，冷却至37℃为宜，每次200 mL，保留灌肠20~30分钟，4小时后可重复灌肠。治疗各种原因引起的急重呕吐。

4．针灸治疗

（1）体针

1）幽门、中脘、足三里、胃俞。食积者加梁门；呕吐反胃者加内关、膈俞；肝郁者加肝俞；寒湿者加气海、关元；湿热者加天枢；痰饮者加丰隆、膻中。毫针刺，用泻法，1日1次，寒邪内成者加以温灸，胃肠胀满者用强刺激，间断运针。主治本病实证。

2）脾俞、胃俞、中脘、章门、关元。每次选2~3穴毫针刺，有补法或平补平泻法，或温灸。温灸每日1次，针刺隔日1次。主治本病虚证。

（2）耳针：取穴交感、神门、胃大肠，配小肠与脾，每次选1~2穴，留针20分钟。

（3）穴位注射：药用维生素B_1 100 mg/2 mL或维生素B_6 50 mg/1 mL注射足三里（双侧）及胃俞，1日1次。

5．饮食疗法

主要用于本病善后调养。

（1）橘皮15 g，粳米100 g，白糖适量。将洗净的橘皮煮水约20分钟，去渣取汁，以汁与淘洗后的粳米煮粥，服时加白糖即成。可常服食。

（2）清半夏30 g，山药细末50 g，白糖少许，清半夏用温开水淘去矾末，以砂锅煎取清汤200 mL，去渣入山药细末煎沸，粥成后加白糖。每日作早点服。

（3）萝卜1个，蜂蜜30 g。将萝卜洗净切丝捣泥，加上蜂蜜拌食，分2次吃完。

（4）甘蔗汁50 mL，蜂蜜30 g。二者混合，每日早晚各食1次。有和胃消食之功。

（5）炒白扁豆60 g，粳米100 g，以白扁豆、粳米同煮为粥，早晚服食。有健脾养胃之功。

6. 预防调护

（1）忌暴饮暴食，特别是长期饥饿后及过度疲劳后，不可过分饱食，狂饮，这是预防本病的重要环节。

（2）在行胃肠腹部手术时，不可过分牵拉，避免患者不必要的长期吸气，术后采用胃肠减压，直至胃肠蠕动功能恢复时停止，这是预防术后急性胃扩张的有效措施。术后经常变换体位，特别是老年体虚患者和上躯体石膏模型者尤需变换体位。

（3）在治疗本病时，积极预防并发症的发生，是降低病死率的有力措施。

（石小智）

第八节　腹痛

一、概述

腹痛也是一个症状，西医学多种疾病，如急性胰腺炎、胃肠痉挛、嵌顿疝早期、肠易激综合征腹痛、消化不良腹痛，以及腹型过敏性紫癜、腹型癫痫等引起的腹痛均可参考本篇辨证论治。

二、病因病机

腹痛病因很多，外感风、寒、暑、湿，或内伤饮食，或手术外伤等均可导致腹痛，总体均可归纳为气机阻滞，或脏腑失养两端。

（一）感受寒邪，阻逆为痛

外受寒邪风冷，侵袭于中，或寒冷积滞阻结胃肠，或恣食生冷太过；中阳受戕，均可导致气机升降失常，阴寒内盛作痛。《素问·举痛论篇》指出："寒气客于脉外则脉寒，脉寒则缩蜷，缩蜷则脉绌急，绌急则外引小络，故猝然而痛。"又说："寒气客于肠胃，厥逆上出，故痛而呕也；寒气客于小肠，小肠不得成聚，故后泄腹痛矣。"均说明感受外寒与腹痛有密切的关系。

(二)素体阳虚,寒从内生

多有脾阳不运,脏腑虚而有寒;或因中阳虚馁,寒湿停滞;或因气血不足,脏腑失其温养而致腹痛。亦有房室之后为寒邪所中而导致阴寒腹痛者。

(三)饮食不节,邪滞内结

恣饮暴食,肥甘厚味停滞不化,误食腐馊不洁之物,脾胃损伤,为导致腹痛之因;里热内结,积滞胃肠,壅遏不通;或恣食辛辣,湿热食滞交阻,使气机失其疏利,传道之令不行而痛。此外暑热内侵,湿热浸淫使肠胃功能逆乱,亦可导致腹痛。

(四)情志失调,气滞不痛

情志怫郁,恼怒伤肝,肝失疏泄,气失条达,肝郁气滞,横逆攻脾,肝脾不和,气机失畅,可引起气滞腹痛。正如《类证治裁·腹痛》云:"七情气郁,攻冲作痛。"《证治汇补·腹痛》谓:"暴触怒气,则两胁先痛而后入腹。"可见,情志失调、气机郁滞是产生腹痛的重要因素之一。

(五)跌仆创伤,痹阻为痛

跌仆创伤,或腹部手术以致脏腑经络受损,气血淤滞不通。如《丹溪心法·腹痛》说:"如颠仆损伤而腹痛者,乃是瘀血。"血络受损,络脉不通,则腹部疼痛如针刺,痛处固定不移,痛而拒按。

总之,腹痛最主要的病机特点是"不通则痛",或因邪滞而不通,或由正虚运行迟缓而不通。病机性质有虚有实。外邪侵袭、饮食不节、情志失调、跌仆创伤等因素导致腹内脏腑气机郁滞、血行受阻,或腹部经脉为病邪所滞,络脉痹阻,不通而痛,此属实痛。而素体阳虚,气血不足,脏腑失养所产生的腹痛,此属虚痛。与腹痛的相关病理因素有寒凝、湿热、瘀血、积食等。

腹痛之虚、实、寒、热、气、血之间常相互转化兼夹为病。如寒痛日久,郁而化热,可致郁热内结;气滞作痛,迁延不愈,由气入血,可致血瘀腹痛;实证腹痛,经久不愈,耗伤气血,可由实转虚,或虚实夹杂;虚痛感邪或夹食滞则成虚实夹杂,本虚标实之证。

三、诊断与鉴别诊断

(一)诊断

1. 发病特点

本病发作多以外感、劳作、饮食不节或情志郁怒等为诱因。

2. 临床表现

腹痛以脘以下、耻骨毛际以上部位疼痛为主要表现。急性发作时常伴有呕吐、腹泻、便秘、发热等症状。腹痛由癫病引起者,发作过程或中止后可出现意识障碍,嗜睡,腹部或肢体肌肉跳动或抽动,流涎,偏头痛和吞咽咀嚼动作表现。

（二）鉴别诊断

1. 胃脘痛

胃居上脘，其疼痛部位在胃脘近心窝处。而腹痛在胃脘以下，耻骨毛际以上的部位。胃脘痛多伴嗳气、吐酸、嘈杂或得食痛减，或食后痛增等特征。而腹痛常少有这些症状，但胃痛与腹痛因部位相近，关系密切，故临证时需谨慎鉴别。

2. 胁痛

胁痛的疼痛部位在一侧或双侧季肋下，很少有痛及脐腹及小腹者，故不难与腹痛鉴别。

3. 淋证

淋证之腹痛，多属于小腹，并伴有排尿窘迫，茎中涩痛等症。

4. 痢疾、霍乱、癥积

痢疾之腹痛与里急后重、下痢赤白黏冻同见；霍乱之腹痛往往猝然发病，上吐下泻互见；癥积之腹痛与腹内包块并见，但有时也可以腹痛为首发症状，须注意观察鉴别。

5. 外科、妇科腹痛

内科腹痛常先发热，后腹痛，一般疼痛不剧，痛无定处，难以定位，压痛不明显，腹部柔软。而外科腹痛，一般先腹痛，后发热，疼痛较剧，痛有定处，部位局限，压痛明显，常伴有肌紧张或反跳痛。妇科腹痛多在小腹，常与经、带、胎、产有关。

四、辨证论治

（一）辨证要点

1. 注意分别腹痛的性质

（1）寒痛：寒主收引，寒气所客，则痛多拘急，腹鸣切痛，寒实可兼气逆呕吐，坚满急痛；虚寒则痛势绵绵。

（2）热痛：多痛在脐腹，痛处亦热，或伴有便秘、喜饮冷等症。

（3）瘀血痛：多痛而不移其处，刺痛，拒按，经常在夜间加剧，一般伴有面色晦暗，口唇色紫。

（4）气滞痛：疼痛时轻时重，部位不固定，攻冲作痛，伴有胸胁不舒，嗳气，腹胀，排气之后暂得减轻。

（5）伤食痛：多因饮食过多，或食积不化，肠胃作痛，嗳腐，痛甚欲便，得便则减。

（6）虚痛：一般久痛属虚，虚痛多痛势绵绵不休，可按或喜按。

（7）实痛：暴痛多属实。实痛多有腹胀，呕逆，拒按等表现。

2. 注意分别腹痛的部位

（1）少腹痛：腹痛偏在少腹，或左或右，或两侧均痛，多属于肝经症状。少腹痛偏于右侧，按之更剧，常欲蜷足而卧，发热，恶心，大便欲解不利，为"肠痈"。少腹近脐左右痛，按之有长形结块（按之大者如臂，如黄瓜，小者如指），劲如弓弦，往往牵及胁下，名为"痃癖"。

（2）脐腹痛：肠内绞痛，欲吐不吐，欲泻不泻，烦躁闷乱，严重者面色青惨，四肢逆冷，头汗出，脉沉浮，名为"干霍乱"。时痛时止，痛时剧烈难忍，或吐青黄绿水，或吐出蛔虫，痛止又饮食如常，为"虫积痛"，多见于小儿。腹中拘挛，绕脐疼痛，冷汗出，怯寒肢冷，脉沉紧者，名为"寒疝"。

（3）小腹痛：小腹痛偏在脐下，痛时拘急结聚硬满，小便自利，甚至发狂，为下焦蓄血。

（二）证候

1. 实寒腹痛

症状：腹痛较剧烈，大便不通，胁下偏痛，手足厥逆。苔白，脉弦紧。

病机分析：寒实内结，升降之机痞塞，阳气不通，故腹胀或胁下痛；手足厥逆，为阳气不能布达之象；大肠为传导之官，寒邪积滞阻结于内，传化失司，故大便秘结；舌白为寒；脉弦主痛，紧主寒。

2. 虚寒腹痛

症状：腹中时痛或绵绵不休，喜得温按，按之则痛减，伴见面色无华，神疲，畏寒，气短等症。舌淡苔白，脉细无力。

病机分析：中阳虚寒，络脉不和，故腹中时痛或绵绵不休，寒得温散则痛减，虚痛得按则松；中虚不运化源不足，则面色无华，伴见气短神疲；中阳不足，卫外之阳亦虚，故形寒畏冷。舌淡苔白，脉来无力，均为虚寒之征。

3. 实热腹痛

症状：腹部痞满胀痛，拒按，潮热，大便不通，并见于口干渴引饮，手足汗出，矢气频转，或下利清水，色纯青，腹部作痛，按之硬满，所下臭秽。苔焦黄起刺或焦黑干燥，脉沉实有力。

病机分析：热结于内，腑气不痛，不通则痛，故腹痛拒按，大便不通，矢气频转；实热积滞壅结，灼伤津液，故口渴引饮，潮热，手足汗出；肠中实热积滞较甚，"热结旁流"，故下利清水。苔黄，脉沉实有力，均可实热之象。

4. 气滞腹痛

症状：腹痛兼胀闷不舒，攻窜不定，痛引少腹，嗳气则舒，情绪急躁加剧。苔薄白，脉弦。

病机分析：气机郁滞，升降失司，故腹痛且胀；病在气分，忽聚忽散，故攻窜不定，痛引少腹；嗳气后气机暂得疏通，故痛势稍减；若遇郁怒，肝气横逆，气聚为患，故痛势增重；脉弦为肝气不疏之象。

5. 瘀血腹痛

症状：少腹痛积块疼痛，或有积块不疼痛，或疼痛无积块，痛处不移。舌质青紫，脉涩。

病机分析：瘀血阻滞，阻碍气机，不通则痛，故无论积块之有无，而腹痛可见；瘀血入络，痹阻不移，故痛有定处。舌紫，脉涩，皆为瘀血之象。

6. 食积腹痛

症状：脘腹胀满疼痛，拒按，嗳腐吞酸，畏食呕恶，痛甚欲便，得大便痛减，或大便不通。舌苔厚腻，脉有力。

病机分析：饮食不节或暴饮暴食，以至食积不化，肠胃壅滞，故腹痛，胀满拒按；胃失和降，浊气上逆，故畏食呕恶，嗳腐吞酸；食滞中阻欲得外泄，故得便痛减；传化失司，腑气不行，故大便不通。苔腻脉滑，均为食积内停之象。

五、治疗

（一）治疗原则

治疗腹痛，多以"通"字为法。但"通"者，绝非单指攻下通利。正如《医学真传》说："夫通则不痛，理也。但通之之法，各有不同，调气以和血，调血以和气，通也；下逆者使之上行，中结者使之旁达，亦通也；虚者助之使之通，寒者温之使之通，无非通之之法也。若必以下泄为通则妄矣。"明代龚廷贤提出"寒者温之，热者清之，虚者补之，实者泻之"的治疗原则。由此可见，具体施治时，应视其证候的虚实寒热，在气在血，予以不同的治法。

1. 注意补通关系

腹痛初起，邪实为主，元气未虚，当首推泻法，或祛邪，或导滞，或驱虫，通则不痛，所谓"痛随利减"。若妄投补气之法，必使邪留、食滞、虫积，气机不畅，腹痛益增。然久病体虚之人，可以温中补虚，缓急止痛之法，冀其中阳恢复，腹痛逐渐痊愈。虚实夹杂者，审其虚实程度，或通利为主，或补虚为主，或攻补兼施，不可一味使用补气法。

2. 寒热实证各有侧重

寒实腹痛，因阴寒凝滞所致，有大便秘结者，虽可加大黄等荡除积滞，通里攻下，以救其急，切勿过度，以免日久伤正。实热腹痛，在泄热通腑基础上，可选用理气和中之品，如木香、白蔻仁、陈皮、姜半夏之属，有助通滞。

3. 暴痛重气、久痛在血

腹痛暴作，胀痛拒按，部位不定，乃气机阻滞所致。宜通利气机，通阳泄浊。腹痛缠绵不愈，痛如针刺，部位固定，或腹痛日久，邪滞经络，由气入血，血行不畅，气滞血

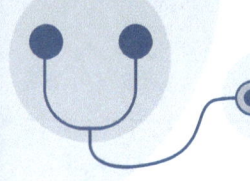

瘀，正如叶天士所谓"久痛入络"。宜采用辛润活血通络之法，亦可加入理气之品，气血同治，冀气行则血行。

（二）治法方药

1. 寒实腹痛

治法：温里散寒，通便止痛。

方药：大黄附子汤加味。本方主在温散寒凝而开闭结，通下大便以除积滞，故用附子辛热以温里散寒治疗心腹痛。大黄荡除积结，细辛辛温宣通，散寒止痛，协助附子以增加散寒作用，共成温散寒凝，苦辛通降之剂。寒实积腹痛，在非温不能避其寒，非下不能去其实时，使用本方，最为恰当。

腹胀满，可加厚朴、木香以加强行气导滞作用；体虚而有积滞者，可用制大黄，以缓其峻下之力；如体虚较甚，可加党参、当归益气养血。恶寒腹痛，绵绵不已，手足厥冷者，亦可选五积散温通经脉。卒然心腹胀痛，痛如锥刺，口噤暴厥者，可用三物备急丸。

2. 虚寒腹痛

治法：温中补虚，缓急止痛。

方药：小建中汤加减。本方以桂枝温阳，芍药益阳，饴糖补脾缓急，生姜辛温散寒，炙甘草、大枣甘温补中。其中芍药倍炙草为芍药甘草汤，有缓急止痛之效。

若失血虚羸不足，腹中疼痛不止，或少腹拘急，痛引腰背，不能饮食，属营血内虚，可于本方加当归，名当归建中汤；若兼气虚，自汗，短气困倦者，本方加黄芪，名为黄芪建中汤。

若阴寒内盛，脘腹剧痛，呕不能食，上冲皮起，按之似有头足，上下疼痛，不可触近，或腹中辘辘有声，用大建中汤温阳逐寒，降逆止痛。

肠鸣腹痛，喜按喜湿，大便溏泻或反秘结，小便清长，手足不温，脉沉细或迟缓，舌淡苔白滑，属太阴寒痛，用理中汤。若厥阴寒痛，肢厥，脉细欲绝，用当归四逆汤。若大肠虚寒，冷积便秘腹痛，用温脾汤，温补寓以通下导滞。男女同房之后，中寒而痛，属于阴寒，用葱姜捣烂炒热，熨其脐腹，以解其阴寒凝滞之气，并用理阴煎或理中汤服之。

3. 实热腹痛

治法：清热通肺。

方药：大承气汤加减。方中大黄苦寒泄热通便，荡涤肠胃；辅以芒硝咸寒泄热，软坚润燥；积滞内阻，每致气滞不行，故以厚朴，行气散结，消痞除满，使积滞迅速得以外泄，其痛自己。

若属火郁腹痛，时作时止，按之有热感，用清中汤，或二陈汤、金铃子散加栀子、黄连、芍药、郁金；合并于紫癜者，可再加丹皮、失笑散等。伤暑腹痛宜香薷散加生姜、木瓜。

4. 气滞腹痛

治则：疏肝解郁，理气止痛。

方药：四逆散加减。本方具疏肝行气解郁，调和肝脾之功。柴胡苦平，条达肝木而疏少阳之郁；芍药微苦寒，平肝止痛；枳实苦辛破积行滞；甘草性平，缓急而和诸药，共成疏肝理气，和中缓急之剂。本方加川芎、香附、枳实易枳壳，名柴胡疏肝散，兼有活血作用。

若腹痛拘急可加芍药甘草汤缓急止痛；若少腹绞痛，腹部胀满，肠鸣辘辘，排气则舒，或阴囊疝痛，苔白，脉弦，用天台乌药散加减，或选五磨饮子、立效散等。若寒气滞痛而腹满者，用排气饮加砂仁去泽泻。

5. 瘀血腹痛

治则：活血化瘀。

方药：少腹逐瘀汤加减。方中当归、川芎、赤芍养血和营，小茴香、肉桂、干姜温通下焦而止痛；生蒲黄、五灵脂、没药、延胡索活血化瘀，和络定痛。亦可选用活血汤和营通络止通。

若瘀血积于腹部，连及胁间刺痛，用小柴胡汤加香附、姜黄、桃仁、大黄；若血蓄下焦，则季肋、少腹胀满刺痛，大便色黑，用手拈散加制大黄、桃仁，或用桃仁承气汤加苏木、红花。若合并癫痫者也可参照本型论治。

6. 食积腹痛

治则：消食导滞。

方药：枳术汤加木香、砂仁送服保和丸。本方重用枳实行气消痞，辅以白术健脾，加木香、砂仁醒胃宽中，送服保和丸以助消食导滞之功。

若胸腹痞满，下痢，泄泻腹痛后重，或大便秘结，小便短赤，舌红，苔黄腻，脉沉实等，可用枳实导滞丸。

（三）其他治法

1. 针刺

（1）腹痛取内关、支沟、照海、巨阙、足三里。

（2）脐腹痛取阴陵泉、太冲、足三里、支沟、中脘、关元、天枢、公孙、三阴交、阴谷。

（3）腹中切痛取公孙；积痛取气海、中脘、隐白。

2. 灸法

脐中痛、大便溏，灸神阙。

六、转归及预后

腹痛一证，病情复杂，如治不及时常可产生多种变证。如因暴饮暴食，进食大量肥甘厚味，或酗酒过度，致使湿热壅滞，宿食停滞，腑气不通，若治不及时，湿热蕴而化毒，气滞血瘀，腹痛益增，痛处固定拒按，腹肌紧张如板，痛引后背；因湿毒中阻，胃气上逆而呕吐频作；因湿热熏蒸而见黄疸、发热，可转为重症胆瘅、胰瘅，病情危急，预后难料。若腹痛日久，气机阻滞，血行不畅，气滞血瘀，邪滞经络，经久不散，可逐步形成积聚，预后欠佳。若虚寒腹痛，日久耗伤气血，脾胃中阳衰微，又可转为虚劳。

腹痛的预后尚取决于患者的体质、病程、病变的性质等因素。若感受时邪、饮食不节、情志抑郁，正气强盛，邪实不甚，治疗及时，则腹痛迅速缓解，预后较佳。若反复恼怒，肝郁气滞日久，或跌仆损伤、腹部手术后，血络受损，气滞血瘀，则腹痛时作时止，迁延难愈。

七、预防与调护

腹痛的发病，与感受寒邪、暴饮暴食、肝郁气滞关系最为密切。尤其是阳虚阴盛之体，在寒冷季节，更要加强腹部保暖，并避免生冷饮食，养成良好卫生习惯，不食不洁瓜果蔬菜，以防虫卵入侵。饮食须有节制，切忌暴饮暴食、过食辛辣厚味、酗酒过度。饭后不要剧烈运动。加强精神调摄，平时要保持心情舒畅，避免忧思过度、暴怒惊恐。

急性腹痛剧烈者，应卧床休息，视病情或禁食，或少量进半流质、流质饮食，一般以少油腻、高能量饮食为主；慢性腹痛者，应根据疾病性质，采用综合治疗，适当运动，避免过于劳作。对剧烈腹痛，或疼痛不止者，应卧床休息，并加强调护与临床观察。对伴见面色苍白、冷汗淋漓、肢冷、脉微者，尤应注意，谨防变端。

（石小智）

第九节 泄泻

一、概述

泄泻是指以大便次数增多，便粪稀薄或完谷不化，甚至泄出如水样为主要临床表现的一种病证，又称腹泻。古称大便溏薄而势缓者为泄，大便清稀如水而直下者为泻，现一般统称为泄泻。

《内经》中称本病为泄，有鹜泄、飧泄、濡泄、洞泄、溏泄、注下等名称；对其发病原因、病变部位等方面有详细的记载。病因方面主要责之于风、湿、寒、热、脾虚、饮食起居失宜及五运太过或不及等。

现代医学凡因胃、肠、肝、胆、胰腺等消化器官发生功能性或器质性病变引起的腹泻，如急慢性肠炎、肠易激综合征、吸收不良综合征、肠道肿瘤、肠结核等，出现泄泻的临床表现时，可参考本节进行辨证论治。

二、病因病机

凡感受外邪、内伤饮食、情志不调、禀赋不足，及久病脏腑虚弱等，均能导致脾虚湿盛，脾胃运化功能障碍，引起泄泻。

（一）外邪侵袭

六淫之中，风寒暑湿热均能损伤脾胃而引起泄泻，但其中尤以湿邪最为多见。因脾喜燥而恶湿，外来湿邪最易困阻脾土，以致脾失健运，水谷混杂而下而发生泄泻。所以有"湿多成五泄"和"无湿不成泻"之说。其他风寒暑热诸邪，既可侵袭肺卫，从表入里，使脾胃升降失司；亦可直中脏腑，损伤脾胃，导致运化失常，清浊不分而泄泻。但常与湿邪相兼侵犯人体，损伤脾胃。如暑湿当令，湿热伤中，热迫大肠而泄泻等。

（二）饮食所伤

暑热时节，恣食生冷，或食入不洁之物，每易损伤脾胃；或饮食过量，宿食内停；或过食肥甘，呆胃滞脾，运化不能，亦可使脾胃受伐。脾胃既伤，传导失职，升降失调，水谷不能化生精微，反而变生湿滞而成泄泻。

（三）情志失调

忧思恼怒，精神紧张，以致肝气郁结，气机不畅，横逆犯脾；或忧思伤脾，土虚木乘，皆可使脾失健运，水谷精微不能吸收，遂致本病。

（四）禀赋不足

先天不足，禀赋虚弱，或素体脾胃虚弱，使脾胃不能受纳腐熟水谷，又不能运化转输精微，水谷糟粕混杂而下，乃成泄泻。

（五）病后体虚

"肾为胃关"，久病之后，损伤肾阳；或年老体衰，阳气不足，命门火衰，脾失温煦，运化无权，泄泻乃作。泄泻之病位在肠，与脾、肝、肾关系密切。

泄泻之病机关键是湿邪困脾，脾失健运，肠道功能失司。病因虽多，但以湿邪为发病主要因素，且有寒湿、湿热之分，亦有外湿、内湿之别。外邪致病和饮食所伤者，起病多急；情志所伤及脏气虚弱者，起病多缓。另外，本病早期以实证为主，日久则以虚实夹杂证多见。

三、诊断与鉴别诊断

（一）诊断

1. 症状

本病以便次增多，便质稀薄甚如水样；或便次不多，但便质清稀为主要表现。可伴有腹胀、腹痛、肠鸣、纳呆等证。急性暴泻，起病突然，病程短，可伴有恶寒、发热等症；慢性腹泻，起病缓慢，病程较长，反复发作，时轻时重。

2. 检查

急性泄泻，粪便病因学检查可查到致病菌、病毒或寄生虫；大便培养阳性或阴性。慢性泄泻，肠镜检查可发现结肠（尤其是乙状结肠）、直肠有黏液分泌物、充血、水肿或有溃疡出现，或偶有肿瘤存在。也可各种检查均无阳性反应。慢性泄泻还可考虑结肠钡剂灌肠或全消化道钡餐检查，以明确病变部位。肝、肾、胰、甲状腺等脏腑器官的病变也可造成泄泻，相关检查有助于明确诊断。

（二）鉴别诊断

1. 痢疾

两者多发于夏秋季节，病变位置均在肠间。以腹痛，里急后重，泻下赤白黏液者为痢疾；以排便次数增多，粪便稀溏，甚至如水样者为泄泻。泄泻亦多有腹痛，但多与肠鸣脘胀同时出现，其痛便后即减；而痢疾之腹痛是与里急后重同时出现，其痛便后不减。

2. 霍乱

霍乱亦多发于夏秋之季，二者均有腹泻症状。但霍乱起病时常先出现突然腹痛，继则剧烈频繁的呕吐、泄泻并见为其特征，发病特点是起病急骤，变化迅速，病情凶险，若吐泻剧烈，则见面色苍白、目眶凹陷或发生转筋、腹中挛痛等危重症，预后不良。泄泻一般预后良好。

四、辨证论治

泄泻的辨证，首先辨别泄泻的寒热虚实。大凡病势急骤，脘腹胀满，腹痛拒按，泻后痛减，小便不利者，多属实证；凡病程较长，腹痛不堪，喜按，小便如常，口不渴者，多属虚证；粪便清稀如水，完谷不化者，多属寒证；粪便黄褐味臭，肛门灼热、泻下急迫，口渴善冷饮者，多属热证。

其次区分轻重缓急，辨别泄泻的病变脏腑。急性泄泻（暴泻）发病急骤，病程较短，常以湿邪为主要表现；慢性泄泻（久泻）病程较长（一般认为病程在2个月以上），或迁延不愈，每因饮食不当或劳倦过度即复发，多以脾虚为主；泄泻反复不愈，每因情志不遂而复发，多为肝郁克脾之证；五更泄泻伴腰酸肢冷多为久病及肾或肾阳不足。如饮食尚好，津液损伤不明显，泄泻次数不多，多属轻证；若泄泻频作，或久泻滑脱，不纳饮食，津液耗损，甚至有亡阴亡阳之变者，则多属重证。

（一）暴泻

1. 寒湿困脾

（1）证候：泄泻清稀，甚至如水样，腹痛肠鸣，脘闷食少，苔白腻，脉濡缓。若兼外感风寒，则恶寒发热，鼻塞头痛，肢体酸痛，舌质淡，苔薄白，脉浮。

（2）分析：外感寒湿或风寒之邪，侵袭肠胃，或过食生冷，饮食不化，致脾失健运，升降失调，大肠传导失司，故清浊不分，大便清稀；寒湿内盛，肠胃气机受阻，则腹痛肠鸣；寒湿困脾，则脘闷食少；恶寒发热，鼻塞头痛、肢体酸痛等乃风寒外束之征；苔白腻、脉濡缓为寒湿内盛之象。

2. 湿热中阻

（1）证候：泄泻腹痛，泻下急迫，或泻下不爽，粪便黄褐而臭，肛门灼热，烦热口渴，小便短黄，舌苔黄腻，脉濡数或滑数。

（2）分析：湿热之邪，或夏令暑湿伤及肠胃，传化失司，而发生泄泻，暴注下迫；湿热互结，阻滞肠腑，致肠腑气机不利，故泻而不爽，腹痛；湿热下注，故肛门灼热，粪便黄褐而臭，小便短黄；烦热口渴，舌苔黄腻，脉濡数或滑数，均属湿热内盛之征。

3. 食滞肠胃

（1）证候：腹痛肠鸣，泻下粪便臭如败卵，泻后痛减，伴有不消化之物，脘腹痞满，嗳腐酸臭，不思饮食，舌苔垢浊或厚腻，脉滑。

（2）分析：饮食不节，宿食内停，阻滞肠胃，传化失常，故腹痛肠鸣，脘腹痞满；宿食郁久腐败生浊，若浊气上泛，则嗳腐酸臭；浊气下移，则泻下臭如败卵。泻后腐浊外泄，故腹痛减轻；舌苔厚腻，脉滑，是宿食内停之象。

（二）久泻

1. 肝气乘脾

（1）证候：腹痛肠鸣泄泻，每因情志不畅时发生，泻后痛减，素有胸胁痞闷胀满，嗳气少食，舌淡红，脉弦。

（2）分析：情志不遂则肝气抑郁，疏泄不利，横逆犯脾，致脾运化无权，升降失常，清浊不分，故腹痛作泻；泻后肝气暂疏，气机稍畅，故泻后疼痛略减；肝气郁滞，则胸胁痞闷；肝不疏胃，则嗳气少食；舌质淡红，脉象弦为肝旺脾虚之象。

2. 脾胃虚弱

（1）证候：大便时溏时泻，完谷不化，稍进油腻之物，则大便次数增多，饮食减少，脘腹胀闷不舒，面色萎黄，肢倦乏力，舌淡苔白，脉细弱。

（2）分析：脾虚则运化无权，水谷不化，清浊不分，故大便溏泄；脾阳不振，运化失常，则饮食减少，脘腹胀闷不舒，稍进油腻之物，则大便次数增多；久泻不止，脾胃虚弱，气血化源不足，故面色萎黄，肢倦乏力；舌淡苔白，脉细弱，乃脾胃虚弱之象。

3. 肾阳亏虚

（1）证候：泄泻多在黎明之前，腹部作痛，肠鸣即泻，泻后则安，形寒肢冷，腰膝酸软，舌淡苔白，脉沉细。

（2）分析：肾阳虚衰，不能温养脾胃，加之黎明之前阳气未振，阴寒较盛，引起脾胃运化失常，气机不利，故黎明腹部作痛，肠鸣腹泻，又称为五更泻；泻后则腑气通利，故泻后则安；形寒肢冷，腰膝酸软，舌淡苔白，脉沉细，为脾肾阳气不足之症。

五、治疗

泄泻的治疗大法为运脾化湿。急性泄泻多以湿盛为主，重在化湿，佐以分利，再根据寒湿和湿热的不同，分别采用温化寒湿和清化湿热之法。夹有表邪者，佐以疏解；夹有暑邪者，佐以清暑；兼有伤食者，佐以消导。久泄以脾虚为主者，当以健脾。因肝气乘脾者，宜抑肝扶脾。因肾阳虚衰者，宜温肾健脾。中气下陷者，宜升提。久泄不止者，宜固涩。暴泄不可骤用补涩，以免关门留寇；久泄不可分利太过，以防劫其阴液。

（一）中药治疗

1. 暴泻

（1）寒湿困脾。

治法：芳香化湿，解表散寒。

处方：藿香正气散。方中藿香辛温散寒，芳香化浊为主药；苍术、茯苓、半夏健脾除湿；厚朴、大腹皮理气散满，疏利气机；紫苏、白芷解表散寒。

若邪气偏重，寒热身痛，可加荆芥、防风，或用荆防败毒散；若湿邪偏重腹满肠鸣，小便不利，可用胃苓汤健脾利湿；若寒重于湿，腹胀冷痛者，可用理中丸加味。

（2）湿热中阻。

治法：清利湿热，调和肠胃。

方药：葛根黄芩黄连汤。方中葛根解肌清热，煨用能升清止泻；黄芩、黄连苦寒清热燥湿；甘草甘缓和中。

若湿偏重宜加薏苡仁、厚朴；夹食滞者加神曲、山楂、麦芽；如有发热、头痛、脉浮等风热表证，可加金银花、连翘、薄荷；如在夏暑期间，证见发热头重，烦渴自汗，小便短赤，脉濡数等，是暑湿入侵，表里同病，可用新加香薷饮合六一散以解暑清热，利湿止泻。

治疗湿热泄泻，当辨别湿多抑或热多。湿多者，用药则偏重于祛湿利尿；热多者，用药应偏重于清热，使湿热分利。

（3）食滞肠胃。

治法：消食导滞，调中理气。

方药：保和丸（《丹溪心法》）。方中神曲、山楂、莱菔子消食和胃；半夏、陈皮和胃降逆；茯苓健脾祛湿；连翘清热散结。

若食滞较重，脘腹胀满，可因势利导，据"通因通用"的原则，用枳实导滞丸，以大黄、枳实为主，推荡积滞，使邪有出路，达到祛邪安正的目的。

2. 久泻

（1）肝气乘脾。

治法：抑肝扶脾。

方药：痛泻要方。方中白芍养血柔肝；白术健脾补虚；陈皮理气醒脾；防风升清吐泻。

若肝郁气滞、胸胁脘腹胀痛者，可加柴胡、枳壳、香附；若脾虚明显、神疲食少者，加黄芪、党参、扁豆；脾气不健者可加茯苓、扁豆、怀山药以益气健脾；若久泻不止，可加酸收之品，如乌梅、煨诃子等；若肝阴不足者加五味子、五倍子、木瓜酸敛柔肝；情绪不宁者，可加绿萼梅、郁金、合欢花、生龙牡以解郁安神。

（2）脾胃虚弱。

治法：健脾益胃，和中止泻。

方药：参苓白术散。方中人参、白术、茯苓、甘草健脾益气；砂仁、陈皮、桔梗、扁豆、怀山药、莲子肉、薏苡仁理气健脾化湿。

若脾阳虚衰，阴寒内盛，亦可用附子理中汤以温中散寒；若久泻不愈，中气下陷，而兼有脱肛者，可用补中益气汤，并重用黄芪、党参以益气升清止泻。

（3）肾阳亏虚。

治法：温肾健脾，固涩止泻。

方药：四神丸（《证治准绳》）加减。方中补骨脂温阳补肾；吴茱萸、肉豆蔻温中散寒；肉豆蔻、五味子收涩止泻。可加附子、炮姜温补脾肾。

若年老体弱，久泻不止，中气下陷，加黄芪、党参、白术益气健脾。亦可合桃花汤固涩止泻。

（二）针灸治疗

1. 基本处方

取穴：天枢、大肠俞、上巨虚、神阙、三阴交。

天枢、大肠俞为俞募配穴，与大肠之下合穴上巨虚合用，调理肠腑而止泻；神阙穴居中腹，内连肠腑，无论急、慢性泄泻，灸之皆宜；三阴交健脾而兼调肝肾。

2. 加减运用

（1）寒湿困脾证：加脾俞、阴陵泉以温中散寒、健脾化湿，阴陵泉针用平补平泻法。余穴针用补法，或加灸法。

（2）湿热中阻证：加合谷、内庭、阴陵泉以清利湿热，合谷、内庭针用泻法。余穴针用平补平泻法。

（3）食停肠胃证：加下脘、建里、内庭以消食导滞，针用泻法。余穴针用平补平泻法。

（4）肝气乘脾证：加期门、太冲以疏肝理气，针用泻法。余穴针用平补平泻法。

（5）脾胃虚弱证：加气海、脾俞、足三里以益气健脾。诸穴针用补法，或加灸法。

（6）肾阳亏虚证：加肾俞、命门、关元以温肾固本。诸穴针用补法，或加灸法。

3. 其他

（1）耳针疗法：取大肠、小肠、交感、肺、神门、直肠下段，刺后埋针，每日治疗1次。

（2）刺络疗法：取曲池、委中、金津、玉液，湿热盛者加十二井穴或十宣穴。曲泽、委中用三棱针刺血 5 ~ 10 mL，金津、玉液、十二井或十宣穴用三棱针点刺出血，出血量以血色变为鲜红者为度。此法适用于湿热泄泻，亦可用于水泻脱水者。寒凝血瘀腹痛较甚者，亦可选曲泽、委中表面青筋隆起处刺血。

（3）穴位注射法：取中脘、天枢、足三里、大肠俞，用小檗碱注射液，每穴注入 0.5 ~ 1 mL，每周治疗 2 次。急慢性腹泻均可采用本法治疗。

六、转归及预后

1. 饮食

注意饮食卫生，不暴饮暴食，不吃腐败变质食物，不喝生水、冷水等；泄泻患者饮食要清淡易消化，不宜吃甜、冷、肥腻的食物；某些食物进食后会引起泄泻者，应忌食。

2. 增强体质

慢性泄泻患者，应加强锻炼身体，以增强体质，如体操、太极拳、气功等。

3. 预防

平素注意天气变化而增减衣物以防外感引起泄泻。

（石小智）

第十节　积聚

一、概述

积聚以腹内结块，或胀或痛为主要临床特征。积和聚有不同的病因和病机：积有是形，固定不移，痛有定处，病多属血分，乃为脏病；聚是无形，聚散无常，痛无定处，病多属气分，乃为腑病。《难经·五十五难》说："故积者，五脏所生；聚者，六腑所成也。积者，阴气也，其始发有常处，其痛不离其部，上下有所终始，左右有所穷处；聚者，阳气也，其始发无根本，上下无所留止，其痛无常处，谓之聚。故以是别知积聚也。"《金匮要略·五脏风寒积聚病脉证并治》云："积者，脏病也，终不移；聚者，腑病也，发作有时，展转痛移，可为治。"一般来说，聚病较轻，为时尚暂，故易治；积病较重，为时较久，积而成块，故难治。

中医文献中的癥瘕、癖块、痃癖，以及伏梁、肥气、息贲等疾病，皆属积聚范畴。积聚之名，首见于《灵枢·五变》："人之善病肠中积聚者，皮肤薄而不泽，肉不坚而淖泽。如此，则肠胃恶，恶则邪气留止，积聚乃伤。"其病因病机，《内经》着重谈到寒邪外侵及内伤忧怒，以致"血气稽留""津液涩渗"，着而不去，渐结成积。在《内经》里，也提到诸如"伏梁""息贲""肥气""奔豚"等病名，亦皆属积聚范畴。在治疗方面，《素问·至真要大论篇》提出的"坚者削之""结者散之""留者攻之"等原则，具有一般的指导作用。

《难经》不仅对积、聚做了明确的区别，而且明确地将肥气、伏梁、痞气、息贲、奔豚作为五脏之积的名称，并对其主要症状作了具体描述，如《难经·五十六难》有："肝之积，名曰肥气，在左胁下，如覆杯，有头足，久不愈，令人发咳逆""心之积，名曰伏梁，起脐上，大如臂，上至心下"等。除奔豚属于聚的病证外，其余均指腹部不同部位的痞积包块。

《诸病源候论·积聚病诸候》对积聚的病因病机有进一步的论述，既认为积聚主要由于卫虚感邪所致，又指出积聚之成一般都有一个渐积成病的过程："积聚者，由阴阳不和，腑脏虚弱，受于风邪，搏于腑脏之气所为也，诸脏受邪，初未能成积聚，留滞不去，乃成积聚。"《癥瘕病诸候》所论癥瘕的症状特点是："盘牢不移动者，是癥也，言其形状可征验也"；"瘕，痛随气移动是也。言其虚假不牢，故谓之为瘕也"；"瘕者假也，谓虚假可动也"。可知癥即是积，瘕即是聚。

治疗积聚的方药，晋葛洪《肘后方》即收载了"治卒心腹瘕坚方"内服、外用共16方；唐孙思邈《千金要方》收载治疗积聚的方剂多达44首，王焘《外台秘要》治积聚方计38方，其中既有大剂复方，也有不少单方。宋严用和《济生方·积聚论治》强调积聚发病与七情攸关，其香棱丸、大七气汤等方，一直沿用至今。金元时期《活法机要》中强调了人体正气亏虚是积聚发病的重要原因，因此扶正是治疗积聚的一个重要原则。罗天益《卫生宝鉴·腹中积聚》搜集治疗积聚的方剂17首，其中理气导滞、活血消积的药物在处方中所占的比重比唐代的方剂明显增加，而且把三棱、莪术作为治疗积聚的重要药物。明王肯堂的《证治准绳·积聚》提出了"治疗是病必分初、中、末三法"的主张，谓初者"治其始感之邪与留结之客者，除之，散之，行之，虚者补之"；中者"当祛湿热之邪，其块之坚者削之，咸以软之，此时因病邪久踞，正气尤虚，必以补泻迭相为用"；末则"补益其气，兼导达经脉，使荣卫流通，则块自消矣。"《景岳全书·积聚》说："治积之要，在知攻补之宜，而攻补之宜，当于孰缓孰急中辨之。凡积聚未久而元气未损者，治不宜缓，盖缓之则养成其势，反以难制，此所急在积，速攻可也。若积聚渐久，元气日虚，此而攻之，则积气本远，攻不易及，胃气切近，先受其伤，愈攻愈虚。"李中梓《医宗必读·积聚》认为："积之成也，正气不足而后邪气踞之。"他在治疗上把攻、补两大

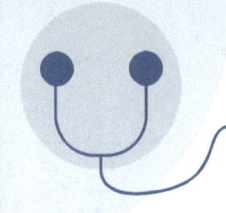

治法与积聚病程中的初、中、末三期有机地结合起来，谓："初者，病邪初起，正气尚强，邪气尚浅，则任受攻；中者，受邪渐久，邪气较深，正气较弱，任受且攻且补；末者，病魔经久，邪气侵凌，正气消残，则任受补。"并总结临床经验指出，治积不能急于求成，可以"屡攻屡补，以平为期"。清潘楫《医灯续焰》认为不能将古代医家"积属脏病，聚属腑病"的说法绝对化，提出"治之者，当于留止聚散上相机，不当于脏腑二字上作功夫也"，这个提法是符合临床实际的。王清任在《医林改错》中特别强调积聚之成，无不与瘀血有关，他说："无论何处，皆有气血，气无形不能结块，结块者必有形之血者。血受寒则凝结成块，血受热则煎熬成块。"

综上所述，在唐代以前，对积聚的病因病机、临床表现及其分类已有较明确的认识。晋唐时代，搜集方药渐多，治疗经验也日益丰富。宋元以至明清，进一步明确正虚、邪结是积聚发病的两个基本方面，重视气血积滞是形成积聚的重要病理变化。在治疗上，确立了扶正祛邪、攻补兼施的原则。并在前人经验的基础上提出了比较完整的治疗方案。

二、病因病机

积聚的发生，多因情志郁结，饮食所伤，寒邪外袭以及病后体虚，或黄疸、疟疾等经久不愈，以致肝脾受损，脏腑失和，气机阻滞，瘀血内停，或兼痰湿凝滞，而成积聚。故《景岳全书·积聚》篇说："积聚之病，凡饮食、血气、风寒之属皆能致之。"一般而言，聚证以气机阻滞为主，积证以瘀血凝滞为主。但气滞日久，可致血瘀而成有形之积；有形之血瘀，亦必阻滞气机。故积聚在病机上有区别，亦有一定联系，积聚日久，均可导致血虚，一般初病多实，久病多虚。

1. 情志失调

情志抑郁，肝气不舒，脾气郁结，导致肝脾气机阻滞，继而由气及血；使血行不畅，脉络瘀阻，日积月累而成，如《金匮翼·积聚统论》篇说："凡忧思郁怒，久不得解者，多成此疾"。一般来说，若偏重于影响气机的运行，则为聚；气血瘀滞，日积月累，凝结成块则为积。

2. 饮食所伤

由于饮酒过度，或嗜食肥甘厚味，煎煿辛辣之品；或饮食不节，饥饱失宜，损伤脾胃，脾失健运，不能输布水谷之精微，湿浊凝聚成痰。痰浊阻滞进一步影响气血的运行，致气机郁滞，血脉瘀阻，气、血、痰互相搏结，而形成积聚。《景岳全书·痢疾·论积垢》说："饮食之滞，留蓄于中，或结聚成块，或胀满鞕痛，不化不行，有所阻隔者，乃为之积。"说明饮食所伤也可成积聚。

3. 感受寒湿

寒湿侵袭，脾阳不运，湿痰内聚，阻滞气机，气血瘀滞，积块乃成。如《灵枢·百病始生》篇说："积之始生，得寒乃生。"亦有风寒侵袭，复因饮食所伤，脾失健运，湿浊不化，凝聚成痰，风、寒、痰、食、诸邪与气血互结，壅塞脉络，渐成本病。如《景岳全书·积聚》说："不知饮食之滞，非寒未必成积，而风寒之邪非食未必成形，故必以食遇寒，以寒遇食，或表邪未清，过于饮食，邪食相搏，而积斯成矣。"

亦有外感寒邪，复因情志内伤，气因寒遏，脉络不畅，阴血凝聚而成积，如《灵枢·百病始生》篇说："卒然外中于寒，若内伤于忧怒，则气上逆，气上逆则六输不通，温气不行，凝血蕴里而不散，津液涩渗，著而不去，而积皆成矣。"

4. 他病转移

黄疸病后，或黄疸经久不退，湿邪留恋，阻滞气血；或久疟不愈，湿痰凝滞，脉络痹阻；或感染血吸虫，虫阻脉道，肝脾气血不畅，血络受阻。以上因素均可导致积聚。

可见，七情、饮食、邪毒等致病因素，常交错夹杂，混合致病。正如《金匮翼·积聚统论》说："积聚之病，非独痰、食、气、血，即风寒外感，亦能成之。然痰、食、气、血，非得风寒，未必成积；风寒之邪，不遇痰、食、气、血，亦未必成积。"说明积聚之成，往往与多种致病因素有关。

三、诊断与鉴别诊断

（一）诊断

腹腔内有可扪及的包块。

常有腹部胀闷或疼痛不适等症状。

常有情志失调、饮食不节、感受寒邪或黄疸、虫毒、久疟、久泻、久痢等病史。

（二）鉴别诊断

1. 积聚与痞满

痞满是指脘腹部痞塞胀满，系自觉症状，而无块状物可扪及。积聚则是腹内结块，或痛或胀，不仅有自觉症状，而且有结块可扪及。

2. 症积与瘕聚

症就是积，症积指腹内结块有形可征，固定不移，痛有定处，病属血分，多为脏病，形成的时间较长，病情一般较重；瘕聚是指腹内结块聚散无常，痛无定处，病在气分，多为腑病，病史较短，病情一般较轻。

四、辨证论治

1. 辨积与聚的不同

积与聚合称为一个病证，二者既有联系，又有区别。积证具有积块明显，固定不移，痛有定处，病程较长，多属血分，病情较重，治疗较难等特点；聚证则无明显积块，腹中

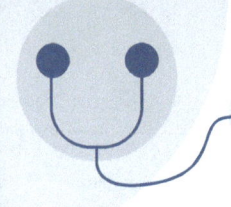

胀气时聚时散，发有休止，痛无定处，病程较短，多属气分，病情一般较轻，治疗相对较易。至于古代文献以积为脏病、聚为腑病，不可拘泥，因不少积块就发生在胃、肠等脏器。

2. 辨积块的部位

积块所在的部位不同，标志着所在病的脏腑不同，临床症状、治疗方药也不尽相同。故有必要加以辨别：一般心下属胃，两胁及少腹属肝，大腹属脾。若右胁腹块伴见胁肋刺痛、黄疸、纳呆、腹胀等症状者，病在肝；胃脘部积块伴见反胃、呕吐、呕血、便血等症状者，病在胃。辨别积块的部位，可以及早发现病变，并加强治疗上的针对性。

3. 辨初、中、末期虚实不同

积聚一证，大体上可以分为初、中、末三期。不同时期虚实不同，须加辨识。

一般初期正气未至大虚，邪气虽实而不甚。表现为积块较小，质地较软，虽有胀痛不适，而一般情况尚好。中期正气渐衰而邪气渐甚，表现为积块增大，质地较硬，持续疼痛，舌质紫暗或有瘀点、瘀斑，并有饮食日少、倦怠乏力、面色渐黯、形体逐渐消瘦等症。末期正气大虚，而邪气实甚，表现为积块较大，质地坚硬，疼痛剧烈，舌质青紫或淡紫，有瘀点、瘀斑，并有饮食大减、神疲乏力、面色萎黄或黧黑、明显消瘦等衰弱表现。

4. 辨标本缓急

在积聚的病程中，由于病变发展，常可出现一些危重急证。如因血热妄行，气不摄血，或瘀血内积而吐血、便血；因胃失和降，胃气上逆而剧烈呕吐；因肝胆瘀滞，胆汁外溢而出现黄疸等。这些证候对积聚本病而言，属于标，应按照急则治其标或标本兼顾的原则及时处理。

五、治疗

积证、聚证因在气、在血有所侧重，治疗也有差别。聚证病在气分，以疏肝理气、行气消聚为基本治则；积证病在血分，以活血化瘀、软坚散结为基本治则，重在活血。然积证病程较长，病情较重，应根据病程初、中、末不同时期，掌握攻补分寸。初期积块不大，软而不坚，正气尚未大虚，治宜行气活血、软坚消积为主；中期积块渐大，质渐坚硬，正气耗伤，邪盛正虚，治宜攻补兼施；末期积块坚硬，形瘦神疲，正气伤残，治宜扶正培本为主，酌加理气、化瘀、消积之品，切忌攻伐太过。

积聚日久，损伤气血，故在治疗上要始终注意保护正气，攻伐之药，用之不宜过度，邪衰应扶正祛邪，以免伤正。正如《素问·六元正纪大论篇》所说："大积大聚，其可犯也，衰其大半而止。"

（一）肝郁气滞

1. 肝气横逆

主症：恼怒之后，气分不畅，木郁横逆，腹中攻窜胀痛，时聚时散，善太息，胸闷食少，其发作每与情志有关，苔薄白，脉象弦细数。

治法：疏调气机，以缓疼痛。

方药：柴胡6g，苏梗9g，半夏10g，厚朴6g，茯苓9g，青皮10g，陈皮10g，片姜黄6g。

方药分析：方中柴胡疏肝解郁，苏梗、厚朴、青皮、陈皮疏肝理气，半夏、茯苓健脾燥湿化痰，片姜黄疏肝活血祛瘀，气行郁解，则聚消结散。

加减法：

（1）若脉数心烦时，加川楝子6g、玄胡粉3g（冲），以疏肝泄热。

（2）若气郁明显者，加绿萼梅6g、橘叶6g，增强疏肝解郁之力，以缓疼痛。

（3）若肝郁化火，呕吐酸水，舌红苔黄，心烦口渴，于方中加左金丸（吴茱萸1g、黄连6g），泻火止酸。

2. 血虚肝郁

主症：素体血虚，肝失所养，脉络拘急，故两胁刺痛而少腹掣痛不舒，时而积聚成块，舌瘦质红，脉弦细。

治法：养血和阴，调气消聚。

方药：柴胡6g，当归10g，白芍12g，茯苓10g，木瓜10g，川楝子10g，青皮6g，陈皮6g，炙甘草3g，生牡蛎20g（先煎）。

方药分析：方中柴胡、白芍疏肝、柔肝；当归、木瓜养血滋阴，柔肝缓急；茯苓健脾以防木克；青皮、陈皮理气解郁；川楝子、生牡蛎清肝泻热；炙甘草与芍药相配，甘酸化阴，缓急止痛。

加减法：

（1）若血少阴亏日久者，当加生地10g、旱莲草10g、女贞子10g、丹参12g、稽豆衣10g。

（2）血虚而肝阳亢者，可加潜镇之品，如生石决明20g、生蛤壳15g、玳瑁10g。

（3）若肝阴虚而火旺者，可于方中去青皮、陈皮，少佐苦泄肝热之品，如山栀6g、黄芩3g、夏枯草6g，若肝热较甚者，可加龙胆草3g。

3. 肝郁寒凝，互阻脉络

主症：素体肝瘀血虚，筋脉失养，又感寒邪，或恣食生冷，寒阻气机，凝滞肝脉，脘腹阵阵绞痛，舌瘦而干，脉象沉紧弦细。

治法：温寒拮痛，养血育阴。

方药：柴胡6g，当归10g，炒白芍12g，炙甘草6g，炮姜5g，炒小茴香5g，木香6g，炒官桂5g。

方药分析：方中柴胡疏肝解郁；当归、白芍、炙甘草养血柔肝，缓急止痛；木香理

气；炮姜、小茴香、炒官桂温经散寒，寒解脉通则痛减，即"通则不痛"之意也。

加减法：

（1）若寒又兼湿者，加陈皮10g、半夏10g、茯苓10g以健脾燥湿。

（2）肝气郁结，血分受阻，当以活血化瘀通络为法。

4. 肝郁蕴热，脉络瘀阻

主症：肝郁蕴热，深入血分，胁下有块，既胀且痛，按之更甚，每于夜间病势增重，活动后痛势渐为缓解，大便色深（呈棕黑色），小溲色黄，舌色暗，有瘀斑或瘀点，脉沉细弦而略数。

治法：理气活血，化瘀消积。

方药：川楝子10g，延胡索末3g（冲），炒五灵脂10g，生蒲黄10g，生香附10g，丝瓜络10g，苏木3g。

方药分析：方中川楝子、延胡索清热行气、活瘀止痛；炒五灵脂、蒲黄活血祛瘀；生香附疏肝理气；丝瓜络、苏木活血祛瘀通络。合方共奏理气活血、化瘀消积之功。

加减法：因痛已日久，宜用丸、散、膏剂缓缓调之，如鳖甲煎丸、大黄䗪虫丸之类。

（二）气滞血瘀

主症：积聚病久，深入血分，脉络失和，血气凝结，腹中积块明显，硬痛不移，面色黧黑，皮肤干涩，形体消瘦，女子癸事色深有块，阵阵心烦，舌质红，苔白根部厚腻，两脉沉涩。

治法：活血化瘀，行气拈痛。

方药：木香6g，桃仁6g，赤芍10g，延胡索6g，当归10g，五灵脂10g，红花6g，枳壳6g。

方药分析：方中桃仁、赤芍、当归、五灵脂、红花活血祛瘀，养血通脉；木香、枳壳理气解郁；延胡索行气活血止痛。共奏行气活瘀止痛之效。

加减法：若邪气尚盛，而正气已虚时，则应在祛邪的基础上，参以补正，以防邪祛正衰。

（三）气血不足，瘀结日久

主症：瘀结日久，气血早衰，腹中有积块，硬痛不移，日渐加剧，形体消瘦，面色萎黄，肌肤甲错，倦怠乏力，少气懒言，月事衰少，色深有块，舌质紫暗有瘀斑，舌体胖苔滑色白，脉沉弱细涩。

治法：益气补正，养血活瘀。

方药：旋覆花15g，当归30g，赤芍30g，白芍30g，肉桂15g，延胡索9g，炙鳖甲90g，党参30g，茯苓30g，白术30g，枳实15g，黄连15g，莪术15g，三棱15g，独活15g，防风15g，焦楂炭60g，青皮30g，陈皮30g。

上药共为细末，炼蜜为丸，如梧桐子大小，每日早、午、晚各服6g，或早、晚各1次，白开水送下，如遇感冒暂停。

这张丸药方，适用于虚实夹杂的慢性患者，表面看来药量比汤剂小，但长期服用，持之以恒，多能取得满意疗效。在服丸药期间，应嘱患者节制饮食，逐渐增加体力活动，以配合活血化瘀治疗。

（四）正虚气弱，脉络失和

主症：素体薄弱，正气又虚，肝郁不畅，腹中似有积块，过劳即发，得休息则病势即缓，一身乏力，舌淡苔润，舌边尖有小瘀点，脉象虚弱。

治法：益气养血，少佐活络。

方药：当归10 g，生地10 g，白芍10 g，川芎10 g，党参6 g，茯苓10 g，白术10 g，炙甘草10 g，丝瓜络10 g。

外用阿魏化痞膏，贴于患处。

方药分析：方中党参、白术、茯苓、炙甘草益气补虚，当归、生地、白芍、川芎滋阴养血，丝瓜络通经活络，诸药合用，共奏扶正化积之功。

六、转归及预后

聚证一般预后良好。少数聚证日久不愈，可以由气入血转化成积块。症积日久，瘀阻气滞，脾运失健，生化乏源，可导致气虚、血虚，甚或气阴两亏。若正气愈亏，气虚血涩，则症积愈加不易消散，甚则逐渐增大。如病势进一步发展，还可出现一些严重的变证。如积久肝脾两伤，统藏失职，瘀热伤络，导致出血；湿热瘀结，胆汁泛溢，出现黄疸；气血瘀阻，水湿泛滥，亦可出现腹满肢肿等症。

七、预防与调护

饮食有节，起居有常，注意冷暖，条畅情志，保持正气充沛，气血流畅，是预防积聚的重要措施。此外，在血吸虫流行的区域，要杀灭钉螺，整治疫水，做好防护工作，避免感受虫毒。黄疸、疟疾、久泻、久痢等患者病情缓解后，要继续清理湿热余邪，舒畅气机，条肝运脾，防止邪气残留，气血郁结成积。积聚兼有气血损伤者，宜进食营养丰富、易于消化的食物，以补养气血，易于康复。

（石小智）

第十一节 鼓胀

一、概述

鼓胀是因腹部胀大如鼓而命名。鼓胀以腹胀如鼓，皮色苍黄，甚则腹皮青筋暴露，四肢不肿或微肿为特征。中医文献中有"鼓胀""单腹胀""气鼓""水鼓""血鼓""蛊鼓"等名称，为中医杂病四大证（风、劳、鼓、膈）之一。

鼓胀之名，最早见于《灵枢·水胀》《素问·腹中论篇》。张仲景对于肝水、脾水、肾水3种水病的论述和《内经》所述的鼓胀颇相似。刘河间认为鼓胀是由于热气内郁，不散而聚形成；李东垣认为："脾胃之气虚弱，不能运化精微，而致水谷聚而不散，而成胀满"；朱丹溪认为湿热相生，清浊相混，隧道壅塞乃成鼓胀。

明·李梴对鼓胀病机及治法论述精辟，认为"凡胀初起是气，久则成水，胀必补中行湿，兼以消积，更断盐酱"。张景岳对鼓胀病名解释合理，治胀主张辨虚实及气血、寒热。《医宗必读》区别了鼓胀和蛊胀。喻嘉言、陈士铎等均认识到皮肤红点、红纹、蟹爪纹络等外部体征和鼓胀之间有密切的联系。《杂病源流犀烛》《医宗金鉴》已认识到鼓胀患者能出现神志异常及出血等严重的并发症。

西医学的肝硬化腹水、血吸虫病后期等，可参考本节辨证施治。

二、病因病机

鼓胀病因主要有酒食不节，情志所伤，或肝炎过久，感染血吸虫，以及黄疸、积聚失治等。

嗜酒伤食，脾胃受损，运化失调，清浊相混，湿热壅滞；肝气横逆，木气克土，侵及脾胃，气机受阻，血流不畅，经络壅塞；传染病后（如血吸虫感染）、肝硬化等均可致鼓胀。

本病病机为肝、脾、肾三脏功能障碍，导致气滞、血瘀、水停，积于腹内而成。形成鼓胀的3个重要病理变化是肝气郁滞、血脉瘀阻、水湿内停。

三、诊断与鉴别诊断

（一）诊断

初起脘腹作胀，食后尤甚。继而腹部胀满如鼓，重者腹壁青筋显露，脐孔突起。

常伴乏力、食欲缺乏、尿少及齿衄、鼻出血、皮肤紫斑等出血现象，可见面色萎黄、黄疸、手掌殷红、面颈胸部红丝赤缕、血痣及蟹爪纹。

本病常有酒食不节、情志内伤、虫毒感染或黄疸、胁痛、症积等病史。

（二）鉴别诊断

1. 鼓胀与水肿

鼓胀主要为肝、脾、肾受损，气血水互结于腹中。以腹部胀大为主，四肢肿不甚明显。晚期方伴肢体浮肿，每兼见面色青晦，颈部有血痣赤缕，胁下症积坚硬，腹皮青筋显露等。水肿主要为肺、脾、肾功能失调，水湿泛溢肌肤。其浮肿多从眼睑开始，继则延及头面及肢体。或下肢先肿，后及全身，每见面色㿠白、腰酸倦怠等，水肿较甚者亦可伴见腹水。

2. 气鼓、水鼓、血鼓

腹部膨隆，嗳气或矢气则舒，腹部按之空空然，叩之如鼓，是为气鼓，多属于肝郁气滞；腹部胀满膨大，或状如蛙腹，按之如囊裹水，常伴下肢浮肿，是为水鼓，多属于阳气不振，水湿内停；脘腹坚满，青筋暴露，腹内积块痛如针刺，面部赤丝血缕，是为血鼓，多属于肝脾血瘀水停。临床上气、血、水三者常相兼为患，但各有侧重，掌握上述特点，有助于辨证。

四、辨证论治

1. 辨虚实

辨虚实可从两方面来辨：一是体质的强弱、年龄的大小及神色；二是从腹胀与水肿出现的先后、二便的性质、脉象等。另外还可以根据鼓胀本身来辨。

2. 辨气结、血瘀、水裹

大凡鼓胀初起，以气结为主，按压腹部，随按随起，如按气囊。失治则成水裹或血瘀。水裹者，腹部坚满，摇动有水声，按之如囊裹水；血瘀者，腹上青筋暴露，面、颈、胸部出现红缕赤痕。

五、治疗

（一）气臌

本病论治宜辨标本虚实，以"衰其大半而止"为原则。

主症：腹部膨隆胀满，拍之鼓声，胸胁支胀且痛，胃纳不佳，食后腹胀、嗳气，小便少，苔白腻，脉弦滑。

治法：疏肝理气，除湿消满。

方药：中满分消丸加减：厚朴10 g，枳实6 g，黄连3 g，黄芩10 g，知母6 g，半夏10 g，陈皮6 g，茯苓10 g，猪苓10 g，泽泻10 g，砂仁3 g，干姜3 g，姜黄6 g，人参3 g（研另煎兑），白术10 g，甘草10 g。

方药分析：本证属鼓胀初起阶段，主要为气机阻滞，兼有少量水湿，故以消湿除满为目的。方由理气导滞、清热化湿、温中健脾三大类药物选加而成，使中满得以分消。

加减法：

（1）尿少者，加苏叶、杏仁、车前子、瞿麦。

（2）腹胀甚者，加木香、大腹皮、大腹子。

（3）若单腹胀大，面色晦滞，尿黄而少者，乃气滞夹热，宜用排气饮加白茅根、车前草。

（二）血臌

主症：鼓胀日久，由气分入血分，腹大坚满，腹皮隐隐色紫红，胁下有痞块，面色瘀黑，头颈部有蜘蛛痣，唇色紫褐，吐血、衄血，大便色黑，脉沉涩或芤，舌瘦质红且干，有瘀斑。

治法：活血祛瘀。

方药：化瘀汤加减：丹参10g，丹皮10g，当归10g，赤芍10g，茜草10g，姜黄6g，大黄3g，川芎10g，香附10g，川楝子6g，五灵脂10g，桃仁6g，牡蛎20g（先煎），珍珠母15g（先煎）。

方药分析：本证乃瘀血阻于肝脾脉络之中，隧道不通而成。上方由养血活血、凉血化瘀、软坚破瘀等药物组成，合方起到活血化瘀通络、行气消坚利水之效。

加减法：胀满甚、体质尚好者，可暂用十枣汤。当以粉剂试服。甘遂1g、大戟1g、芫花1g共研细为末，一次服。

（三）水臌

表现为腹皮薄，腹大有移动性浊音，色苍，筋现脐突，小便少，苔白腻，脉缓软且滑。本证以腹水为主症，常分三型论治。

1. 寒湿型

主症：舌白滑润，脉象沉濡且弱，畏寒，便溏。

治法：温阳散寒，化湿利水。

方药：实脾饮加减：附子6g，干姜3g，白术10g，甘草10g，厚朴10g，木香6g，草果4g，大腹子10g，茯苓10g，木瓜10g，生姜3片，大枣5枚。

方药分析：寒湿停聚，阻滞中阳，水蓄不行，故腹大胀满，治应散寒温阳化湿。方中附子、干姜、草果温阳散寒除湿，白术、甘草健脾运湿，厚朴、木香、大腹子、木瓜宽中理气化湿，茯苓渗湿利水。诸药相伍，复脾阳，化水湿。

加减法：根据体质情况，方中药物剂量可酌减。

2. 湿热型

主症：腹水症状之外，有心烦急躁，口苦梦多，溲赤便干，舌边尖红，苔黄腻，脉弦数。

治法：清热化湿。方药：茵陈蒿汤加导赤散加减：茵陈 10 g，栀子 6 g，大黄 6 g，木通 2 g，甘草梢 10 g，竹叶 10 g，生地 10 g。

方药分析：湿热互结，水浊停聚，故治宜清热化湿。茵陈清热祛湿；栀子、大黄清热散结，荡涤热毒；导赤散利湿清热。诸药配合，湿化热清。

加减法：

（1）水湿困重者，暂用舟车丸，每服 2～3 g，每日 1～2 次。

（2）骤然大量出血，为热迫血溢，可用犀角地黄汤试服。

（3）湿热蒙闭心包、神昏谵语，可用安宫牛黄丸或至宝丹，但用量必须小。

3．阴阳两虚

主症：腹水日久，精神紧张，阴气大亏，故口干舌绛，脉多弦细略数。

治法：滋养肾阴。

方药：六味地黄丸加减。

加减法：

（1）若阴虚阳亢，营分受灼，鼻口出血，用咸寒育阴，凉血止红，如犀角地黄丸。

（2）舌胖淡，体胖嫩有齿痕，脉沉细或弦大重按无力，用健脾温肾，化气行水，如附子理中汤或桂附八味丸之类。

鼓胀乃内科大证，责之肝、脾、肾三脏。既有初、中、末之分期，又有气、血、水之分型。本病为本虚标实之证，治宜标本兼顾。又须患者积极配合，树立信心，谨慎饮食，断妄想，戒淫欲，慎起居，防外感，常乐观，积极锻炼，坚持服药，方为有益。

六、转归及预后

由于鼓胀病情容易反复，预后一般较差。若病在早期，正虚不著，经适当调治，腹水可以消失，病情可趋缓解，但肝脾肾正气未复，气滞血络不畅，腹水仍然可能再起，此时必须抓紧时机，疏肝健脾，活血利水，培补正气，进行善后调理，以巩固疗效。如延至晚期，邪实正虚，则预后较差，腹水反复发生，病情不易稳定。若饮食不节，或服药不当，或劳倦过度，或正虚感邪，可致病情恶化。如阴虚血热，络脉瘀损，可致鼻出血、齿衄，甚或大量呕血、便血；或肝肾阴虚，邪从热化，蒸液生痰，内蒙心窍，引动肝风，则见神昏谵语、痉厥等严重证候；如脾肾阳虚，湿浊内蒙，蒙蔽心窍，亦可导致神糊昏厥之变，终至邪陷正虚，气阴耗竭，由闭转脱，病情极为险恶。

七、预防与调护

（1）宜进清淡、富有营养而且易于消化之食物。生冷寒凉不洁食物易损伤脾阳，辛辣油腻食物易蕴生湿热，粗硬食物易损络动血，故应禁止食用。食盐有凝涩水湿之弊，一般鼓胀患者宜进低盐饮食；下肢肿甚，小便量少时，则应忌盐。

（2）抑郁愤怒，情志失调，易于损肝碍脾，加重病情。气火伤络，甚则引起呕血、便血等危重症。因此，本病患者宜调节情志，怡情养性，安心休养，避免过劳。

（3）加强调护，注意冷暖，防止正虚邪袭。如感受外邪，应及时治疗。前人沈金鳌在《杂病源流犀烛·肿胀源流》中说："先令却盐味，厚衣裳，断妄想，禁愤怒。"强调了生活调摄与疗效及预后的密切关系。

（石小智）

第十二节 便秘

一、概述

便秘即大便秘结不通。指排便时间延长，或虽有便意而排出困难者。便秘又有"便闭""肠结""脾约"等诸名。

便秘为肠道病变，其症状虽然比较单纯，但是病因却比较复杂，如肠胃积热、阴寒凝结、气机郁滞、气血阴津亏虚等，使大肠的传导功能失职，通降失常，糟粕内留，不得下行而导致大便秘结。由于便秘有虚实之分，寒热之别，因而治疗也各不相同，或清热通便，或润肠通便，或益气润肠，或养血润燥。

本篇所述的便秘可见于西医学的习惯性便秘、肠神经官能症，以及肛裂、痔疮、直肠炎等疾患引起的便秘。

二、病因病机

便秘病因虽然复杂，但其病机归纳起来，不外是"燥"和"滞"两类。"燥"指大肠泽乏，肠道失润，于是大便干结，难于排出，即无水舟停。金·刘完素《素问玄机原病式·大气为病》谓："诸涩枯涸，干劲皱揭，皆属干燥"。指大肠气机郁滞，传送无力，以致秘结不通。临床上燥和滞是不能分开的，两者当分虚实。

（1）因实而燥：阳盛之体，或过食温补，过食辛辣厚味以致肠胃积热，热盛灼阴，或伤寒热病之后，余热留恋，津液耗伤，无以下润大肠，见大便干结，或湿热下落大肠，使肠道燥热，伤津而便秘。其共同点是因热邪伤阴而肠道失润。

（2）因虚而燥：劳倦饮食所伤，或病后、产后以及年老体虚之人阴血亏损。血虚则津枯，不能滋润大肠。下元受损肾阴一亏，肠道失润而便行干槁，以致大便秘结。津血同源，皆为阴液，故血虚，阴虚便秘，在肠道的表现都为津液不足。

（3）因实而滞：因阳明热结，胃家燥实而致腑气不通或忧愁思虑情志不舒，或久坐少动致气机郁滞不能宣达，于是通降失常，传导失职，糟粕内停而便秘。

（4）因虚而滞：一者为气虚，气虚为肺脾功能受损，肺与大肠相表里，肺脾气虚则推导无力，使粪便当出不能出而成便秘。二者为阳虚：房劳过度，阳虚体弱，或年老体衰阳气虚衰，阴寒凝结胃肠，致阳气不运，传导失司，不能蒸化津液，温润肠道，故肠道艰于传送，从而引起便秘。

三、诊断与鉴别诊断

便秘属于肠道病变，其症状虽较单纯，但成因却很复杂。由于病因病机不同，故临床症状各有差异，当分虚实论治。

实证概括有热秘和气秘；虚证概括有气虚、血虚及阳虚。热秘以面赤、身热、口臭、唇疮、尿赤、苔黄燥，脉滑实等为辨证要点；气秘以嗳气频作，胸胁痞满，腹胀痛，苔薄腻脉弦为辨证特点。气虚以面色苍白、神疲气怯，临厕努挣乏力，甚则汗出短气，大便并不干硬，舌嫩苔薄，脉虚为辨证特点。血虚以面色无华，头眩心悸舌淡脉细涩为辨证要点。阳虚者谓之冷秘，以面色苍白、尿清肢冷，喜热恶凉，苔白润脉沉迟为辨证要点。上述诸秘，其临床各有特点，不得混同治疗。

四、辨证论治

（一）肠胃积热（热秘）

1. 主要证候

大便干结，腹胀腹痛，按之不舒，小便短赤，面红身热，口干口臭，烦躁易怒，舌质红，苔黄燥，脉滑数。

2. 治则

清热通腑润肠。

3. 方药

麻子仁丸加减。火麻仁15g（打碎），杏仁9g，生大黄9g（后下），厚朴6g，枳实10g，白芍9g，白蜜15g（冲入）。

大便干结、坚硬者，加芒硝；肝火旺、目赤易怒者，加山栀子、芦荟；痰热壅肺者，加瓜蒌仁、黄芩；口干舌燥者，加生地、玄参、麦冬。

（二）腑气郁闭（气秘）

1. 主要证候

大便秘结，欲便但排出困难，情志郁闷，嗳气频作，胁腹痞满，纳呆，舌苔薄腻，脉弦。

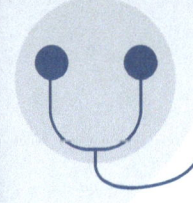

2. 治则

顺气导滞。

3. 方药

六磨汤加减。木香 9 g，乌药 9 g，沉香 3 g（研粉吞服），生大黄 9 g（后下），槟榔 12 g，枳实 12 g，柴胡 9 g。情志郁闷者，加郁金、合欢皮；气郁化火，口苦咽干者，加黄芩、山栀子、龙胆草；虫积阻滞气机者，加雷丸、使君子；术后肠粘连者，加桃仁、赤芍；痰阻气闭者，加全瓜蒌、皂荚。

（三）气虚便秘

1. 主要证候

大便并不一定干硬，虽有便意，但临厕努挣乏力，难以排出，便而不爽，便后疲乏，面色㿠白，肢倦懒言，舌淡嫩，苔薄，脉弱。

2. 治则

益气润汤。

3. 方药

黄芪汤加减。黄芪 15 g，党参 12 g，橘皮 6 g，火麻仁 20 g，白蜜 20 g（冲服）。

气虚下陷脱肛者，加人参、升麻、柴胡；肺气不足，气短懒言者，加五味子、麦冬、人参；气虚热结大便干硬者，加大黄、芒硝。

（四）血虚便秘

1. 主要证候

大便秘结，面色无华，头晕目眩，心悸健忘，唇舌淡，脉细弱。

2. 治则

养血润燥。

3. 方药

润汤丸加减。生地 12 g，当归 12 g，生首乌 15 g，火麻仁 20 g，桃仁 10 g，枳壳 9 g。

血虚有热、口干心烦者，加玉竹、知母；大便干燥者，加白蜜、玄参；气血两亏者，加黄芪、太子参。

（五）阳虚寒凝便秘（冷秘）

1. 主要证候

大便艰涩，难以排出，腹中冷痛，小便清长，四肢不温，喜热怕冷，面色㿠白，腰膝酸冷，舌质淡，苔白润，脉沉迟。

2. 治则

温阳通便。

3. 方药

济川煎加减。肉苁蓉15g，当归12g，牛膝9g，泽泻9g，升麻6g，枳壳10g，肉桂3g（后下）。肾阳虚衰明显者，加熟地、山茱萸、硫黄。

五、治疗

（一）单方验方

（1）生大黄9g，或番泻叶15g，开水冲泡后代茶饮服。适用于热结便秘。

（2）决明子15g，开水冲泡去渣，加适量蜂蜜后代茶饮用；或生首乌30g，玉竹15g，水煎服；或蜂蜜30g，凉开水冲服。适用于肠燥便秘。

（3）槟榔10g，莱菔子15g，橘皮5g，水煎服。适用于食积气滞，便秘腹胀。

（4）肉苁蓉2份、沉香1份（共研细末），用麻子仁汁打糊为丸，每次服9g，每日2次。适用于阳虚便秘，腹中冷痛。

（5）黄芪、枳实、威灵仙各等份，共研细末，以蜂蜜为丸，每次服6~9g，每日2次。适用于年老体衰，排便困难者。

（6）当归（酒浸焙）、熟地各等份，研末后炼蜜为丸，每次服6~9g，每日2~3次。适用于阴血不足，肠燥便秘。

（7）蜣螂（去翅膀）炒黄后研末，每次3g，热酒送服。适用于便结不通。

（8）草乌研成极细末，以葱白1根，蘸草乌末纳入肛门，一纳即通。适用于大便不通。

（9）麦门冬15g，生地12g，玄参9g，水煎服。适用于津伤便秘。

（10）麻仁15g，紫苏子9g，水煎服。适用于老人或产后津枯大便燥结。

（二）药膳食疗

（1）蒸香蕉：香蕉2只去皮，加适量冰糖，隔水同蒸，每日2次，连服1周以上。适用于燥热便秘，心烦不安。

（2）韭菜：根、叶捣汁1杯，加适量黄酒开水冲服，每日1次。适用于习惯性便秘。

（3）桑椹子鱼汤：桑葚子30g，河鱼1条（约250g，去杂，洗净）。加葱、姜、酒、盐等调料一起煮汤食用。适用于阴虚津亏，大便不畅，头晕目眩。

（4）木耳拌黄瓜：水发木耳50g，黄瓜250g（切片）。先将黄瓜用盐腌10min，挤去水分后，加入木耳、味精、麻油等调匀即可服食。适用于阴虚内热，便秘，口渴。

（5）芝麻菠菜：菠菜250g（洗净、折断），芝麻25g。先将菠菜用沸水烫透后，再撒上芝麻、盐、味精等调料即可食用。适用于大便秘结，身热口干。

（6）苁蓉煲羊肾：羊肾1对、肉苁蓉30g。将羊肾洗净切开，去脂膜腺腺，切片后与肉苁蓉一起入锅，加水煨熟，加入盐、酒后饮汤食肉。适用于肾阳不足，便秘、尿频，腰肾冷痛。

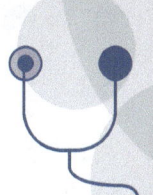

（7）北杏炖雪梨：北杏10个、雪梨1个、白糖30 g。将北杏、雪梨洗净，与白糖同放入炖盅内，加清水100 mL，隔水炖30 min，喝汤、食雪梨。适用于肠燥便秘。

（8）芝麻蜂蜜：芝麻30 g，蜂蜜180 g。将黑芝麻研碎，和蜂蜜调和蒸熟当点心吃，每日1次。适用于大便燥结。

（9）五仁粥：芝麻、松子仁、胡桃仁、桃仁（去皮尖，炒）、甜杏仁各10 g，粳米50 g。将五仁混合，碾碎，加粳米一同煮粥服食。适用于气血两亏引起的习惯性便秘。

（10）蜂蜜萝卜汁：白萝卜1个、蜂蜜100 g。将萝卜洗净，与蜂蜜共置碗内，隔水蒸约30 min后，吃萝卜喝蜜糖水，每日2次。适用于大便秘结。

（三）针灸治疗

1. 针法

大肠俞、天枢、支沟。

热秘者，加曲池、下巨虚；气秘者，加行间、中脘；冷秘者，加关元、气海；虚秘者，加足三里、肾俞、脾俞。

2. 灸法

甘遂末以生面糊调和，或巴豆肉捣为饼，填于脐中，上置艾炷灸；葱捣烂制成饼，贴于脐中，再以艾条温灸；隔姜灸或艾条悬灸天枢、支沟、大横。

（四）推拿治疗

横擦八谬，按揉大肠俞、支沟、天枢。热秘者，按曲池、长强；气秘者，斜擦两胁，按揉章门、期门、肝俞；寒秘者，直擦背部、横擦肾俞；虚秘者，推肾俞、脾俞。

（石小智）

第十三节　痢疾

一、概述

痢疾为夏秋季之常见传染病之一，以腹痛、里急后重、下痢赤血为其主要特征，本病古时称为"肠澼""滞下"等。多由饮食不洁、伤及肠胃、湿热蕴积、邪毒滞留所致。临床可分为湿热痢、疫毒痢、寒湿痢、噤口痢、虚寒痢及休息痢等，治疗以清热化湿、凉血解毒、温化寒湿、降逆开噤、温下固脱及补气温中等法为主。

二、病因病机

发生原因与时邪饮食有密切关系。夏秋之交，气候炎热，暑湿疫毒之气充斥，偶有不慎感受其邪，再加内伤饮食生冷，损及脾与肠道致使运化传导功能失常，造成气血阻滞，气血与暑湿热毒相结合，化为脓血而成痢疾。如湿盛于热，则为白痢；热盛于湿，则为赤痢；湿热俱盛，则为赤白痢。若湿热之气遏阻中焦影响及胃，则口噤不食即可成为噤口痢。若痢疾拖延日久，邪恋正衰损及脾气，便成久痢。

三、辨证论治

（一）湿热痢

1. 主要证候

腹痛、里急后重、下痢赤白相兼、便次频多、肛门灼热、小便赤涩，伴有发热口渴、烦躁不安，苔黄腻、脉滑数。

2. 治则

清热除湿解毒。

3. 方药

白头翁汤加味。白头翁 12 g，黄芩 9 g，黄连 5 g，黄檗 9 g，秦皮 9 g，当归 9 g，赤、白芍各 9 g，木香 9 g。

若有下血多加地榆炭、槐花炭；若食滞加枳术、山楂；若疫毒内盛而见壮热，腹痛剧烈可加金银花、赤芍、丹皮、生地；若面色苍白，四肢厥冷，汗出欲绝可加人参、附子、麦冬、五味子等品。

（二）寒湿痢

1. 主要证候

痢下白多赤少，或纯白稍黏冻，胸腹痞痛，头身困重，纳呆无力，苔白腻质淡，脉濡缓。

2. 治则

温中健脾，散寒化湿。

3. 方药

胃苓汤加味。苍白术各 9 g，厚朴 6 g，桂枝 9 g，茯苓 9 g，陈皮 6 g，木香 9 g，槟榔 9 g，炮姜 9 g。

（三）休息痢

1. 主要证候

下痢时发时止，缠绵难愈，食欲缺乏，神疲乏力，临厕里急后重，大便或硬或溏，时夹有黏液，或呈赤色，肛门重坠，苔腻质淡，脉濡软或虚大。

2. 治则

若痢疾休止期以补气健脾，并以导滞为主。

3. 方药

参苓白术散加减。党参 12 g，白术 12 g，茯苓 9 g，炙甘草 9 g，怀山药 9 g，莲子肉 9 g，炒扁豆 9 g，薏苡仁 12 g，砂仁 6 g，陈皮 6 g，桔梗 6 g。

若在发作期，可参照以上分型论治。

（四）噤口痢

1. 主要证候

饮食不进，恶心呕吐，下痢赤白或纯血、腹痛或胸腹胀满，神倦肌瘦，舌苔黄腻，脉濡数。

2. 治则

和胃降浊，滋阴清热。

3. 方药

开噤散加减。黄连 6 g，石菖蒲 12 g，丹参 12 g，茯苓 9 g，陈皮 6 g，冬瓜子 9 g，荷叶蒂 9 g，陈米 30 g，半夏 9 g，大黄 9 g。若汤水难下，可先用玉枢丹磨冲少量服之，再服上方；若食入即吐，加吴茱萸、竹茹；胸腹胀满加藿香、厚朴；如痢下呕吐，舌红而干，脉细数，加石斛、沙参、麦冬；若呕吐频繁，汤水不进，加人参、麦冬等。

四、治疗

（一）单方验方

（1）北山楂 15 g，乌梅 17 g，白头翁 3.3 g。先加水浸泡，煎煮过滤，然后加糖 14 g，浓缩至 40 mL，成人每天 1 剂，连服 3 d，儿童 1～5 岁每日服 10 mL，6～10 岁服 20 mL，11～15 岁服 30 mL。预防细菌性痢疾。

（2）鲜紫花地丁 120 g，蒲公英 90 g。煮汤常服。预防痢疾。

（3）马齿苋 60 g，大蒜适量。共捣泥拌和，入米糊为丸，如龙眼大，春末夏初时，早晚各吞服 1 丸，连服 1 周。预防痢疾。如一方单用大蒜或加绿豆也有效，一方加黄芩更佳。

（4）旱莲草 120 g，糖 30 g（白痢用红糖，赤痢用白糖，赤白痢则红白糖各半）。水煎服，每日 3 次分服。治急性菌痢。

（5）鲜苦瓜花 12 朵。捣取汁和蜂蜜适量。赤痢加红曲 3 g，白痢加入六一散 10 g，开水冲服。治急性痢疾。

（6）苦参 30 g。加水 200 mL，煎至 100 mL。每次服 50 mL，每日 2 次。以苦参作丸敷脐也有效。

（7）新鲜黄瓜藤 60 g（或干品 30 g）。加水 300 mL，煎至 200 mL，每日服 4 次，每次 50 mL，7 d 为 1 个疗程，如无效，可再服 1 个疗程。如将藤煅烧存性，香油调做饼贴敷脐中也有效。

（8）石榴皮60 g。加水200 mL，用陶瓷锅煎成100 mL，过滤去渣，即成60%石榴皮煎剂。成人每日服3次，每次20 mL，饭后服，对慢性阿米巴痢疾，以连服6 d为1个疗程，如无效，可继续服1个疗程。慢性痢疾以连服2周，停药1周，继续服2周为1个疗程。

（9）红茶叶10 g，山楂干15 g，木香6 g，食醋20 g（红痢用白糖，白痢用红糖，红白痢用红白糖各半）。煎汤500 mL，顿服，早晚各一剂。治菌痢。

（10）巴豆（去油）2粒，绿豆6粒，胡椒6粒，枣肉4枚。前三味用布包住，捣油加枣肉捣泥状，贴肚脐眼上。分2次贴完，12 h更换，止痢快速。治红白痢疾。

（二）药膳食疗

（1）黄瓜、蜂蜜：各适量。嫩黄瓜同蜜食10余枚；或用黄瓜藤叶不拘量，水煎服，或用黄瓜根60 g，煎后加白糖饮服。

（2）马齿苋、萝卜、大蒜：鲜马齿苋、鲜萝卜叶各250 g，大蒜7瓣，食醋少许。将前3味合在一起，洗净，捣烂，将汁液挤出滴在碗里，加食醋少许即可。病情轻者每日早中晚各服1次；病情重者上下午各增服1次，亦可少量频频饮服。

（3）苦瓜：生苦瓜1条。捣烂如泥，加糖100 g搅匀，两小时后将水滤出，冷饮服；或用苦瓜藤叶，晒干研末，每次6 g，每天2次。治菌痢。

（4）杏：青杏（将熟者）适量。用水洗净，去核，碾榨取汁，过滤去渣，文火烧浓缩或太阳晒浓缩（不可用金属器皿）如膏状，装瓶备用。治菌痢、急性肠炎。

（5）乌梅、鸡蛋：乌梅10个，鸡蛋1只。煎汤服。治菌痢。如去鸡蛋加壳末9 g，大枣5枚，加蜂蜜调服也验；另方以醋蛋治之也验。

（6）大蒜：大蒜头适量（以紫皮的为佳）。捣烂取汁30 mL，加入冷开水300 mL充分搅匀。用灌肠器将大蒜液从肛门缓缓注入肠内，每日1次，成人300 mL/d，10～15岁儿童150 mL/d，10岁以下儿童75～100 mL/d，连用3～5 d。如加红糖煎服或加大枣煎服也宜。另方将蒜捣烂如泥贴脐也可。菌痢加山楂、木香、苦参各30 g同煎服效佳。

（7）柿子：柿饼50 g，青柿子5个。烘干研末，每服6 g，早晚各服1次，开水冲服，红痢加白糖15 g，白痢加红糖15 g。治红白痢疾。

（8）黄花菜：黄花菜30 g，红糖60 g。水煮熟服用，每天2次。治痢疾、便血、腹痛。

（9）白扁豆：白扁豆花20 g。水煎服。治下痢脓血或赤白带下。

（10）大枣、鸦胆子：大枣适量，鸦胆子10～30粒。去核，火边烤软，鸦胆子10～30粒，去壳，分装枣内，每天分2～3次吃，儿童酌减。

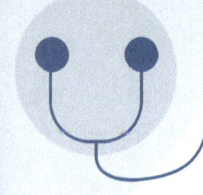

（三）针灸治疗

1. 针法

天枢，上巨虚。

湿热痢加大肠俞、曲池、合谷；寒湿痢加三焦俞、阴陵泉；休息痢加脾俞、关元、血海；噤口痢加内关、中脘、足三里。

2. 耳针

大肠，小肠，胃，直肠下段，下脚端，神门。

（四）推拿治疗

（1）推脐下任脉，胃经来回各五遍。

（2）重点点按关元、天枢、足三里、上巨虚各 5 min。

（石小智）

第十四节　肠痈

一、概述

肠痈是指热毒内聚，瘀结于肠中而生痈疡的一种病证。发病率较高，多见于青少年，男多于女。本病初起多为肠中郁热而见恶寒发热，突然腹痛，始于上腹或脐周，至天枢穴附近，痛而拘急，少腹肿痞。本病包括西医的阑尾炎及下腹部的一部分化脓性炎症。本病的一般病机是：膏粱厚味，饥饱劳伤，负担过度，导致实邪壅结，运化不通，气血凝滞，留积不散，肉腐为脓。

肠痈之名始见于《内经》，《素问·厥论篇》云："少阳厥逆，机关不利，机关不利者，腰不可以行，项不可以顾，发肠痈不可治。"汉代《金匮要略》一书，专设《疮痈肠痈浸淫病脉证并治》一篇，讨论肠痈，对临床表现及辨治方法有了较为明确的论述。晋代至唐代诸医著中如《肘后备急方》《千金要方》《诸病源候论》等都有所记载。至清代有把肠痈分为大肠痈、小肠痈者，《辨证录·小肠痈门》云："然而肠中生痈不同，有大、小肠之分，屈右足者大肠生痈，屈左足者小肠生痈也。"《类证治裁》则云："小肠在脐之左，关元穴属小肠，患痈则左腿不能伸；大肠在脐之右，天枢穴属大肠，患痈则右腿不能伸，部位虽分，为病相似，治亦略同。"又有缩脚肠痈和盘肠痈等名称，缩脚肠痈是指发病时右腿屈而不能伸，伸则疼痛加剧。盘肠痈是指绕脐生疮的肠痈。此外，《张氏医通》云："若脓从大便出者，为直肠痈，可治；若从脐中出者，为盘肠痈，多不治。"

总之，肠痈虽名称很多，但病因病机均相似，证治亦相同，故可统称为肠痈，临证以大肠痈为多见。

《灵枢·上膈》篇认为本病的病因是"喜怒不适，食饮不节，寒温不时"。《诸病源候论》亦云："肠痈者，由寒温不适，喜怒无度。"宋《圣济总录》继承前人的见解，同时还指出："肠胃虚弱，寒温不调，邪热交攻"发为肠痈。《外科正宗》总结前人的论述，认为本病发病有以下病因："男子暴急奔走"；"妇人产后，体虚多卧，未经起坐，或坐草艰难，用力太过，育后失逐败瘀"；"饥饱劳伤，负担重物，致伤肠胃"；"醉饱房劳，过伤精力"。《疡医大全》指出肠痈之所以生于内，是因为："其生痈也，由冷毒积久，肠厚而不能发越于外，故生于内。"从上述文献可知，古代医家对肠痈成因的认识是较为全面的。

《灵枢·上膈》篇认为本病发生乃"卫气不营，邪气居之积聚内留，留则痈成"。《灵枢·玉版》篇则云："阴阳不通，两热相搏，乃化为脓""夫痈疽之生，脓血之成也，不从天下，不从地出，积微之所生也。"意即气血不行，瘀热蓄积，酿而成脓。隋代《诸病源候论》具体地指出："邪气与营卫相干，在于肠内，遇热加之，血气蕴结，结聚成痈，热积不散，血肉腐败，化而为脓。"宋《圣济总录》则认为："营卫相干，血为败浊，流渗入肠，不能传导，蓄结成痈。"至清代《外科正宗·肠痈论》则认为："夫小肠痈者，皆湿热瘀血流入小肠而成矣。"《医灯续焰》则指出痈之形成："或积垢瘀滞，或败血留滞，壅塞不行，久郁化热，久热腐脓，而痈斯成也。"综上所述，历代对肠痈病机的认识可归纳为：一者邪气侵犯肠内，正邪交争，蕴积腐化，壅塞不行而成；二者则为湿热瘀血流入小肠，不能传导而成。

本病的治疗首载于《金匮要略》，脓未成时用大黄牡丹汤，脓已成时用薏苡附子败酱散治疗。其对后世影响很大。唐《千金要方》除内服药之外，首次记载了以灸法治疗本病。宋、元以来，除内服药、外用药的运用之外，对脓已成者，采用穿刺排脓疗法，《外科正宗·肠痈论》云："腹胀日久，脐高突出。转侧响如水声，脓内蓄，急针之。"《本草经疏》提出了本病的治疗大法与禁忌："肠痈属大肠实火，忌燥热，宜下，苦寒，解毒。"《医学入门》对本病愈后的调养、禁忌、预后转归作了详细论述，并指出"愈后却宜静养"。

二、病因病机

根据历代医家的认识及临床观察，肠痈之病因病机有以下几方面。

1. 饮食不节

嗜食膏粱厚味，或恣食生冷，导致食滞中阻，肠胃受损，运化传导失职，湿热食滞郁积，致气血凝滞，郁而化热，气血腐蒸，则生脓痈。

2. 过劳内伤

用力过度，暴急奔走，或跌仆损伤等，均能导致肠络受伤，气滞血瘀，肠道传化不利,壅遏化热,肉腐成痈。

3．寒温不适

寒温不调,外邪侵袭,肠胃受损,气机失调,经络受阻,气血瘀滞,郁久化热,腐而为痈。

4．情志所伤

喜怒无度,忧思抑郁,气机不畅,影响肠道运化,痞塞不通,气血凝滞,日久化热,腐而为痈。

5．虫积窜扰

蛔虫窜扰,钻入阑尾,或虫积肠道,气机阻滞,湿热内阻,郁而化热,血肉腐而成痈。

总之,本病发生乃因饮食不节、寒温不适、暴急奔走、跌仆损伤、忧思郁结等,致寒凝、热壅、食滞、湿阻、虫积、气郁、血瘀,而终致大肠传导不利,瘀滞痞塞,蕴郁化热,血肉腐败,化而为脓。以上诸因素往往综合而致病。

三、诊断与鉴别诊断

（一）诊断

1．主要症状

转移性右下腹痛,其典型特征如下：

（1）疼痛始于腹上区或脐周围,不剧烈多为阵发性后逐渐转移至右下腹阑尾处。

（2）若阑尾异位则可表现为右侧腹部及腰部的弥漫性疼痛,盆腔内阑尾炎则表现为里急后重和耻骨上部不适。

（3）伴有恶心呕吐食欲减退腹泻或便秘等胃肠症状。

（4）全身症状,初期可见头晕头痛,倦怠无力,继而会出现发热,汗出,口渴,小便短赤等。少数会有寒战高热。

2．体征

（1）右下腹阑尾炎有明显的压痛。阑尾异位者,压痛点也随之不同,但总是固定于某处。

（2）阑尾穿孔后可扪及一压痛性肿块。

（3）急性阑尾炎时右下腹在10.11.12脊神经分布区出现皮肤感觉过敏,阑尾穿孔或坏死后,过敏消失。

（4）20%～80%的患者在足三里有压痛。

（二）鉴别诊断

无须与其他疾病鉴别。

四、辨证论治

1. 辨腹痛

腹痛自脐周始，或起于上腹或脐左侧下方，数小时后就可转到右侧少腹天枢穴附近。腹痛持续，或阵阵而作，腹部拘急，以手指按之而突然松开后，其痛加剧。伸右足则腹痛加剧，故患者往往屈足不伸，是本病特点。

2. 辨病期

早期当以宣散为主，开郁泄热，以开结散痈，非以辛温之品，意在随证选药，旨在宣达气机，运行血气，开其结痈。脓已成者，往往疼痛加剧，局限一处，拒按，触之有块，局部隆起，重则腹胀大，转侧有水声，此时当以消痈化脓为治。脓溃以后，初以化瘀和血，继则调和气血，终以调理脾胃，切不可贸然进补，以免留邪为害，致余邪不尽，病情缠绵。

五、治疗

本病治疗须审证求因，切不可一见发热，就投以清热解毒消炎之品。尤其本病初期以郁结为主，当以开郁为先。此外，对于坏疽性阑尾炎或并发穿孔者应及时采取手术治疗，药物保守治疗只适用于单纯性阑尾炎。

调护方面，患者饮食当以清淡流质为佳，以免助生内热。并应注意休息，在早期脓未溃者应以卧床休息为主，防止穿孔。对于术后患者则应鼓励其进行适当的、轻微的活动，使气血畅达，防止粘连。对于行保守治疗的患者，应密切观察其体温、腹痛情况，若体温升高，腹痛加剧，说明病情发展、恶化，应请外科协助诊治。

（一）脓未成期

主症：腹痛或先绕脐，或始于上腹，数小时后转至右少腹，右腿屈而不伸，痛处拒按，舌红，苔黄腻，脉滑数，伴身热恶寒，口干且渴，大便干结，尿黄赤。血常规：白细胞总数增高，中性比例增高。

治法：清化湿热，活血化瘀，兼以通便。

方药：大黄牡丹皮汤加减：苏叶6 g，银花12 g，丹皮10 g，蚤休12 g，天花粉12 g，防风6 g，大黄10 g，芒硝6 g（冲）。

加减法：

（1）疼痛甚者，加香附10 g、延胡索6 g。

（2）有外伤史者，加丹参10 g、红藤10 g。

（3）有蛔虫史者，加使君子10 g、槟榔10 g。

（4）兼夹食滞者，加莱菔子10 g、大腹皮10 g、大腹子10 g。

（5）若风寒外束、内有郁热者，加麻黄1g、桂枝3g、荆芥10g。

（6）病发暑期，兼夹暑热而见头晕、恶心、胸闷、身热者，加芳香疏化之品，如藿香10g（后下）、佩兰10g（后下）、半夏10g。

（7）若兼风热上袭，舌红口干，脉滑数者，加桑叶10g、连翘10g、芦根10g。

（二）脓成期

主症：初期失治误治，郁结日久，化而为脓，腹痛局限于右下腹，拒按，少腹拘急，或扪及肿块，便秘尿赤，身热，口干渴饮，舌红或绛，苔黄腻，根厚腻，舌糙老且干，脉弦滑且数。

治法：祛风清热，解毒消肿，少佐化瘀。

方药：薏苡附子败酱散加减：荆芥穗6g、防风6g、黄连6g、薏苡仁30g、败酱草30g、生草梢9g。

加减法：

（1）若扪及肿块者，加皂角6g、穿山甲6g。

（2）便溏不爽，呕吐，胸脘痞闷，湿热偏甚者，加佩兰10g（后下）、藿香10g（后下）、苏叶6g。

（3）热盛深入血分者，加凉血清热之品，药如银花20g、天花粉15g、赤芍15g、蒲公英30g。

（4）胃肠积滞较重，大便不畅者，加大黄1～3g。

（三）溃脓以后

主症：溃脓以后，腹痛减轻，包块消失，但腹部按之仍痛，或重按痛，脉濡滑，舌苔薄腻，此期较长。

治法：清化湿浊，活血化瘀。

方药：薏苡仁汤加减：生薏仁30g、白芍12g、天花粉12g、当归9g、苍术9g、茜草10g、柴胡6g。

加减法：

（1）病后体弱者，以补托之法，可用八珍汤加黄芪、肉桂、丹皮、五味子。

（2）湿热未尽，气机不畅，腹部不舒者，加川朴花3g、大腹皮6g、丝瓜络10g、郁金6g。

（3）脓排不尽者，加皂角6g、穿山甲6g、白芷6g（后下）。

（4）按之痛甚者，加丹皮10g、桃仁6g、赤芍10g。

（5）血虚者，加丹参10g、何首乌10g、枸杞子10g。

(四)其他疗法

1. 针灸疗法

取双侧阑尾穴、足三里为主,随证选用其他穴位,用泻法,留针1小时,每15分钟捻转1次,每日4次,病情好转后改为2次,每次留针半小时。

2. 外敷疗法

(1)消炎散。

组成:虎杖20 g,大黄5 g,泽兰10 g,煅石膏30 g,冰片1.5 g。

用法:研细,拌匀,以水或醋调成糊状,外敷患处,厚0.3 cm,以纱布固定,每日更换数次。

主治:早期阑尾炎及脓肿者。

(2)大蒜硝黄散。

组成:大黄粉5 g,芒硝15 g,大蒜6枚。

用法:大蒜捣烂如泥,加入芒硝、大黄粉,以醋调成糊状,外敷,约2小时去药。

主治:急性单纯性阑尾炎及早期化脓性阑尾炎。

(3)消结膏。

组成:生半夏30 g,生南星30 g,生川乌30 g,猪牙皂30 g,土贝母30 g,片姜黄30 g,黄芩30 g,大黄30 g,黄檗60 g,败酱草60 g,芙蓉叶60 g,穿山甲45 g,白芷15 g。

用法:共研细,以凡士林调成糊状,外敷,每日1次。

主治:局部包块不消者。

3. 简易方

(1)蒲公英30 g,生大黄9 g,川朴69,防风6 g,水煎服。

(2)金银花30 g,大黄10 g,桔梗10 g,水煎服。

(3)红藤30 g,金银花15 g,紫草30 g,甘草6 g,水煎服。

(4)赤芍15 g,白芍15 g,生甘草12 g,乳香9 g,没药9 g,水煎服。

六、转归及预后

(1)饮食有节,勿暴饮暴食,勿嗜食膏粱厚味和辛辣刺激、醇酒生冷之品,以免肠道功能受损而诱发本病。

(2)起居有常,勿饱食后暴急奔走,寒温失摄,情志郁怒,以免气血失调而诱发本病。

(3)初期及酿脓期肠痈(急性单纯性、轻型化脓性阑尾炎和阑尾脓肿),可根据食欲情况给予流质或半流质饮食。溃脓期肠痈(并发腹膜炎),应根据病情轻重给予流质饮食或禁食。

（4）除初期肠痈（急性单纯性阑尾炎）外，一般应卧床休息，并发腹膜炎及阑尾周围脓肿的患者，应取半卧位，防止过早下床活动，以免病情反复。

（5）测体温，脉搏，呼吸每日4次，对严重患者要定期测量血压。服药后因呕吐而将药物吐出者，必须补足药量。服通里攻下药后大便每日5次以上者，应及时改变药物的炮制方法或减少剂量，以免过下伤正。

（石小智）

参考文献

［1］谭斌，肖智林，张凤田. 临床内科诊疗［M］. 北京：科学技术文献出版社，2019.

［2］邓辉. 内科临床诊疗实践［M］. 汕头：汕头大学出版社，2019.

［3］兰秀丽. 临床内科诊疗技术［M］. 武汉：湖北科学技术出版社，2018.

［4］李欣吉，郭小庆，宋洁，等. 实用内科疾病诊疗常规［M］. 青岛：中国海洋大学出版社，2020.

［5］玄进，边振，孙权. 现代内科临床诊疗实践［M］. 北京：中国纺织出版社，2020.

［6］石姝梅. 内科重症模拟救护［M］. 上海：上海交通大学出版社，2018.

［7］解春丽，王亚茹，甘玉萍. 实用临床内科疾病诊治精要［M］. 青岛：中国海洋大学出版社，2019.

［8］胡旭辉. 临床内科医学［M］. 昆明：云南科技出版社，2017.

［9］毕方杰，吴翠香，许恒军，等. 临床心脏内科理论与实践［M］. 武汉：湖北科学技术出版社，2018.

［10］徐微微. 临床内科常见疾病学［M］. 上海：上海交通大学出版社，2018.

［11］田志文. 心内科综合治疗学［M］. 汕头：汕头大学出版社，2018.

［12］潘圣学. 实用消化内科诊疗［M］. 北京：科学技术文献出版社，2019.

［13］何爱凤. 临床内科疾病诊治［M］. 北京：中国纺织出版社，2019.

［14］潘慧. 临床心血管内科疾病诊疗新进展［M］. 福州：福建科学技术出版社，2019.

［15］郭礼，苏宝庆，张新梅，等. 最新临床内科诊疗精要［M］. 西安：西安交通大学出版社，2018.

［16］曹云友，孙希美，黄大苹. 实用临床内科诊疗学［M］. 北京：中国纺织出版社，2017.

［17］华仁增. 新编临床中医内科诊疗［M］. 西安：西安交通大学出版社，2016.

［18］金海燕，李华萍，普国全. 实用临床内科治疗学［M］. 汕头：汕头大学出版社，2019.

［19］王一东. 中医内科临床实践［M］. 武汉：湖北科学技术出版社，2018.

［20］冯翠军. 实用中医内科诊疗［M］. 天津：天津科学技术出版社，2018.